现代急危重症学

（下）

王新刚等◎主编

吉林科学技术出版社

第十章　内分泌科常见疾病

第一节　甲状腺功能亢进症

甲状腺功能亢进症（hyperthyroidism）简称甲亢，指甲状腺呈现高功能状态，产生和释放过多的甲状腺激素所致的一组疾病，其共同特征为甲状腺激素分泌增加而导致的高代谢和交感神经系统的兴奋性增加，病因不同者各有其不同的临床表现。在临床实践中应注意与甲状腺毒症相区别，甲状腺毒症指组织暴露于过量的甲状腺激素而引起的特殊的代谢变化和组织功能的病理生理改变。甲亢则指甲状腺组织产生和释放激素过多，而甲状腺毒症更强调其产生的后果。摄入过量的外源性甲状腺激素可以导致甲状腺毒症，但甲状腺功能无亢进。

甲状腺毒症根据病因分类如下（表 10-1）：

表 10-1　甲状腺毒症的原因

甲状腺毒症伴颈部正常或增高的碘摄取
Graves 病
甲状腺毒性腺瘤或多结节性甲状腺肿伴甲亢
滋养细胞疾病
产生 TSH 的垂体瘤
甲状腺激素抵抗（甲状腺激素受体突变）
甲状腺毒症伴颈部几乎缺乏的碘摄取
无痛（沉默）性甲状腺炎
胺碘酮诱发的甲状腺炎
亚急性（粒细胞性，de Quervain 氏）甲状腺炎
医源性甲亢
人为摄入过多甲状腺激素
卵巢甲状腺肿
急性甲状腺炎
甲状腺滤泡状癌转移

一、甲状腺激素产生过多

（一）依赖于促甲状腺激素受体

1. 毒性弥漫性甲状腺肿即 Graves 病（Graves disease）。主要由自身免疫机制所致，甲状腺为双侧弥漫性的肿大，可有突眼征，又称弥漫性甲状腺肿伴功能亢进症、突眼性甲状腺肿。

2. 绒毛膜癌、葡萄胎产生过量的 hCG，可作用于促甲状腺激素受体，造成甲状腺功能亢进。

3. 垂体性甲亢由于垂体肿瘤分泌过多 TSH，常同时有肢端肥大症，颇罕见，部分患者可因下丘脑产生 TRH 过多引起血清泌乳激素增多。

4. 异位 TSH 综合征支气管癌和直肠癌等恶性肿瘤均可分泌 TSH 样物质而引起甲亢。

（二）自主产生甲状腺激素过多

1. 自主性高功能甲状腺结节或腺瘤　本病与多克隆细胞株 Gs。突变有关，结节可多个或单个。甲亢起病缓，无突眼。甲状腺扫描呈热结节，且不为外源性甲状腺激素抑制。结节外甲状腺组织摄碘功能因垂体分泌 TSH 功能受甲状腺激素所抑制而减低，甚至消失。多个高功能结节应和多结节性甲状腺肿伴甲亢相区别。

2. 多结节性甲状腺肿伴甲亢　又称毒性多结节性甲状腺肿（Plummer 病），病因不明。常为甲状腺结节性肿大，患者多年后出现甲亢症状，甲状腺扫描特点为摄碘功能呈不均匀分布，外源性 TSH 和甲状腺激素并不改变摄碘功能。

3. 碘源性甲状腺功能亢进症（简称"碘甲亢"）　与长期大量摄碘或含碘药物有关（jod-Basedow 效应）。患者的甲状腺碘代谢常有缺陷，可伴有结节，患者无突眼。

4. 甲状腺滤泡样或乳头样癌　可因肿瘤产生过多甲状腺激素而引起甲亢。

（三）非甲状腺组织产生甲状腺激素过多

1. 甲状腺激素释放过多

（1）慢性淋巴细胞性甲状腺炎（又称桥本甲状腺炎）常在早期某个阶段可以表现为甲状腺毒症，称为桥本甲状腺毒症，最后又转为甲状腺功能减退症。

（2）亚急性甲状腺炎的初期，甲状腺滤泡破坏，甲状腺激素溢出至血循环，引起临床短暂的甲状腺毒症表现。

2. 非甲状腺源性的甲状腺激素过多

（1）外源性甲状腺毒症　由于摄入过多甲状腺激素引起，也有报告进食过多猪、牛甲状腺组织而发病者。

（2）卵巢甲状腺肿　卵巢中含有异位甲状腺组织，自主分泌过量的甲状腺激素引起甲亢。严格说来此病也是一种异位性甲状腺激素分泌过多症。

（3）转移的甲状腺滤泡样或乳头样癌　产生过多的甲状腺激素。

在 2001 年美国甲状腺学会和美国临床内分泌医师学会的联合指南中，将甲状腺毒症按颈部的摄碘率的高低分类，在临床诊治中也有借鉴价值。

在上述各类甲状腺毒症中，以 Graves 病最为常见，占甲状腺毒症的 60% ～ 90%。

二、毒性弥漫性甲状腺肿

毒性弥漫性甲状腺肿又称 Graves 病（Graves disease），或称为 Basedow 病或 Parry 病，是一种自身免疫性疾病，临床表现为累及包括甲状腺在内的多系统的综合症群，包括：高代谢症群、弥漫性甲状腺肿、突眼征、特征性皮损和甲状腺肢端病，患者可有其中一种以上的临床表现。由于多数患者同时有高代谢症群和甲状腺肿大，故称为"毒性弥漫性甲状腺肿"。

（一）病因与发病机制

本病为一自身免疫疾病，患者的 B 淋巴细胞产生抗体，其中一些可以与甲状腺滤泡细胞上的促甲状腺激素（TSH）受体结合并使受体活化，刺激甲状腺的增长并产生过多的甲状腺激素。此时，甲状腺滤泡细胞的 TSH 受体为抗体结合的位点，抗体与其结合后，能模拟 TSH 的功能，刺激甲状腺产生过多的甲状腺激素，这些 TSH 受体抗体（TSH receptor antibody，TRAb）又称为甲状腺刺激免疫球蛋白（thyroid-stimulating immunoglobulins，TSI）。还有一些 TRAb 存在于 Graves 病和桥本病的血清中，可以使甲状腺增大但无促进甲状腺激素产生的作用。还有一些抗体称为 TSH 受体阻断抗体（TSHRBAb）或甲状腺刺激阻断抗体（TSBAb），该抗体不能活化腺苷酸环化酶，阻止 TSH 或 TSAb 与 TSH 受体的结合，使甲状腺萎缩，抑制甲状腺功能。

产生 TRAb 的机制尚未完全阐明。目前认为有易感基因（特异 HLA Ⅱ类抗原基因）人群的甲状腺细胞，在受到一些触发因子（如碘摄入过量、病毒或耶尔辛肠炎菌等感染、糖皮质激素治疗的撤药或应激、分娩、精神压力、锂盐和干扰素 1 应用等）的刺激下，甲状腺细胞表面特异的 HLA Ⅱ类分子递呈 TSH 受体片段给 T 淋巴细胞，促使 B 淋巴细胞在免疫耐受缺陷时形成 TRAb。在不同人种的患者中检出的 HLA 抗原的频率不尽相同。如白种人与 DR-3 抗原或 HLA-B8，B46 相关，日本人与 HLA-Bw3，Dwl2 相关，中国人则与 HLA-B46 明显相关。

Graves 病突眼的机制也未完全阐明。一般认为患者血中针对甲状腺滤泡细胞抗原的 T 细胞，可识别包括球后组织在内的共同抗原决定簇；球后成纤维细胞作为免疫效应细胞或靶细胞，在 T 细胞和细胞因子刺激下，合成糖胺聚糖（glycosaminoglycan，GAG），产生突眼。同时，细胞因子刺激的结缔组织的增生也起重要作用，球后组织尚可有成纤维细胞和脂肪细胞的增生。引起突眼的特异抗体，可见于 20% ～ 40% 的 Graves 病患者中。

（二）病理解剖

1. 甲状腺 弥漫性肿大，血管丰富、扩张，腺滤泡上皮细胞增生，呈柱状，滤泡细胞壁皱褶增加呈乳头状突起伸向滤泡腔，高尔基体肥大，附近有许多囊泡，内质网增大、增粗，核糖体丰富，线粒体数目增多。甲状腺组织中有弥漫性淋巴细胞浸润，甚至出现淋巴组织生发中心。

2. 眼球后组织 组织增生，常有脂肪浸润、眼外肌水肿增粗，肌纤维变性，纤维组织增多，黏多糖沉积与透明质酸增多沉积，淋巴细胞及浆细胞浸润。

3. 皮肤黏液性水肿 病变皮肤光镜下可见黏蛋白样透明质酸沉积，伴多数带有颗粒的肥大细胞、吞噬细胞和成纤维细胞浸润；电镜下见大量微管形成伴糖蛋白及酸性搐胺聚糖沉积。

4. 其他 骨骼肌、心肌可有类似上述眼肌的改变，但较轻。久病者肝内可有脂肪浸润、灶状或弥漫性坏死、萎缩，门脉周围纤维化，甚至全肝硬化。少数病例可有骨质疏松。颈部、支气管及纵隔淋巴结增大较常见，尚有脾大等。

（三）临床表现

本病多见于女性，男女之比数为 1∶4 ～ 6，各年龄组均可发病，以 20 ～ 40 岁最多见。多起病缓慢。在表现典型时，高代谢症群、甲状腺肿和眼征三方面的表现均较明显。但如病情较轻可与神经症相混淆。有的患者可以某种（些）特殊症状如突眼、恶病质或肌病等为主要表现。老年和儿童患者的表现常不典型。由于诊断水平的提高，轻症和不典型患者的发现已日益增多。典型病例常有下列表现。

1. 神经系统 患者易激动、精神过敏，伸舌和双手向前平举时可见细震颤、多言多动、失眠紧张、思想不集中、焦虑烦躁、多猜疑等，有时出现幻觉，甚至亚狂躁症，但也有寡言、抑郁不欢者。腿反射活跃，反射时间缩短。

2. 高代谢综合征　患者怕热多汗，皮肤、手掌、面、颈、腋下皮肤红润多汗。常有低热，发生危象时可出现高热，患者常有心动过速、心悸、胃纳明显亢进。但体重下降，疲乏无力。

3. 甲状腺肿　多数患者以甲状腺肿大为主诉。呈弥漫性对称性肿大、质软，吞咽时上下移动。少数患者的甲状腺肿大不对称或肿大不明显。由于甲状腺的血流量增多，故在上、下叶外侧可闻及血管杂音和触及震颤，尤以腺体上部较明显。甲状腺弥漫对称性肿大伴杂音和震颤为本病一种特殊体征，在诊断上有重要意义，但应注意与静脉音和颈动脉杂音相区别。

4. 眼征　本病中有以下两种特殊的眼征。

（1）非浸润性突眼　又称良性突眼，占大多数。一般属对称性，有时一侧突眼先于另一侧。主要因交感神经兴奋眼外肌群和提上睑肌（Müller 肌）张力增高所致，主要改变为眼睑及眼外部的表现，球后组织改变不大。眼征有以下几种：1）睑裂增宽（Darymple 征）。瞬目减少和凝视（Stellwag 征）；2）眼球内侧聚合不能或欠佳（Nfebius 征）；3）眼向下看时，上眼睑挛缩，在眼下视时而不能跟随眼球下落（von Graefe 征）；4）眼上视时，额部皮肤不能皱起（Joffroy 征）。

（2）浸润性突眼　又称"内分泌性突眼"、"眼肌麻痹性突眼症"或"恶性突眼"，较少见，病情较严重。也可见于甲状腺功能亢进症状不明显或无高代谢症的患者中，主要由于眼外肌和球后组织体积增加、淋巴细胞浸润和水肿所致。

5. 心血管系统　可有心悸、气促、稍事活动即可明显加剧。重症者常有心律不齐、心脏扩大、心力衰竭等严重表现。

（1）心动过速　常系窦性，一般心率 100 ～ 120 次 / 分钟，静息或睡眠时心率仍快，为本病特征之一，是诊断和疗效观察的一个重要参数。

（2）心律失常　以房性心律失常尤其是房性期前收缩为最常见，阵发性或持久性心房颤动和扑动以及房室传导阻滞等也可发生。

（3）心音和杂音　心搏出量增加，心尖区第一心音亢进，可闻及收缩期杂音，似二尖瓣关闭不全的杂音，偶可闻及舒张期杂音。

（4）心脏肥大和充血性心力衰竭　多见于长年患病的老年重病者，如合并感染或应用 β 受体阻断药容易诱发心力衰竭。

（5）收缩期动脉高血压　由于本病心搏出量和每分输出量增加，舒张压稍低或正常，脉压增大。

6. 消化系统　食欲亢进，体重却明显下降，两者伴随常提示本病或同时有糖尿病的可能。过多甲状腺素可兴奋肠蠕动以致大便次数增多，有时因脂肪吸收不良而类似脂肪痢。甲状腺激素对肝脏也可有直接毒性作用，致肝大和 BSP 潴留、ALT 增高等。

7. 血液和造血系统　周围血液中白细胞总数偏低，淋巴细胞及单核细胞增多，血小板生存期也较短，有时可出现紫癜症。由于消耗增加、营养不良和铁的利用障碍偶可引起贫血。

8. 运动系统主　要的表现为肌肉软弱无力，少数可表现为"甲亢性肌病"。

9. 生殖系统　女性患者常有月经减少，周期延长，甚至闭经，但部分患者仍能妊娠、生育。男性多有阳痿，偶见乳房发育。

10. 皮肤及肢端表现 小部分患者有典型对称性黏液性水肿，与皮肤的自身免疫性损害有关。多见于小腿胫前下段，有时也可见于足背和膝部、面部、上肢、胸部甚而头部。初起时呈暗紫红色皮损。皮肤粗厚，以后呈片状或结节状叠起，最后呈树皮状，可伴继发感染和色素沉着。少数患者尚可见到指端软组织肿胀，呈杵状，掌指骨骨膜下新骨形成，以及指或耻甲的邻近游离边缘部分和甲床分离现象，称为指端粗厚。

11. 内分泌系统 甲状腺激素过多除可影响性腺功能外，肾上腺皮质功能于本病早期常较活跃，而在重症（特别是危象）患者中，其功能可呈相对减退，甚或不全；垂体分泌ACTH增多，血浆皮质醇的浓度正常，但其清除率加速，说明其运转和利用增快。

（四）诊断与鉴别诊断

典型病例的诊断一般并不困难。轻症患者或年老和儿童病例的临床表现常不典型，常须借实验室检查以明确诊断。

1. 高代谢症群 交感神经系统兴奋性增高，特征性眼征与特征性甲状腺肿大具有诊断价值。

2. 甲状腺功能试验 表现不典型的疑似患者，可按下列次序选作各种检测，以助诊断。

（1）血清总甲状腺素（TT_4）测定 代表血中结合 T_4 及游离 T_4 的总和。在患者无甲状腺激素结合球蛋白（TBG）异常情况下，TT_4 的增高（超过164nmd/L）提示甲亢。

（2）清总三碘甲腺原氨酸（TT_3） 代表血中结合 T_3 及游离 T_3 的总和，正常值 $1.0 \sim 2.6$nmol/L，本病时增高，幅度常大于总 T_4。患者 TBG 正常时，TT_3 的增高（超过 2.6nmol/L）提示甲亢。如疑及 TBG 异常，必要时可同时测定游离 T_4、T_3。

（3）血清反 T_3（rT_3）的测定 rT_3 正常值为 $0.5 \sim 1.0$nmol/L，甲亢时明显增高。

（4）游离 T_4（FT_4）和游离 T_3（FT_3）的测定 结果不受前述 TBG 的影响，较总 T_4 和总 T_3 的结果能更正确地反映甲状腺功能状态。正常值 FT_4 为 $10.3 \sim 25.7$pmol/L，FT_3 为 $2.2 \sim 6.8$pmol/L。甲亢患者结果明显高于正常高限。

（5）血清超敏促甲状腺激素（s-TSH）TSH 是由腺垂体分泌的调节甲状腺的激素，一般放免法不能测出正常值的下限，以超敏的 IRMA 法可测出 Graves 病患者的 TSH 水平低于正常。

（6）甲状腺摄 ^{131}I 率 本病近距离法通常 3 小时大于 25%，或 24 小时大于 45%。如峰值前移为 3 小时，测定值不仅高于正常，也高于 24 小时值更符合本病，但增高不显著或无高峰前移则宜作 T_3 抑制试验，以区别单纯性甲状腺肿。

（7）T_3 抑制试验 试验前用三碘甲腺原氨酸片20μg，每 8 小时 1 次，1 周后，测甲状腺的摄 ^{131}I 率。正常及单纯甲状腺肿时第二次摄 ^{131}I 率明显下降 50% 以上。本病患者 TSH 对甲状腺的刺激已为 TSAb 所取代，且不受 T_3 和 T_4 所抑制，故在服用 T_3 后第二次摄 ^{131}I 率不被抑制或下降率小于 50%。此法对老年有冠心病者不宜采用，以免引起心律失常或心绞痛。

（8）促甲状腺激素释放激素（TRH）兴奋试验 正常者滴注 TRH 后血清 TSH 水平增高。如 TSH-IRMA 降低，且不受 TRH 兴奋，提示甲亢（包括 T_3 型甲亢）。

（9）甲状腺刺激球蛋白（TSI） 本病患者阳性率80% ～ 90%，经治疗病情缓解后其血清水平明显下降或转正常，有助于疗效随访和判断停药后复发可能、选择停药时间。

（10）抗甲状腺球蛋白抗体（TGAb）和抗甲状腺过氧化酶抗体（TPOAb） 在本病中 TGAb 和 TPOAb 均可阳性，但其滴度不如桥本甲状腺炎高。

（11）超声检查　采用彩色多普勒超声检查，可见患者甲状腺腺体呈弥漫性或局灶性回声减低，在回声减低处，血流信号明显增加，CDFI 呈"火海征"。甲状腺上动脉和腺体内动脉流速明显加快、阻力减低。

对于可闻及血管杂音的甲状腺对称性增大、新发或新近加重的突眼合并中到重度甲状腺功能亢进症的患者，Graves 病诊断依据充分。临床表现为甲状腺功能亢进症而诊断为 Graves 病依据不足时应进行放射碘摄取检查，出现甲状腺结节时应行甲状腺扫描。如患者有放射碘检查的禁忌，如妊娠或哺乳时，应作甲状腺超声检查。鉴别诊断须与下列疾病作出鉴别：1）单纯性甲状腺肿。除甲状腺肿大外，并无上述症状和体征。虽然有时 ^{131}I 摄取率增高，T_3 抑制试验大多显示可抑制性。血清 T_3、rT_3 均正常。2）神经症。3）自主性高功能性甲状腺结节，扫描时放射性集中于结节处，而结节外放射性降低。经 TSH 刺激后重复扫描，可见结节外放射性较前增高。4）其他：结核病和风湿病常有低热、多汗、心动过速等。以腹泻为主要表现者常被误诊为慢性结肠炎。老年甲亢的表现多不典型，常有淡漠、厌食、明显消瘦，容易被误诊为癌症。单侧浸润性突眼症须与眶内和颅底肿瘤鉴别。甲亢伴有肌病者，须与家族性周期麻痹和重症肌无力鉴别。

（五）治疗

目前尚无有效的针对病因和发病机制的根治方案，对症治疗主要是控制高代谢症状，促进器官特异性自身免疫的消退。常用的治疗方法有三种：抗甲状腺药物、放射性同位素碘和手术治疗。对治疗方法的选择取决于患病的不同时期和严重程度、患者所处的特殊时期和医生的经验。这些方法的选择和应用存在着一定的地区差异，如在北美地区，较喜欢选择放射性同位素碘治疗，而在其他地区抗甲状腺药物的治疗和手术治疗应用得比较多。医生应该对患者进行全面评估，提出治疗建议供患者选择。

甲亢的治疗需要一个比较长的随访过程，因此在疾病的初次就诊及以后的随访中要求建立良好的医患关系，这样有助于解除患者精神紧张等对本病的不利因素。并在以后的治疗中保持良好的依从性。在治疗的初期，应注意休息和营养物质的补充。在代谢水平恢复正常以及之后的一段时间内，患者都需要较多的热卡、蛋白质及多种维生素，应予以适当补足。

下面对甲亢的各种治疗方法进行分述：

1. 药物治疗

（1）抗甲状腺药物（antithyroid drugs，ATD）治疗对于症状严重的患者，首先应该应用抗甲状腺药物抑制甲状腺激素的合成和释放，缓解临床表现。常用的抗甲状腺药物有硫脲类药物丙硫氧嘧啶（propylthiouracil，PTU）和咪唑类药物甲巯咪唑（methimazole，tapazol，他巴唑）和卡比马唑（carbimazole，甲亢平）。

抗甲状腺药物的主要作用是抑制甲状腺的过氧化物酶，抑制碘有机化和碘 - 酪氨酸偶联，从而抑制甲状腺激素的合成。两类药物对甲亢患者有一定的自身免疫抑制作用，包括降低甲状腺滤泡细胞 HLA Ⅱ 类抗原的表达，并且可以减少其前列腺素和细胞因子与氧自由基的释放继而减轻自身免疫反应；还对激活的 Ts 细胞有短暂的升高作用。但也有人认为这种轻度的自身免疫抑制作用主要是由于甲状腺激素合成减少而产生的。

丙硫氧嘧啶还有抑制周围组织 T_4 转为 T_3 的作用，在体内可以使 T_3 下降 10% ~ 20%。因此常用于 T_3 增高为主的严重甲亢或甲亢危象的患者。甲巯咪唑的作用较丙硫氧嘧啶强 10 倍并可以长时间存在于甲状腺中，前者可以单次给药，后者宜分次间隔给药，但是这两个药物都高度地聚集在甲状腺部位。丙硫氧嘧啶和甲巯咪唑虽都可以通过胎盘，但丙硫氧嘧啶有更好的水溶性，故较少进入胎儿体内。

1）适应证：抗甲状腺药物适用于：1）症状较轻，甲状腺轻、中度肿大的患者；2）20 岁以下的青少年以及儿童患者；3）妊娠妇女（选用 PTU）；4）甲状腺次全切除后复发又不适合放射技治疗的患者；5）手术前准备；6）放射性 1：111 治疗前后的辅助治疗。抗甲状腺药物不适用于周围血白细胞持续低于 $3×10^9/L$ 或对该类药物有过敏反应及其他毒副作用的患者。

2）剂量和疗程：除了在妊娠前 3 个月、甲状腺危象、对甲巯咪唑治疗反应小且拒绝行放射碘或手术治疗的患者应考虑使用丙硫氧嘧啶外。对 Graves 病患者的药物治疗应选用甲巯咪唑。常用的丙硫氧嘧啶的初始剂量为每曰 300 ~ 400mg，常分 3 次使用；甲巯咪唑则为 30 ~ 40mg，可以单次或分 2 ~ 3 次服用。这样的剂量对绝大部分患者而言是有效的，但是在某些特别严重、疗效较差、甲状腺增大明显的患者中，药物可能降解较快，可以增加剂量。

由于抗甲状腺药物主要是抑制甲状腺激素的合成而不是抑制其释放，因此只有在甲状腺储存的激素消耗完以后才能见到明显的临床效果。一般在服药 2 ~ 3 周后患者的心悸、烦躁、乏力等症状可以有所缓解。4 ~ 6 周后代谢状态可以恢复正常，此为用药的"初始阶段"。有些因素会影响治疗效果，如不规则的服药、服用碘剂或进食含碘较多的食物、精神压力或感染等应激状态等，应及时地帮助患者排除这些干扰因素对治疗的影响。

当患者症状显著减轻，高代谢症状消失，体重增加，T_4 和 T_3 尤其是 s-TSH 接近正常时可以根据病情逐渐减少药物用量（减量阶段）。在减量过程中，每 2 ~ 4 周左右随访一次，每次减少甲巯咪唑 5mg 或者丙硫氧嘧啶 50mg，不宜减量过快。每次随访时要监测患者的代谢状况以及检测 &TSH 和 T_3、T_4 水平，尽量维持甲状腺功能的正常和稳定。剂量的递减应根据症状、体征以及实验室检查的结果及时作出相应的调整，约需 2 ~ 3 个月。如果减量后症状和 T_3、T_4 有所反跳，则需要重新增加剂量并维持一段时间。很多患者只需要治疗剂量的三分之一或更少就能维持正常的甲状腺功能。也可以在使用抗甲状腺药物的同时使用甲状腺素（L-thyroxine）来维持正常的甲状腺功能（维持阶段），为期约 1 ~ 2 年，个别患者需要延长维持治疗疗程。

抗甲状腺药物的治疗疗程尚无定论，有效缓解所需的时间有明显的个体差异。文献报道显示，长程疗法（2 ~ 3 年）患者甲亢的复发率明显低于短程疗法（6 个月）的患者。长程疗法约有 1/3 到半数的患者可以在治疗后获得长期缓解。大部分患者的复发出现于停止应用抗甲状腺药物后 3 月至 1 年。提示复发的主要指标为需要较大剂量才可以控制的甲状腺激素水平、T_3 水平较 T_4 明显增高、甲状腺明显增大和升高的 TSI 水平。有认为大剂量的抗甲状腺药物结合甲状腺激素替代治疗（阻断－替代治疗方法）可以减少复发率，但未得到更多的临床研究支持。

3）药物不良反应

①粒细胞减少：这是最主要的毒性反应，相对于丙硫氧嘧啶而言，甲巯咪唑更多见，尤其在治疗剂量较大时。见于 0.2% ～ 0.4% 的用药者。由于 Graves 病本身也可能引起白细胞减少，因此在治疗开始前应该进行白细胞以及白细胞分类的仔细检测。在治疗初期，每 1 ～ 2 周随访白细胞总数和分类。治疗前和治疗初期（3 ～ 6 个月）患者的白细胞总数较低时应注意观察，根据白细胞的随访情况加以分析判断。如果在用药后白细胞出现逐步下降的趋势，一般在 $< 3.0 \times 10^9/L$ 时，应考虑停用抗甲状腺药物。但是更为重要的是，必须再三告知每位患者有关的药物反应。粒细胞减少的发生常常很突然，可以在用药后的 1 ～ 2 天内就发生。国外的指南并不推荐常规的白细胞检测，在我们的临床治疗过程中，经常有患者监测到白细胞减少而提前终止药物治疗。后来发生粒细胞缺乏的，因此国内一般还是进行常规的白细胞检测。一旦有发热与咽喉疼痛等症状出现，必须立即停药与就医，并作粒细胞检测。这种警惕性与及时的检测和处理比定期检测白细胞更为重要。一旦发生粒细胞缺乏症，应立即停用抗甲状腺药物，同时应用广谱的抗生素，粒细胞集落刺激因子有助于白细胞的恢复。由于两类药物之间有交叉反应，出现粒细胞减少后不要换用另一种药物治疗。进一步治疗应选择其他治疗方法，如放射性 ^{131}I 治疗。

②药疹：多为轻型，仅见于 2% ～ 3% 的用药者，极少出现严重的剥脱性皮炎。一般的药疹可以加用抗组胺药物，或改用其他类型的抗甲状腺药物，并密切观察。药疹严重时应立即停药并积极抗过敏治疗。

③药物性肝炎：部分患者在服用抗甲状腺药物后可以出现血清肝酶升高或胆汁淤积性黄疸，丙硫氧嘧啶有致肝坏死须移植的报道，而甲巯咪唑引起胆汁淤积更常见。轻者可以加用保肝药物，严密观察下减量用药；也可以换用其他抗甲状腺药物。肝酶升高趋势明显或出现黄疸时即应停药，以免导致肝衰竭。用药前与用药期间的肝功能检查以及密切临床随访是及早防治不良反应的重要手段。

④其他：非常少见的不良反应有关节疼痛、肌肉疼痛、神经炎、血小板减少、再生不良性贫血、脱发或头发色素改变、味觉丧失、淋巴结和涎腺肿大、狼疮样综合征伴血管炎等。某些反应可以在停药后消失。

（2）其他辅助治疗药物　小部分 Graves 病患者可因为无法耐受抗甲状腺药物的毒性反应而不适合用此类药物，或因为妊娠或先期摄碘过多而不适用 ^{131}I 治疗，或者由于合并其他疾病而有手术高风险时，可以考虑用下列药物：

1）锂盐：碳酸锂可以阻抑 TRAbs 与配体的作用，从而抑制甲状腺激素的分泌，并不干扰放射性碘的聚集。对抗甲状腺药物和碘制剂过敏的患者可以每 8 小时 1 次地用 300 ～ 400mg 碳酸锂来暂时地控制甲亢症状。但因其不良反应较明显，可以导致肾性尿崩症、精神抑制等，故临床较少应用。

2）番酸（iopanoic acid 或 sodium iopodate）：每天 1g，疗程 2 ～ 3 个月。此类药物可以抑制 T_4 转化为 T_3，从而使 T_3 水平迅速下降。由于有碘从化合物中释出，T_4 水平也可以下降。此类药物使用过久其抗甲状腺效应即可脱逸。

3）过氯酸钾：具有过氯酸离子（ClO_4^-），可以竞争性地抑制甲状腺的碘转运。剂量每天限于 1g，短时间使用可以避免其严重的毒性作用，如骨髓再生障碍和胃溃疡。此药特别对碘甲亢有效，如使用胺碘酮（amiodarone）治疗心律失常的患者出现的"碘甲亢"。造血功能不良者与胃溃疡患者禁用。用药期间应密切随访，仔细监测血象。

（3）β受体阻断药　β受体阻断药可以迅速阻断儿茶酚胺的作用，改善甲亢患者的心悸、烦躁、多汗、手抖等交感神经系统兴奋的症状，普萘洛尔（心得安）还能减少 T_4 向 T_3 转换。因此常常作为辅助治疗的药物或应用于术前准备，尤其是应用在较严重的甲亢或心悸等症状较重的患者中。常用普萘洛尔（心得安），每天 30 ～ 60mg（分 3 ～ 4 次），但哮喘或严重心衰以及有低血糖倾向者禁用。

（4）糖皮质激素和碘化物　常用于甲亢危象的治疗。

2. 手术　甲亢的药物治疗保留了患者的甲状腺，而甲状腺次全手术是切除患者的部分甲状腺，因此其优缺点恰与药物治疗相反。甲状腺次全切除术治疗 Graves 病可以减少本病的复发。

（1）适应证和禁忌证　手术治疗的适应证有：1）药物治疗反应不好，或者有明显毒性反应，或者药物治疗后复发的，甲状腺较大且不适合放射性 ^{131}I 治疗的患者；2）甲状腺显著肿大，对邻近器官有压迫症状者；3）结节性甲状腺肿伴功能亢进者；4）胸骨后甲状腺肿伴亢进；5）伴有甲状腺结节不能除外恶性病变者。

手术禁忌证有：1）曾进行过甲状腺手术者；2）伴有严重的心、肺等重要器官疾病不能耐受手术者；3）妊娠期妇女尤其是妊娠中晚期的妇女，因麻醉和手术本身可能导致早产；4）重症突眼者，因术后可能加重。

（2）术前准备　术前应先用抗甲状腺药物控制患者的代谢状态，手术前甲状腺功能应接近正常，静息心率控制在 90 次 / 分钟以下，这样可以显著地降低手术的死亡率。抗甲状腺药物可以控制患者的代谢状态，但是对甲状腺腺体的肿大和充血没有作用。应用复方碘制剂可以减少甲状腺的过度充血状态，抑制滤泡细胞膨胀。减少术中和术后的出血。加用复方碘溶液，每天 3 次，每次 3 ～ 5 滴，4 ～ 5 天增至每次 10 滴，每天 3 次，连续 2 周。复方碘溶液必须在应用抗甲状腺药物、甲状腺功能正常的基础上使用，否则可能加重病情。与此同时，可以视具体情况使用普萘洛尔（心得安）2 ～ 3 周，以进一步消除甲状腺激素的效应以及降低 T_3 水平，保证手术的安全性。

（3）手术并发症　手术并发症的发生率与术前准备是否得当以及手术的熟练程度有关，常见的并发症有：1）术后出血是最严重的并发症，应警惕其在短时间内引发窒息的可能。一旦发生，需要立即进行止血术。2）喉返神经受损。单侧的喉返神经受损引起的吞咽困难可能逐步恢复，患者以后可以有声音嘶哑的并发症。如果是双侧的喉返神经受损，则可能造成气道的堵塞而需要急性气管切开。预后则视损伤的恢复情况而定。3）甲状旁腺的损伤或切除。会引起暂时性或永久性的甲状旁腺功能减退。4）甲状腺功能减退。短暂的甲减比较常见，可以在 1 ～ 6 个月内恢复。甲亢复发的发生率约在 10% 左右。

3. 放射性碘治疗

放射性 ^{131}I 治疗在不少国家已作为 Graves 病的首选治疗，与甲亢的手术治疗一样，放射性 ^{131}I 治疗也是破坏了部分的甲状腺。

（1）原理　甲状腺是唯一的具有高选择性聚 ^{131}I 功能的器官。^{131}I 衰变时产生的射线中，99% 为 β 射线。β 射线在组织内的射程仅约 2mm，故其辐射效应仅限于局部而不影响邻近组织。^{131}I 在甲状腺组织内的半衰期平均约为 3 ～ 4 天，因而其辐射可使大部分甲状腺滤泡上皮细胞遭受破坏，甲状腺激素因此而减少，甲状腺高功能得到控制。

（2）适应证和禁忌证　有关适应证和禁忌证尚有争议。既往令人担心的是，^{131}I 治疗是否会增加甲状腺肿瘤、白血病等恶性肿瘤的发生率，甚至担心是否引起染色体突变。然而，在近半个世纪的国内外放射性 ^{131}I 经验已经否定了这种疑虑。在接受过放射性 ^{131}I 治疗的患者的后代中。也没有发现基因缺陷的发生率增加。所以其临床适应证已经有所放宽，如年龄的限制等。目前比较认同的适应证有：

1）成人 Graves 甲亢伴甲状腺肿大 11 度以上；（）ATD 治疗失败或过敏；3）甲亢手术后复发；4）甲亢性心脏病或甲亢伴其他病因的心脏病；5）甲亢合并白细胞和（或）血小板减少或全血细胞减少；6）老年甲亢；7）甲亢合并糖尿病；8）毒性多结节性甲状腺肿；9）自主功能性甲状腺结节合并甲亢。相对适应证：1）在某些特殊情况下 ^{131}I 可应用于青少年和儿童甲亢，用 ATD 治疗失败、拒绝手术或有手术禁忌证。^{131}I 治疗在很小的儿童（＜5 岁）中应避免。^{131}I 剂量经计算所得＜10mCi 时可应用于 5 ～ 10 岁儿童。在大于 10 岁儿童，若每克甲状腺接受的放射活度＞150μCi，可接受 ^{131}I 治疗。2）甲亢合并肝、肾等脏器功能损害；3）浸润性突眼。对轻度和稳定期的中、重度浸润性突眼可单用 ^{131}I 治疗甲亢，对进展期患者。可在 ^{131}I 治疗前后加用泼尼松。禁忌证：妊娠和哺乳期妇女。

（3）治疗方法和剂量　可以根据甲状腺的大小、临床估测及其摄 ^{131}I 率等来计算放射性 ^{131}I 的剂量。但是由于个体差异，此种计算的方法并没有减少治疗后甲减或甲亢的发生率。因此，现在临床较多的是根据触诊法以及甲状腺显像或超声测定来进行估测，给予 5 ～ 15mCi（185 ～ 555MBq）的固定剂量。

（4）^{131}I 治疗前后的用药　放射性 ^{131}I 治疗前后服用抗甲状腺药物会降低 ^{131}I 治疗的疗效，尤其是丙硫氧嘧啶，影响甲状腺吸碘作用可以长达 55 天。因此，对轻中度的甲亢患者，足够长的抗甲状腺药物的停用期是必要的，必须在治疗前 3 ～ 5 天停药，停用碘剂和含碘药物及食物须达到 7 天。对于重度的甲亢患者，如静息心率达到 120 次 / 分钟，伴有 T_3、T_4 水平的显著升高，在放射性 ^{131}I 治疗前，应以抗甲状腺药物及普萘洛尔（心得安）治疗 4 ～ 8 周，以迅速减少甲状腺激素的分泌及降低其效应，待临床症状好转后再予以治疗，从而减少放射性 ^{131}I 治疗后可能发生的甲亢危象。因服 ^{131}I 后有一过性的甲状腺激素升高。故视情况可在用 ^{131}I 治疗后一周继续予抗甲状腺药物治疗。

（5）疗效和并发症　^{131}I 治疗甲亢的疗效可达 90% 以上。约在服 ^{131}I 后 3 ～ 4 周奏效，随后症状逐渐减轻。约 1/3 患者见效较缓慢，甚至在治疗后 6 个月症状才趋于好转。1/3 的患者需要第二次治疗，其中又有 1/3 的患者需要多次治疗。重复治疗至少要间隔 6 个月以上。治疗后症状未完全消失者，需要延长观察期以确定其最终疗效。治疗后仅有轻度甲亢症状的患者，可辅以小剂量的抗甲状腺药物治疗，常有满意的疗效。

^{131}I 治疗后的短期不良反应轻微，甲状腺部位可以有肿胀感。由于放射性甲状腺炎，血循环中释放的甲状腺激素水平可以增加，因此在治疗的第一周可能出现甲亢症状加重的表现。

远期并发症中最常见的是甲状腺功能减退。据报道，甲减的发生率在治疗后第 1 ～ 2 年约为 5 ～ 10%，以后每年增加 5%。5 年时的甲减发生率约为 30%，10 年时的甲减发生率约为 40% ～ 70%。甲减的发生可能是由于 ^{131}I 剂量过大。破坏了过多的甲状腺组织；也可能是由于辐射使得细胞核 DNA 受损、细胞停止分裂再生，时间越长，甲状腺功能越减退。也有研究指出，甲状腺抗体滴度高、原甲状腺特异性自身免疫较明显、年龄较大的患者发生甲减的机会较高，提示放射性碘进一步激发的免疫反应参与甲减的发生。因而有人认为，在某些患者中，^{131}I 治疗后远期甲减的发生至今难以预防。

女性患者应在治疗后 4～6 个月明确了甲状腺功能正常、平稳才开始受孕（在甲状腺成功消融并充分的甲状腺激素替代治疗后），对于男性患者则 3～4 个月后经过精子产生的循环后才考虑生育。然而在患者（不分性别）甲状腺功能正常后，生育能力和其后代的先天异常与正常人群无明显差异。

上述三种治疗方法在不同的情况下均能有效地控制甲亢，在临床工作中，应根据患者的具体情况进行综合分析，选择个体化的最合适的治疗方案。

三、毒性弥漫性甲状腺肿的几个特殊问题

（一）甲状腺危象

甲状腺危象（thyroid storm）又称甲亢危象，为甲亢患者可危及生命的严重表现，通常见于严重的甲状腺功能亢进者在合并其他疾病时，如：感染、败血症、精神应激和重大手术时；严重的甲亢同时合并其他疾病与甲状腺危象之间很难截然区分。因此严重甲亢同时合并感染、败血症等其他疾病的患者如不能区分是否是甲状腺危象，应按甲状腺危象处理。

危象前期时患者原有的症状加剧，伴中等发热、体重锐减、恶心、呕吐，危象期以与疾病程度不相称的高热或超高热为特征，体温常于 40℃ 或更高，为区别重症甲亢和甲亢危象的重要鉴别点；同时伴显著的心动过速，常在 160 次/分以上，大汗，患者常极度不安、兴奋和颤抖，甚而出现精神症状、谵妄甚至昏迷，患者还可以伴腹痛、腹泻，也可出现伴血压下降的充血性心力衰竭；此外，患者还可合并严重的电解质紊乱、白细胞增高、肝肾功能异常。患者多死于高热虚脱、心力衰竭、肺水肿、水电解质代谢紊乱。

大量甲状腺激素释放至循环血中，患者血中的甲状腺激素骤然升高，是引起甲亢危象的重要机制。实验室检查并不都伴有甲状腺激素水平的显著增加，因此不能依据实验室检查判断是否甲状腺危象。甲状腺危象的发生可能是由于全身疾病引起甲状腺结合球蛋白减少，使与蛋白质结合的激素过多转化为游离激素的缘故，另外可能同时合并的疾病引起细胞因子如肿瘤坏死因子 -α、白介素 -6 增高有关。此外，还与肾上腺能活力增加，机体对甲状腺激素的适应能力降低所致的失代偿有关。

1. 预防　防治方面，去除诱因和防治基础疾病是预防危象发生的关键，其中积极防治感染及术前充分准备极为重要。应强调预防措施：（1）避免精神刺激；（2）预防和尽快控制感染；（3）不任意停药；（4）手术或放射性核素碘治疗前，作好准备工作。

2. 治疗　治疗包括尽快减轻甲状腺毒症并予支持疗法等。

（1）迅速减少甲状腺激素释放和合成

1）大剂量抗甲状腺药物：丙硫氧嘧啶（PTU）在周围组织中可减少 T_4 转化至 T_3，故为首选药物，口服或胃管内注入 200～300mg，每 6 小时 1 次。甲硫氧嘧啶的剂量与之相仿。甲巯咪挫（他巴唑）或卡比马唑（甲亢平）的剂量则为 20～30mg，每 6 小时 1 次。服药后 1 小时开始作用。

2）无机碘溶液：于抗甲状腺药物治疗 1 小时后开始使用，静脉或口服大量碘溶液，以阻断激素分泌。可在 24 小时内以碘化钠溶液 1.0g 静脉滴注。也可口服复方碘溶液每

天 30 滴左右，危象控制后即停用。

3）降低周围组织对甲状腺激素的反应 抗交感神经药物可减轻周围组织对儿茶酚胺的作用，常用的有 β 肾上腺素能阻断剂，最常用的为普萘洛尔，可抑制甲状腺激素对交感神经的作用，也可使末梢中 T_4 转变为 T_3 降低。用药剂量须根据具体情况决定，在无心衰情况下普萘洛尔 10 ～ 40mg，每 4 ～ 6 小时口服 1 次或静脉滴注 2mg。但对有心脏储备功能不全、心脏传导阻滞、心房扑动、支气管哮喘等患者，应慎用或禁用。而使用洋地黄制剂心力衰竭已被纠正者，在密切观察下可以使用普萘洛尔。

甲亢患者糖皮质激素代谢加速，肾上腺存在潜在的储备功能不足，在应激情况下，激发代偿分泌更多的皮质激素，于是导致皮质功能减退。甲亢危象时糖皮质激素的需要量增加，对有高热或休克者应加用糖皮质激素，糖皮质激素还有抑制甲状腺激素的释放，抑制 T_4 转换为 T_3。氢化可的松 200 ～ 300mg/d 静脉滴注或静注地塞米松 2mg，每 6 小时 1 次，以后逐渐减少。

（2）去除诱因 有感染者用抗生素，有诱发危象的其他疾病应同时给予治疗。

（3）其他 1）降温：可采用物理降温，严重者可用人工冬眠（哌替啶 100mg，氯丙嗪及异丙嗪各 50mg，混合后静脉持续泵入）；2）支持和对症处理：如给氧、补充能量及大量维生素，尤其是 B 族维生素、纠正水和电解质的紊乱及心力衰竭等。

联合使用抗甲状腺制剂、碘和地塞米松，血清 T_3 浓度一般可于 24 ～ 48 小时内恢复至正常水平，并应注意在达到正常代谢状态之前必须继续使用。危象解除后逐渐减停碘剂和糖皮质激素。

经上述治疗疗效不显著者，血清 T_3、T_4 仍呈显著高浓度，可考虑应用血浆置换及腹膜透析，以有效清除血中过多的甲状腺激素。

（二）内分泌突眼症

内分泌突眼症又称甲状腺相关性眼病或 Graves 眼病，根据病情的轻重又分为非浸润性突眼和浸润性突眼。为弥漫性甲状腺肿伴甲状腺功能亢进症中的特殊表现之一。

1. 发病机制 尚未完全阐明，突眼的发病目前认为和自身免疫因素有关，是细胞免疫和体液免疫联合作用的结果。

（1）体液免疫 突眼症一般认为系自身免疫性疾病，眶内组织可能与甲状腺有共同的抗原决定簇，目前的研究发现 TSH 受体本身可能是突眼症的特异抗原，在严重的突眼患者常有高滴度的 TRAb，并观察到 TRAb 的滴度与突眼的严重程度有关。其他还可能有一些抗原物质也参与其中。如有报道内分泌突眼症的血清中已检出眼外肌的 64000Da 蛋白及其特异性抗体，推测该种蛋白质与突眼症发病有关。

（2）细胞免疫 内分泌突眼症的发生还有 T 细胞介导的自身免疫参与。对患者的眼外肌内浸润的 T 细胞为 CD4[+] 和 CD8[+] 该种 T 细胞有识别眼外肌抗原（可能为 TSH 受体本身）的功能，能刺激 T 细胞增殖和产生移动抑制因子。约有半数患者存有抗体依赖性细胞介导细胞毒作用（ADCG）。突眼症患者 NK 活性多低下，故自身抗体生成亢进。

（3）球后成纤维细胞的作用 在免疫因素的刺激下，局部的 T 淋巴细胞产生细胞因子如干扰素 -γ（IFN-γ），刺激成纤维细胞产生糖胺聚糖并在眼球后组织堆积，使眶内的脂肪细胞和肌细胞肿胀，最终可发生纤维化，影响肌细胞功能。

到目前还没有发现独立的遗传因素在内分泌突眼中起显著性的作用，一些环境因素被认为与突眼的发生有关，尤其是吸烟和放射性碘治疗。

2. **临床表现** 本病起病可急可缓，可为双侧，也可为单侧。起病时与甲状腺功能并无一定的相关关系，症状出现可先于高代谢症群，也可在其之后，还可出现在甲亢的治疗过程中。在甲亢的治疗过程中，抗甲状腺药物的用量过大，甲状腺激素水平下降过低，同时又未及时加用甲状腺激素制剂常是突眼加重的原因。部分患者在手术治疗或放射性碘治疗后也会出现突眼加重，可能与上述临床经过引起的甲状腺抗原物质释放增多有关。

美国甲状腺协会将 Graves 病眼部病变分类如表 10-2 所示：

表 10-2 美国甲状腺协会对 Graves 病眼部病变的简略分类

分类	症状和体征
0	无症状和体征
1	有眼征，限于上眼睑挛缩，凝视，眼睑滞后，突眼度可至 22mm，无症状
2	软组织受累（有症状和体征）
3	突眼度 > 22mm
4	眼外肌受累
5	角膜受累
6	视力丧失

根据临床表现分为非浸润性突眼和浸润性突眼。非浸润性突眼占本病的大多数，一般为双眼突出，有时为单侧突眼，患者无自觉症状。浸润性突眼相对少见，患者突眼度多在 19～20mm 以上，伴有眼球胀痛、畏光、流泪、视力减退、眼肌麻痹、眼球转动受限，出现斜视、复视。严重时球结膜膨出、红肿而易感染；由于眼睑收缩、眼球突出，眼裂不能关闭，角膜暴露，引起角膜干燥，发生炎症，继之溃疡，并可继发感染，甚至角膜穿孔而失明。少数患者由于眶内压力增高。影响了视神经的血流供应，而引起一侧或双侧视乳头水肿、视神经炎或球后视神经炎，甚至视神经萎缩，视力丧失。

单侧突眼，尤其无明显甲亢者诊断时应注意除外眶内或颅内肿瘤，以及某些局部病变引起之突眼。如球后出血、海绵窦或眼静脉血栓形成等。超声、CT、MRI 检查示眼外肌的肿胀、血清 TRAb 阳性以及抑制的 TSH 水平有助于内分泌突眼的诊断。

3. **治疗** 非浸润性突眼一般不须特殊处理，随着甲亢的控制突眼会有所缓解。对浸润性突眼的甲亢治疗的过程中采用小剂量抗甲状腺药物缓慢控制甲亢症状，同时及时适量地加用甲状腺制剂（每天干甲状腺片 20～40mg，或左旋甲状腺素片 25～50μg）有助于改善突眼的症状。突眼严重者不宜行甲状腺手术治疗，采用放射性 131I 治疗也须慎重。突眼者还应注意避免吸烟，吸烟可导致突眼加重。浸润性突眼的治疗如下：

（1）局部治疗 注意眼睛休息，戴深色眼镜避免强光及各种外来刺激。复视者用单侧眼罩减轻复视。睑裂不能闭合者睡眠时用抗生素眼膏并戴眼罩，严重者行眼睑缝合术，以免角膜暴露部分受刺激而发生炎症。突眼严重及视力受到威胁经局部和全身治疗无效时可采用眶内减压手术。有学者主张间歇性眼球后或球结膜下局部注射糖皮质激素制剂及免疫抑制剂，对浸润性症状可能获得较好疗效。

（2）全身治疗

1）甲状腺激素：用于甲亢治疗过程中及伴有明显突眼者，用量如前述，维持 1～3 年。

2）免疫抑制剂：如糖皮质激素、环磷酰胺、环孢素等的应用。

糖皮质激素在突眼早期应用疗效较好，传统的方法为长期大剂量口服泼尼松（强的松），初始剂量30～60mg/d，显效后减量，疗程6～12个月；病情严重病例口服泼尼松（强的松）最大剂量120～140mg/d。因不良反应大，后改进为隔日大剂量顿服泼尼松（强的松）60mg/d、80mg/d或100mg/d，显效后（通常2～3个月）减量（每次5mg），最小有效维持量为隔日一次顿服20～40mg。一般服用后1～2个月开始出现疗效，3～6个月达最大疗效，病情严重者服用6～10个月后才出现最大疗效。视病情许可停药。文献报道总有效率66%～90.63%不等。临床还有以甲泼尼龙冲击治疗和冲击治疗后改为泼尼松口服的治疗方法，如：甲泼尼龙1.0g/次，每周2次静脉滴注，总疗程共6周；甲泼尼龙0.5～1.0g/次，每天1次静脉滴注，总剂量5～6g（即连用5～7天），1周后改为口服泼尼松0.5mg/kg，2周后减量（甲泼尼龙总量约为0.1g/kg，1周左右静脉滴注）等多种方案。糖皮质激素治疗的主要不良反应有库欣综合征、骨质疏松、电解质紊乱、肾上腺皮质功能抑制以及上消化道出血、上腹不适、反酸等消化道反应。

其他免疫抑制剂如环磷酰胺、苯丁酸氮芥、环孢素、硫唑嘌呤、甲氨蝶呤等也用于浸润性突眼的治疗。环磷酰胺每日或隔日200mg静脉注射和泼尼松每日或隔日30～60mg口服，隔周交替使用疗效较好，且可减少药物用量及副作用。疗程3～4周，见效后泼尼松递减至撤除，环磷酰胺改每天口服50～100mg，维持较长时期，用药期间应随访血象。有人认为环孢素与激素合并使用，疗效可得以提高，且又可减少激素用量，易被患者接受。但单用环孢素疗效不如糖皮质激素，与泼尼松联用疗效显著。环孢素剂量以＜7.5mg/（kg·d）为宜，初始剂量5～7.5mg/（kg·d），后逐渐减量。有报道剂量为50mg，每日3次，口服，2个月后减量，3～6个月后停用。对突眼、软组织炎症、眼肌病变、视力减退、复视、视神经损害疗效均可。硫唑嘌呤可30～50mg/d或甲氨蝶呤15～20mg/d与糖皮质激素联合用于浸润性突眼的治疗。

（3）生长抑素类似物　应用生长抑素类似物奥曲肽和兰瑞肽治疗可使部分浸润性突眼患者突眼程度减轻，其机制为此类制剂可抑制纤维细胞增生和糖胺聚糖的合成。常用剂量为奥曲肽100μg/d、300μg/d或600μg/d肌肉或皮下注射；兰瑞肽40mg/次，2周1次，肌肉注射，连续治疗均可达3个月。

（4）球后放射治疗　球后照射应在大剂量糖皮质激素治疗无效或因有禁忌证不能用糖皮质激素时考虑应用。放射线对敏感的淋巴细胞起抑制作用，在上述疗法未能良好奏效时。辅以球后放射治疗对眼部浸润及充血症状可获得较好疗效，但对眼球突出疗效甚微。但也有球后放射治疗疗效不佳的报道。

（5）血浆置换法　可迅速去除血浆中自身抗体，特别对病程较短、眼球突出急剧、有软组织、角膜病变及视力障碍者尤为有效。但此法的疗效为一过性，一般应继以糖皮质激素治疗。血浆置换量每次2L，计3～4次。

（6）外科手术　严重突眼且视力受明显威胁者，可行眶内减压手术治疗。在突眼的急性过程稳定以后，由于肌肉的纤维化或挛缩，常遗留复视或跟随的异常，可用手术进行矫正。

（三）局限性黏液性水肿

局限性黏液性水肿是自身免疫性甲状腺疾病的甲状腺外症状之一，多见于Graves病患者。皮肤损害常和浸润性突眼并存或先后发生，可伴或不伴甲状腺功能亢进症。

皮损好发于胫前，也可见于手、足背及头面部，患处常呈对称性，大小不等，稍高出皮面，增厚、变粗，和正常皮肤分界清晰。一般无自觉症状，偶有瘙痒、微痛和色素沉着，时间较长者可因摩擦皮损处可有毛发生长。

1. 发病机制　其发病机制尚不完全清楚。但一般认为和浸润性突眼相似，患者皮肤的成纤维细胞上具有促甲状腺素受体样免疫活性蛋白，自身抗体作用促使成纤维细胞增生、功能活跃，合成氨基葡聚糖增多，并局部沉积而引起局部黏液性水肿。该病多发生于双侧胫骨前，病情与甲状腺激素水平无关。

2. 治疗　轻微的皮损一般不需特殊治疗。如皮损有加重的趋势可局部涂以糖皮质激素霜，病情严重者可给予糖皮质激素和免疫抑制剂治疗；如有继发感染应按软组织炎症给予局部湿敷和全身抗生素。有报道采用较大剂量的免疫球蛋白静脉注射可取得较好疗效。奥曲肽可通过与受体结合抑制成纤维细胞分裂增殖，减少病变部位透明质酸的合成。

（四）亚临床甲状腺功能亢进症

简称亚临床甲亢，是指血清 TSH 水平低于正常值下限，而 TT_3、TT_4 在正常范围，不伴或伴有轻微的甲亢症状。持续性亚临床甲亢的原因包括外源性甲状腺激素替代、甲状腺自主功能腺瘤、结节性甲状腺肿、Graves 病等。某些健康的老年人可能会出现血清 TSH、游离 T_4 和 T_3 的水平正常低值的情况，排除了甲状腺或垂故疾病。考虑是由垂体 - 甲状腺轴的"调定点"发生改变所致。其他能引起 TSH 降低而游离 T_4 和 T_3 的水平正常的情况包括糖皮质激素治疗、中枢性甲状腺功能减退症和非甲状腺疾病。

亚临床甲亢是甲状腺功能亢进症病情轻微的一种类型，在某些患者可出现心血管系统疾病和骨代谢异常，轻微的甲状腺功能亢进症状或认知改变。亚临床甲亢对死亡率的影响仍有争议。

根据 TSH 减低的程度，本症又划分为 TSH 部分抑制，血清 TSH0.1 ～ 0.5mIU/L；TSH 完全抑制，血清 TSH ＜ 0.1mIU/L。

患者检测 TSH 低于正常范围下限，TT_3、TT_4 正常者，应考虑本病可能。但应首先要排除上述的引起 TSH 降低的因素。并且在 3 ～ 6 个月内再次复查，以确定 TSH 降低为持续性而非一过性。

对本病的治疗意见尚不一致。具体治疗建议见表 10-3：

表 10-3　亚临床甲亢的治疗时机

影响因素	TSH（＜ 0.1mIU/L）	TSH（0.1 ～ 0.5mIU/L）
年龄＞ 65 岁	治疗	考虑治疗
年龄＜ 65 岁，合并		
心脏疾病	治疗	考虑治疗
骨质疏松	治疗	考虑治疗
停经	考虑治疗	考虑治疗
甲亢症状	治疗	考虑治疗
年龄＜ 65 岁，无症状	考虑治疗	不治疗

（五）甲亢伴妊娠

妊娠时伴甲亢并不少见。伴发的甲亢以 Graves 病最常见，妊娠时滋养层激素 hCG 增高也可作用于 TSH 受体，使甲状腺激素合成增加，其他如毒性结节性甲状腺肿、功能自主性甲状腺腺瘤也可伴发。

妊娠本身对 Graves 病也有影响，由于母体在妊娠时免疫系统受抑制，一些 Graves 病患者在妊娠期，甲亢可能自然减轻或好转。而在产后，受抑制的免疫系统得以恢复，可产生产后甲状腺炎而发生甲状腺毒症，或已经缓解的 Graves 病病情又会出现或加重。Graves 病患者血中的 TRAb 容易通过胎盘引起新生儿甲亢，还可发生早产及娩出低出生体重儿。

妊娠时孕妇的一些高代谢症状常与甲亢相似，孕妇的代谢及心率均较正常妇女增加，可有高代谢症群表现，如心率可增至 100 次 / 分钟，甲状腺也可稍肥大，基础代谢率在妊娠 3 个月后较前增加可达 20% ～ 30%，须与甲亢的症状鉴别。妊娠时由于雌激素水平增高引起血中甲状腺激素结合球蛋白（TBG）也增高，故血清 T_3、T_4 也较正常增高，应测定不受 TBG 影响的游离 T_4 或 T_3 才能真实反映甲状腺功能状态，血清 TSH 在甲亢时也降低。

甲亢和妊娠可相互影响，对妊娠的不利影响为早产、流产、妊娠高血压综合征及死胎等，而妊娠时可加重甲亢患者的心血管负担。

由于怀孕 12 ～ 14 周后胎儿甲状腺具有吸碘和合成激素的功能，也能对 TSH 起反应。故放射性核素碘治疗或诊断均属严禁之例。妊娠伴本病时一般不须做人工流产，而以抗甲状腺药物治疗，若需外科治疗可在妊娠第 4 ～ 6 个月期间考虑手术治疗。因甲巯咪唑较丙硫氧嘧啶更易通过胎盘，且有致胎儿畸形的作用，甲亢患者欲怀孕宜改用丙硫氧嘧啶，并在维持量为好。放射碘治疗后 6 个月内应当避免怀孕。

治疗妊娠伴甲亢时应注意以下特点：

1. 不可将血清总 T_4 控制在非妊娠时正常水平，而宜调节 FT_4 在正常高水平，以免发生甲状腺功能减退和流产。

2. 抗甲状腺药物可自由通过胎盘，抑制胎儿合成甲状腺激素，促使胎儿 TSH 增高，可能引起胎儿甲状腺功能减退，故应尽可能采用量小的有效维持剂量，临床上稍呈轻度高代谢状态，血 FT_4 水平维持正常高限或稍高即可。每天 PTU 的剂量在 100 ～ 200mg 为宜。此组药物也可经乳汁分泌，故患者于分娩后如继续服用，不宜授乳。在抗甲状腺药物中，PTU 可阻滞 T_4 转变为 T_3，且通过胎盘的能力相对较小，故在妊娠合并甲亢时应作为首选。

3. 妊娠期一般不宜作甲状腺次全切除术，如需手术治疗可在妊娠中期（第 4 ～ 6 个月）施行。妊娠时作甲状腺切除术，也用碘剂作准备。碘化物能通过胎盘，可引起胎儿甲状腺肿和甲状腺功能减退。出生时可引起初生儿窒息死亡。故妊娠伴本病如需手术治疗时，应作碘剂快速准备，一般不超过 10 天，以减少对胎儿的影响。手术后患者每天宜补充口服左甲状腺素（L-T_4）以防流产。

4. 普萘洛尔增加子宫活动和延迟子宫颈扩张，故在妊娠时宜慎用。

5. 甲亢伴妊娠时，在抗甲状腺治疗中是否须加用甲状腺制剂的意见有分歧，一般认为补充甲状腺片可防止胎儿甲状腺功能减退和甲状腺肿。

6. 妊娠期 10 周以后的胎儿甲状腺可浓集 ^{131}I，可引起胎儿甲减和甲状腺肿，故甲亢不能应用 ^{131}I 检查和治疗。

（六）儿童甲状腺功能亢进症

1. 新生儿甲亢　有两种类型：第一型较为常见，患儿的母亲于妊娠时有 Graves

病，母体内的 TRAb 通过胎盘到达胎儿使之发生甲亢，故出生时已有甲亢表现，生后 1 ～ 3 个月内自行缓解，血中 TRAb 也随之消失。一般采用抗甲状腺药物辅以普萘洛尔治疗。第二型较少见，症状可在婴儿早期出现，母亲在妊娠时未必一定有 Graves 病，但常有阳性家族史，此型患儿甲亢表现不能自行缓解，患者常有颅骨缝早期融合，智力障碍等后遗症。治疗同上。

2. 儿童期甲亢　临床表现与成人相似。在后期均伴有发育障碍。一般 18 岁前采用较为安全的抗甲状腺药物治疗。如有复发，还可给予第二次药物治疗，然后再考虑手术治疗。因 ^{131}I 治疗在儿童有造成甲状腺癌的可能，应慎重选用，具体见上述放射碘治疗章节。

（七）老年性甲状腺功能亢进症

老年性甲状腺功能亢进症，又称为淡漠型或无力型（apathetic）和隐蔽型（masked）。老年性甲亢症状常不典型，易被漏诊、误诊。

1. 临床表现　其特点为：（1）发病较隐袭。（2）临床表现不典型，常突出某一系统的症状，尤其是心血管和胃肠道症状。由于年迈，伴有其他心脏病，但心动过速表现较少，不少患者合并心绞痛，有的甚至发生心肌梗死，发生心律失常和心力衰竭者较为常见，约占半数以上。老年甲亢患者中食欲减退的发生率较多，且多腹泻，致消瘦更为突出，呈恶病质，常误诊为癌症。（3）眼病和高代谢症群表现较少，甲状腺常不肿大，但甲状腺结节的发生率较高，尤其是女性患者。（4）血清总 T_4 测定可在正常范围内，但 ^{131}I 摄取率增高，T_3 抑制试验呈不抑制反应。测定 FT_3FT_4 常见上升和血清 TSH 可为低值和测不出。（5）全身症状较重，羸弱，明显消瘦，全身衰竭，抑郁淡漠，有时神志迷糊，甚而昏迷。

2. 治疗　多采用抗甲状腺药物，也可用放射性碘治疗，此外，辅以利血平，并予以各种支持对症疗法。

（八）甲状腺功能亢进性心脏病

甲亢性心脏病是甲亢最常见的并发症之一。甲状腺激素直接作用于心肌，并加强儿茶酚胺等作用，促进蛋白质合成，增加心肌中 Na^+-K^+ATP 酶活性，增加肌质网中的 Ca^{2+}-ATP 酶活性，增加肌球蛋白 ATP 酶活性，从而心率增快、脉压增大、心脏收缩功能增强等。如果甲状腺功能亢进长期未能控制，增加的心房负荷引起心房增大。进一步出现患者房性心律失常；增加的心室前后负荷则引起心室肥大，同时由于长期的心动过速从而导致了心力衰竭的发生。部分甲亢患者由于过多的甲状腺激素可直接作用于窦房结改变其节律，亦可由于心房、心室肥大，心肌缺血从而导致心脏传导系统的异常，从而发生各种心律失常；由于心脏收缩功能的增加，氧耗量增加，使冠脉供血相对不足，特别在合并其他器质性心脏病的患者，可引起心肌缺血，以心绞痛为表现。

1. 临床表现

（1）心律失常　甲亢患者不论原来有无心脏病，常可发生心律失常，以房性期前收缩和心房颤动多见，呈发作性或为持续性。也可表现为阵发性心动过速或心房扑动或心律失常，大多属可逆性。

（2）心脏扩大　在病程较长而严重的甲亢患者中，由于甲状腺激素的作用和可能原先存在心脏病可引起心脏扩大，如单纯由甲亢所致者，待甲亢控制后，心脏改变多可恢复正常，但也有少数患者可以遗留永久性心脏扩大。由于左心室扩大，引起相对性二尖瓣关闭不全，此时须与风湿性心脏病鉴别。

（3）心力衰竭　在原先有器质性心脏病的甲亢患者中，心力衰竭是常见的并发症。在老年性甲亢患者中，心脏症状更为突出，常掩盖甲亢的症状，故在顽固性心力衰竭的患者中，应排除本病的可能性。在原先没有器质性心脏病的甲亢患者中，也可发生心力衰竭，甲亢控制后，这种改变多数可恢复正常。

2. 诊断　甲亢患者同时有下述心脏异常至少一项者，可诊断甲亢性心脏病：（1）心脏增大；（2）心律失常；（3）充血性心力衰竭；（4）心绞痛或心肌梗死。诊断时须排除同时存在其他原因引起的心脏改变，甲亢控制后上述心脏情况好转或明显改善。

3. 治疗　治疗的基本原则是控制增高的甲状腺激素水平和对心脏病的对症处理。

控制甲亢可采用抗甲状腺药物治疗或放射性碘治疗。在行放射性碘治疗时应先以抗甲状腺药物治疗，耗竭腺体内贮存激素，可减少心脏病的恶化。病情控制后也可选择手术治疗。在严重病例须立即控制病情者，可采用放射性碘，也可抗甲状腺药物和碘剂联合治疗。

甲亢性心脏病的处理和其他心脏病的处理并无不同，唯在前者更为困难，应采用限制钠盐、利尿剂和洋地黄等。奎尼丁和洋地黄虽可治疗心房颤动和心力衰竭，但必须同时控制甲亢，方可获得较好疗效，否则易发生心肌中毒反应。房颤时间较长者在甲状腺激素水平恢复正常后不能恢复正常心律，可行电复律。

利血平和胍乙啶可降低心率和改善躁动，但应注意直立性低血压。普萘洛尔作用较快，对心动过速有缓解作用，但有抑制心肌收缩的作用，故对有心力衰竭的患者应在严密监察下使用。

（九）Graves 病伴肌病变

1. 临床表现　有以下几种表现：

（1）急性甲亢性肌病或甲亢伴急性延髓麻痹　罕见，发病机制不清，发病迅速，表现为进行性严重肌无力，患者在数周内可见说话、吞咽困难，发音障碍，复视及四肢无力，表情淡漠，抑郁，也可合并甲亢危象，发生呼吸肌麻痹时可见呼吸困难，甚或呼吸衰竭，病势凶险。

（2）慢性甲亢性肌病　较多见，可发生于 80% 的 Graves 病患者，起病慢，肌病的发生可能由于过多的甲状腺激素作用于肌细胞线粒体引起氧化磷酸化脱偶联，发生肿胀变性。近端肌肉群主要由含线粒体丰富的红肌组成，故在本病中受累最早、最重。早期最多累及近端肌群和肩或髋部肌群，其次是远端肌群，进行性肌无力，甚而肌肉萎缩。患者诉登楼、蹲位起立及梳头动作困难，尿肌酸排泄增高。

（3）甲亢伴周期性瘫痪（thyrotoxicosis associated with periodic paralysis）多见于东方国家，以亚洲地区患者为多，且年轻男性占显著优势，发作时常伴血钾过低，葡萄糖和胰岛素静脉滴注可诱发本症，症状和家族性周期性麻痹相似，主要为双上肢、双下肢及躯干发作性软瘫，以下肢瘫痪更为常见，严重时可有呼吸肌麻痹，伴有腱反射的消失，发作可持续数小时至数日，发作频数个体差异很大，过多活动、糖类食物以及胰岛素及肾上腺素均能诱发麻痹的发生。麻痹的发生机制不明，不少患者发作时血钾减低，可能与过多的甲状腺激素促进 Na^+-K^+ 泵的活性，引起钾向细胞内转移有关。

（4）甲亢伴重症肌无力　主要累及眼部肌群，有上睑下垂、眼球运动障碍和复视，朝轻暮重。对新斯的明有良好效应。甲亢和重症肌无力为自身免疫疾病，可检出抗乙酰胆碱受体自身抗体，但甲亢并不直接引起重症肌无力，可能两者先后或同时见于对自身免疫有遗传缺陷的同一患者中。

（5）眼肌麻痹性突眼症即浸润性突眼，已见前述。

2. 治疗　关于各种甲亢伴肌病的治疗：（1）急性甲亢性肌病时病势急骤，须进行监护抢救，处理参见"甲状腺危象"。一般于甲亢控制后，肌病可以好转；（2）甲亢伴重症肌无力应分别进行甲亢和重症肌无力的治疗，对后者可应用溴吡斯的明，溴化新斯的明等乙酰胆碱酯酶抑制剂为主的治疗；（3）其他三种肌病变的治疗主要为迅速控制甲亢，则肌病可于 2～3 个月内得到良好的恢复，在甲亢伴周期性瘫痪的治疗中尚须补充钾盐可以减轻、终止或预防麻痹的发生。

三、毒性甲状腺腺瘤和毒性多结节性甲状腺肿

毒性甲状腺腺瘤又称自主性功能亢进性甲状腺腺瘤和毒性多结节性甲状腺肿，是甲状腺激素水平增高的较少见原因。

与普通所见弥漫性甲状腺肿伴功能亢进症者不同，高功能结节并非促甲状腺素受体抗体的刺激引起，在 60% 的腺瘤患者有 TSH 受体基因的突变，还有少数患者有 G 蛋白基因的突变，其他患者的病因不明。毒性多结节性甲状腺肿常见于 50 岁以上的长期合并非毒性多结节性甲状腺肿的老年患者，非毒性甲状腺结节由于未知原因变得功能自主，其产生甲状腺激素的功能不受 TSH 调控。

结节可单个或多个，单个结节可有 2～3cm 大小，质地较韧，有时可有压迫气管及喉返神经的症状及体征。显微镜下结节可呈腺瘤改变。结节周围的甲状腺组织由于 TSH 受反馈抑制而呈萎缩性改变，对侧甲状腺组织常萎缩。毒性多结节甲状腺肿患者甲状腺组织大小不等，严重肿大者可延伸至胸骨后。

实验室检查可见 TSH 被抑制，T_3 及 FT_3 水平显著升高，而 T_4 及 FT_4 水平升高程度较低，TSH 受体的抗体（TSI）及甲状腺过氧化物酶抗体（TPOAb）阴性，与 Graves 病相鉴别。放射性碘甲状腺显像对这两种病因造成的甲状腺功能亢进最具鉴别诊断意义，一些患者表现为不规则的放射性碘浓聚，而另一些患者表现为一个或多个显著的碘浓聚的热结节，结节间的甲状腺组织几乎没有碘的摄入。此时宜慎与先天性一叶甲状腺的扫描图像相鉴别，给予基因重组入 TSH10IU 刺激后重复扫描，周围萎缩的甲状腺组织能重新显示，对确定本病诊断最具意义。

由于此病多见于中老年患者，患者临床表现常不典型，诊断有时有困难。甲亢症状一般较轻微，某些患者仅有心动过速、消瘦、乏力或腹泻、表情淡漠或抑郁。

放射性碘治疗是毒性甲状腺腺瘤和毒性多结节甲状腺肿的治疗选择，适合于大多数患者。患者若甲亢症状明显，治疗前应以抗甲状腺药物治疗数周，以防甲亢症状加重引起甲亢危象，或原有心脏病者引起心律失常。^{131}I 治疗剂量应较大，一般在每克甲状腺组织 150μCi 左右疗效满意。治疗后周围萎缩的正常甲状腺组织逐渐重新恢复功能，故较少发生甲减。如果患者为年轻患者并孤立的甲状腺腺瘤，可以行手术治疗。

四、少见原因的甲状腺功能亢进症

垂体产生 TSH 的肿瘤，葡萄胎和绒毛膜癌时产生的 hCG 都可以刺激甲状腺产生过多的甲状腺激素，从而引起甲亢。垂体瘤和葡萄胎均可以用手术的方法治疗，绒毛膜

癌可以通过化疗进行治疗，如患者伴持续的甲亢可以应用抗甲状腺药物治疗。卵巢畸胎瘤所致的异位甲状腺激素产生过多常可造成轻度的甲亢，作放射性碘全身显像可见碘在卵巢部位有浓聚，手术切除可以治愈。甲状腺功能性滤泡样癌也很少会引起甲亢，对其治疗见甲状腺肿瘤的章节。

在下列情况下可以引起血液中的甲状腺激素水平增高，但甲状腺并没有合成激素增多，故又称为甲状腺毒症，而非真正的甲状腺功能亢进。亚急性甲状腺炎可以在数周至数月内引起甲状腺毒症，主要是由于炎症时甲状腺滤泡被破坏。滤泡内储存的甲状腺激素释放入血造成甲状腺激素水平增高。还有一些外源性的甲状腺毒症，患者常因无意或有意摄入过多的甲状腺激素制剂或动物的甲状腺组织也可引起甲状腺毒症，此时患者有典型的高代谢症候群，升高的 T_3、T_4 水平，TSH 被抑制，甲状腺球蛋白的水平通常也是降低的。外源性甲状腺毒症的治疗通常在停止摄入后即明显好转，很少需要使用受体阻断药对症处理或胺碘苯丙酸抑制 T_4 向 T_3 的转化。

碘源性甲状腺功能亢进症（简称"碘甲亢"）与长期大量摄碘或含碘药物有关（Jod-Basedow 效应）。最常出现于伴毒性甲状腺结节的患者在摄入过量的碘之后，也见于合并 Graves 病的报道。患者常在碘摄入增加以前即有甲状腺激素合成碘调节异常，也有报道在纠正碘的摄入之后甲状腺功能完全恢复正常。碘甲亢最常出现于碘缺乏地区在给予碘补充时，此外医疗中使用含碘的造影剂和含碘的药物（如应用含碘量达 37% 的胺碘酮）也是引起碘甲亢的重要原因。发生碘甲亢后，轻、中度甲亢患者可以抗甲状腺药物治疗。给予过氯酸钠 200mg，一天四次可以阻止碘的摄入，抑制甲状腺激素的合成。

$\cdots\cdots$（李 云）

第二节　甲状腺功能减退症

甲状腺功能减退症（hypothyroidism），简称甲减，是指组织的甲状腺激素作用不足或缺如的一种病理状态，即是指甲状腺激素的合成、分泌或生物效应不足所致的一组内分泌疾病。甲减的发病率有地区及种族的差异。碘缺乏地区的发病率明显较碘供给充分地区高。女性甲减较男性多见，且随年龄增加，其患病率上升。新生儿甲减发生率约为 1/4000，青春期甲减发病率降低，随着年龄的增加，其患病率上升，在年龄大于 65 岁的人群中，显性甲减的患病率约为 2% ～ 5%。甲减为较常见的内分泌疾病，且常首先求治于非专科医生。

一、病因

99% 以上的甲减为原发性甲减，仅不足 1% 的病例为 TSH 缺乏引起。原发性甲减绝大多数系由自身免疫性（桥本）甲状腺炎、甲状腺放射性碘治疗或甲状腺手术导致。见表 9-10。

二、分类

临床上，一般以甲减起病时年龄分类较为实用，可分下列三型：①功能减退始于胎儿期或出生不久的新生儿者，称呆小病（又称克汀病）；②功能减退始于发育前儿童期者，称幼年甲状腺功能减退症，严重时称幼年黏液性水肿；③功能减退始于成人期者，称甲状腺功能减退症，严重者称粘液性水肿。

三、发病机制

（一）呆小病（克汀病）

有地方性及散发性两种。

1. 地方性呆小病　多见于地方性甲状腺肿流行区，因母体缺碘，供应胎儿的碘不足，以致甲状腺发育不全和激素合成不足。此型甲减对迅速生长中胎儿的神经系统特别是大脑发育危害极大，造成不可逆性的神经系统损害。

2. 散发性呆小病　见于各地，病因不明。母亲既无缺碘又无甲状腺肿等异常，推测其原因有以下几方面。

（1）甲状腺发育不全或缺如：可能性有三：①患儿甲状腺本身生长发育缺陷；②母体在妊娠期患某种自身免疫性甲状腺病，血清中存在抗甲状腺抗体，经血行通过胎盘而进入胎儿破坏胎儿部分或全部甲状腺；③母体妊娠期服用抗甲状腺药物或其他致甲状腺肿物质，阻碍了胎儿甲状腺发育和激素合成。

（2）甲状腺激素合成障碍：常有家族史，激素合成障碍主要有五型：①甲状腺摄碘功能障碍：影响碘的浓集，这种缺陷可能是由于参与碘进入细胞的"碘泵"发生障碍。②碘的有机化过程障碍，又可包括：过氧化物酶缺陷，此型甲状腺摄碘能力强，但碘化物不能被氧化为活性碘，致酪氨酸不能碘化。③碘化的酪氨酸不能形成单碘及双碘酪氨酸。碘化酪氨酸偶联缺陷：甲状腺已生成的单碘及双碘酪氨酸发生偶联障碍，以致甲状腺素（T_4）及三碘甲状腺原氨酸（T_3）合成减少。④碘化酪氨酸脱碘缺陷：由于脱碘酶缺乏，游离的单碘及双碘酪氨酸不能脱碘而大量存在于血中不能再被腺体利用，并从尿中大量排出，间接引起碘的丢失过多。甲状腺球蛋白合成与分解异常：酪氨酸残基的碘化及由碘化酪氨酸残基形成 T_3、T_4 的过程，都是在完整的甲状腺球蛋白分子中进行。⑤甲状腺球蛋白异常。可致 T_3、T_4 合成减少。并可产生不溶于丁醇的球蛋白，影响 T_3、T_4 的生物效能。甲状腺球蛋白的分解异常可使周围血液中无活性的碘蛋白含量增高。

表 10-4　甲减的病因

一、原发性萎缩性甲减
（一）获得性
原发性特发性甲减（可能为慢性淋巴细胞性甲状腺炎的末期）
手术摘除，甲状腺 ^{131} 碘放疗，非甲状腺恶性肿瘤放疗
（二）遗传性
甲状腺发育不全或异常 TSH 受体缺陷
特发性 TSH 无反应性甲减甲状腺 Gs 蛋白异常
二、原发性甲状腺肿大性甲减
（一）获得性
桥本（慢性淋巴细胞性）甲状腺炎 Riedel 甲状腺肿地方性碘缺乏碘过多甲减抗甲状腺制剂

续表

细胞因子（TNF-α，白介素 -2）
甲状腺浸润（淀粉样变性、胱氨酸病、结节病、血色病、硬皮病）
（二）遗传性
激素合成遗传性缺陷
三、消耗性甲减
巨大血管瘤或血管内皮瘤表达 3 型碘化甲状腺氨酸脱碘酶破坏甲状腺激素
四、一时性甲减
完整的甲状腺经甲状腺激素治疗后撤退毒性腺瘤 Graves 病甲状腺次全摘除亚急性或病毒感染后甲状腺炎产后淋巴细胞性甲状腺炎 Graves 病 ^{131} 碘治疗后
五、中枢性甲减
（一）获得性
继发性（垂体性）甲减（特发性、损伤性、肿瘤、浸润性疾病、Sheehan 综合征）
三发性（下丘脑）甲减（特发性、损伤性、肿瘤、浸润性疾病）
（二）遗传性
单一 TSH 缺乏症或 TSH 结构异常 TSH 受体缺陷
六、甲状腺激素作用抵抗
全身性甲状腺激素抵抗综合征
选择性外周组织对甲状腺激素抵抗综合征
选择性垂体对甲状腺激素抵抗综合征

未经治疗的呆小症造成儿童期和青春期的生长迟滞，智力受损和代谢异常，显然，早期诊断和治疗是极为重要的。

（二）幼年甲状腺功能减退症

病因与成人患者相同。

（三）成年甲状腺功能减退症

病因可分为甲状腺激素缺乏、促甲状腺激素缺乏和末梢组织对甲状腺激素不应症三大类。

1. 由于甲状腺本身病变致甲状腺激素缺乏，即原发性甲减。其中部分病例病因不明，又称"特发性"，较多发生甲状腺萎缩，约为甲减发病率的 5%。大部分病例有以下比较明确的原因：①甲状腺的手术切除或放射性碘或放射线治疗后；②甲状腺炎：与自身免疫有关的慢性淋巴细胞性甲状腺炎后期为多，亚急性甲状腺炎引起者罕见；③伴甲状腺肿或结节的功能减退：慢性淋巴细胞性甲状腺炎多见，偶见于侵袭性纤维性（Reidel）甲状腺炎，可伴有缺碘所致的结节性地方性甲状腺肿和散在性甲状腺肿；④腺内广泛病变：多见于晚期甲状腺癌和转移性肿瘤，较少见于甲状腺结核、淀粉样变、甲状腺淋巴瘤等；⑤药物：抗甲状腺药物治疗过量；摄入碘化物（有机碘或无机碘）过多；使用阻碍碘化物进入甲状腺的药物如过氯酸钾、硫氰酸盐、间苯二酚（雷琐辛）、对氨基水杨酸钠（PAS）、保泰松、碘胺类药物、硝酸钴、碳酸锂等，甲亢患者经外科手术或 ^{131}I 治疗后对碘化物的抑制甲状腺激素合成及释放作用常较敏感，故再服用含碘药物则易发生甲减。

2. 由于促甲状腺激素不足又分为垂体性与下丘脑性两种。

（1）由于腺垂体功能减退使促甲状腺激素（TSH）分泌不足所致。又称为垂体性（或继发性）甲状腺功能减退。有多种原因，详见"腺垂体功能减退症"。

（2）由于下丘脑疾患使促甲状腺激素释放激素（TRH）分泌不足所致。又称为下丘脑性（或三发性）甲状腺功能减退症。

3. 末梢性（周围性）甲减　系指末梢组织甲状腺激素不应症，即甲状腺激素抵抗。临床上常可见一些有明显的甲减症状，但甲状腺功能检查结果则与之相矛盾。病因有二：①由于血中存在甲状腺激素结合抗体，从而导致甲状腺激素不能发挥正常的生物效应；②由于周围组织中的甲状腺激素受体数目减少，以及受体对甲状腺激素的敏感性减退，从而导致周围组织对甲状腺激素的效应减少。

甲状腺激素抵抗的主要原因是外周组织对甲状腺激素的敏感性降低。正常情况下，垂体产生的 TSH 刺激甲状腺产生主要为 T_4，在肝内转化为 T_3，T_3 和 T_4 可抑制性地反馈作用于垂体，从而保持平衡。具有活性的 T_3 抵达外周组织与甲状腺激素受体结合产生生物效应。甲状腺激素抵抗时由于垂体对甲状腺激素的敏感性降低，其负反馈受抑，导致 TSH 升高，结果甲状腺激素分泌增加，作用于外周不敏感的组织出现甲减症状，而抵抗不明显的组织则出现甲亢表现。

四、病理

（一）呆小病

散发性者除激素合成障碍者甲状腺呈增生肿大外，多数在甲状腺部位或舌根仅有少许滤泡组织，甚至完全缺如。地方性甲状腺肿呈萎缩或肿大，腺体内呈局限性上皮增生及退行性变。腺垂体常较大，部分病例示蝶鞍扩大，切片中 TSH 细胞肥大，此外，可有大脑发育不全，脑萎缩，骨成熟障碍等。

（二）黏液性水肿

原发性者甲状腺呈显著萎缩，腺泡大部分被纤维组织所替代，兼有淋巴细胞浸润，残余腺泡上皮细胞矮小，腺泡内胶质含量极少。放射线治疗后甲状腺的改变与原发性者相似。慢性甲状腺炎者腺体大多有淋巴细胞、浆细胞浸润且增大，后期可纤维化而萎缩，服硫脲类药物者腺体增生肥大，胶质减少而充血。继发于垂体功能减退者垂体有囊性变或纤维化。甲状腺腺体缩小，腺泡上皮扁平，腔内充满胶质。

甲状腺外组织的病理变化包括皮肤角化，真皮层有黏液性水肿，细胞间液中积聚多量透明质酸、黏多糖、硫酸软骨素和水分，引起非凹陷性水肿。内脏细胞间液中有相似情况，称内脏黏液性水肿。浆膜腔内有黏液性积液。全身肌肉不论骨骼肌、平滑肌或心肌都可有肌细胞肿大、苍白，肌浆纤维断裂且有空泡变性和退行性病灶，心脏常扩大，间质水泡伴心包积液。肾脏可有基底膜增厚从而出现蛋白尿。

五、临床表现

甲减可影响全身各系统，其临床表现并不取决于甲减的病因而是与甲状腺激素缺乏的程度有关。

（一）呆小病

病因繁多，临床表现有共性，也有各型特点，于出生时常无特异表现，出生后数周内出现症状。共同的表现有：皮肤苍白，增厚，多皱褶，多鳞屑。口唇厚，舌大且常外伸，口常张开多流涎，外貌丑陋，面色苍白或呈蜡黄，鼻短且上翘，鼻梁塌陷，前额多皱纹，身材矮小，四肢粗短，手常成铲形，脐疝多见，心率缓慢，体温偏低，其生长发育均低于同年龄者，当成年后常身材矮小。

各型呆小病可有的特殊表现：

1. 先天性甲状腺发育不全　腺体发育异常的程度决定其症状出现的早晚及轻重。腺体完全缺如者。上述症状可出现于新生儿出生后 1～3 个月，且症状较重，无甲状腺肿。如尚有残留或异位腺体时，多数在 6 个月～2 岁内出现典型症状，且可伴代偿性甲状腺肿大。

2. 先天性甲状腺激素　合成障碍病情因各种酶缺乏的程度而异。一般在新生儿期症状不明显，以后逐渐出现代偿性甲状腺肿，且多为显著肿大。典型的甲状腺功能低下可出现较晚，可称为甲状腺肿性呆小病，可能为常染色体隐性遗传。在碘有机化障碍过程中除有甲状腺肿和甲状腺功能低下症状外，常伴有先天性神经性聋哑，称 Pendred 综合征。此两型多见于散发性呆小病者，其母体不缺碘且甲状腺功能正常，胎儿自身虽不能合成甲状腺激素但能从母体得到补偿。故不致造成神经系统严重损害，出生后 3 个月以上，母体赋予的甲状腺激素已耗竭殆尽，由于本身甲状腺发育不全或缺如，或由于激素合成障碍，使体内甲状腺激素缺乏处于很低水平，从而出现显著的甲状腺功能低下症状，但智力影响却较轻。

3. 先天性缺碘　多见于地方性呆小病。因母体患地方性甲状腺肿，造成胎儿期缺碘，在胎儿及母体的甲状腺激素合成均不足的情况下，胎儿神经系统发育所必需的酶 [如尿嘧啶核苷二磷酸（UDP）等] 生成受阻或活性降低，造成胎儿神经系统严重且不可逆的损害和出生后永久性的智力缺陷和听力、语言障碍，但出生后患者的甲状腺在供碘好转的情况下，能加强甲状腺激素合成，故甲状腺功能低下症状不明显，这种类型又称为"神经型"呆小病。

4. 母体怀孕期服用致甲状腺肿制剂或食物　如卷心菜、大豆、对氨基水杨酸、硫脲类、间苯二酚、保泰松及碘等，这些食物中致甲状腺肿物质或药物能通过胎盘，影响甲状腺功能，出生后引起一过性甲状腺肿大，甚至伴有甲状腺功能低下，此型临床表现轻微、短暂，常不被发现，如妊娠期口服大量碘剂且历时较长，碘化物通过胎盘可导致新生儿甲状腺肿，巨大者可产生初生儿窒息死亡，故妊娠妇女不可用大剂量碘化物。哺乳期中碘亦可通过乳汁进入婴儿体内引起甲状腺肿伴甲减。

（二）幼年黏液性水肿

临床表现随起病年龄而异，幼儿发病者除体格发育迟缓和面容改变不如呆小病显著外，余均和呆小病相似。较大儿童及青春期发病者，大多似成人黏液性水肿，但伴有不同程度的生长阻滞，青春期延迟（图 12-8，图 12-9）。

（三）成人甲状腺功能减退及黏液性水肿

成人甲状腺功能减退的临床表现取决于起病的缓急、激素缺乏的速度及程度，且与个体对甲状腺激素减少的反应差异性有一定关系，故严重的甲状腺激素缺乏有时临床症状也可轻微。临床型甲减的诊断标准应具备不同程度的临床表现及血清 T_3，T_4 的降低，尤其是血清 T_4 和 FT_4 的降低为临床型甲减的一项客观实验室指标。轻型者症状较轻或不典型；重型者累及的系统广泛，称黏液性水肿。现今严重甲减患者较以往少见，该术语常用以描述甲减表现的皮肤和皮下组织黏液性水肿这一体征。临床上无或仅有少许甲减症状，血清 FT_3 及 FT_4 正常而 TSH 水平升高，此种情况称为"亚临床甲减"，须根据 TSH 测定和（或）TRH 试验确诊，可进展至临床型甲减，伴有甲状腺抗体阳性和（或）甲状腺肿者进展机会较大。

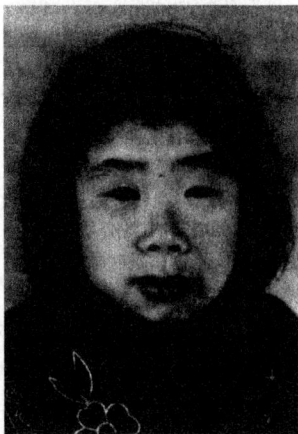

图 10-1 幼年黏液性水肿
典型脸部表现

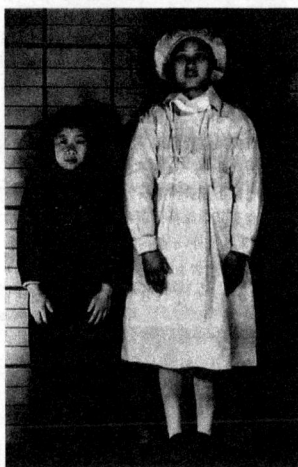

图 10-2 幼年黏液性水肿
患者与同年龄的护士发育身高等的比较

成人甲状腺功能减退最早症状是出汗减少、怕冷、动作缓慢、精神萎靡、疲乏、嗜睡、智力减退、胃口欠佳、体重增加、大便秘结等。当典型症状出现时有下列表现：

1. 低基础代谢率症群：疲乏、行动迟缓、嗜睡、记忆力明显减退且注意力不集中，因周围血循环差和能量产生降低以致异常怕冷、无汗及体温低于正常。

2. 黏液性水肿面容：面部表情可描写为"淡漠"、"愚蠢"、"假面具样"、"呆板"，甚至"白痴"。面颊及眼睑虚肿，垂体性黏液性水肿有时颜面胖圆，犹如满月。面色苍白，贫血或带黄色或陈旧性象牙色。有时可有颜面皮肤发绀。由于交感神经张力下降对 Muller 肌的作用减弱，故眼睑常下垂形或眼裂狭窄。部分患者有轻度突眼，可能和眼眶内球后组织有黏液性水肿有关，但对视力无威胁。鼻、唇增厚，舌大而发音不清，言语缓慢，音调低，头发干燥、稀疏、脆弱，睫毛和眉毛脱落（尤以眉梢为甚），男性胡须生长缓慢。

3. 皮肤：苍白或因轻度贫血及甲状腺激素缺乏使皮下胡萝卜素变为维生素A及维生素A生成视黄醛的功能减弱，以致高胡萝卜素血症，加以贫血，肤色苍白，因而常使皮肤呈现特殊的蜡黄色，且粗糙少光泽，干而厚、冷，多鳞屑和角化，尤以手、臂、大腿为明显，且可有角化过度的皮肤表现。有非凹陷性黏液性水肿，有时下肢可出现凹陷性水肿。皮下脂肪因水分的积聚而增厚，致体重增加，指甲生长缓慢、厚脆，表面常有裂纹。腋毛和阴毛脱落。

4. 精神神经系统：精神迟钝，嗜睡，理解力和记忆力减退。视力、听觉、触觉、嗅觉均迟钝，伴有耳鸣，头晕。有时可呈神经质或可发生妄想、幻觉、抑郁或偏狂。严重者可有精神失常，呈木僵、痴呆，昏睡状。偶有小脑性共济失调。还可有手足麻木，痛觉异常，腱反射异常。脑电图可异常。脑脊液中蛋白质可增加。

5. 肌肉和骨骼：肌肉松弛无力，主要累及肩、背部肌肉，也可有肌肉暂时性强直、痉挛、疼痛或出现齿轮样动作。腹背肌及腓肠肌可因痉挛而疼痛，关节也常疼痛，骨质密度可增高。少数病例可有肌肉肥大。发育期间骨龄常延迟。

6. 心血管系统：心率降低，心音低弱，心输出量减低，由于组织耗氧量和心输出量的减低相平行，故心肌耗氧量减少，很少发生心绞痛和心力衰竭。一旦发生心力衰竭，因洋地黄在体内的半衰期延长，且由于心肌纤维延长伴有黏液性水肿，故疗效常不佳且易中毒。心电图可见ST-T改变等表现。严重甲减者全心扩大，常伴有心包积液。久病者易并发动脉粥样硬化及冠心病，发生心绞痛和心律不齐。如没有合并器质性心脏病，甲减本身的心脏表现可以在甲状腺激素治疗后得到纠正。

7. 消化系统：胃纳不振、厌食、腹胀、便秘、鼓肠，甚至发生巨结肠症及麻痹性肠梗阻。因有抗胃泌素抗体存在，患者可伴胃酸缺乏。

8. 呼吸系统：由于肥胖、黏液性水肿、胸腔积液、贫血及循环系统功能差等综合因素可导致肺泡通气量不足及二氧化碳麻醉现象。阻塞性睡眠呼吸暂停常见，可以在甲状腺激素治疗后得到纠正。

9. 内分泌系统：血皮质醇常正常、尿皮质醇可降低，ACTH分泌正常或降低，ACTH兴奋反应延迟，但无肾上腺皮质功能减退的临床表现。长期患本病且病情严重者，可能发生垂体和肾上腺功能降低，在应激或快速甲状腺激素替代治疗时加速产生。长期患原发性甲减者垂体常常增大，可同时出现泌乳素增高，从而出现溢乳。交感神经的活性在甲状腺激素缺乏时降低，可能与血浆环腺苷酸对肾上腺素反应降低有关，肾上腺素的分泌率及血浆浓度正常，而去甲肾上腺素的相应功能增加，β-肾上腺素能的受体在甲减时可能会减少。胰岛素降解率下降且患者对胰岛素敏感性增强。LH分泌量及频率峰值均可下降，血浆睾酮和雌二醇水平下降。严重时可致性欲减退和无排卵。

10. 泌尿系统及水电解质代谢：肾血流量降低，肾小球基底膜增厚可出现少量蛋白尿，水利尿试验差，水利尿作用不能被可的松而能被甲状腺激素所纠正。由于肾脏排水功能受损，导致组织水潴留。Na^+交换增加，可出现低血钠。但K^+的交换常属正常。血清Mg^{2+}可增高。但交换的Mg^{2+}和尿Mg^{2+}的排出率降低。血清钙、磷正常，尿钙排泄下降，粪钙排泄正常，粪、尿磷排泄正常。

11. 血液系统：甲状腺激素缺乏使造血功能遭到抑制，红细胞生成素减少，胃酸缺乏使铁及维生素B_{12}吸收障碍，加之月经过多以致患者中2/3可有轻、中度正常色素或低色素小红细胞型贫血，少数有恶性贫血（大红细胞型）。血沉可增快。Ⅷ和Ⅸ因子的缺乏导致机体凝血机制减弱，故易有出血倾向。

12. 昏迷：为黏液性水肿最严重的表现，多见于年老长期未获治疗者。大多在冬季寒冷时发病，受寒及感染是最常见的诱因，其他如创伤、手术、麻醉、使用镇静剂等均可促发。昏迷前常有嗜睡病史，昏迷时四肢松弛，反射消失，体温很低（可在33℃以下），呼吸浅慢，心动过缓，心音微弱，血压降低，休克，并可伴发心、肾衰竭，常威胁生命。

六、辅助检查

（一）间接依据

1. 基础代谢率降低　常在 -35% ～ -45%，有时可达 -70%。

2. 血脂　常伴高胆固醇血症和高 LDL 血症。甘油三酯也可增高。

3. 心电图　示低电压、窦性心动过缓、T 波低平或倒置，偶有 PR 间期延长及 QRS 波时限增加。

4. X 线检查 骨龄的检查有助于呆小病的早期诊断。X 线片上骨骼的特征有：成骨中心出现和成长迟缓（骨龄延迟）；骨骺与骨干的愈合延迟；成骨中心骨化不均匀呈斑点状（多发性骨化灶）。95% 呆小病患者蝶鞍的形态异常。7 岁以上患儿蝶鞍常呈圆形增大，经治疗后蝶鞍可缩小；7 岁以下患儿蝶鞍表现为成熟延迟，呈半圆形，后床突变尖，鞍结节扁平。心影于胸片上常为弥漫性双侧增大（图 10-3）。超声波检查示心包积液，治疗后可完全恢复。

5. 脑电图检查　某些呆小病者脑电图有弥漫性异常，频率偏低，节律不齐，有阵发性双侧 Q 波，无 α 波，表现脑中枢功能障碍。

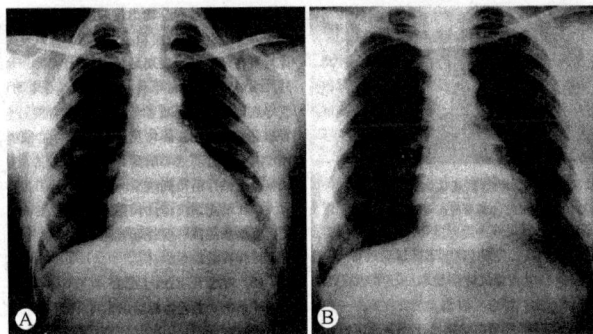

图 10-3　幼年黏液性水肿胸部 X 线像
A. 治疗前心脏有增大；B. 治疗后心脏恢复正常

（二）直接依据

1. 血清 TSH 和 T_3、T_4 是最有用的检测项目　测定 TSH 对甲减有极其重要意义，较 T_4、T_3 为大，血清高敏感 TSH 正常值为 0.3 ～ 4.5mIU/L。甲状腺性甲减，TSH 可升高；而垂体性或下丘脑性甲减常偏低，也可在正常范围或轻度升高，可伴有其他腺垂体激素分泌低下。除消耗性甲减及甲状腺激素抵抗外，不管何种类型甲减，血清总 T_4 和 FT_4 均低下。轻症患者血清 T_3 可在正常范围，重症患者可以降低。部分患者血清 T_3 正常而 T_4 降低，这可能是甲状腺在 TSH 刺激下或碘不足情况下合成生物活性较强的

T_3 相对增多，或周围组织中的 T_4 较多地转化为 T_3 的缘故。因此 T_4 降低而 T_3 正常可视为较早期诊断甲减的指标之一。亚临床型甲减患者血清 T_3、T_4 均可正常。此外，在患严重疾患且甲状腺功能正常的患者及老年正常人中，血清 T_3 可降低，故 T_4 浓度在诊断上比 T_3 浓度更为重要。由于总 T_3、T_4 可受 TBG 的影响，故可测定游离 T_3、T_4（FT_3、FT_4）协助诊断。

2. 甲状腺吸 ^{131} 碘率　明显低于正常，常为低平曲线，而尿中 ^{131} 碘排泄量增加。

3. 反 T_3（rT_3）　在甲状腺性及中枢性甲减中降低，在周围性甲减中可能增高。

4. 促甲状腺激素（TSH）兴奋试验　以了解甲状腺对 TSH 刺激的反应。如用 TSH 后摄碘率不升高，提示病变原发于甲状腺，故对 TSH 刺激不发生反应。

5. 促甲状腺激素释放激素试验（TRH 兴奋试验）　如 TSH 原来正常或偏低者，在 TRH 刺激后引起升高，并呈延迟反应，表明病变在下丘脑。如 TSH 为正常低值至降低，正常或略高而 TRH 刺激后血中 TSH 不升高或呈低（弱）反应，表明病变在垂体或为垂体 TSH 贮备功能降低。如 TSH 原属偏高，TSH 刺激后更明显，表示病变在甲状腺。

6. 抗体测定　怀疑甲减由自身免疫性甲状腺炎所引起时，可测定甲状腺球蛋白抗体（TGA）、甲状腺微粒体抗体（MCA）和甲状腺过氧化物酶抗体（TPOAb），其中，以 TPOAb 的敏感性和特异性较高。

七、诊断

甲减的诊断包括确定功能减退、病变定位及查明病因三个步骤。

呆小病的早期诊断和治疗可避免或尽可能减轻永久性智力发育缺陷。婴儿期诊断本病较困难，应细微观察其生长、发育、面貌、皮肤、饮食、睡眠、大便等各方面情况，及时作有关实验室检查。尽可能进行新生儿甲状腺功能筛查。黏液性水肿典型病例诊断不难，但早期轻症及不典型者常与贫血、肥胖、水肿、肾病综合征、月经紊乱等混淆，须测定甲状腺功能以鉴别。一般来说，TSH 增高伴 FT_4 低于正常即可诊断原发性甲减，T_3 价值不大。在下丘脑性和垂体性甲减则靠 FT_4 降低诊断。TRH 兴奋试验有助于定位病变在下丘脑还是垂体。中枢性甲减的患者常可合并垂体其他激素分泌缺乏，如促性腺激素及促肾上腺皮质激素缺乏。明确 ACTH 缺乏继发的肾上腺皮质功能低下症尤其重要，甲状腺激素替代治疗不可先于可的松替代治疗。

对于末梢性甲减的诊断有时不易，患者有临床甲减征象而血清 T_4 浓度增高为主要实验室特点，甲状腺摄 ^{131} 碘率可增高，用 T_4、T_3 治疗疗效不显著，提示受体不敏感。部分患者可伴有特征性面容、聋哑、点彩样骨骺（stippled epiphyses），不伴有甲状腺肿大。

八、治疗

（一）呆小病

及时诊断，治疗愈早，疗效愈好。初生期呆小病最初口服三碘甲状腺原氨酸 5 叫，每 8 小时 1 次及左甲状腺素钠（LT_4）25μg/d，3 天后，LT_4 增加至 37.5μg/d，6 天后 T_3 改为 2.5μg，每 8 小时 1 次。在治疗进程中 LT_4 逐渐增至每天 50（μg，而 T_3 逐渐减量至停用。或单用 LT_4 治疗，首剂量 25μg/d，以后每周增加 25μg/d，3～4 周后至 10μg/d，以后增加缓慢，使血清 T_4 保持 9～12μg/dl，如临床疗效不满意，可剂量略加大。年龄为9个月至2岁的婴幼儿每天需要$50 \sim 150 \mu g$ LT$_4$，如果其骨骼生长和成熟没有加快，甲状腺激素应增加。TSH值有助于了解治疗是否适当，从临床症状改善来了解甲减治疗的情况比测定血清T$_4$更为有效。治疗应持续终身。儿童甲减完全替代LT$_4$剂量可达$4 \mu g$ / （kg·d）。

（二）幼年黏液性水肿

治疗与较大的呆小病患儿相同。

（三）成人黏液性水肿

用甲状腺激素替代治疗效果显著，并须终身服用。使用的药物制剂有合成甲状腺激素及从动物甲状腺中获得的含甲状腺激素的粗制剂。

1. 左甲状腺素钠（LT$_4$） LT$_4$替代治疗的起始剂量及随访间期可因患者的年龄、体重、心脏情况以及甲减的病程及程度而不同。一般应从小剂量开始，常用的起始剂量为LT$_4$每天$1 \sim 2$次，每次口服$25 \mu g$，之后逐步增加，每次剂量调整后一般应在$6 \sim 8$周后检查甲状腺功能以评价剂量是否适当，原发性甲减患者在TSH降至正常范围后6个月复查一次，之后随访间期可延长至每年一次。一般每天维持量为$100 \sim 150 \mu g$ LT$_4$，成人甲减完全替代LT$_4$剂量为$1.6 \sim 1.8 \mu g$ / （kg·d）。甲状腺激素替代尽可能应用LT$_4$，LT$_4$在外周脱碘持续产生T$_3$，更接近生理状态。

2. 甲状腺片　从每天$20 \sim 40 mg$开始，根据症状缓解情况和甲状腺功能检查结果逐渐增加。因其起效较LT$_4$快，调整剂量的间隔时间可为数天。已用至240mg而不见效者，应考虑诊断是否正确或为周围型甲减。甲状腺片由于含量不甚稳定，故一般不首先推荐。

3. 三碘甲状腺原氨酸（T$_3$）　T$_3$$20 \sim 25 \mu g$相当于甲状腺片60mg。T$_3$每天剂量为$60 \sim 100 \mu g$。T$_3$的作用比LT$_4$和甲状腺片制剂快而强，但作用时间较短。不宜作为甲减的长期治疗，且易发生医源性甲亢，老年患者对T$_3$的有害作用较为敏感。

4. T$_4$和T$_3$的混合制剂　T$_4$和T$_3$按4∶1的比例配成合剂或片剂，其优点是有近似内生性甲状腺激素的作用。年龄较轻不伴有心脏疾患者，初次剂量可略偏大，剂量递增也可较快。

由于血清T$_3$、T$_4$浓度的正常范围较大，甲减患者病情轻重不一，对甲状腺激素的需求及敏感性也不一致，故治疗应个体化。甲状腺激素替补疗法的原则要强调"早"、"适量起始"、"正确维持"及"注意调整"等。

甲减应早期使用甲状腺激素治疗，包括绝大多数的亚临床期患者。甲状腺功能的纠正有助于改善血脂对甲减伴有甲状腺肿大者还有助于抑制其肿大。甲状腺激素替代要力求作到"正确"维持剂量。轻度不足不利于症状完全消除和生化指标的改善；轻度过量可致心、肝、肾、骨骼等靶器官的功能改变。随着甲减病程的延长，甲状腺激素的替代量会有所变化，应及时评估，酌情调整剂量。

腺垂体功能减退且病情较重者，为防止发生肾上腺皮质功能不全，甲状腺激素的治疗应在皮质激素替代治疗后开始。

老年患者剂量应酌情减少。伴有冠心病或其他心脏病史以及有精神症状者，甲状腺激素更应从小剂量开始，并应更缓慢递增。如导致心绞痛发作、心律不齐或精神症状，应及时减量。周围型甲减治疗较困难可试用较大剂量T$_3$。

伴有贫血的患者，应给予铁剂、叶酸、维生素B$_{12}$或肝制剂。铁剂治疗时尚须注意

胃酸水平，低者须补充。

甲减导致心脏症状者除非有充血性心力衰竭一般不必使用洋地黄，在应用甲状腺制剂后心脏体征及心电图改变等均可逐渐消失。

黏液性水肿患者对胰岛素、镇静剂、麻醉剂甚敏感，可诱发昏迷，故使用宜谨慎。

对于治疗效果不佳的患者以及 18 岁以下、妊娠、伴其他内分泌疾病、伴心血管疾病、伴甲状腺肿大或结节等情况的患者建议转至内分泌专科治疗。

（四）黏液性水肿昏迷的治疗

1. 甲状腺制剂　由于甲状腺片及 T_4 作用太慢，故必须选用快速作用的三碘甲状腺原氨酸（T_3）。开始阶段，最好用静脉注射制剂（D.L- 三碘甲状腺原氨酸），首次 40 ～ 120μg，以 T_3 每 6 小时静注 5 ～ 15μg，直至患者清醒改为口服。如无此剂型，可将三碘甲状腺原氨酸片剂研细加水鼻饲，每 4 ～ 6 小时 1 次，每次 20 ～ 30μg。无快作用制剂时可采用 T_4，首次剂量 200 ～ 500μg 静脉注射，以后静脉注射 25μg，每 6 小时 1 次或每天口服 100μg。也有人主张首次剂量 $T_4$200μg 及 $T_3$50μg 静脉注射，以后每天静脉注射 $T_4$100μg 及 $T_3$25μg。也可采用甲状腺片，每 4 ～ 6 小时 1 次，每次 40 ～ 60mg，初生儿剂量可稍大，以后视病情好转递减，有心脏病者，起始宜用较小量，为一般用量的 1/5 ～ 1/4。

2. 给氧　保持气道通畅，必要时可气管切开或插管，保证充分的气体交换。

3. 保暖　用增加被褥及提高室温等办法保暖，室内气温调节要逐渐递增，以免耗氧骤增对患者不利。

4. 肾上腺皮质激素　每 4 ～ 6 小时给氢化可的松 50 ～ 100mg，清醒后递减或撤去。

5. 积极控制感染。

6. 升压药　经上述处理血压不升者，可用少量升压药，但升压药和甲状腺激素合用易发生心律失常。

7. 补给葡萄糖液及复合维生素 B　但补液量不能过多，以免诱发心力衰竭。经以上治疗，24 小时左右病情有好转，则 1 周后可逐渐恢复。如 24 小时后不能逆转，多数不能挽救。

（五）特殊情况处理

1. 老年患者　在许多情况下，老年甲减患者很少有特异性的症状和体征，且症状极轻微或不典型，包括声音嘶哑、耳聋、精神错乱、痴呆、运动失调、抑郁、皮肤干燥或脱发等。对 60 岁以上女性甲减发生率甚高，建议对可疑者常规测定 TSH。

2. 妊娠　多数甲减患者在妊娠期须增加 LT_4 剂量。孕期应密切监测以确保 TSH 浓度适当，并根据 TSH 浓度调整 LT_4 用量。分娩后 LT_4 即应恢复妊娠前水平，并应对其血清 TSH 浓度进行随访。

3. 亚临床甲减　对于 TSH > 10μIU/ml 的患者宜使用小剂量 LT_4 使 TSH 控制在 0.3 ～ 3.0μIU/ml，TSH 升高但不超过 10μIU/ml 患者的替代治疗尚存在不同意见，但一般认为对甲状腺自身抗体阳性和（或）甲状腺肿大者也应当治疗。若不应用 LT_4，则应定期随访。

九、预防

预防极其重要，对于地方性呆小病，孕期缺碘是发病关键。因此，地方性甲状腺肿流行区，孕妇应供应足够碘化物，妊娠最后 3 ～ 4 个月每天可加服碘化钾 20 ～ 30mg。妊娠合并 Graves 病用硫脲类药物治疗者，应尽量避免剂量过大，并同时加用小剂量甲状腺激素制剂。妊娠合并甲亢禁用放射性 ^{131}I 治疗，诊断用的示踪剂避免口服，但可作体外试验。目前在国内地方性甲状腺肿流行区，由于大力开展了碘化食盐及碘油等防治工作，呆小病已非常少见。

（迟庆霞）

第三节　糖尿病

　　糖尿病是由于胰岛素相对或绝对缺乏和（或）胰岛素抵抗所导致的一组以慢性高血糖为主要特征的代谢性疾病，常同时伴有脂肪、蛋白质、水及电解质等代谢紊乱，并可导致全身组织器官，特别是眼、肾、心血管及神经系统的损害及其功能障碍和衰竭。严重病例可引起酮症酸中毒（DKA）、高血糖高渗透压综合征、乳酸性酸中毒等急性并发症，并可危及生命。

一、病史

　　1. 有无下列症状以及发生时间 乏力，多尿、多饮、多食，体重减轻，反复皮肤疖肿、皮肤或外阴瘙痒，反应性低血糖等；是否测定过血糖、尿糖；有无酮症或 DKA 史；已确诊者应详细询问治疗状况。

　　2. 有无视力下降以及下降的程度和时间；是否检查过眼底或眼底荧光造影；是否接受过视网膜光凝治疗。

　　3. 有无水肿、蛋白尿、贫血等。

　　4. 有无肢体无力、发凉、麻木及自发性疼痛，足底踩棉花感，皮肤痛觉、温觉减退或消失，多汗、阳痿、腹泻和便秘交替、尿潴留，间歇性跛行等。

　　5. 是否合并高血压、冠心病、脑血管疾病，已确诊者应详细询问病程、治疗状况。

　　6. 有无糖尿病、高血压、高血脂、肥胖家族史，如有，说明亲属关系。特别要注意家族中有无 25 岁以前发病的糖尿病患者或耳聋患者。

　　7. 有无多胎妊娠、巨大胎儿、死胎史或妊娠糖尿病史。

　　8. 有无女性避孕药、肾上腺皮质激素、噻嗪类利尿剂或干扰素等长期用药史。

　　9. 有无皮质醇增多症、肢端肥大症、嗜铬细胞瘤、甲亢、慢性胰腺炎等病史。

二、体格检查

　　1. 身高、体重、腰围、腹围，计算体重指数。

　　2. 注意有无直立性低血压，必要时测定立位血压。

　　3. 皮肤颜色、温度、触觉及痛温觉，足部皮肤有无胼胝、溃疡、坏疽等。

　　4. 初测视力、视野、听力。

　　5. 心、肺、腹部检查。注意有无下腹部浊音（尿潴留）。

　　6. 颈动脉杂音，足背动脉、腘动脉及胫后动脉搏动情况。

　　7. 音叉振动觉，腱反射，10g 尼龙丝检查等。

三、辅助检查

1. 尿常规 尿糖、尿酮体、尿蛋白加镜检。

2. 糖化血红蛋白（HbA$_1$c）、糖化血清蛋白（GSP）。

3. 胰岛素（或 C 肽）释放试验 通过 OGTT，测定空腹与餐后 0.5 小时、1 小时、2 小时血糖、胰岛素或 C 肽。已确诊糖尿病者此试验可用馒头（100g），代替葡萄糖。

进行该试验最好停用降糖药物或胰岛素，但要个体化考虑。

4. 胰岛自身免疫抗体测定：胰岛细胞抗体（ICA）、胰岛素自身抗体（IAA）、谷氨酸脱羧酶抗体（GADA）、蛋白酪氨酸磷酸酶抗体（IA-2Ab）等。

5. 肝肾功能、血脂谱、血钾、钠、氯、钙、磷、二氧化碳结合力、红细胞沉降率、纤维蛋白原、高敏 C 反应蛋白、同型半胱氨酸等。

6. 24 小时尿微量白蛋白定量或 24 小时尿蛋白定量。内生肌酐清除率（Ccr），必要时测定肾小球滤过率（GFR）。

7. 眼底检查，必要时行眼底荧光造影。

8. 通过血管超声、心电图、超声心动图、运动负荷试验等了解大血管及心脏状况。

9. 糖尿病足伴骨髓炎者可行局部 X 光检查了解有无骨质破坏或死骨片。

10. 有指征时，可行神经传导速度等检查。

11. 对于血糖波动大或反复低血糖者可进行连续血糖监测。

12. 必要时行血皮质醇、胰高血糖素、生长激素、甲状腺激素、儿茶酚胺等测定以排除继发性糖尿病。

四、诊断

糖尿病的临床诊断应依据静脉血浆血糖，而不是毛细血管血的血糖检测结果。我国目前采用 WHO（1999 年）糖尿病诊断标准、糖代谢状态分类标准（表 10-5，表 10-6）。

表 10-5 糖尿病诊断标准（WHO，1999 年）

诊断标准	静脉血浆葡萄糖水平（mg/dl）
①糖尿病症状（高血糖所导致的多饮、多食、多尿、体重下降、皮肤瘙痒、视力模糊等急性代谢紊乱表现）加随机血糖 或	≥ 11.1mmol/L（200）
②空腹血糖（FPG） 或	≥ 7.0mmol/L（126）
③葡萄糖负荷后 2 小时血糖无糖尿病症状者，需另日重复检查明确诊断	≥ 11.1mmol/L（200）

注：随机血糖指不考虑上次用餐时间，一天中任意时间的血糖，不能用来诊断空腹血糖受损或糖耐量减低；空腹状态指至少 8 小时未进食热量。

表 10-6 糖代谢状态分类标准（WHO，1999 年）

糖代谢分类	静脉血浆葡萄糖水平（mg/dl）	
	空腹血糖（FPG）	糖负荷后 2 小时血糖（2hPPG）
正常血糖（NGR）	< 6.1mmol/L（110）	< 7.8mmol/L（140）
空腹血糖受损（IFG）	6.1（110）～< 7.0mmol/L（126）	< 7.8mmol/L（140）

续表

糖代谢分类	静脉血浆葡萄糖水平（mg/dl）	
	空腹血糖（FPG）	糖负荷后2小时血糖（2hPPG）
糖耐量减低（IGT）	＜7.0mmol/L（126）	7.8（140）～＜11.1mmol/L（200）
糖尿病（DM）	7.0mmol/L（126）	≥11.1mmol/L（200）

注：IFG和IGT统称为糖调节受损（1GR，即糖尿病前期）。

五、分型

我国目前采用WHO（1999年）的糖尿病病因学分型体系。该体系分型的基础主要根据病因学证据。在这个分型体系中。糖尿病共分4大类，即1型糖尿病、2型糖尿病、妊娠糖尿病和特殊类型糖尿病，前3类为临床常见类型。

（一）1型糖尿病

1型糖尿病的病因和发病机制尚不清楚，显著的病理生理学和病理学特征是胰岛P细胞数量显著减少和消失所导致的胰岛素分泌显著下降或缺失。在WHO（1999年）糖尿病分型建议中，根据病因不同将1型糖尿病分为两类：自身免疫介导性糖尿病（1A型）和特发性1型糖尿病（1B型）。

1. 1A型糖尿病　包括急性发病的经典1型糖尿病和缓慢发病的成人隐匿性自身免疫糖尿病（LADA）两种类型。二者鉴别点在于前者多见于青少年，症状重，体重下降明显，由于酮症或DKA需依赖胰岛素治疗；后者多成年发病（平均年龄为31.8岁），发病过程相对缓慢，病初可用饮食和（或）口服降糖药控制血糖，从起病到无诱因出现酮症/DKA需胰岛素治疗的时间平均为2.7年（0.5～8.0年）。二者均存在胰岛自身抗体阳性。

2. 1B型糖尿病　其发病特点与1A型糖尿病近似，但无自身免疫机制参与的证据，各种胰岛自身抗体检查始终为阴性。暴发性1型糖尿病（FDM）是日本学者在2000年提出的1型糖尿病的新亚型，被归入1B型范畴。

2007年日本FDM研究组制订的诊断标准如下：

（1）高血糖症状出现1周内发生酮症或DKA。

（2）空腹C肽＜0.1nmol/L（0.3ng/ml），餐后2h C肽＜0.17nmol/L（0.5ng/ml）。

（3）初诊时空腹血糖＞16mmoL/L，但HbA_1c＜8.5%。

以上3条均符合时即可诊断为FDM。

如果患者（2）、（3）点符合但病程超过1周，也应高度怀疑为FDM。其他表现：起病前常有前驱症状如发热、上呼吸道感染或胃肠道症状；1CA、IAA、IA-2Ab均为阴性，4.8%的患者GADA阳性；多数患者出现一过性胰酶、转氨酶升高。

（二）2型糖尿病

2型糖尿病的病因和发病机制目前亦不明确，显著的病理生理学特征为胰岛P细胞功能缺陷所导致的胰岛素分泌减少（或相对减少）或胰岛素抵抗所导致的胰岛素在机体内调控葡萄糖代谢能力的下降或两者共同存在。与1型糖尿病相比，2型糖尿病有其自身的临床特点（表10-7）。

（三）妊娠糖尿病

妊娠糖尿病（GDM）是指在妊娠期间首次发生或发现的糖耐量减低或糖尿病。

ADA指南（2011年）对GDM筛查和诊断做了新的调整：推荐采用口服75g葡萄

糖耐量试验（OGTT）筛查的一步法诊断 GDM，其界定的空腹、服糖后 1 小时及 2 小时血糖值及诊断条件均有下调。具体建议如下。

1. 对于有危险因素的个体　第一次产前检查应采用标准的普通糖尿病的诊断标准进行筛查，筛检出孕前未被诊断的糖尿病。高危因素包括：严重肥胖、GDM 病史或大于胎龄儿分娩史，存在尿糖、确诊为多囊卵巢综合征、2 型糖尿病家族史。

2. 未确诊糖尿病的孕妇　应在妊娠 24～28 周采用 75g2 小时 OGTT 来筛查 GDM，任意一点血糖超过诊断切点水平即可诊断为 GDM（表 10-8）。

表 10-7　青少年 1 型糖尿病和 2 型糖尿病主要鉴别要点

鉴别点	1 型糖尿病	2 型糖尿病
起病	急性起病	起病隐匿
临床特点	起病年龄多＜30 岁 体型多不胖 烦渴，多饮、多尿、体重下降等症状明显	年龄多＞40 岁 常肥胖 症状多不明显 常合并黑棘皮病、多囊卵巢综合征、脂肪肝、高甘油三酯血症
遗传倾向	多无糖尿病家族史	较强的 2 型糖尿病家族史
酮症	自发酮症倾向或 DKA	通常没有自发酮症
C 肽	低 / 缺乏	正常 / 升高
免疫学标记物（ICA、IAA、GADA、IA-2A 等）	常阳性	阴性
治疗	依赖胰岛素	生活方式、口服降糖药或胰岛素
其他自身免疫性疾病	常合并	多无

表 10-8　GDM 诊断标准（ADA，2011 年）

75g OGTT	血糖（mmol/L）	血糖（mg/dl）
空腹	5.1	92
服糖后 1 小时	10.0	180
服糖后 2 小时	8.5	153

3. 产后管理　对 GDM 患者在产后 6～12 周应进行糖尿病筛查。有 GDM 病史的妇女应在产后终身进行糖尿病或糖尿病前期的筛查，至少每 3 年进行 1 次。

（四）特殊类型糖尿病

特殊类型糖尿病是在不同水平上（从环境因素到遗传因素或两者间的相互作用）病因学相对明确的一些高血糖状态。

1. 胰岛 β 细胞功能遗传性缺陷　由于单基因突变致胰岛 β 细胞功能缺陷引起的糖尿病。如成人起病的青少年糖尿病（MODY）、线粒体母系遗传糖尿病等。其中 MODY 共发现了 11 个亚型的致病基因，临床特点是：

（1）家系中疾病传递符合孟德尔单基因遗传规律，为常染色体显性遗传，有 3 代或 3 代以上家系遗传史。

（2）起病年龄早，至少一位患病成员起病年龄＜25 岁。

（3）确诊糖尿病后至少 2 年不需用胰岛素控制血糖。

线粒体母系遗传糖尿病的临床特点是：呈母系遗传，起病年龄早，起病初常不需胰岛素治疗，无酮症倾向，但无肥胖或反而消瘦，多数终需胰岛素治疗。常伴不同程度听力障碍，少数患者可有能量需求较大器官（神经、肌肉、视网膜、造血系统等）损害的表现或血乳酸升高。

2. 胰岛素作用遗传性缺陷　由于胰岛素受体基因突变导致胰岛素作用障碍，发生严重胰岛素抵抗。如 A 型胰岛素抵抗，矮妖精貌综合征、脂肪萎缩性糖尿病等。）

3. 胰腺外分泌疾病　包括胰腺炎、胰腺肿瘤、胰腺囊性纤维化、血色病、纤维韩化性胰腺病等，导致胰腺内外分泌功能进行性破坏，并继发糖尿病。创伤 / 胰腺切除术后发生糖尿病为机械破坏原因。

4. 内分泌疾病　包括肢端肥大症、库欣综合征、胰高糖素瘤、嗜铬细胞瘤、甲状腺功能亢进症等，由于胰岛素拮抗激素如生长激素、糖皮质激素、胰高血糖素、儿茶酚胺、甲状腺激素等分泌过多导致糖代谢紊乱。

5. 药物和化学品所致糖尿病　包括 Vacor(N-3 吡啶甲基 N-P 硝基苯尿素)、烟酸、糖皮质激素、甲状腺激素、二氮嗪、P 肾上腺素受体激动剂、噻嗪类利尿剂、苯妥英钠、α- 干扰素等。药物致糖尿病的原因可能是由直接或间接对胰岛 β 细胞功能的作用，或在肝脏或肝外部位对胰岛素作用的结果引起，或者可能归因于上述因素的联合作用。

6. 感染　先天性风疹、巨细胞病毒感染等。病毒感染在有遗传易感基因的个体可致胰岛 β 细胞破坏而发生糖尿病，可能参与了自身免疫介导性 1 型糖尿病的发生。

7. 不常见的免疫介导糖尿病　胰岛素受体抗体病，僵人（Stiff-Man）综合征、胰岛素自身免疫综合征等。

8. 其他与糖尿病相关的遗传综合征超过 50 个显著的罕见遗传综合征和糖耐量异常有关，包括 Down 综合征（21 三体）、Klinefelter 综合征（47，XXY）、Turner 综合征（45，XO）、Wolfram 综合征、Friedreich 共济失调（脊髓小脑共济失调）、Huntington 舞蹈病、Laurence-Moon-Biedel 综合征、强直性肌营养不良、卟啉病、Prader-Willi 综合征等。

六、治疗原则

糖尿病治疗包括饮食控制、合理运动、血糖监测、糖尿病自我管理教育、合理应用降糖药物等，同时注意控制血压、血脂、体重和阿司匹林的使用。本常规遵循 2010 年中国 2 型糖尿病防治指南制定治疗原则。

（一）医学营养治疗

应控制膳食总能量的摄入，一般按 25kcal/（kg·d）（标准体重）给予，根据体力活动强度适量增减。维持合理体重，超重 / 肥胖患者减少体重的目标是在 3～6 个月期间体重减轻 5%～10%。消瘦患者应通过均衡的营养计划恢复并长期维持理想体重。

1. 脂肪　膳食中脂肪所提供的能量不超过总能量的 30%，饱和脂肪酸的摄入量不超过总能量的 10%，不宜摄入反式脂肪酸。食物中胆固醇摄入量＜ 300mg/d。

2. 碳水化合物　膳食中碳水化合物所提供的能量应占总能量的 50%～60%。低血糖指数食物有利于血糖控制。糖尿病患者适量摄入糖醇和非营养性甜味剂是安全的。

3. 蛋白质　肾功能正常者，推荐蛋白质的摄入量占总能量的 10%～15%，有显性蛋白尿的患者蛋白摄入量＜ 0.8g/（kg·d）；从肾小球滤过率（GFR）下降起，即应实施低蛋白饮食＜ 0.6g/（kg·d），并同时补充复方 α- 酮酸制剂。

4. 饮酒　不推荐糖尿病患者饮酒。饮酒时需把饮酒中所含的热量计算入总能量范围内。每日不超过 1～2 份标准量（一份标准量为：啤酒 285ml，清淡啤酒 375ml，红酒 100ml 或白酒 30ml，各约含酒精 10g）。酒精可能诱发使用胰岛素促泌剂或胰岛素治疗的患者出现低血糖。

5. 膳食纤维　豆类、富含纤维的谷物类（每份食物≥5g 纤维）、水果、蔬菜和全麦食物均为膳食纤维的良好来源。提高纤维摄入量对健康是有益的，建议糖尿病患者首先达到为普通人群推荐的膳食纤维每日摄入量，即 14g/kcal。

6. 盐　食盐摄入量限制在每天 6g 以内，高血压患者更应严格限制摄入量。限制摄入含盐量高的食物，例如味精、酱油、加工食品、调味酱等。

（二）运动治疗

鼓励患者养成健康的生活习惯，将有益的体育运动融入到日常生活中。运动方式、强度、频率应结合患者实际情况而定。一般推荐中等强度的有氧运动（快走、打太极拳、骑车、打高尔夫球和园艺活动等），运动时间每周至少 150 分钟，当运动量大或激烈运动时应建议患者调整食物及药物，以免发生低血糖。当血糖 > 14～16mmol/L、明显的低血糖症或血糖波动较大、有急性代谢并发症以及各种心肾等器官严重慢性并发症者暂不适宜运动。

（三）口服降糖药物治疗

根据作用机制不同，分为双胍类（二甲双胍）；促胰岛素分泌剂，包括磺脲类促泌剂（格列本脲、格列美脲、格列齐特、格列吡嗪、格列喹酮）、格列奈类（瑞格列奈、那格列奈）；噻唑烷二酮类（马来酸罗格列酮、盐酸吡格列酮）；α 糖苷酶抑制剂（阿卡波糖、伏格列波糖）、二基肽酶-Ⅳ（DPP-Ⅳ）抑制剂（西格列汀、沙格列汀、维格列汀）。

药物选择应基于 2 型糖尿病的两个主要病理生理改变——胰岛素抵抗和胰岛素分泌受损来考虑。此外，患者的血糖波动特点、年龄、体重、重要脏器功能等也是选择药物时要充分考虑的重要因素。联合用药时应采用具有机制互补的药物，以增加疗效、降低不良反应的发生率。应注意：由于罗格列酮的安全性问题尚存争议，其使用在我国受到较严格的限制。对于未使用过罗格列酮及其复方制剂的糖尿病患者，只能在无法使用其他降糖药或使用其他降糖药无法达到血糖控制目标的情况下，才考虑使用罗格列酮及其复方制剂。对于已经使用罗格列酮及其复方制剂者，应评估其心血管疾病风险，在权衡用药利弊后决定是否继续用药。

（四）胰岛素治疗

1. 适应证　1 型糖尿病需胰岛素终身替代治疗。

2 型糖尿病在下列情况时应考虑胰岛素治疗：（1）急性并发症或严重慢性并发症。（2）应激情况（感染、外伤、中等大小以上手术等）。（3）严重合并症，肝肾功能不全。（4）妊娠及哺乳。（5）新诊断患者，HbA$_1$c ≥ 9.0% 且症状明显。（6）在采用有效的生活方式干预及两种或两种以上口服降糖药较大剂量治疗 3 个月后血糖仍不达标（HbA$_1$c > 7.0%）的患者。（7）新诊断并与 1 型糖尿病鉴别困难的消瘦患者。（8）病程中出现无明显诱因的体重显著下降。

2. 治疗方法　2010 年中国 2 型糖尿病防治指南指出，每日 1 次基础胰岛素或每日 1～2 次预混胰岛素均可作为胰岛素起始治疗方案，如基础胰岛素或预混胰岛素与口服药联合治疗控制血糖不达标则应将治疗方案调整为多次胰岛素治疗。

（1）起始治疗中基础胰岛素的使用：基础胰岛素包括中效人胰岛素和长效胰岛素类似物。当仅使用基础胰岛素治疗时，不必停用胰岛素促分泌剂。

使用方法：继续口服降糖药治疗，联合中效人胰岛素或长效胰岛素类似物睡前注射。起始剂量为 0.2U/（kg·d）。根据患者空腹血糖水平调整胰岛素用量，通常每 3 ～ 5 天调整 1 次，每次调整 1 ～ 4U，直至空腹血糖达标。

如 3 个月后空腹血糖控制理想但 HbA$_1$c 不达标，应考虑调整胰岛素治疗方案。

（2）起始治疗中预混胰岛素的使用：预混胰岛素包括预混胰岛素和预混胰岛素类似物。根据患者的血糖水平，可选择每日 1 ～ 2 次的注射方案。当使用每日 2 次注射方案时，应停用胰岛素促泌剂。

每日 1 次预混胰岛素：起始剂量一般为 0.2U/（kg·d），晚餐前注射。根据患者空腹血糖水平调整胰岛素用量，通常每 3 ～ 5 天调整 1 次，每次调整 1 ～ 4U，直至空腹血糖达标。

每日 2 次预混胰岛素：起始剂量一般为 0.2 ～ 0.4U/（kg·d），按 1:1 的比例分配到早餐前和晚餐前。根据空腹血糖和晚餐前血糖分别调整晚餐前和早餐前的胰岛素用量，每 3 ～ 5 天调整 1 次，每次调整 1 ～ 4U，直至血糖达标。

1 型糖尿病在蜜月期阶段，可以短期使用预混胰岛素每日 2 ～ 3 次注射。

（3）胰岛素强化治疗方案：在上述胰岛素起始治疗的基础上，经过充分的剂量调整，如患者的血糖水平仍未达标或出现反复的低血糖，需进一步优化治疗方案。可以采用餐时 + 基础胰岛素或每日 3 次预混胰岛素类似物进行胰岛素强化治疗。包括多次皮下注射胰岛素和持续皮下胰岛素输注（CSII）两种形式。

CSII 的主要适用人群有：1 型糖尿病患者；计划受孕和已孕的糖尿病妇女或需要胰岛素治疗的妊娠糖尿病患者；需要胰岛素强化治疗的 2 型糖尿病患者。

3. 胰岛素治疗注意事项　应合理使用胰岛素，避免过度应用；单独使用胰岛素的主要不良反应是低血糖和体重增加。推荐采用胰岛素 / 口服药联合方案，以增加降糖疗效，同时减少低血糖发生和体重增加的危险，例如二甲双胍与胰岛素联用或 a- 糖苷酶抑制剂与胰岛素联用。

（五）胰高血糖素样肽 1（GLP-1）激动剂

此类药物通过激动 GLP-1 受体而发挥降糖作用，并有显著的降低体重作用。可单独使用或与其他口服降糖药物联合使用。目前国内上市的 GLP-1 受体激动剂为艾塞那肽和利拉鲁肽，均需皮下注射。GLP-1 受体激动剂单独使用不明显增加低血糖发生的风险。常见胃肠道不良反应如恶心、呕吐等多为轻到中度，主要见于初始治疗时，副作用可随治疗时间延长逐渐减轻。有胰腺炎病史的患者禁用此类药物。

（六）手术治疗

2010 年中国 2 型糖尿病防治指南推荐通过腹腔镜操作减肥手术，手术方式主要有 2 种：①可调节胃束带术。②胃旁路术。

手术适应证主要是肥胖症伴 2 型糖尿病并符合下列条件者：① BMI ≥ 35kg/m^2，伴 2 型糖尿病。② BMI 32 ～ 34.9kg/m^2，伴 2 型糖尿病，经过口服药物联合胰岛素治疗 6 个月以上 HbA$_1$c ≥ 7%。③年龄在 18 ～ 60 岁之间。④ 2 型糖尿病病程 ≤ 5 年。⑤胰岛自身免疫抗体测定阴性，C 肽水平不低于 0.3mg/L。⑥无其他腹部手术的禁忌证。

七、综合控制目标

（一）血糖控制目标"个体化"

2010 年中国 2 型糖尿病防治指南建议：在一般情况下，$HbA_1c < 7\%$；病程较短、预期寿命较长、没有并发症、未合并心血管疾病的 2 型糖尿病患者在不发生低血糖的情况下，应 HbA_1c 可能接近正常水平；儿童、老年人，有频发低血糖倾向、预期寿命较短以及合并心血管疾病或严重的急、慢性疾病等患者血糖控制目标宜适当放宽。提倡糖尿病患者自我监测血糖，以了解血糖控制状况，是使血糖达标、并防止低血糖的重要措施。

（二）注重心血管多重危险因素控制

针对糖尿病患者应采用科学、合理、基于循证医学的综合性治疗策略，包括控制高血糖、高血压、血脂异常、高凝、肥胖症等心血管多重危险因素，以最大限度地提高糖尿病患者的生存质量和预期寿命（表 10-9）。

表 10-9　型糖尿病的控制目标

项　目		目标值
血糖（mmol/L）*	空腹	$3.9 \sim 7.2mmol/L$（$70 \sim 130mg/dl$）
	非空腹	$\leqslant 10.0mmol/L$（180mg/dl）
HbA_1c（%）		< 7.0
血压（mmHg）		< 130/80
HDL-C（mmol/L）	男性	> 1.0（40mg/dl）
	女性	> 1.3（50mg/dl）
TG（mmol/L）		< 1.7（150mg/dl）
LDL-C（mmol/L）	未合并冠心病	< 2.6（100mg/dl）
	合并冠心病	< 1.8（70mg/dl）
体重指数（BMI，kg/m²）		< 24
尿白蛋白/肌酐比（mg/mmol）	男性	< 2.5（或 22mg/g）
	女性	< 3.5（或 31mg/g）
尿白蛋白排泄率		< 20μg/min（30mg/d）
主动有氧活动（分钟/周）		$\geqslant 150$

*毛细血管血糖。

（迟庆霞）

第四节　糖尿病急性并发症

一、糖尿病酮症酸中毒

糖尿病酮症酸中毒（diabetic ketoacidosis，DKA）是常见的糖尿病急性并发症（acute complications of diabetes mellitus）之一。是由于胰岛素活性重度缺乏及升糖激素不适当升高，引起糖、脂肪和蛋白质代谢紊乱，以致水、电解质和酸碱平衡失调，出现高血糖、酮症、代谢性酸中毒和脱水为主要表现的临床综合征。

DKA 的发生与糖尿病类型有关，与病程无关，约 20% 以上新诊断的 1 型糖尿病和部分 2 型糖尿病患者可出现 DKA。有些糖尿病患者以 DKA 为首发表现，1 型糖尿病有发生 DKA 的倾向，而 2 型糖尿病通常在某些诱因下发生。DKA 不仅是糖尿病最常见的急性并发症，同时也是内科常见的急症之一，近年来其发病率不断上升，2003 年一项统计资料表明，美国每年因 DKA 入院的患者人数达到 11.5 万，因此，尽早诊断和及时治疗 DKA 在临床上有着重要的意义。

（一）诱因

DKA 的诱发因素主要包括以下几个方面：

1. 感染是 DKA 最常见的诱因，尤其是糖尿病患者伴发急性全身性感染，如肺炎、泌尿道感染、急性胰腺炎、败血症、腹膜炎等常诱发此症。

2. 降糖药物应用不规范诱发 DKA 已经越来越受到重视。近年来研究表明由于体重增加、低血糖、患者依从性差等因素致使胰岛素用量不足、不适当减量或突然中断已经成为 DKA 最主要的诱因之一。

3. 某些影响糖代谢的药物，如皮质激素，噻嗪类利尿药，多巴酚丁胺，第二代的神经镇定药等可诱发 DKA，而可卡因与 DKA 的反复发作密切相关。

4. 心肌梗死、脑血管意外、胃肠疾病（呕吐、腹泻等）。

5. 手术、创伤、妊娠、分娩。

6. 饮食不当和心理障碍是 1 型糖尿病患者 DKA 反复发作的重要诱因。

（二）发病机制和病理生理

胰岛素活性的重度或绝对缺乏和升糖激素过多（如胰高血糖素、儿茶酚胺类、皮质醇和生长激素）是 DKA 发病的主要原因。胰岛素缺乏和胰高血糖素升高是 DKA 发展的基本因素。胰岛素和胰高血糖素比率下降促进糖异生、糖原分解和肝酮体生成，肝的酶作用底物（游离脂肪酸、氨基酸）产生增加，导致高血糖、酮症和酸中毒（图 10-4）。

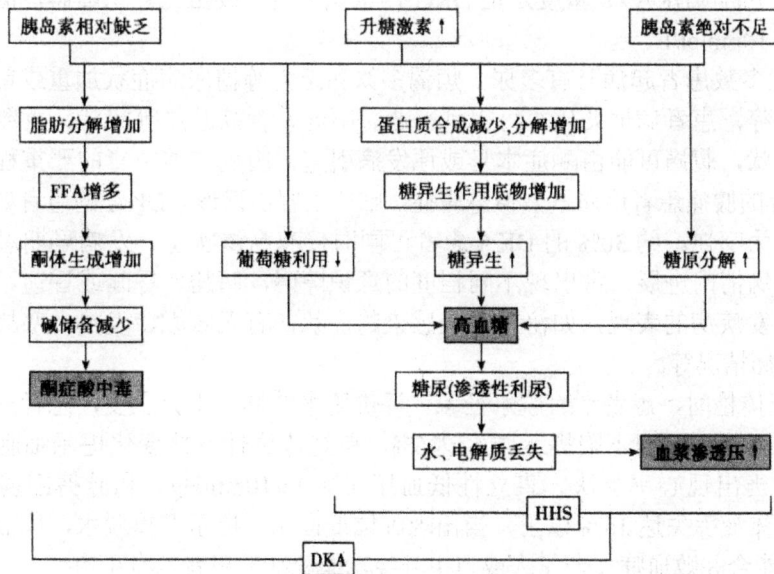

图 10-4 DKA 的发病机制

1. 高血糖 DKA 患者的血糖多呈中等程度的升高，主要是由于葡萄糖生成（包括糖原分解和糖异生）增多以及葡萄糖利用（糖酵解、脂肪酸合成和糖原合成）减少所致。胰高血糖素和儿茶酚胺类激素水平升高，胰岛素水平减低促进糖原分解。胰岛素缺乏还可减少 GLUT4 葡萄糖运载体，从而抑制骨骼肌和脂肪组织的葡萄糖摄取，抑制细胞内葡萄糖代谢。

2. 酮症和代谢性酸中毒酮症是由于脂肪细胞生成游离脂肪酸增多，肝酮体合成增加所致。胰岛素水平下降，儿茶酚胺和生长激素升高促进脂肪分解，生成游离脂肪酸（FFA）和甘油。在 DKA 时，胰岛素高度缺乏，足以促使脂肪分解，生成大量 FFA，同时胰高血糖素和胰岛素的比率增加，降低了丙二酰辅酶 A（CoA）的浓度，导致 FFA 进入线粒体生成酮体。正常情况下，酮体促进胰岛素从胰腺释放，而胰岛素可反馈抑制酮体生成。在胰岛素高度缺乏状态下，无法足够抑制酮体生成，因而致使大量酮体生成。生理 pH 情况下，酮体以酮酸的形式存在，碳酸氢根可中和酮体。DKA 时，由于酮体生成增加，碳酸氢根不断地被消耗，另外，乳酸生成增多，肾排酸失碱加重，再则脱水和休克造成机体排酸（图 10-4）障碍，最终导致代谢性酸中毒的发生。

3. 脱水 DKA 时，血糖和血酮浓度升高使血浆渗透压增高，细胞外液高渗时细胞内液向细胞外转移，细胞脱水伴渗透性利尿。蛋白质和脂肪分解加速，大量酸性代谢物的排出带出水分。酮体从肺排出也带出水分。酸中毒失代偿时的厌食、恶心、呕吐使水摄入量减少及丢失过多。这些因素相互和累加作用，引起患者脱水，严重者血容量不足，血压下降，甚至出现循环衰竭。

4. 电解质平衡紊乱渗透性利尿、呕吐及摄入减少、细胞内外水分及电解质的转移以及血液浓缩等因素，均可导致电解质平衡紊乱。

（三）临床表现

DKA 起病急，病程通常小于 24 小时，根据酸中毒的程度，可以将其分为轻度、中度和重度。轻度是指只有酮症，无酸中毒（糖尿病酮症）；中度是指除酮症外，伴有轻至中度酸中毒（DKA）；重度是指 DKA 伴意识障碍，或虽无意识障碍，但二氧化碳结合力低于 10mmol/L。

1. 症状多数患者起病时有多尿、烦渴多饮和乏力等糖尿病症状加重或首次出现，如未及时治疗，患者病情恶化，可出现恶心、呕吐、食欲减退等症状，少数患者可出现腹痛的症状，腹痛可能由酮症本身或原发病引起，腹痛与酸中毒的严重程度有关，50%～75% 的腹痛患者疼痛剧烈似急腹症，临床上容易误诊。DKA 的患者如有胃肠道出血可表现为呕血。约 30% 的 DKA 患者可同时伴有高渗状态。发病早期患者多神志清楚，随着病情的进展，常出现不同程度的意识障碍，嗜睡、昏睡或昏迷。另外注意患者有无诱发疾病的表现，如泌尿系统感染的症状，有无咳嗽、发热、寒战，冠心病患者近期胸痛情况等。

2. 体征体检时，患者常有脱水征象。评价脱水的程度十分重要，患者皮肤、黏膜干燥、弹性下降、眼球下陷提示脱水达 5%，单纯体位性脉搏变化提示细胞外液体丢失约 10%，当出现心率加快、直立性低血压（> 15/10mmHg）和脉搏细弱等循环衰竭表现时，体液丢失达 15% 以上，当出现卧位低血压，提示严重脱水，体液丢失超过 20%，也可能合并败血症。老年人或自主神经功能紊乱的患者本身可有

直立性低血压，评价此类患者的脱水程度有一定困难。酸中毒时有 Kussmaul 呼吸，

部分患者呼气中有烂苹果味（丙酮气味）。合并潜在感染的患者可发热、但是无发热并不能排除感染，因为酸中毒可使血管扩张，导致体温下降，低体温是病情严重的征兆，提示预后不良。

（四）实验室及辅助检查

体格检查、高血糖和酮尿强烈提示 DKA，而 DKA 的确诊需要进行一系列详细的实验室检查，包括血浆葡萄糖、血尿素氮 / 肌酐、血酮体、电解质、血渗透压、尿常规、尿酮体、动脉血气分析和计算阴离子间隙等，其他的辅助检查还包括心电图、胸片和血培养。

1. 尿液检查　尿糖、尿酮常呈强阳性，当肾功能严重损害时，肾小球滤过率减少，而肾糖量及酮量升高，可出现尿糖与酮体减少，甚至消失，此时应注意诊断应以血酮为主。另外分析酮体水平时还需注意，重度 DKA 机体缺氧时，有较多的乙酰乙酸被还原为 β- 羟丁酸，此时尿酮测定反应呈阴性或弱阳性，DKA 病情减轻后，β- 羟丁酸转为乙酰乙酸，使尿酮反应呈阳性或强阳性，避免错误分析病情。

2. 血糖和血酮　血糖升高，一般在 16.7 ～ 33.3mmol/L（300 ～ 600mg/dl），超过 33.3mmol/L 时多伴有高渗状态或有肾功能障碍。血酮体增高，多在 4.8mol/L（50mg/dl）以上。当留取尿样有困难或肝、肾功能可能对尿酮测定有影响时，可测定血酮体，一般用酮体粉作血酮半定量测定，正常血糖体 20 ～ 40mg/L 时与酮 I 体粉不起呈色反应，当达 100mg/L 时才起反应，故呈阳性反应的血清稀释倍数乘以 10 即是血酮体半定量的 mg/dl 值。DKA 时 1：16 稀释血清仍可呈阳性反应。但需注意，丙酮和羟丁酸的生成速度是乙酰乙酸的三倍以上，而我们通常使用的酮体检测试剂（硝普盐）主要检测乙酰乙酸，测量血清或血浆的 β 羟丁酸能更准确地反映体内酮体的水平。某些药物如卡托普利或青霉胺可能会引起假阳性反应，应注意询问相关病史以免误诊。

3. 血电解质及尿素氮（BUN）、肌酐（Cr）　由于高血糖可导致细胞内水分转移至细胞外，入院时患者血钠水平多降低，而严重脱水时体内总钠耗竭，但由于血液浓缩，血钠可升高。酸中毒时钾向细胞外转移，因此虽然总体钾水平下降，但患者血钾可表现为升高、正常或降低。而胰岛素治疗和纠正酸中毒后。钾离子向细胞内转移，有机酸钾盐经尿液丢失，出现低血钾。机体总氯、磷和镁也有所下降，但由于脱水和高血糖，血中浓度高低不定。血尿素氮（BUN）和肌酐可轻、中度升高，经治疗后仍高者提示肾功能受损。

4. 血酸碱度　最常见的酸碱平衡紊乱是代谢性酸中毒，血 pH 和二氧化碳结合力（CO_2CP）及 HCO_3^- 下降，阴离子间隙明显增大 [$AG=Na^+-(Cl^-+HCOF)$]。但也能出现其他情况，如高氯性酸中毒（AG 正常），合并明显呕吐时可能出现代谢性碱中毒。高氯性酸中毒多出现在 DKA 治疗中，由于补充了大量液体和氯化钠，尿酮排泄，血碳酸氢盐浓度随之下降，血氯增多，出现正常 AG 性高氯性酸中毒。DKA 时大量呕吐使氢离子丢失过多，出现代谢性碱中毒，血清氯离子浓度下降，碳酸氢盐浓度正常。

5. 其他 DKA 患者血常规检查白细胞可增多，无感染时也可高达 10×10^9L，尤以中性粒细胞增高更为显著，如白细胞计数超过 25×10^9L 强烈提示患者有感染，需要密切随访。血游离脂肪酸、甘油三酯、脂蛋白可升高。最近研究发现，16% ～ 25% 的 DKA 患者血淀粉酶和脂肪酶可有非特异性的增高，如同时伴随明显腹痛，还需与急性胰腺炎鉴别。

（五）诊断和鉴别诊断

详细地询问病史和发病过程，结合体检发现意识障碍、Kussmaul 呼吸、脱水、休克等临床表现，要考虑 DKA 的可能性。实验室检查示尿糖和酮体强阳性，同时血糖、血酮明显升高，且血 pH 和二氧化碳结合力降低，则无论有无糖尿病病史，均可诊断为 DKA。

DKA 主要包括高血糖、酮症和代谢性酸中毒三联症，而糖尿病其他急性并发症也可有这些代谢紊乱，出现类似 DKA 的表现。DKA 与其他急性并发症的鉴别。

（六）治疗

DKA 一经诊断，应立即治疗，并启动代谢和心、肾功能监护，观察神志变化。治疗重点是纠正病理生理变化、补充液体和电解质，控制血糖，纠正酸碱失衡，去除诱因，防止可能导致复发的因素。具体治疗方案应根据患者病情轻重决定，对于轻度 DKA 患者应鼓励进食、进水，补充胰岛素，以利血糖的下降和酮体的消除，中、重度酮症酸中毒应用小剂量胰岛素疗法，纠正水、电解质及酸碱平衡紊乱。

1. **胰岛素治疗** DKA 发病的主要因素是胰岛素缺乏，因此，迅速补充胰岛素是治疗的关键。目前多采用小剂量普通胰岛素持续静脉滴注的方法，可以有效抑制脂肪分解和肝糖异生，且并发症（如低血糖、低血钾、低血磷、低血镁症、高乳酸血症和渗透压失调）发生率低。

绝大多数患者在补液的同时即应开始胰岛素治疗，先给予 0.1U/kg 体重的普通胰岛素静脉负荷量，随后采用普通胰岛素生理盐水溶液，以 0.1U/（kg/h）的速度持续静脉滴注，成人通常用 5 ~ 7U/h，一般不超过 10U/h。如患者合并休克或血钾低于 3.3mmol/L，在使用胰岛素治疗之前需先补液或补钾，待休克纠正，血钾升至 3.3tnmol/L 以上后，尽快使用胰岛素。静脉滴注胰岛素后其血浓度足以抑制脂肪分解、蛋白分解、酮体生成和肝糖异生，可使血糖每小时下降 4.2 ~ 5.6mmol/L。每 1 ~ 2 小时密切监测血糖、血酮、血糖和其他电解质水平，必要时监测肾功能和血气分析，及时调整治疗措施。如血糖每小时下降＜ 4.2mmol/L，在排除其他可能导致治疗无效的原因（包括酸中毒恶化和补液不足）之后，需适当增加胰岛素用量，通常每 1 ~ 2 小时可增加胰岛素 1U。一旦血糖降至 13.9mmol/L 以下，可改用 5% 葡萄糖或糖盐水，按葡萄糖与胰岛素比例（2 ~ 4）：1 加入胰岛素，如 500ml 5% 葡萄糖液中加入胰岛素 6 ~ 12U，胰岛素滴注率下调至 0.05U/（kg/h），持续静脉滴注。当血糖降至 11.1mmol/L 以下，碳酸氢盐＞ 18mmol/L，pH ＞ 7.3，酮体阴性后，可以开始皮下注射胰岛素治疗方案。皮下注射短效胰岛素后，静脉胰岛素仍需继续维持 1 ~ 2 小时以防止血糖回升。

近年来已陆续有报道应用速效胰岛素类似物，如门冬胰岛素（insulin aspart）或赖脯人胰岛素（lispro）每 1 ~ 2 小时皮下注射治疗无并发症的糖尿病酮症酸中毒，可得到与普通胰岛素静脉滴注治疗相似的效果，尚待积累更多经验。

2. **补液** 大多数 DKA 患者存在液体和电解质的丢失，补液不仅能纠正失水，还有助于血糖下降和酮体的清除。先快速静脉输注生理盐水，旨在扩充细胞外容量，恢复肾灌注，最初每小时静脉滴注 15 ~ 20ml/kg。随后根据脱水程度、血清离子浓度和尿量选择输液类型和速度，在血压已稳定正常但血钠和血渗透压仍较高的患者，可短暂改用 0.45% ~ 0.6% 的氯化钠 [速率 4 ~ 14ml/（kg/h）]，并加强对神志的观测，一旦血渗透压和血钠有所下降，即应考虑改回用生理盐水（参见高渗性高血糖状态），而血钠较低的患者可继续输注生理盐水 [速率 4 ～ 14ml/（kg/h）]。补液应先快后慢，如无心力衰竭，在开始 1 小时内输入 1000 ～ 1500ml，以后根据血液、心率、每小时尿量、周围循环状况决定输液量和速度，在第 3 ～ 6 小时输入 1000 ～ 2000ml，第 1 个 24 小时输液总量一般为 4000 ～ 5000ml，严重失水者可达 6000 ～ 8000ml。如治疗前已有低血压和休克，快速补液不能有效升高血压时，应输入胶体溶液，并采用其他抗休克措施。老年患者、充血性心力衰竭或肾功能不全患者需酌情调整补液速度和液体种类。儿童患者的补液速度为前 4 小时 10 ～ 20ml/（kg/h），一般不超过 50ml/（kg/h）。补液速度需控制，在 48 小时以上纠正脱水。脱水和渗透压纠正过快导致脑水肿的情况尽管少见，但是后果严重，而且在儿童中发生率相对较高。

3. 纠正电解质紊乱　通过输注生理盐水，低钠、低氯血症一般可获纠正。DKA 时总体钾丢失严重 [估计损失量 3 ～ 5mmol/kg]。补液、胰岛素治疗和纠正酸中毒使钾离子向细胞内转移，血钾水平更低。为了防止低血钾。在开始治疗时，只要患者血钾＜5.5mmol/L，且尿量足够，即可开始补钾，并注意血钾和心电监测。如治疗前已有高血钾，等血钾降至正常范围开始补钾。每升液体需加入 20 ～ 40mmol 钾。为了防止血氯增加，可用磷酸钾或醋酸钾替代氯化钾治疗。通过治疗要使血钾＞3.5mmol/L。如治疗前血钾低于 3.3mmol/L，在使用胰岛素之前需先补钾，血钾升至 3.3mmol/L（3.3meq/L）以上后，再开始使用胰岛素。

DKA 时磷缺乏也十分常见，当血磷严重下降，低于 0.48mmol/L，且血钙正常才考虑补磷。小剂量静脉应用磷酸钾合并氯化钾较为安全和有效。一旦患者可以进食，则推荐口服补磷。

4. 补碱　DKA 患者经上述治疗后，酸中毒随代谢紊乱的纠正而恢复，通常不需要补碱。而当血 pH 低至 6.9 ～ 7.1 时，可引起一些不良心血管反应，包括低血压、心脏输出量降低、外周血管阻力降低、肺动脉阻力增高、心动过缓和心律失常；也可导致肾和肠系膜缺血、脑血管扩张、脑脊液压力增高和昏迷，使缓冲碱剩余大大减少，也可引起胰岛素抵抗，则应予以补碱治疗，但过多过快补碱会产生不良反应，包括碱中毒，脑脊液 pH 反而降低、低钾血症、容量负荷过量、组织氧化作用改变和酮体生成过多。因此，除非 pH 低于 7.0 或出现明显的酸中毒临床表现，否则补碱治疗需慎重。如pH 在 6.9 ～ 7.0 时，以 50mmol/L 碳酸氢钠，稀释于 200ml 的 0.45% 盐水中 1 小时内滴完；如 pH ＜ 6.9，以 100mmol/L 碳酸氢钠，稀释于 400ml 的 0.45% 盐水中 2 小时内滴完。30 分钟后复查血 pH，若 pH 仍低于 7.0，可再次补充碳酸氢钠，如 pH 升至 7.2，即可停止补碱。

5. 诱因和并发症治疗

（1）感染：既可是诱因，也可是并发症，常因 DKA 的严重症状而被忽略，须予以针对性的处理，以免影响整体疗效。

（2）肺水肿、呼吸窘迫：常见于老年人，可能是补液速度过快、左心室功能不全或毛细血管瘘综合征。因此，动态监测氧饱和度、液体出入量甚至有创性血流动力学检查均十分必要。

（3）心力衰竭、心律失常：年老或合并冠心病尤其是急性心肌梗死、输液过多等可导致心力衰竭和肺水肿，应注意预防，一旦出现，及早治疗。血钾过低、过高均可引起严重心律失常，应在心电监护下，尽早发现，及时治疗。

（4）肾衰竭：DKA 时失水、休克，或原来已有肾病变以及治疗延误等，均可引起急性肾衰竭。注意预防，一旦发生，及时处理。

（5）脑水肿：是 DKA 最严重的并发症，多见于儿童，约占儿童患者的 1%，成人少见。就诊时二氧化碳分压较低和血尿素氮水平高，治疗时血钠上升缓慢，需要补充碳酸氢钠治疗的患者均有出现脑水肿的威胁。儿童患者脑水肿的发生与补液速度或血糖降低速度无明显相关性。儿童 DKA 患者在治疗过程中突发神志改变，需警惕脑水肿可能，一但发现，应采用高渗性脱水治疗。

二、高渗性高血糖状态

高渗性高血糖状态（hyperosmolar hyperglycemic state，HHS）是糖尿病严重急性并发症之一，多发生于那些已有数周多尿、体重减轻和饮食减少病史的老年 2 型糖尿病患者，指上述患者最终出现的精神错乱、昏睡或昏迷的状态。临床上多表现为严重高血糖而基本上无酮症酸中毒、血浆渗透压升高、失水和意识障碍等精神神经系统症状。

HHS 的常见诱因有感染、急性胃肠炎、胰腺炎、脑血管意外、严重肾疾患、血液或腹膜透析、水摄入不足、大量摄入含糖饮料等；许多药物也可成为 HHS 的诱因，包括糖皮质激素（尤其是肾移植患者）、利尿药（如噻嗪类和呋塞米）、免疫抑制剂、氯丙嗪等；大量输注葡萄糖、长期静脉内营养支持亦可诱发或促进 HHS 的发生。

（一）发病机制和病理生理学

HHS 是体内胰岛素相对缺乏使血糖升高，并进一步引起脱水，最终导致的严重高渗状态。胰岛素相对不足、液体摄入减少是 HHS 的基本病因。胰岛素缺乏促进肝葡萄糖输出（通过糖原分解和糖异生）、损伤了骨骼肌对葡萄糖的利用（见上文 DKA），高血糖的渗透性利尿作用导致血容量不足，如补液不充分，患者病情加重。另外，HHS 的发生发展受到一系列因素的影响：存在感染、外伤、脑血管意外等诱发因素的情况下，胰岛素分泌进一步减少，对抗胰岛素的激素水平升高，血糖明显升高；HHS 多发生于老年患者，口渴中枢不敏感，加上主动饮水的欲望降低和肾功能不全，失水常相当严重，而钠的丢失少于失水，致血钠明显增高；脱水和低血钾一方面能引起皮质醇、儿茶酚胺和胰高血糖素等升糖激素的分泌增多，另一方面进一步抑制胰岛素分泌，继而造成高血糖状态的继续加重，形成恶性循环，最终导致 HHS 发生。

HHS 与 DKA 都是由于胰岛素缺乏而引起的糖尿病急性并发症，DKA 主要表现为高血糖、酮症和酸中毒，而 HHS 以严重高血糖和高渗透压为特征。这两种代谢紊乱临床表现的差别，可能的原因为：①HHS 时胰岛素只是相对缺乏，分泌的胰岛素虽足以抑制脂肪分解和酮体生成，但却不能抑制糖异生，故主要为血糖的明显升高；但在 DKA 胰岛素是高度缺乏，已不能抑制酮体生成；②胰高血糖素等升糖激素升高较轻，促进脂肪分解和生酮作用较弱；③HHS 时失水严重，不利于酮体产生；④部分 HHS 患者血浆非酯化脂肪酸水平高而无酮症，提示肝生酮功能障碍；⑤严重高血糖和酮体生成之间可能存在拮抗作用。由此可见，HHS 与 DKA 是不同程度的胰岛素缺乏所导致的两种状态，两者可能同时存在，实际上，1/3 的高血糖患者可同时表现出 HHS 和DKA 的特征。

（二）临床表现

HHS 发病率低于 DKA，多见于 60 岁以上老年人，男女发病率大致相同，约 2/3

患者过去有糖尿病病史，且多为2型糖尿病。HHS起病多隐匿，从发病到出现典型的临床表现一般为1～2周，偶尔急性起病。患者起病初期多有口渴、多饮、多尿、乏力等糖尿病症状出现或加重，可同时伴有恶心、呕吐、食欲减退、反应迟钝、表情淡漠等临床表现。随着病情进展，逐渐出现典型的HHS临床表现，主要表现为严重脱水和中枢神经系统损害。

HHS患者常有严重的脱水征，体格检查可见皮肤黏膜干燥、弹性减退，眼球凹陷，唇舌干裂，随着病情进展，可出现脉细速，卧位时颈静脉充盈不全，直立性低血压等周围循环衰竭表现。不少患者就诊时已处于休克状态，但因脱水严重，体检时可无冷汗。部分患者虽有严重脱水，但因血浆的高渗状态促使细胞内液外出，补充了血容量，可能掩盖了失水的严重程度，而使血压仍然维持正常。

HHS患者中枢神经系统损害的症状非常突出，患者意识水平主要决定于血浆渗透压升高的程度。通常患者血浆有效渗透压超过320mOsm/kgH_2O时，即可出现精神症状，如淡漠、嗜睡等，而当患者血浆有效渗透压超过350mOsm/kgH_2O时，可有定向力障碍、幻觉、上肢拍击样粗震颤、癫痫样抽搐、失语、偏盲、肢体瘫痪、昏迷及锥体束征阳性等表现。这些体征提示患者可能有因脱水、血液浓缩或血管栓塞而引起的大脑皮质或皮质下损害。经治疗后，上述神经系统症状、体征多可完全恢复正常，但少数患者可能在HHS纠正后一段时间内仍遗留部分中枢神经系统损害表现。

HHS常由严重的并发疾病如心肌梗死或脑卒中诱发。败血症、肺炎和其他一些感染是HHS常见的诱因。另外，一些导致机体抵抗力下降的因素如脑卒中前或痴呆对HHS的发生发展有促进作用。所以在处理HHS患者时也应注意有无诱发疾病表现，及时纠正。

（三）实验室检查

1. 尿液检查尿糖强阳性，肾功能不全可使肾糖阈值升高，但尿糖阴性者罕见；尿酮阴性或弱阳性；可有蛋白尿和管型，与肾小管功能受损有关。

2. 血液检查HHS患者主要的血生化指标检查与DKA的比较见表10-10。最显著的特征是高血糖、高血渗透压和肾前性氮质血症。血酮体正常或略高，半定量测定多不超过4.8mmol/L（50mg/dl）。另外，因血糖每升高5.6mmol/L，血钠下降1.6mmol/L左右，HHS时存在严重高血糖，可造成血钠水平假性降低。渗透压可直接测定，也可用公式计算，即血浆总渗透压(mOsm/kgH_2O)=2×(Na^{++})+血糖(mmol/L)+BUN(mmol/L)，因BUN能自由通过细胞膜，不构成细胞外液的有效渗透压，略去BUN的值即为有效血浆渗透压。HHS时，有效血浆渗透压明显升高，一般在350mOsm/kgH_2O以上。

表10-10 糖尿病酮症酸中毒（DKA）和高渗性高血糖状态（HHS）实验室检查

	DKA	HHS
血糖，mmol/L（mg/dl）	正常	轻度升高
血浆渗透压（mOsm/kgH_2O）	正常	300～320
碳酸氢盐，mmol/L	降低	< 15mmol/L
动脉血pH	正常或轻度减低	6.8～7.3
动脉血PCO_2，mmHg	正常	20～30
阴离子间隙	正常或轻度升高	明显增高

注：治疗过程中会发生极大变化；血浆水平表现为正常或增高。机体的储备量减少

（四）诊断与鉴别诊断

HHS 的诊断并不困难，关键要提高对本病的认识和警惕，及早发现，及时治疗。如发现中、老年患者有显著的精神障碍和严重的脱水，而无明显的深大呼吸，应考虑到发生本病的可能，并立即作相应实验室检查和辅助检查，包括血糖、血酮、血电解质、血尿素氮和肌酐、血气分析、尿糖、尿酮体、心电图等。HHS 的诊断依据是：①中、老年患者，血糖 > 33.3mmol/L；②有效血浆渗透压 > 320mOsm/kgH$_2$O；③血清碳酸氢根 > 15mmol/L 或动脉血 PH > 7.30；④尿糖强阳性，血酮体阴性或弱阳性。另外，要注意 HHS 有并发 DKA 或乳酸性酸中毒的可能性，因此诊断依据中的 1、3 或 4 不符合时不能作为否定诊断的依据。但 HHS 患者均存在明显的高渗状态，如昏迷患者血浆有效渗透压低于 320mOsm/kgH$_2$O，应考虑到其他疾病引起昏迷的可能性。

（五）治疗

对患者需启动代谢、心、肾功能监护，并观察神经系统症状和体征变化。血容量不足和高血糖是 HHS 和 DKA 的共同主要特征。因此在这方面的治疗有共同的特点，而 HHS 基本上无酸中毒或甚轻微，DKA 则酸中毒明显，因而 HHS 对胰岛素的需要量远较 DKA 为小。在 HHS 和 DKA 时，监测患者液体补液情况，实验室检查结果和胰岛素输注率至关重要。另外，应积极寻找和去除诱发因素。HHS 患者由于病程长，液体丢失和脱水的情况较 DKA 更加显著。HHS 患者通常年龄比较大，更容易发生精神状态的改变和伴发其他威胁生命的疾病。因此即使予以及时治疗，HHS 患者的死亡率仍然比 DKA 要高（临床统计显示死亡率可高达 15%），故要特别强调预防、早期诊断和治疗。

1. 补液 HHS 患者均有严重脱水，而高渗状态引起的脑细胞脱水是威胁患者生命的主要原因，单纯补液即可使血糖每小时下降 1.1mmol/L（20mg/dl），可使血浆渗透压下降，减轻脑细胞水肿。因此积极补液在治疗中至关重要，对预后起决定性作用。

对 HHS 患者而言，首选生理盐水，因生理盐水的渗透压为 308mOsm/kgH$_2$O，相对于 HHS 情况下的血浆高渗透压而言是低渗的。输注生理盐水能迅速有效地补充血容量，改善肾功能并降低血糖。如治疗前已有休克，可先补充生理盐水和适量胶体溶液，以尽快纠正休克。如无休克，经输注生理盐水 1000～2000ml 后，血浆渗透压仍 > 350mOsm/kgH$_2$O，血钠 > 155mmol/L，可谨慎给一定量的低渗溶液（0.45%～0.6% 盐水），并在中心静脉压及血浆渗透压监测下调整补液量和速度；当渗透压降至 330mOsm/kgH$_2$O 时，再改为等渗溶液。治疗过程中应注意大量使用生理盐水可使患者的血钠和血氯升高，导致高氯血症。5% 葡萄糖液的渗透压为 278mmol/L，虽为等渗，但糖浓度约为正常血糖的 50 倍，5% 葡萄糖盐水的渗透压为 586mmol/L，因此，在治疗早期两者均不适用，以免加剧高血糖、高血钠及高渗状态。当血糖降至 16.7mmol/L（300mg/dl）时，可开始输入 5% 葡萄糖液并酌情加用胰岛素。

输液总量一般按患者原体重的 10%～12% 估算，补液速度应先快后慢，通常开始 2 小时内输 1000～2000ml，头 12 小时给输液总量的 1/2 再加上当日尿量的液体量，其余在 24 小时内输入。输液中要观察尿量、心功能、神经系统表现和体征变化，必要时监测中心静脉压。

2. 胰岛素治疗 与 DKA 的治疗一样，尽管最初的补液和容量扩张可以降低血糖，HHS 患者仍需要胰岛素治疗，由于患者一般对胰岛素比 DKA 患者敏感，通常所需胰岛素的剂量比酮症酸中毒时少。

目前多主张小剂量胰岛素治疗方案，可先静脉推注普通胰岛素 5 ～ 10U，继续用静脉滴注维持治疗（3 ～ 7U/h）。血糖和电解质等的监测要求与 DKA 相似。当患者血糖降至 16.7mmol/L，血架渗透压＜ 330mOsm/kgH$_2$O 时，转为第二阶段治疗，改用 5% 葡萄糖或糖盐水，按葡萄糖与胰岛素比例（2 ～ 4）∶1 加入胰岛素，若此时血钠低于正常值，用 5% 葡萄糖盐水效果更佳。持续静脉输注胰岛素，直到患者恢复正常饮食，且可以用皮下注射胰岛素控制血糖为止。患者出院时均需用胰岛素控制血糖，部分患者日后可试改用口服降糖药物治疗。

3. 补钾　HHS 患者体内钾丢失严重，约丢失 5 ～ 10mmol/kg，总量可达 400 ～ 1000mmol，因为高血糖引起渗透性利尿，部分患者有酸中毒，细胞内钾移向细胞外，患者治疗前血钾往往正常，而在输注生理盐水的过程中可出现低钾血症。因此，只要患者血钾不高，尿量充足，治疗开始时即应补钾，可在 1000ml 生理盐水中加入 10% 氯化钾，每天可补 4 ～ 6g，另外应鼓励患者同时口服补钾。静脉补钾过程中需监测血钾和心电图，如患者肾功能不全，补钾时尤应注意。

4. 其他治疗　注意纠正电解质紊乱，积极去除诱因，输氧，尿少者可静脉静滴呋塞米，特别是高钠血症患者。对于合并 DKA 的患者，应按 DKA 治疗原则纠正酸中毒。对昏迷患者需加强护理，留置导尿管以观察尿量变化，并选用适当抗生素以预防和控制感染，密切观察患者病情变化。

三、乳酸性酸中毒

乳酸性酸中毒（lactic acidosis）是由于各种原因导致组织缺氧，乳酸生成过多，或由于肝的病变致使乳酸利用减少，清除障碍，血乳酸浓度明显升高引起。它是糖尿病的急性并发症之一，多发生于伴有全身性疾病或大量服用双胍类药物的患者。

（一）发病机制与分类

当组织缺氧时，线粒体功能障碍，丙酮酸堆积在胞浆转化成乳酸，从而引发乳酸性酸中毒。正常情况下，机体代谢产生的乳酸主要在肝中氧化利用，或被转变成糖原储存，少量乳酸经肾排出。而在肝肾疾病的情况下，乳酸利用和排出减少也可诱发和加重乳酸性酸中毒。乳酸性酸中毒分为先天性和获得性两大类。先天性乳酸性酸中毒是由遗传性酶的缺陷（如葡萄糖 -6- 磷酸酶、丙酮酸脱氢酶和丙酮酸羧化酶），造成乳酸、丙酮酸代谢障碍引起。而获得性乳酸酸中毒根据发病原因主要分为 A 型和 B 型两大类，具体如下：

1. A 型由组织缺氧引起，见于各种休克、贫血、右心衰竭、窒息、低氧血症、CO 中毒等。

2. B 型非组织低氧所致。

（1）系统性疾病引起：见于糖尿病、恶性肿瘤、肝衰竭、严重感染、尿毒症、惊厥、胰腺炎及胃肠病等。

（2）药物及毒素引起：多见于双胍类、果糖、山梨醇、甲醇、乙醇、水杨酸类及乙二醇、可卡因、氰化物 儿 茶酚胺等。

（二）临床表现

患者起病较急，有深大呼吸（不伴铜臭味）、神志模糊、嗜睡、木僵、昏迷等症状，可伴有恶心、呕吐、腹痛。缺氧引起者有发绀、休克及原发病表现。药物引起者常有服药史及各种中毒表现。系统性疾病引起者，除原发病症状外，以酸中毒为主。但本病症状与体征可无特异性，轻症者临床表现可不明显，可能仅表现为呼吸稍深快，常被原发或诱发疾病的症状所掩盖，应注意避免误诊或漏诊。

（三）实验室检查

患者乳酸浓度多超过 5mmol/L，有时可达 35mmol/L，血乳酸浓度超过 25mmol/L 的患者通常预后不佳。丙酮酸浓度相应升高达 0.2 ～ 1.5mmd/L，乳酸 / 丙酮酸＞30：1。HCOF 明显降低，常＜ 10mmol/L，CO_2 结合力常＜ 9mmol/L，阴离子间隙 $[Na^++K^+-(HCO+Cl)]$ 常＞ 18mmol/L，一般为 25 ～ 45mmol/L。酮体可正常或轻度升高。

另外乳酸性酸中毒的患者血白细胞多明显升高。

（四）诊断

乳酸性酸中毒是糖尿病的急性并发症之一，其发生率低，死亡率高，预后较差，因此早期的诊断对其治疗有着重要意义。对口服双胍类药物的糖尿病患者如出现严重的酸中毒而血酮体无明显升高应考虑到本病的可能，如患者血乳酸＞ 5mmol/L，乳酸 / 丙酮酸＞ 30：1，HCO_3^-＜ 10mmol/L，阴离子间隙＞ 18mmol/L，可诊断为糖尿病乳酸性酸中毒。

（五）治疗乳酸性酸中毒

应以预防为主。因为双胍类药物可诱发乳酸性酸中毒，而肝肾功能不全者，药物在体内的代谢、降解、排泄减少，可导致双胍类药物在体内蓄积，引起乳酸性酸中毒，因此对于肝肾功能不全的患者应尽量避免使用双胍类药物，以免发生本症。而一旦发生乳酸性酸中毒，应积极地治疗，其治疗注意以下几点：

1. 病因治疗和对症处理　积极寻找乳酸性酸中毒的诱因，停用双胍类药物，胰岛素不足诱发者应采用胰岛素治疗。缺氧的患者应立即予以吸氧，休克者应积极补液扩容改善组织灌注，减少乳酸产生，促进利尿排酸。另外在治疗过程中，密切监测患者的生命体征变化，及时检测血乳酸、血气分析、血糖和血电解质。

2. 纠正酸中毒酸中毒　经确诊后应立即治疗，目前主张给予小剂量 $NaHCO_3$ 持续静脉滴注的方式，使 HCO_3 上升 4 ～ 6mmol/L，维持在 14 ～ 16mmol/L，动脉血 pH 高于 7.2。而以往强调的大量 $NaHCO_3$ 静脉滴注的方法多不主张采用，因为大剂量 $NaHCO_3$ 可引起高血钠、高血渗透压，加重了容量负荷，血乳酸反而升高。这是因为碳酸氢钠静脉滴注后，CO_2 产生增多，进入细胞使细胞内 pH 下降，加重细胞内酸中毒，可导致心肌收缩力减弱，心排血量减少，组织血氧灌注降低，无氧代谢加强，乳酸及氢离子产生增多，加重酸中毒，增加死亡率。

　　　　　　　　　　　　　　　　　　　　　　　　　　　　　（李 云）

第五节　空腹低血糖症

空腹低血糖症发生于空腹状态（胃肠吸收间期），又称吸收后低血糖症。

一、病因

引起空腹低血糖症的主要原因有外源性高胰岛素血症（降糖药物如胰岛素、磺脲类药及其他胰岛素促分泌剂、饮酒等）、内源性高胰岛素血症（胰岛素瘤、胰岛素细胞癌、胰岛β细胞增生、PHHI、NIPHS、胰岛素抗体、胰岛素受体抗体等）、升血糖激素缺乏或不足（如皮质醇、GH、肾上腺素、胰高糖素缺乏等）或某些重症疾病（肝衰竭、肾衰竭、脓毒血症、营养不良症等）。临床上以饮酒和药物（尤其是胰岛素和磺脲类药物）所致者多见。

二、病理生理和临床表现

（一）病理生理

　　脑细胞所需的能量几乎完全来自葡萄糖，约占体内葡萄糖消耗总量的60%。虽然在缺乏糖供应时脑组织也能利用酮体，但不是抵御急性低血糖的有效机制。低血糖时，中枢神经每小时仍需要葡萄糖6g左右，如持续得不到补充，即出现急性脑病样损害的病理生理过程。脑损伤的顺序与脑的发育进化过程有关，细胞越进化对低糖越敏感，受累一般从大脑皮质开始次波及皮层下（包括基底节）、下丘脑及自主神经中枢和延脑；低血糖纠正后，按上述顺序逆向恢复。反复发作或持续较长的低血糖症使中枢神经变性、坏死、水肿，伴弥散性出血和节段性脱髓鞘，可导致永久性脑损伤或死亡。

　　空腹低血糖发作时，下丘脑的"糖感受器"将信息迅速传递到相关神经元，引起下丘脑CRH、GHRH等细胞兴奋，促进兴奋性氨基酸神经递质、ACTH、GH等的释放，从而兴奋垂体-肾上腺轴，糖皮质激素和儿茶酚胺分泌增多，出现交感神经兴奋症状。同时，下丘脑侧区细胞表达的食欲素增多，产生饥饿感，并诱发摄食等心理行为反应。

（二）临床表现

　　1. 影响空腹低血糖症状发作的因素　正常人发生低血糖时，通过血糖对抗调节机制，使胰岛素分泌减少或完全停止，同时升血糖激素的分泌增加。诱发低血糖症状时的血糖称低血糖反应糖阈值（GTRH），正常人约在血糖3.0mmol/L时出现交感神经兴奋症状，当血糖降至2.5mmol/L时出现神经精神症状。GTRH的个体差异大，即使同一个体在不同时期也是变化的。

　　一般来说，血糖越低症状越明显，但低血糖症状的严重程度还取决于：①血糖降低的速度：血糖下降越快，症状越重；如糖尿病患者的血糖下降速度过快（如在2小时内从20mmol/L降至6.7mmol/L）也出现类似症状。②年龄：年龄越大，反应性越差，症状越不明显。③既往的低血糖发作经历：反复低血糖发作后，先是交感神经兴奋症状消失，继而昏迷前的神经精神症状消失；反复低血糖发作的糖尿病、老年人或慢性空腹低血糖患者，血糖虽已降至2.5mmol/L或更低，可仍无自觉不适，直至昏迷；此种情况称为无知觉低血糖症（hypoglycemia unaware，HU）。

　　2. 典型临床表现　可分为交感神经兴奋症状和缺糖性脑功能紊乱症状两类。血糖下降较快时，一般先出现交感神经兴奋症候群，然后出现脑功能障碍。前者表现为发作性和进行性的极度饥饿、大汗、焦虑、躁动、易怒、心悸、手足颤抖、面色苍白、情绪激动等；后者以软弱、倦怠、乏力、皮肤感觉异常、视物不清、步态不稳、幻觉、幼稚动作、怪异行为、肌肉颤动、肢体震颤、运动障碍、瘫痪或病理反射为特征。某些患者可发展为远端对称性周围神经病变（运动神经元较感觉神经元更易受累）。体查可见面色苍白、皮肤湿润、心动过速，收缩压升高。如血糖下降严重且历时较长，可因脑组织缺糖而引起神志改变、认知障碍、抽搐或昏迷，持续6小时以上的严重低血糖症常导致永久性脑损伤。老年人的低血糖发作易诱发心绞痛、心肌梗死、一过性脑缺血发作和脑梗死。

3. 非典型临床表现 低血糖症状无特异性，随病情发展而变化，不同患者或同一患者各次发作的表现亦不尽相同。如血糖下降缓慢，可没有明显的交感神经兴奋症候群。儿童、老年人和患有其他系统性疾病的患者发生空腹低血糖症时，尤其是长期发作者的表现可极不典型。例如，婴儿可表现为多睡、多汗，甚至急性呼吸衰竭；老年人常以性格变态、失眠、多梦、噩梦或窦性心动过缓为主诉。有时，慢性空腹低血糖症的唯一表现是性格改变或"癫痫样发作"。

三、诊断和鉴别诊断

（一）空腹低血糖症的确立与鉴别

单凭血糖（除非< 2.5mmol/L）不能诊断低血糖症。低血糖症的诊断依据是 Whipple 三联征（Whipple striad）：①氐血糖症状；②症状发作时的血糖低于正常（如糖后与低血糖相关的症状迅速缓解。但是，神经质、肌萎缩、重症营养不良、肝病、降糖药物不良反应等亦可出现交感神经兴奋症状，甚至伴脑功能紊乱表现。如高度怀疑空腹低血糖症而血糖正常或处于临界值，可用禁食和运动试验明确诊断，如 72 小时禁食和运动试验不能诱发，可基本排除之。

首先要防止慢性低血糖症的漏诊和误诊，以交感神经兴奋为突出表现者应注意与甲亢、嗜铬细胞瘤、自主神经功能紊乱、糖尿病自主神经病变以及更年期综合征相鉴别，以精神 – 神经 – 行为异常为突出表现者应注意与精神病或中枢神经疾病鉴别。空腹低血糖症的病因鉴别见图 10-5，糖尿病史、降糖药物史、72 小时禁食和运动试验以及空腹血糖、胰岛素、C 肽测定是鉴别病因的关键。

（二）空腹离胰岛束血症性低血糖症的确立与鉴别

当正常人空腹血糖低于 2.2mmol/L 时，胰岛素应低于 5μU/ml；低于 1.67mmol/L 时胰岛素应停止分泌。随有血糖下降，胰岛素（pU/ml）与血糖（mg/dl）比值（胰岛素释放指数，1∶G）也降低。如 1∶G 值> 0.3，应考虑为高胰岛素血症性低血糖症，同时测定胰岛素、胰岛素原和 C– 肽有助于鉴别内源性和外源性高胰岛素血症的病因（表 18-2），根据 Mayo 医院的报道，如空腹血糖< 2.5mmol/L，免疫发光法测得的（真）胰岛素> 18pmol/L（3μU/ml，C– 肽> 200pmol/L（0.6ng/ml），胰岛素原> 5pmol/L，一般即可确立为内源性高胰岛素血症，其常见原因为胰岛素瘤（或胰岛 β 细胞增生），但必须首先排除磺脲类和格列奈类药物引起的低血糖症。相反，如胰岛素升高，而胰岛素原和 C– 肽正常或降低，则提示为外源性胰岛素（或胰岛素类似物）所致，而自身免疫性低血糖症的确诊有赖于胰岛素抗体和胰岛素受体抗体检测。

（三）非空腹离胰岛素血症性低血糖症的确立与鉴别

非空腹高胰岛素血症性低血糖症主要见于糖异生障碍性疾病（如肝肾衰竭、营养不良症）、升血糖激素缺乏性疾病（如慢性肾上腺皮质功能减退、GH 缺乏）或非胰岛 β 细胞肿瘤。一般根据病史、临床表现和必要的辅助检查易于鉴别。非胰岛 β 细胞肿瘤以发源于上皮细胞和间质细胞肿瘤为常见，包括肝癌、肺癌、纤维瘤及纤维肉瘤等，其原因可能与肿瘤分泌 IGF-2（尤其是巨 IGF-2，big IGF-2）有关。根据原发肿瘤的临床表现，胰岛素、胰岛素原和 C– 肽降低，而 IGF-2 升高可资鉴别。

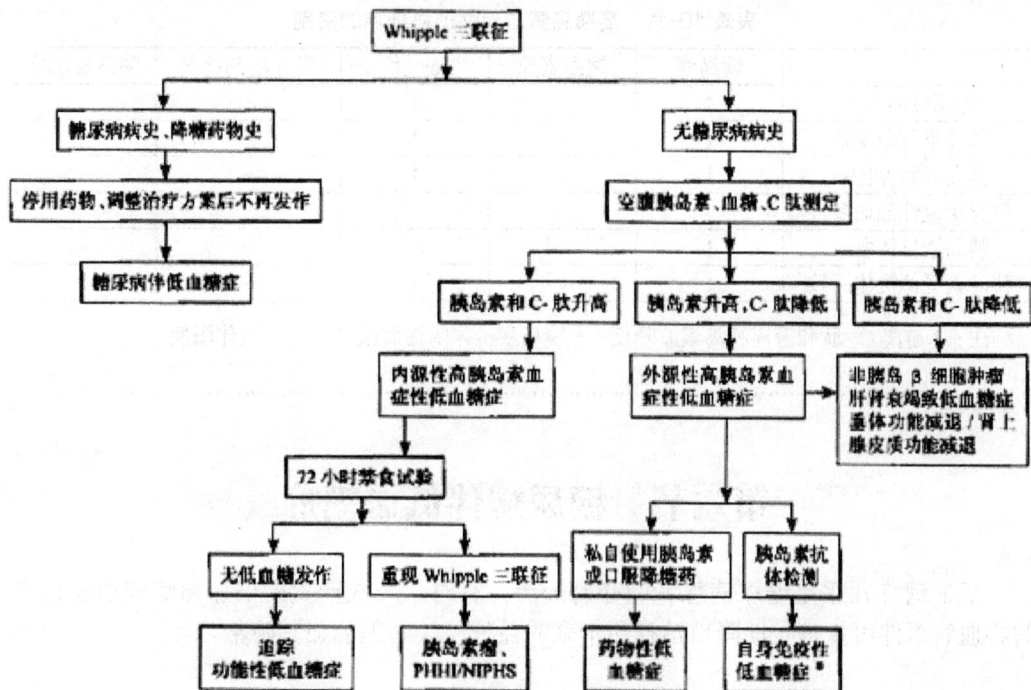

图 10-5　空腹低血糖症的病因鉴别

注：* 胰岛素自身抗体所致的低血糖症时，游离 C- 肽降低

四、治疗

（一）低血糖发作的急救

尽快纠正低血糖症，并预防再次发生。如患者病情较轻或神志清楚，可立即进食糖果、糖水或含糖饮料；如症状较重或神志不清者，应立即静脉注射 50% 葡萄糖液 60ml；血糖上升不明显或数分钟内仍未清醒者，应重复注射，然后用 10% 葡萄糖液静脉滴注，维持 24-48 小时或更长，直至患者能进食淀粉类食物。必要时皮下或肌肉注射胰高糖素 Img，该药可使血糖升高，并维持 1 ～ 2 小时；因其升血糖作用依赖肝糖原储存，故不宜用于肝源性低血糖症及酒精性低血糖症。

如血糖恢复正常而意识仍未恢复，必须按急性脑病进行重症监护和综合急救，除头部降温、护脑等措施外，静脉输注 20% 甘露醇，并给予地塞米松静脉注射，积极防治各种并发症和合并症。糖皮质激素适应于顽固性低血糖症和自身免疫性低血糖症的治疗，血糖稳定后逐渐减量并停药，慢性肾上腺功能减退者逐渐减至维持剂量。

（二）慢性低血糖症的治疗

胰岛素瘤、糖尿病低血糖症的治疗分别见本章的第二、三节。药源性低血糖症在终止服药后可迅速缓解，但在药物作用未完全消除前需注意维持正常血糖水平，待低血糖症恢复及药物作用清除后改用其他类型的降糖药。非 β 细胞肿瘤所致低血糖症的治疗包括内科治疗、手术治疗或放疗。营养不良、肝肾疾病、心衰或脓毒血症所致低血糖症的治疗除对症处理外，要积极治疗原发病（表 10-11）。

表表 10-11　高胰岛素血症性低血糖症的鉴别

	胰岛素	胰岛素原	c-肽	促分泌剂检测	胰岛素抗体
外源性胰岛素	↑	↓	↓	−	−
胰岛素促分泌剂	↑	↑	↑	+	−
胰岛素瘤/PHH1	↑	↑	↑	−	−
自身免疫性低血糖症					
胰岛素抗体所致	↑	↑*	↑*		+
胰岛素受体抗体所致	↑	↓	↓	−	−*

注：* 游离 C- 肽和游离胰岛素原降低；* 胰岛素抗体阴性而胰岛 * 受体抗体阳性

（李 云）

第六节　糖尿病伴低血糖症

低血糖症几乎是糖尿病患者的必有经历。有时，一次严重的低血糖症或由此诱发的心血管事件可抵消长期降糖治疗所带来的益处，故必须加强其防治。

一、危险因素和分类

（一）危险因素

1. 外源性因素外源性因素引起的低血糖发作号绝对或相对胰岛素过量有关，见于①外源性胰岛素过量、使用时间错误或制剂不当；②注射胰岛素后进食减少或未按时进餐或活动量增加；③胰岛素促分泌剂过量或使用不当；④肝肾功能不全；⑤饮酒。

2. 内源性因素主要由血糖对抗调节受损引起，其原因是：①低血糖时，胰高糖素和儿茶酚胺的分泌反应与胰岛素分泌的抑制作用缺乏，导致 HU；②低血糖反复发作致低血糖相关性自主神经功能衰竭（hypoglycemia-associated autonomic failure，HAAF），使 GTRH 进一步下降，更低的血糖水平仍不能激活交感 - 肾上腺系统释放儿茶酚胺，患者缺乏低血糖报警症状。以上的 HU 与 HAAF 互为因果，形成恶性循环。

（二）糖尿病低血糖症的分类

由于糖尿病低血糖症的特殊性，ADA 提出如下分类方法：①严重低血糖症（severe hypoglycemia）：发生低血糖症后，患者不能自救，需要他人协助才能恢复神志。②症状性低血糖症（documented symptomatic hypoglycemia）：低血糖症状典型而明显，血糖在 3.9mmol/L。③无症状性低血糖症（asymptomatic hypoglycemia）：无典型低血糖症状，但血糖忘 3.9mmol/L。④可疑症状性低血糖症（probable symptomatic hypoglycemia）：有低血糖症状，但未检测血糖。⑤相对性低血糖症（relative hypoglycemia）：有低血糖症状，但血糖 > 3.9mmol/L。

二、预防和治疗

（一）低血糖症的预防

1. 糖尿病教育　血糖自我监测是观察血糖变化和预防严重低血糖症的重要手段，预防的重点在严重低血糖发作和夜间 HU。患者及其家属应通过糖尿病教育掌握早期识别和处理低血糖，观察最低血糖值，并评估低血糖发作时的知觉程度。一旦发生低血糖症状应立即进食，若发现患者神志改变或昏迷应立即处理后送医院急救。

2. 加餐　是防治 T1DM 患者低血糖症的有效手段之一，但频繁进食可引起体重增加。

3. 制订适宜的个体化血糖控制目标　实行富有弹性的个体化血糖控制方案，及时调整药物剂世，既严格控制血糖，又减少低血糖症（特别是夜间 HU）的发生率。

4. 合理应用胰岛素和胰岛素类似物　快作用胰岛素类似物应用于糖尿病患者的强化治疗可使血糖更为平稳，甘精（或地特）胰岛素和胰岛素泵治疗可降低低血糖症的发生率。HU 患者应及时放宽血糖控制的目标值，一般在避免 HU 发作数周后可使低血糖的报警症状恢复。

（二）低血糖症的治疗

大多数低血糖反应仅通过进食葡萄糖或含糖食物，如果汁、软饮料、糖果或进餐等即可缓解，但血糖上升后还需进食足量淀粉类主食。α- 糖苷酶抑制剂不刺激内源性胰岛素分泌，可避免或减少低血糖的发生。

严重低血糖症的急救，包括静脉推注 50% 葡萄糖、5% ～ 10% 葡萄糖静脉滴注维持、肌内注射胰高糖素等。但胰高糖素维持的时间短（胰高糖素鼻内给药效果和注射用药类似），对 T2DM 伴低血糖症的效果较差（因可刺激胰岛素分泌）。精氨酸（刺激胰高糖素分泌）和 β_2- 肾上腺素能激动剂（如特布他林有拟肾上腺素作用）也能使血糖升高，维持的时间比胰高糖素和葡萄糖持久。用于预防夜间低血糖症时，精氨酸或特布他林比睡前加餐的效果好。

·· （李　云）

第七节　中枢性尿崩症

尿崩症（diabetes insipidus，DI）是指精氨酸加压素（arginine vasopressin，AVP），又称抗利尿激素（antidiuretic hormone，ADH）严重缺乏或部分缺乏（中枢性尿崩症），或肾脏对 AVP 不敏感（肾性尿崩症），致肾小管重吸收水的功能障碍，从而引起多尿、烦渴、多饮与低相对密度（比重）尿和低渗尿为特征的一组综合征。本书着重介绍中枢性尿崩症（central diabetes insipidus，CDI）。

一、病因与发病机制

中枢性尿崩症是由于多种原因影响了 AVP 的合成、转运、储存及释放所致，该症可发生于任何年龄，青少年多见。男女之比约为 2∶1。分为继发性、特发性和遗传性尿崩症。

（一）继发性

约 50% 的中枢性尿崩症患者为下丘脑神经垂体部位的肿瘤，如颅咽管瘤、松果体瘤、第三脑室肿瘤、转移性肿瘤、白血病等所引起；约 10% 由头部创伤所致（严重脑外伤、垂体下丘脑部位的手术）；脑部感染性疾病（脑膜炎、结核、梅毒）、郎格汉斯组织细胞增生症或其他肉芽肿病变、血管病变等影响下丘脑神经垂体也可导致尿崩症。

（二）特发性

约占中枢性尿崩症的 30%，临床找不到任何病因，部分患者尸检发现下丘脑视上核与室旁核神经细胞明显减少或几乎消失。有研究证实部分患者血中存在针对 AVP 合成细胞的自身抗体。

（三）遗传性

有家族史，呈常染色体显性遗传，系由于 AVP- 神经垂体素运载蛋白 II 原前（prepro-AVP-NP II）基因编码区多种多样的基因突变所致，已报道的突变至少涉及 87 个家系 53 种以上。突变导致 AVP 前体在细胞内的转运和加工受阻，下丘脑合成 AVP 神经细胞的减少。

另一种常染色体隐性遗传的中枢性尿崩症，系由于 Prepro-AVP-NP II 基因外显子 1 的 C 301 T（pro 7 leu）突变导致 AVP 与肾脏受体结合率的明显降低。

此外，本症可以是 DIDM0AD 综合征（Wolfram 综合征）的组成部分，该征为常染色体隐性遗传，系由位于染色体 4p 的 WFS1 基因突变所致，临床表现为尿崩症、糖尿病、视神经萎缩和耳聋。

二、临床表现

（一）烦渴、多饮、低渗性多尿

尿崩症的主要临床表现为多尿、烦渴、多饮及夜尿增多，起病常较急，一般起病日期明确。24h 尿量多数患者在 5 ~ 10L 或更多。尿相对密度常在 1.005 以下，尿渗透压常为 50 ~ 200mmol/L，尿色淡如清水。患者因烦渴而大量饮水，喜冷饮。部分性尿崩症患者症状较轻。

（二）高渗症和低渗症

患者并发渴感消失或减退（病变累及下丘脑渴感中枢）、意识不清（手术、麻醉、颅脑外伤等）、饮水缺乏，而又得不到及时的水分补充，患者会发生严重失水，出现高钠血症、高渗症群，表现为极度软弱、发热、精神症状、谵妄甚至死亡。

中枢性尿崩症患者应用抗利尿激素或其他抗利尿制剂过量时，往往会由于多饮习惯而导致低钠、低渗症群，表现为恶心、呕吐、腹部绞痛以及肌无力、肌痉挛等消化系统和肌肉症状，严重者出现头痛烦躁、迷糊、精神异常等神经系症状，甚至抽搐、魏、脑疝，危及生命。

（三）其他

当尿崩症合并腺垂体功能不全时，尿崩症症状会减轻，糖皮质激素替代治疗后症状再现或加重。长期低渗性多尿可导致膀胱容量增大、肾盂积水。继发性尿崩症除上述表现外，尚有原发病的症状与体征。

三、实验室缯查

（一）低渗尿

常规的实验室检查结果除尿渗透压和尿相对密度低外没有其他异常，血氯、钠、钾等电解质及尿素水平均在正常范围。

（二）溶质排泄正常

尿崩症患者常规的尿糖检查为阴性，溶质的排泄率在正常范围 [＜ 15mmol/（kg·

24h）]。

四、诊断与鉴别诊断

（一）诊断要点

对任何一个持续多尿、烦渴、多饮、低相对密度尿者均应考虑尿崩症的可能性，诊断要点是：①尿量多，一般 4 ～ 10L/d；②低渗尿，尿渗透压＜血浆渗透压，一般＜200mmol/L，尿相对密度多＜ 1.006；③禁水试验不能使尿渗透压和尿相对密度增加，而注射水剂加压素后尿量明显减少、尿相对密度增加、尿渗透压较注射前增加 50% 以上；④ ADH 或去氨加压素（DDAVP）治疗有明显效果。诊断困难者需行动态试验。

（二）动态试验

1. 禁水—加压素　试验禁饮逐步达最大抗利尿状态，试验须在严密观察下进行，试验期间体重下降 3% ～ 5% 或血压明显下降者，立即停止试验。

正常人体内释放大量 AVP，表现为禁饮后尿量逐渐减少，尿渗透压逐渐升高，可达血浆渗透压的 2 ～ 4 倍，注射加压素后尿渗透压不再升高，升幅不到 10%。

完全性中枢性尿崩症患者体内 AVP 缺乏，禁饮后尿渗透压始终低于血浆渗透压，注射加压素后尿渗透压可进一步升高，达 50% 以上；完全性肾性尿崩症患者肾脏对 AVP 不敏感，禁饮和注射加压素后尿渗透压都低于血浆渗透压。一般而言，精神性烦渴症者禁饮后及注射加压素后的尿渗透压变化与正常人相同或接近。

部分性中枢性尿崩症和部分性肾性尿崩症患者，禁饮后的尿渗透压均可轻度升高；注射加压素后，尿渗透压可上升 10% ～ 50%。

2. 禁饮试验—血浆精氨酸加压素测定　在禁饮试验开始前和禁饮结束后（注射加压素前），采血样测血浆渗透压和血浆抗利尿激素浓度。

部分性中枢性尿崩症患者血浆 AVP 水平低于正常，完全性者血浆 AVP 水平往往测不到；肾性尿崩症者的血浆 AVP 水平正常或高于正常；精神性烦渴症患者则在正常范围。

肾性尿崩症患者，血浆 AVP 水平相对于对应的尿液渗透压，表现为不适当的高水平，对肾性尿崩症与精神性烦渴症的鉴别有重要价值。

禁饮后，上述血浆 AVP 水平的特征更为显著，有助于各类尿崩症的鉴别诊断。

3. 高渗盐水输注试验　滴注 3% 高渗盐水逐步升高血浆渗透压，随着血浆渗透压的上升，血浆 AVP 水平逐步升高，分析两者的关系评估垂体后叶的功能。试验过程中严密监测心率、出现头痛、血压骤升等症状立即停止试验。高血压和心脏病患者禁作此试验。

肾性尿崩症和精神性烦渴患者的 AVP 分泌对血浆渗透压升高的反应正常；而中枢性尿崩症患者表现为没有反应或反应低下。

（三）病因诊断

尿崩症诊断确定之后，必须尽可能明确病因。视野检查、CT 或 MRI 等检查用以明确或除外有无垂体或附近的肿瘤。

（四）精神性烦渴

由于精神因素引起烦渴、多饮，抑制 AVP 分泌，导致多尿与低相对密度尿。临床表现与尿崩症极相似，上述诊断性试验均在正常范围内。

肾性尿崩症。肾脏对 AVP 的抗利尿作用反应降低或缺乏，导致低渗性多尿。

遗传性者约 90% 的患者为 AVP 肾脏受体基因（AVPR2）突变所致，属家族性 X 连锁遗传性疾病；另有大约不到 10% 左右的患者是由于水通道蛋白 2（AQP2）基因突变引起的常染色体隐性遗传肾性尿崩症。

继发性肾性尿崩症多发生于各种肾脏疾病、低钾血症和高钙血症，有相应原发疾病的临床特征。

五、治疗

（一）激素替代疗法

1. 去氨加压素　去氨加压素（1- 脱氨 -8- 右旋精氨酸加压素，DDAVP，即 desmopressin，弥凝）为人工合成的加压素类似物。抗利尿作用强，而无加压作用，不良反应少。口服醋酸去氨加压素片剂，每次 0.1 ～ 0.2mg，每日 2 ～ 3 次。用药必须个体化，防止水中毒。

2. 鞣酸加压素注射液　该制剂 5U/ml，从小剂量开始，首次 0.1ml 肌内注射，以后观察逐日尿量，以了解药物奏效程度及作用持续时间，从而调整剂量及间隔时间。一般注射 0.2 ～ 0.5ml，效果可维持 3 ～ 4d，具体剂量因人而异，用时应摇匀。慎防用量过大引起水中毒。长期应用 2 年左右因产生抗体而减效。

3. 垂体后叶素水剂　作用仅能维持 3 ～ 6h，每日须多次注射，长期应用不便。主要用于脑损伤或手术时出现的尿崩症，每次 5 ～ 10U，皮下注射。

（二）其他抗利尿药物

1. 氢氯噻嗪　每次 25mg，每日 2 ～ 3 次，可使尿量减少一半。其作用机制可能是由于尿中排钠增加，肾近曲小管重吸收增加，到达远曲小管原尿减少，对肾性尿崩症也有效。长期服用氢氯噻嗪可能引起低钾、高尿酸血症等，应适当补充钾盐。

2. 卡马西平　刺激 AVP 分泌，使尿量减少，每次 0.1g，每日 2 ～ 3 次。需注意肝损害、白细胞计数降低、乏力、眩晕等药物不良反应。

3. 氯磺丙脲　刺激 AVP 释放并增强 AVP 对肾小管的作用，对伴有渴感功能降低者有改善渴感作用。每日剂量不超过 0.2g，早晨一次口服。本药可引起严重低血糖，也可引起水中毒，应加以注意。

（三）病因治疗

继发性尿崩症者，需积极治疗其原发病。

··（李　云）

第八节　抗利尿激素不适当分泌综合征

抗利尿激素不适当分泌综合征（syndrome of inappropriate antidiuretic hormone secretion，SIADH）又称不适当抗利尿综合征（SIAD），是一种以低渗性低钠血症和尿液稀释功能障碍为特征性表现的水钠平衡异常，临床上既没有肾脏疾病的表现又无确定的兴奋抗利尿激素分泌的非渗透性刺激。低钠血症通常是指血钠浓度 < 135mmol/L。

一、病因与发病机制

（一）病因

SIADH 发生的基本原因是水分摄入过多和肾脏排水的障碍，但其根本的病因尚未完全阐明。已知多种原因与 SIADH 的发病有关，主要病因可归纳为五大类：肿瘤、药物、神经疾患、肺部疾病及其他各种原因等（表 10-12）。

表 10-12 SIADH 的主要病因

肿 瘤	药 物	神经疾病	胸肺疾病	其 他
肺癌	抗利尿激素	脑膜炎	肺炎	急性精神症
胰腺癌	缩宫素（催产素）	脑炎	肺结核	手术后
膀胱癌	长春花生物碱	脑部肿瘤	气胸	艾滋病
白血病	顺铂	蛛网膜下隙出血	正压换气	特发性
胸腺瘤	氯磺丙脲	大脑和小脑萎缩		
淋巴瘤	卡吗西平	颅脑损伤		
肉瘤	酚噻嗪	急性间歇性卟啉症		
间皮瘤	摇头丸	急性感染性多神经炎		

氯贝丁酯（安妥明）

（二）发病机制

根据高渗盐水输注试验研究的结果，精氨酸加压素（AVP）分泌的渗透压调节异常有 4 种类型（图 10-6）。

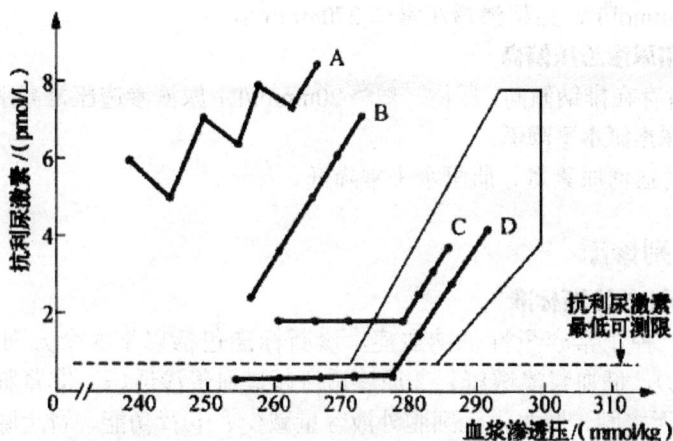

图 10-6 不同类型的 SIADH 抗利尿激素分泌的渗透压调节示意图

A 型（不规则 AVP 分泌型）占 40% 左右，大量的抗利尿激素分泌完全不受渗透压调节，见于肺癌、中枢神经系统疾病及精神病患者，可能与异位分泌和非渗透性的兴奋有关。

B 型（AVP 释放阈值降低型）约占 30%，AVP 分泌仍受渗透压调节，但阈值降低，见于胸肺疾患和肿瘤患者，可能与 AVP 分泌容量、压力调节传入通路障碍有关。

C 型（"加压素漏出"型）约占 1/5 左右，加压素分泌的渗透压调节完全正常，但当渗透压低于阈值时，加压素仍持续分泌，偶见于恶性肿瘤患者。可能是抑制性渗透压感受器受损或存在持续性、非渗透性的兴奋 AVP 分泌的刺激。

D 型（"低加压素抗利尿"型）约占不到 10%，渗透压调节加压素分泌完全正常，但当血浆渗透压低于 AVP 分泌阈值、加压素分泌抑制时，尿液仍不能最大程度稀释。可能的原因是：肾脏对加压素的敏感性增高，或内源性抑制物质缺乏，或有另一种抗利尿物质存在。

二、临床表现

（一）低钠血症

低钠血症症状的严重性与血钠降低的速度及血钠的水平有关，血钠水平降低越快、血钠的浓度越低，症状就越严重。

低钠血症临床症状无特异性，主要表现为消化系统和神经病学方面的症状。当血钠水平＞ 120mmol/L 时，多数患者可无临床症状；当血钠水平＜ 120mmol/L 时，可出现疲倦、厌食、恶心、呕吐、神经过敏、头痛、肌肉无力和痉挛等；血钠浓度＜ 110mmol/L 时，患者可出现嗜睡、迷糊、反射抑制、抽搐，甚至昏迷、危及生命。

（二）容量正常

SIADH 呈现为正常容量性低钠血症的临床表现，患者血钠降低，无容量降低的临床表现；尽管体液总量可稍有增加，但患者无水肿。

三、实验室脸查

（一）低钠血症和血浆渗透压降低

血钠＜ 135mmol/L，血架渗透压常＜ 270mmol/L。

（二）尿钠和尿渗透压偏高

SIADH 患者存在排钠倾向，尿钠一般＞ 20mmol/L，尿液渗透压常高于血浆渗透压。

（三）血清尿素氮水平降低

SIADH 患者血清尿素氮、肌酐水平常降低。

四、诊断与鉴别诊断

（一）SIADH 的诊断标准

SIADH 是一种正常容量性低钠血症，诊断标准包括以下 5 个方面：①低钠血症（＜ 135minol/L）、低血浆渗透压；②尿渗透压超过血浆渗透压；③肾脏排钠增加（＞ 20mmol/d）；④无水肿、腹水，无细胞外液容量减少；⑤肾功能、肾上腺功能和甲状腺功能均正常。

（二）高容性低钠血症

高容性低钠血症有细胞外液容量增加的病史和体征，如顽固性心力衰竭、晚期肝硬化伴腹水或肾病综合征等，常伴明显水肿、腹水，患者血压无明显降低，尿量减少，一般＜ 800ml/d，尿钠通常＜ 10 ～ 20mmol/L。

（三）低容性低钠血症

低容性低钠血症患者的细胞外液容量降低，有出血、失钠、胃肠消化液丧失等原发疾病史，在无肾脏失钠的情况下，尿钠通常＜ 10mmol/L；临床上有明显的低血容量表现，低渗表现可不十分严重，由于肾小球滤过率降低，血浆肌酐和尿素氮水平升高，尤以尿素氮为明显。

（四）脑性盐耗综合征

脑性盐耗综合征（cerebral salt wasting syndrome，CSWS），本症是在颅内疾病的过程中肾不能保存钠而导致进行性尿钠自尿中大量流失，并带走过多的水分，从而导致低钠血症和细胞外液容量的下降。CSWS 的主要临床表现为低钠血症、尿钠增高和低血容量；对钠和血容量的补充有效，而限水治疗无效，反而使病情恶化。

五、治疗

（一）限制水的摄入量

对于慢性 SIADH 患者，首要的措施是限制水的摄入，控制在 500 ～ 1000ml/24h。

（二）降低 AVP 肾脏作用药物

对不能耐受限水的慢性患者，可采用降低 AVP 肾脏作用的药物地美环素 [去甲金霉素]600 ～ 1200mg/d，用药 3 周达最大治疗效果，不良反应包括氮质血症、光过敏、恶心和呕吐等。

（三）高渗盐水输注

仅对伴有明显神经系统症状的严重低钠血症可用 3% 高渗盐水输注治疗，纠正低钠血症速度宜慢，血钠升高的速率不超过 0.5mmol/h 或 10mmol/24h，血钠水平达到 120 ～ 125mmol/L 时，停止高渗盐水输注。纠正低钠血症过快可导致严重的、持久的中枢性桥脑脱髓鞘症（渗透性脱髓鞘综合征）。

（四）积极诊治原发病

DIADH 主要病因可归纳为五大类，这些原发病也即基础病对于本章的治疗非常重要，因此应积极诊治原发病。

(李 云)

第十一章　消化内科常见疾病

第一节　慢性胃炎

慢性胃炎是指由各种病因引起的胃黏膜慢性炎症，临床非常常见，在接受胃镜检查的患者中绝大多数有慢性胃炎改变，其发病随年龄而增加，男性多于女性。

在组织学诊断方面，慢性胃炎有 5 种组织学变化。即幽门螺杆菌（HP）感染、慢性炎症、活动性、萎缩和肠化，分成无、轻度、中度和重度四级。诊断标准采用我国慢性胃炎的病理诊断标准（见后）和直观模拟评分法（visual analogue scale）。

在内镜诊断方面，内镜下将慢性胃炎分为非萎缩性（浅表性）胃炎和萎缩性胃炎两大基本类沙。同时存在平坦糜烂、隆起糜烂、出血、粗大皱襞或胆汁反流等征象，则诊断为非萎缩性胃炎或萎缩性胃炎伴糜烂、胆汁反流等。特殊类型胃炎的内镜诊断必须结合病因和病理，可分为化学性、放射性、淋巴细胞性、肉芽肿性、嗜酸细胞性等类型。根据病变分布，内镜下慢性胃炎可分为胃窦炎、胃体炎、全胃炎胃窦为主或全胃炎胃体为主。

一、病因和发病机制

慢性胃炎病因尚未完全阐明，近年认为与 Hp 的长期感染、环境及饮食因素和易感体质等因素有关。

（一）Hp 感染

目前已确认 Hp 是慢性浅表性胃炎的主要病因。这一结论是居于以下资料：

1. 临床上绝大多数慢性胃炎患者的胃黏膜可检出 Hp。

2. 健康志愿者的研究发现服 Hp 菌液后不仅出现上腹不适，而且也观察到胃黏膜急性炎症过程，这点在动物实验中观察最为详尽，用 Hp 灌喂小鼠，观察到由急性炎症到慢性活动性炎症的动态变化。

3. Hp 在胃内的定植与胃内炎症分布是一致的。

4. 根除 Hp 胃黏膜炎症消退。

（二）饮食和环境因素

长期的不良饮食习惯，如饮浓茶、烈性酒、辛辣咸食物和过冷、过热食物，长期作用可致胃黏膜损害。环境因素在慢性胃炎的发病也有重要作用。

（三）药物

长期服用非甾体类消炎药，如阿司匹林、吲哚美辛等可损害胃黏膜屏障，导致胃黏膜糜烂和炎症。

（四）免疫因素

在自身免疫性胃炎患者的血清中常可检测到壁细胞抗体和内因子抗体。壁细胞抗体是自身抗体，其对应的抗原位于壁细胞的分泌小管上，具有特异性，两者结合使壁细胞总数减少，进而导致胃酸分泌下降；内因子抗体也是自身抗体，可阻止内因子与维生素 B_{12} 结合，内因子抗体特异性高，仅见于胃萎缩伴恶性贫血者。

（五）其他

年龄和慢性胃炎发病有关，其发病率随年龄增加而增加。十二指肠液的反流，吸烟，胃黏膜营养因子的缺乏。另外其他系统的疾病，如心力衰竭、门脉高压症和糖尿病等也与慢性胃炎发病有关。

二、病理

慢性胃炎的主要组织病理学特征是炎症、萎缩和肠化生，病变主要局限于黏膜层。慢性浅表性胃炎的基本病变是上皮细胞的变性，小凹上皮的增生和固有膜内炎症细胞的浸润，炎症细胞主要是淋巴细胞和浆细胞。我国的慢性胃炎组织学诊断标准为：

1. HP 感染，观察胃黏膜黏液层、表面上皮、小凹上皮和腺管上皮表面是否存在 Hp，若未见 Hp 则无 HP 感染，偶见或小于标本全长 1/3 有少数 Hp 则为轻度，Hp 分布超过标本全长 1/3 而未达 2/3 为中度，Hp 成堆存在为重度。

2. 活动性，有中性粒细胞浸润；轻度：黏膜固有层有少数中性粒细胞浸润；中度：中性粒细胞较多存在于黏膜层，可见于表面上皮细胞、小上皮细胞或腺管上皮内；重度：中性粒细胞较密集，除中度所见外还可见小凹脓肿。

3. 慢性炎症，根据黏膜层慢性炎症细胞的密集程度和浸润深度分级。正常：单个核细胞每高倍视野不超过 5 个；轻度：慢性炎性细胞较少并局限于黏膜浅层，不超过黏膜层的 1/3；中度：慢性炎性细胞较密集，不超过黏膜层的 2/3；重度：慢性炎性细胞密集。

4. 萎缩：萎缩指胃固有腺减少，分为两种类型：①化生性萎缩：胃固有腺被肠化或被假幽门化生腺体替代；②非化生性萎缩：胃固有腺被纤维或纤维肌性组织替代，或炎性细胞浸润引起固有腺数量减少。萎缩程度以胃固有腺减少各 1/3 来计算。轻度：固有腺体数减少不超过原有腺体的 1/3；中度：固有腺体数减少介于原有腺体的 1/3 ～ 2/3；重度：固有腺体数减少超过 2/3，仅残留少数腺体，甚至完全消失。③肠化，轻度：肠化区占腺体和表面上皮总面积 1/3 以下；中度：肠化区占腺体和表面上皮总面积的 1/3 ～ 2/3；重度：肠化区占腺体和表面上皮总面积的 2/3 以上；有异型增生（上皮内瘤变）时要注明，分轻度和重度（或低级别和高级别）两级。

上述诊断标准与直观模拟评分法（图 11-1）并用对慢性胃炎作出病理学诊断。

慢性胃炎的病理诊断分为非萎缩性胃炎和萎缩性胃炎两类，按照病变部位分为胃窦胃炎、胃体胃炎和全胃炎。有少部分是特殊类型胃炎，如化学性胃炎、淋巴细胞性胃炎、肉芽肿性胃炎、嗜酸细胞性胃炎、胶原性胃炎、放射性胃炎、感染性（细菌、病毒、霉菌和寄生虫）

三、临床表现

慢性胃炎常无特异性症状，而且症状的严重程度与胃黏膜病理组织学改变无平衡关系。大多数患者无症状，部分患者表现为上腹隐痛或不适、餐后饱胀、反酸、嗳气、恶心等消化不良症状。自身免疫性萎缩性胃炎患者可有贫血、消瘦，舌炎等表现。

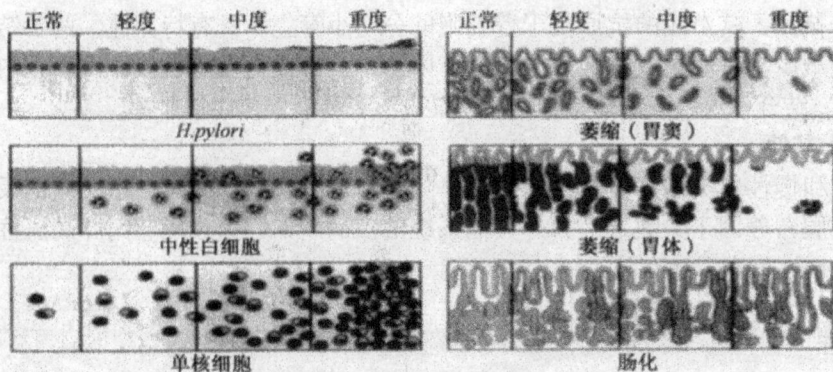

图 11-1　慢性胃炎病理特点

四、胃镜和实验室检查

（一）胃镜检查

胃镜检查和活组织病理学检查是慢性胃炎最可靠的诊断方法。慢性浅表性胃炎的内镜表现为黏膜的充血、水肿，呈麻疹样改变，局部可见糜烂和出血点；而黏膜皱襞变平、变细，黏膜色泽灰暗、血管显露，则系萎缩性胃炎的表现。由于内镜下所见与活组织病理学检查结果不尽一致，因此强调两者结合，以病现学为标准。

（二）实验室检查

1. HP 检测　可取 1 块胃黏膜组织进行快速尿素酶实验。

2. 自身抗体的检测　对疑为自身免疫性胃炎者可检测血清壁细胞抗体和内因子抗体，血清维生素 B_{12} 浓度明显下降提示内因子减少。

3. 胃液分析和血清胃泌素测定　浅表性胃炎胃酸分泌正常或轻度减少，萎缩性胃炎则明显减少。

五、诊断

慢性胃炎的诊断依据于胃镜检查及背黏膜活组织病理学检查，确诊靠病理组织学，要注意的是由于病变分布的局灶性，因此要多处取材。在取材上一般由内镜尿师根据需要决定，一般为 2～5 块。如取 5 块，则胃窦 2 块取自距幽门 2～3cm 处的大弯和小弯，胃体 2 块取自距贲门 8cm 处的大弯（约胃体大弯中部）和距胃角近侧 4cm 处的小弯，胃角 1 块。标本要足够大，达到黏膜肌层，不同部位的标本须分开装瓶，并向病理科提供取材部位、内镜所见和病史。

六、治疗

目前慢性胃炎无特殊治疗，临床治疗的对象主要是有症状者，对于无症状人群常无须治疗。

（一）消除或削弱攻击因子

1. 根除 Hp，就慢性胃炎而言，指胃黏膜明显糜烂、病理上见中 - 重度萎缩或中 - 重度肠化或不典型增生者需根除 Hp。

2. 抑酸或抗酸治疗　适用于胃黏膜糜烂或以烧心、反酸、上腹饥饿痛等症状为主者。可根据病情或症状的严重程度，选用抗酸剂、受体阻断剂或质子泵抑制剂。

（二）增强胃黏膜防御能力

对于胃黏膜糜烂、出血或症状明显者，可使用兼有杀菌作用的胶体铋和兼有抗酸和胆盐吸附作用的铝碳酸制剂，也可使用具黏膜保护作用的硫糖铝等。

（三）动力促进剂

适用于以上腹饱胀、早饱等症状为主者。常用的促动力药有多潘立酮、西沙必利等。

（四）萎缩性胃炎的治疗

对症治疗为主。一般认为萎缩性胃炎每年的癌变率约为 0.5% ～ 1%。为了减少胃癌的发生，同时又方便患者，对不伴有肠化和异型增生的萎缩性胃炎患者可每 1 ～ 2 年行内镜和病理随访一次；对中至重度萎缩或伴有肠化的萎缩性胃炎患者每 1 年左右随访一次，伴有轻度异型增生，可缩短至每 6 个月左右随访一次；对重度异型增生患者需立即复查胃镜和病理，必要时行手术治疗或内镜下局部治疗。

（李　云）

第二节　消化性溃疡

消化性溃疡是指胃肠道黏膜被胃消化液所消化（自身消化）而造成的溃疡。消化性溃疡最常发生于胃、十二指肠，也可发生于食管、胃肠吻合口附近及含有胃黏膜的 Meckel 憩室内。

一、病因和发病机制

胃十二指肠黏膜除了经常接触高浓度胃酸外，还受胃蛋白酶、胆盐、药物、微生物和其他有害物质的侵袭。但正常胃十二指肠黏膜能够抵抗这些侵袭因素的损害，维持其完整性。只有损害了这一机制才可能发生胃酸 / 胃蛋白酶侵蚀黏膜而导致溃疡形成。消化性溃疡的形成与下列因素有关：胃酸和胃蛋白酶；幽门螺杆菌（HP）；药物：①非甾体类消炎药。服用 NSAID 的病人中发生消化性溃疡及其并发症的危险性高于普通人群。其中半数以上内镜下见胃黏膜的出血糜烂，10% ～ 25% 可发现胃或十二指肠球部溃疡，1% ～ 2% 发生出血、穿孔等溃疡并发症。NSAID 破坏黏膜屏障，使黏膜防御和修复功能受损而导致消化性溃疡发病。②肾上腺皮质激素。消化性溃疡的发生率与其剂量有关，肾上腺皮质激素抑制磷脂酶 A_2 的活性，后者参与前列腺素 E 的合成。其他因素：①吸烟；②遗传因素；③饮食因素；④胃十二指肠运动功能；⑤精神因素。

二、临床表现

本病的临床表现轻重不一，部分病人无症状，也可以出血、穿孔、梗阻等并发症作为首发症状。

1. 症状　反酸、嗳气、上腹胞胀、恶心、呕吐、食欲缺乏等消化不良症状。上腹痛是主要症状，多位于上腹中部偏右或偏左，胃十二指肠后壁溃疡特别是穿透性溃疡，疼痛可放射到后背。溃疡痛为内脏痛，故体表定位不一定反映溃疡所在的解剖位置。疼痛可表现为钝痛、灼痛、胀痛、剧痛或饥饿样痛。消化性溃疡疼痛特点：①慢性规律性反复发作；②节律性疼痛；③周期性疼痛。

2. 体征　消化性溃疡缺乏特异性体征，溃疡活动时，多数病人有上腹部剑突下一固定而局限性的压痛点，十二指肠球部溃疡压痛点常偏右，缓解期常无明显体征。

三、消化性溃疡的特殊类型和问题

（一）无症状性溃疡

约 15%～35% 消化性溃疡患者可无任何症状。这部分患者多在因其他疾病作内镜或 X 线钡餐检查时被发现，或当发生出血、穿孔等并发症时，甚至于尸体解剖时始被发现。这类消化性溃疡可见于任何年龄，但以老年人多见。维持治疗中复发的溃疡半数以上无症状，溃疡较少发生并发症。无症状性溃疡在 NSAIDs 诱发的溃疡中占 30%～40%。

（二）老年人消化性溃疡

统计资料表明，近十多年来，消化性溃疡者中老年人的比率呈增高趋势。老年人消化性溃疡临床表现多不典型，有许多方面与青壮年消化性溃疡不同。老年者中 GU 发病率等于或多于 DU。位于胃体中上部的高位溃疡以及胃巨大溃疡多见，需与胃癌鉴别。老年人消化性溃疡者中无症状或症状不明显者的比率较高，疼痛多无规律，食欲减退、恶心、呕吐、体重减轻、贫血等症状较为突出。

（三）胃、十二指肠复合溃疡

指胃和十二指肠同时发生的溃疡，这两个解剖部位溃疡的病期可相同，但亦可不同。复合溃疡的检出率约占全部消化性溃疡的 5%。DU 往往先于 GU 出现。复合性溃疡胃出口梗阻的发生率较单独 GU 或 DU 高。一般认为，GU 如伴随 DU，则其恶性的机会较少，但这只是相对而言。

（四）幽门管溃疡

幽门管位于胃远端，与十二指肠交接，长约 2cm。幽门管溃疡的病理生理与 DU 相似，胃酸一般增多。幽门管溃疡常缺乏典型溃疡的周期性和节律性疼痛，餐后上腹痛多见抗酸剂反应差，容易出现呕吐等胃出口梗阻症状，穿孔或出血的并发症也较多。

（五）十二指肠球后溃疡

约占 DU 的 3%。溃疡多发生于十二指肠乳头近端。球后溃疡多具有 DU 的临床特点，但夜间疼痛和背部放射痛更为多见，对药物治疗反应较差，较易并发出血。

（六）难治性溃疡

指正规治疗 8 周（DU）或 12 周（GU）后，经内镜检查确定未愈的溃疡和（或）愈合缓慢、复发频繁的溃疡。随着强烈抗胃酸分泌作用的质子泵抑制剂（proton pump inhibitor，PPI）的问世及消化性溃疡病因新认识带来的防治策略的改变，真正难以愈合的消化性溃疡已极为少见。

四、诊断

1. 辅助检查

（1）胃液分析。

（2）血清胃泌素的检测。

（3）HP 的检测目前已成为消化性溃疡的常规检测项目。①快速尿素酶实验；②黏膜活检组织涂片染色；③活检组织切片病理染色；④ HP 的分离和培养；⑤分子生物学技术；⑥ ^{13}C 或 ^{14}C 尿素酶呼气试验；⑦血清抗 HP 抗体的检测；⑧粪便检测。

（4）X 线钡剂检查。多采用钡剂和空气双重对比造影技术检查胃和十二指肠。消化性溃疡的 X 线征象有直接和间接两种，前者是诊断本病较可靠的依据，而后者的特异性有限。龛影是溃疡的直接征象。切线位观察时，龛影突出于胃或十二指肠腔轮廓之外；正位观察时，龛影显示为圆形或椭圆形的密度增深影（图 11-2）。由于溃疡周围组织的炎症和水肿，龛影周围可出现透亮带；因溃疡部位纤维组织增生和收缩，出现黏膜皱襞向溃疡集中的现象。此外，还可发现局部痉挛、激惹现象、十二指肠球部畸形和局部压痛等，这些均为溃疡的间接征象。

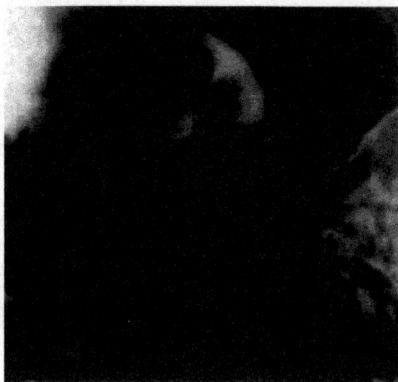

图 11-2　十二指肠球部溃疡

（5）胃镜检查及黏膜活检病理学检查为确诊依据。

纤维内镜和电子内镜已广泛应用于临床，内镜检查不仅可对胃十二指肠黏膜直接观察、摄影，还可在直视下取活检。它对消化性溃疡的诊断和良、恶性溃疡鉴别诊断的准确性高于钡餐检查。例如，当溃疡小或表浅时，钡餐检查就难以发现；活动性上消化道出血是钡餐检查的禁忌证，但内镜检查不但可确定其来源和性质，还可以在内镜下止血；内镜下可取活检作病理检查，对良、恶性溃疡的鉴别有很大帮助。内镜下溃疡可分为三个病期，其中每一病期又可分为两个阶段：

1）活动期（active Stage，A）溃疡基底部蒙有白色或黄白色厚苔。周边黏膜充血、水肿（A_1），或周边黏膜充血、水肿开始消退，四周出现再生上皮所形成的红晕（A_2）。

2）愈合期（healing stage，H）溃疡缩小变浅，苔变薄。四周再生上皮所形成的红晕向溃疡围拢，黏膜皱襞向溃疡集中（H_1），或溃疡面几乎为再生上皮所覆盖，黏膜皱襞更加向溃疡集中（H_2）。

3）瘢痕期（scar Stage，S）溃疡基底部的 A 苔消失，呈现红色瘢痕（S_1），最后转变为白色瘢痕（S_2）。

2. 诊断要点　根据慢性、周期性、节律性中上腹疼痛，应首先考虑消化性溃疡（PU）。由于其节律为进食—疼痛—缓解，查体压痛以剑突下偏左为主，故以胃溃疡可能性大。胃肠钡餐及内镜证实胃小弯有溃疡，故可确诊为胃溃疡（GU）。由于症状明显，病灶周围黏膜充血水肿明显，可诊断为胃小弯溃疡活动期。

由于有空腹痛及夜间痛，并有疼痛—进食—缓解的规律和季节性发作，应考虑十二指肠球部溃疡（DU），胃肠钡餐示十二指肠球部有龛影，与内镜所见球部溃疡一致，故十二指肠球部溃疡诊断可以明确。胃肠钡餐及内镜均见十二指肠球部畸形，说明病人过去有过多次球部溃疡发作，由于溃疡瘢痕收缩导致球腔畸形。喜甜食、吸烟、HP（+），均可能为本病反复发作的原因。

3. 鉴别诊断

（1）十二指肠溃疡：该病腹痛的节律是疼痛－进食－缓解，常有饥饿痛及夜间痛。

（2）反流性食管炎：可有剑突下灼烧样痛、反酸、嗳气，但缺乏节律性，且常伴有吞咽困难及胸骨后灼烧样痛，内镜检查可明确诊断。

（3）功能性消化不良：症状似消化性溃疡而胃肠钡餐或内镜检查未见溃疡，主要为胃肠道动力障碍。

（4）冠心病：可于餐后特别是饱餐后，因冠状动脉相对缺血而导致心绞痛。疼痛多见于胸骨后或剑突下，且无节律性疼痛，发作时 ECG 可见 ST 段压低。

（5）胃黏膜脱垂：可有上中腹疼痛，尤以右侧卧位时加重，左侧卧位时缓解。胃肠钡餐可见幽门管增宽、胃黏膜脱入十二指肠球部，使球底部呈蕈伞状改变。内镜可见增粗的胃黏膜皱襞随蠕动进入幽门。

（6）胃癌与胃溃疡癌变：两者均可有胃溃疡相似的症状，单凭临床症状难以鉴别，胃肠钡餐有时也难以区别，故最可靠的鉴别方法为内镜检查加做黏膜活检。胃癌者溃疡边缘不规则，活检时质硬，易出血，局部僵硬，蠕动少。病理检查可见肿瘤细胞。

（7）胃溃疡：疼痛部位多在上腹部，疼痛节律为进食－疼痛－缓解，无空腹痛与夜间痛，胃肠钡餐及内镜可确诊。

（8）十二指肠球后溃疡：这是十二指肠溃疡的一种特殊类型。溃疡位于十二指肠球与十二指肠乳头之间。腹痛较剧烈，并常向背部放射，按常规治疗疗效不明显，且易并发大量出血，胃肠钡餐常易漏诊，但内镜可以窥及。

（9）幽门管溃疡：溃疡发生于幽门环前方 2cm 以内，症状酷似十二指肠球部溃疡。但常缺乏典型的节律性，餐后常立即出现疼痛。由于常导致幽门水肿，易产生恶心、呕吐。抗酸剂治疗常不能使症状缓解，内镜或胃肠钡餐可确诊。

（10）胃泌素瘤：症状极似十二指肠球部溃疡。但该病因系胃泌素肿瘤，导致胃酸分泌增多，产生多发性、非常见部位的溃疡。并可能伴有腹泻，常规剂量抗酸剂治疗不易控制，即使手术也易复发（多可有胃肠吻合口溃疡），血清胃泌素（促胃液素）可明显增高。

（11）胆囊炎和胆石症：本病腹痛常阵发性发作，并常与进油腻食物有关。查体可有肝区叩痛或 Murphy 征（+），偶可伴黄疸，B 超检查可见胆囊壁毛糙、增厚或胆囊内结石。

五、并发症

出血、穿孔和胃出口梗阻是消化性溃疡主要并发症。近二十年来，有效抗溃疡药物的不断问世和根除 H.pylori 治疗的广泛开展提高了溃疡的愈合率、降低了复发率，因而溃疡并发症发生率也显著下降。

（一）上消化道出血

是消化性溃疡最常见的并发症，DU 并发出血的发生率比 GU 高，十二指肠球部后壁溃疡和球后溃疡更易发生出血。约 10%-20% 的消化性溃疡患者以出血为首发症状，在 NSAIDs 相关溃疡者中这一比率更高。在上消化道出血的各种病因中，消化性溃疡出血约占 30% ～ 50%。

出血量的多少与被溃疡侵袭的血管的大小有关。侵袭稍大动脉时，出血急而量多；而溃疡基底肉芽组织的渗血或溃疡周围黏膜糜烂出血的量一般不大。溃疡出血的临床表现取决于出血的速度和量的多少。轻者只表现为黑便，重者出现呕血以及失血过多所致循环衰竭的临床表现，严重者可发生休克。消化性溃疡患者在发生出血前常有上腹疼痛加重的现象，但一旦出血后，上腹疼痛多随之缓解。部分患者，尤其是老年患者，并发出血前可无症状。

消化性溃疡病史和上消化道出血的临床表现可作为诊断线索。但须与急性糜烂性胃炎、食管或胃底静脉曲张破裂、食管贲门黏膜撕裂症和胃癌等所致的出血鉴别。应争取在出血 24 ～ 48 小时内进行急诊内镜检查。内镜检杏的确诊率高，不仅能观察到出血部位、病变和出血状态，还可在内镜下采用注射或喷洒止血药物、止血夹钳夹、激光、微波、热电极等方法止血。

（二）穿孔

溃疡病灶向深部发展穿透浆膜层则并发穿孔。溃疡穿孔在临床上可分为急性、亚急性和慢性三种类型。急性穿孔的溃疡常位于十二指肠前壁或胃前壁，发生穿孔后胃肠内容物渗入腹膜腔而引起急性腹膜炎。十二指肠后壁或胃后壁的溃疡深达浆膜层时已与邻近组织或器管发生粘连，穿孔时胃肠内容物不致流入腹腔，称之为慢性穿孔或穿透性溃疡。邻近后壁的穿孔或穿孔较小时只引起局限性腹膜炎时，称亚急性穿孔。

溃疡急性穿孔主要出现急性腹膜炎的表现。临床上突然出现剧烈腹痛，腹痛常起始于中上腹或右上腹，呈持续性，可蔓延到全腹。GU 穿孔，尤其是餐后穿孔，漏入腹腔的内容物量往往比 DU 穿孔多，所以腹膜炎常较重。患者有腹肌强直，腹部压痛和反跳痛。漏出量多时，全腹肌强直、压痛和反跳痛；如漏出量少，则腹肌强直、压痛和反跳痛可局限于中上腹部。肠鸣音减弱或消失。肝浊音界缩小或消失，表示有气腹存在。外周血白细胞总数和中性粒细胞增多，腹部 X 线透视时可见膈下游离气体。亚急性或慢性穿孔的临床表现不如急性穿孔严重，可只表现为局限性腹膜炎。后壁溃疡穿透时，原来的疼痛节律往往发生改变，疼痛放射至背部，止酸治疗效果差。

消化性溃疡穿孔须与急性阑尾炎、急性胰腺炎、宫外孕破裂、缺血性肠病等急腹症相鉴别。

（三）胃出口梗阻

消化性溃疡所致的胃出口梗阻中，80% 以上由 DU 引起，其余为幽门管溃疡或幽门前区溃疡。胃出口梗阻产生的原因主要有两类。一类是由于溃疡活动期时溃疡周围组织炎性充血、水肿或炎症引起的幽门反射性痉挛所致。此类胃出口梗阻属暂时性，内科治疗有效，可随溃疡好转而消失。另一类是由于溃疡多次复发，瘢痕形成和瘢痕组织收缩所致，内科治疗无效，多需内镜下扩张治疗或外科手术。

胃出口梗阻引起胃滞留，临床上主要表现为上腹部饱胀不适和呕吐。上腹饱胀以餐后为甚，呕吐后可减轻，呕吐物最多，内含发酵宿食。呕吐次数一般不多，视幽门通道受阻的程度而定。患者因不能进食和反复呕吐而逐渐出现体弱、脱水和低氯低钾性碱中毒等临床表现。清晨空腹时插胃管抽液量 > 200ml，即提示有宵滞留。上腹部空腹振水音和胃蠕动波是胃出口梗阻的典型体征。

六、治疗

十二指肠球部溃疡和胃溃疡同属于消化性溃疡，治疗原则有许多相同之处，但两者发病机制及不同消化性溃疡病人病因亦不尽相同。治疗目的在于消除病因，缓解临床症状，促进溃疡愈合，防止复发，避免并发症，一般采用综合治疗措施。

1. 一般治疗　规律饮食，避免辛辣、过酸过期食物刺激，保证睡眠，必要时短期加用镇静药，如地西泮、氯氮草、苯巴比妥等。对于有烟酒嗜好的病人，应予以戒除。

2. 药物治疗　主要包括降低对黏膜侵袭力的药物和增强胃黏膜保护作用的药物。

（1）降低胃酸的药物：包括抑制胃酸分泌的药物和制酸药。抑制胃酸分泌的药物主要有组胺 H_2 受体拮抗药和质子泵抑制药。①H_2 受体拮抗药。常用的 H_2 受体拮抗药有 3 种，即西咪替丁、雷尼替丁及法莫替丁，肝肾功能不全者和老年人应用应酌减用量。H_2 受体拮抗药具有较强的抑制壁细胞分泌盐酸的作用，大多数病人服药 1 周内，上腹痛等症状明显减轻或消失，此药治疗十二指壶腹肠球部溃疡一般需 4～8 周，4 周治疗愈合率约为 80%，因胃溃疡一般较十二指壶腹部溃疡大，并且发生机制以黏膜防御力低下为主，故治疗时间需 8～12 周。②质子泵抑制药（PPI）。常用的质子泵抑制药有奥美拉唑、兰索拉唑、潘托拉唑及雷贝拉唑。质子泵抑制药的抑酸作用强于札受体拮抗药，可抑制 24h 酸分泌的 90%，对消化性溃疡比其他药物更有效。往往在 3d 之内即可缓解症状，应用 2 周，十二指肠溃疡愈合率为 70% 左右，4 周可达 90% 左右，应用此药治疗十二指壶腹肠球部溃疡的疗程一般为 2～4 周，治疗胃溃疡的疗程为 4～8 周。一般应用剂量为奥美拉唑 20mg，兰索拉唑 30mg，潘托拉唑 40mg 及雷贝拉唑 10mg，1 次/d，口服，如病人不能取得所期望的反应，可使用加倍或更高剂量。③抗胆碱能药物。临床上曾应用过阿托品，溴丙胺太林、哌吡氯辛等。一般常用的胆碱能药物抑制胃酸分泌作用不强，其抗溃疡作用的疗效不肯定。

（2）增强胃黏膜保护作用的药物：应用的胃黏膜保护剂有 3 种，即硫糖铝、胶体次枸橼酸铋（CBS）和前列腺素 E 制剂。另外尚有应用表皮生长因子和生长抑素治疗的报道。

（3）根除 HP 感染的治疗：根除 HP 使消化性溃疡的复发率显著下降，因此目前对 HP 相关性溃疡，不论是初发还是复发，不论是活动还是静止，不论有无并发症，均应抗 HP 治疗，从而使大多数 HP 相关性溃疡病人完全达到治疗的目的。

对 HP 感染的治疗主要应用具有杀菌治疗的药物。多数抗菌药物在胃内低 pH 环境中活性降低，不能穿透黏液层到达细菌，因此 HP 不易根除。治疗幽门螺杆菌的常用药物有阿莫西林（羟氨苄青霉素）、甲硝唑、替硝唑、四环素、克拉霉素、胶体次枸橼酸铋、呋喃唑酮等。

3. 特殊治疗

（1）内镜下治疗

（2）外科手术治疗：适应证为：①大量出血经内科积极处理无效；②急性穿孔；③瘢痕器质性幽门梗阻；④胃溃疡癌变或疑有癌变；⑤内科治疗无效的难治性或顽固性溃疡。

（李　云）

第三节 消化道出血

消化道以屈氏韧带为界，其上的消化道出血称为上消化道出血，其下的消化道出血称为下消化道出血。消化道急性大量出血，临床表现为呕血、黑粪、血便等，并伴有血容量减少引起的急性周围循环障碍，是临床常见急症，病情严重者，可危及生命。

一、上消化道出血

上消化道出血常表现为急性大量出血，是临床常见急症，虽然近年诊断及治疗水平已有很大提高，但在高龄、有严重伴随病病人中病死率仍相当高，临床应予高度重视。

（一）病因

上消化道疾病及全身性疾病均可引起上消化道出血。临床上最常见的病因是消化性溃疡、食管胃底静脉曲张破裂、急性糜烂出血性胃炎和胃癌。食管贲门黏膜撕裂综合征引起的出血亦不少见。血管异常诊断有时比较困难，值得注意。现将上消化道出血的病因归纳列述如下：

1. 上消化道疾病

（1）食管疾病：食管炎（反流性食管炎、食管憩室炎），食管癌，食管损伤（物理损伤：食管贲门黏膜撕裂综合征又称 Malloiy-Weiss 综合征、器械检查、异物或放射性损伤；化学损伤：强酸、强减或其他化学剂引起的损伤）。

（2）胃十二指肠疾病：消化性溃疡，胃泌素瘤，急性糜烂出血性胃炎，胃癌，胃血管异常（血管瘤、动静脉畸形、胃黏膜下恒径动脉破裂等），其他肿瘤（平滑肌瘤、平滑肌肉瘤、息肉、淋巴瘤、神经纤维瘤、壶腹周围癌），胃黏膜脱垂，急性胃扩张，胃扭转，膈裂孔疝，十二指肠憩室炎，急性糜烂性十二指肠炎，胃手术后病变（吻合口溃疡、吻合口或残胃黏膜糜烂、残胃癌），其他病变（如重度钩虫病、胃血吸虫病、胃或十二指肠克罗恩病、胃或十二指肠结核、嗜酸性粒细胞性胃肠炎、胃或十二指肠异位胰腺组织等）。

2. 门静脉高压引起的食管、胃底静脉曲张破裂

（1）肝硬化：各种原因引起的肝硬化门静脉高压所致的食管、胃底静脉曲张破裂，出血量大，病情凶险，不易止血，预后较差。

（2）门静脉阻塞：门静脉血栓形成，门静脉炎，腹腔内肿块压迫门静脉等。

3. 上消化道邻近器官或组织的疾病

（1）胆道出血：胆管或胆囊结石，胆道蛔虫病，胆囊或胆管癌，术后胆总管引流管造成的胆道受压坏死，肝癌、肝脓肿或肝血管瘤破入胆道。

（2）胰腺疾病累及十二指肠：胰腺癌，急性胰腺炎并发脓肿溃破。

（3）主动脉瘤破入食管、胃或十二指肠。

（4）纵隔肿瘤或脓肿破入食管。

4. 全身性疾病

（1）血管性疾病：过敏性紫癜，遗传性出血性毛细血管扩张，弹性假黄瘤，动脉粥样硬化等。

（2）血液病：血友病，血小板减少性紫癜，白血病，弥散性血管内凝血及其他凝

血机制障碍。

（3）尿毒症。

（4）结缔组织病：结节性多动脉炎，系统性红斑性狼疮或其他血管炎。

（5）急性感染：流行性出血热、钩端螺旋体病等。

（6）应激相关胃黏膜损伤：各种严重疾病引起的应激状态下产生的急性糜烂出血性胃炎乃至溃疡形成统称为应激相关胃黏膜损伤，可发生出血，发生大出血以溃疡形成时多见。

（二）临床表现

上消化道出血的临床表现主要取决于出血量及出血速度。

1. 呕血与黑粪　是上消化道出血的特征性表现。上消化道大量出血之后，均有黑粪。出血部位在幽门以上者常伴有呕血。若出血量较少、速度慢亦可无呕血。反之，幽门以下出血如出血量大、速度快，可因血反流入胃腔引起恶心、呕吐而表现为呕血。

呕血多棕褐色呈咖啡渣样，如出血量大，未经胃酸充分混合即呕出，则为鲜红或有血块。黑粪呈柏油样，黏稠而发亮，当出血量大，血液在肠内推进快，粪便可呈暗红甚至鲜红色。

2. 失血性周围循环衰竭　急性大量失血由于循环血容量迅速减少而导致周围循环衰竭。一般表现为头昏、心慌、乏力，突然起立发生晕厥、肢体冷感、心率加快、血压偏低等。严重者呈休克状态。

3. 贫血和血象变化　急性大量出血后均有失血性贫血，但在出血的早期，血红蛋白浓度、红细胞计数与血细胞比容可无明显变化。在出血后，组织液渗入血管内，使血液稀释，一般须经 3～4h 以上才出现贫血，出血后 24～72h 血液稀释到最大限度。贫血程度除取决于失血量外，还和出血前有无贫血基础、出血后液体平衡状况等因素有关。

急性出血　病人为正细胞正色素性贫血，在出血后骨髓有明显代偿性增生，可暂时出现大细胞性贫血，慢性失血则呈小细胞低色素性贫血。出血 24h 内网织红细胞即见增高、出血停止后逐渐降至正常。

上消化道大量出血 2～5h，白细胞计数轻至中度升高，血止后 2～3d 才恢复正常。但在肝硬化病人，如同时有脾功能亢进，则白细胞计数可不增高。

4. 发热　上消化道大量出血后，多数病人在 24h 内出现低热，持续 3～5d 后降至正常。引起发热的原因尚不清楚，可能与周围循环衰竭，导致体温调节中枢的功能障碍等因素有关。

5. 氮质血症　在上消化道大量出血后，由于大量血液蛋白质的消化产物在肠道被吸收，血中尿素氮浓度可暂时增高，称为肠源性氮质血症。一般于一次出血后数小时血尿素氮开始上升，24～48h 可达高峰，大多不超出 14.3mmol/L（40mg/dl），3～4d 后降至正常。

（三）诊断

1. 上消化道出血诊断的确立　根据呕血、黑粪和失血性周围循环衰竭的临床表现，呕吐物或黑粪隐血试验呈强阳性，血红蛋白浓度、红细胞计数及血细胞比容下降的实验室证据，可作出上消化道出血的诊断，但必须注意以下情况：

（1）排除消化道以外的出血因素

1）排除来自呼吸道的出血。

2）排除口、鼻、咽喉部出血：注意病史询问和局部检查。

3）排除进食引起的黑粪：如动物血、炭粉、铁剂或铋剂等药物。注意询问病史可鉴别。（2）判断上消化道还是下消化道出血：呕血提示上消化道出血，黑粪大多来自上消化道出血，而血便大多来自下消化道出血。但是，上消化道短时间内大量出血亦可表现为暗红色甚至鲜红色血便，此时如不伴呕血，常难与下消化道出血鉴别，应在病情稳定后即作急诊胃镜检查。胃管抽吸胃液检查作为鉴别上、下消化道出血的手段已不常用，因为胃液无血亦不能除外上消化道出血，这一方法一般适用于病情严重不宜行急诊胃镜检查者。高位小肠乃至右半结肠出血，如血在肠腔停留时间久亦可表现为黑粪，这种情况应先经胃镜检查排除上消化道出血后，再行下消化道出血的有关检查。

2. 出血严重程度的估计和周围循环状态的判断　据研究，成人每日消化道出血＞5～10ml 粪便隐血试验出现阳性，每日出血量 50～100ml 可出现黑粪。胃内储积血量在 250～300ml 可引起呕血。一次出血量不超过 400ml 时，因轻度血容量减少可由组织液及脾脏储血所补充，一般不引起全身症状。出血量超过 400～500ml，可出现全身症状，如头昏、心悸、乏力等。短时间内出血量超过 1000ml，可出现周围循环衰竭表现。

急性大出血严重程度的估计最有价值的指标是血容量减少所导致周围循环衰竭的临床表现，而周围循环衰竭又是急性大出血导致死亡的直接原因。因此，对急性消化道大出血病人，应将对周围循环状态的有关检查放在首位，并据此作出相应的紧急处理。血压和心率是关键指标，需进行动态观察，综合其他相关指标加以判断。如果病人由平卧位改为坐位时出现血压下降（下降幅度大于 15～20mmHg）、心率加快（上升幅度大于 10 次/min），已提示血容量明显不足，是紧急输血的指征。如收缩压低于 90mmHg、心率大于 120 次/min，伴有面色苍白、四肢湿冷、烦躁不安或神志不清则已进入休克状态，属严重大量出血，需积极抢救。

应该指出，呕血与黑粪的频度与量对出血量的估计虽有一定帮助，但由于出血大部分积存于胃肠道，且呕血与黑粪分别混有胃内容物与粪便，因此不可能据此对出血量作出精确的估计。此外，病人的血常规检验包括血红蛋白浓度、红细胞计数及血细胞比容虽可估计失血的程度，但并不能在急性失血后立即反映出来，且还受到出血前有无贫血存在的影响，因此也只能供估计出血量的参考。

3. 出血是否停止的判断　上消化道大出血经过恰当治疗，可于短时间内停止出血。由于肠道内积血需经数日（一般约 3d）才能排尽，故不能以黑粪作为继续出血的指标。临床上出现下列情况应考虑继续出血或再出血：①反复呕血，或黑粪次数增多、粪质稀薄，伴有肠鸣音亢进；②周围循环衰竭的表现经充分补液输血而未见明显改善，或虽暂时好转而又恶化；③血红蛋白浓度、红细胞计数与血细胞比容继续下降，网织红细胞计数持续增高；④补液与尿量足够的情况下，血尿素氮持续或再次增高。

4. 出血的病因　过去病史、症状与体征可为出血的病因诊断提供重要线索，但确诊出血的原因与部位需要器械检查。

（1）临床与实验室检查提供的线索：慢性、周期性、节律性上腹痛多提示出血来自消化性溃疡，特别是在出血前疼痛加剧，出血后减轻或缓解，更有助于消化性溃疡的诊断。有服用非甾体类消炎药等损伤胃黏膜的药物或应激状态者，可能为急性糜烂出血性胃炎。过去有病毒性肝炎、血吸虫病或酗酒病史，并有肝病与门静脉高压的临床表现者，可能是食管胃底静脉曲张破裂出血。还应指出，上消化道出血的病人即使确诊为肝硬化，不一定都是食管胃底静脉曲张破裂的出血，约有 1/3 病人出血系来自消化性溃疡、急性糜烂出血性胃炎或其他原因，故应作进一步检查，以确定病因诊断。此外，对中年以上的病人近期出现上腹痛，伴有厌食、消瘦者，应警惕胃癌的可能性。

肝功能试验结果异常、血常规白细胞及血小板减少等有助于肝硬化诊断。

（2）胃镜检查：是目前诊断上消化道出血病因的首选检查方法。胃镜检查在直视下顺序观察食管、胃、十二指肠球部直至降段，从而判断出血病变的部位、病因及出血情况。多主张在出血后 24～48h 内进行检查，称急诊胃镜检查。一般认为这可大大提高出血病因诊断的准确性，因为有些病变如急性糜烂出血性胃炎可在短短几天内愈合而不留痕迹；有些病变如血管异常在活动性出血或近期出血期间才易于发现；对同时存在 2 个或多个病变者可确定其出血所在。急诊胃镜检查还可根据病变的特征判断是否继续出血或估计再出血的危险性，并同时进行内镜止血治疗。在急备胃镜检查前需先纠正休克、补充血容量、改善贫血。如有大量活动性出血，可先插胃管抽吸胃内积血，并用生理盐水灌洗，以免积血影响观察。

（3）X 线钡餐检查：X 线钡餐检查目前已多为胃镜检查所代替，故主要适用于有胃镜检查禁忌证或不愿进行胃镜检查者，但对经胃镜检查出血原因未明，疑病变在十二指肠降段以下小肠段，则有特殊诊断价值。检查一般在出血停止数天后进行。

（4）其他检查：选择性腹腔动脉造影、放射性核素扫描、胶囊内镜及小肠镜检查等主要适用于不明原因消化道出血。由于胃镜检查已能彻底搜寻十二指肠降段以上消化道病变，故上述检查很少应用于上消化道出血的诊断。但在某些特殊情况，如病人处于上消化道持续严重大量出血紧急状态，以至胃镜检查无法安全进行或因积血影响视野而无法判断出血灶，而病人又有手术禁忌，此时行选择性肠系膜动脉造影可能发现出血部位，并同时进行介入治疗。

（四）治疗

上消化道大量出血病情急、变化快，严重者可危及生命，应采取积极措施进行抢救：抗休克、迅速补充血容量治疗应放在一切医疗措施的首位。

1. 一般急救措施

（1）病人应卧位休息，保持呼吸道通畅，避免呕血时血液吸入引起窒息，必要时吸氧。活动性出血期间禁食。

（2）严密监测病人生命体征，如心率、血压、呼吸、尿量及神志变化；观察呕血与黑粪情况；定期复查血红蛋白浓度、红细胞计数、血细胞比容与血尿素氮；必要时行中心静脉压测定；对老年病人根据情况进行心电监护。

（3）积极补充血容量立即查血型和配血，尽快建立有效的静脉输液通道，尽快补充血容量。在配血过程中，可先输平衡液或葡萄糖盐水。改善急性失血性周围循环衰竭的关键是要输血，一般输浓缩红细胞，严重活动性大出血考虑输全血。下列情况为紧急输血指征：①改变体位出现晕厥、血压下降和心率加快；②失血性休克；③血红蛋白低于 70g/L 或血细胞比容低于 25%。输血量视病人周围循环动力学及贫血改善而定，尿量是有价值的参考指标。应注意避免因输液、输血过快、过多而引起肺水肿，原有心脏病或老新年病人必要时可根据中心静脉压调节输入量。

3. 止血措施

（1）食管、胃底静脉曲张破裂大出血：本病往往出血量大、再出血率高、死亡率高，f在止血措施上有其特殊性。

1）药物止血：①血管加压素：通过对内脏血管的收缩作用，减少门静脉血流量，降低门静脉压。血管加压素的推荐疗法是 0.2U/min 静脉持续滴注，视治疗反应，可逐渐增加剂量至 0.4U/min（目前国内所用垂体后叶素含等量加压素与缩宫素）。研究证明，只有达到上述较大剂量，该药才能发挥止血效果，但此剂量不良反应大，常见的有腹痛、血压升高、心律失常、心绞痛。严重者可发生心肌梗死。因此，应同时使用硝酸甘油，以减少血管加压素引起的不良反应，同时硝酸甘油还有协同降低门静脉压的作用。用法为硝酸甘油静脉滴注，根据病人血压来调整剂量。也可舌下含服硝酸甘油 0.6mg，每 30min1 次。有冠状动脉粥样硬化性心脏病、高血压者忌用。②三甘氨酰赖氨酸加压素：为加压素拟似物，与加压素比较，该药止血效果好、不良反应少、使用方便（2mg/ 次、4 ～ 6hl 次、静脉推注），然因价昂贵国内未推广使用。③生长抑素及其拟似物：可明显减少门静脉及其侧支循环血流量，止血效果肯定，因不伴全身血流动力学改变，故短期使用几乎没有严重不良反应。该类药物已成为近年治疗食管胃底静脉曲张出血的最常用药物。十四肽天然生长抑素，用法为首剂 250μg 静脉缓注，继以 250μg/h 持续静脉滴注。本品半衰期极短，应注意滴注过程中不能中断，若中断超过 5min，应重新注射首剂。奥曲肽是八肽的生长抑素拟似物，该药半衰期较长，常用量为首剂 100% 静脉缓注，继以 25 ～ 50μg/h 持续静脉滴注。

2）气囊压迫止血：经鼻腔或口插入三腔二囊管，注气入胃囊（囊内压 50 ～ 70mmHg），向外加压牵引，用以压迫胃底，若未能止血，再注气入食管囊（囊内压为 35 ～ 45mmHg），压迫食管曲张静脉。用气囊压迫过久会导致黏膜糜烂，故持续压迫时间最长不应超过 24h，放气解除压迫一段时间后，必要时可重复充盈气囊恢复牵引。气囊压迫止血效果肯定，但缺点是病人痛苦大、并发症多（如吸入性肺炎、窒息、食管炎、食管黏膜坏死、心律失常等），由于不能长期压迫，停用后早期再出血率高。鉴于近年药物治疗和内镜治疗的进步，目前已不推荐气囊压迫作为首选止血措施，其应用宜限于药物不能控制出血时作为暂时止血用，以赢得时间去准备其他更有效的治疗措施。

3）内镜治疗：内镜直视下注射硬化剂或组织黏合剂至曲张的静脉（前者用于食管曲张静脉、后者用于胃底曲张静脉），或用皮圈套扎曲张静脉，不但能达到止血目的，而且可有效防止早期再出血，是目前治疗食管胃底静脉曲张破裂出血的重要手段。一般经药物治疗（必要时加气囊压迫）大出血基本控制，病人基本情况稳定，在进行急诊内镜检查同时进行治疗。并发症主要有局部溃疡、出血、穿孔、瘢痕狭窄等，注意操作及术后处理可使这些并发症大为减少。

4）外科手术或经颈静脉肝内门体静脉分流术：急诊外科手术并发症多、死亡率高，因此应尽量避免。但在大量出血上述方法治疗无效时惟有进行外科手术。有条件的单位亦可用经颈静脉肝内门体静脉分流术治疗，该法尤适用于准备做肝移植的病人。

（2）非曲张静脉上消化道大出血：除食管胃底静脉曲张破裂出血之外的其他病因引起的上消化道大出血，习惯上又称为非曲张静脉上消化道大出血，其中以消化性溃疡所致出血最为常见。止血措施主要有：

1）抑制胃酸分泌的药物：血小板聚集及血浆凝血功能所诱导的止血作用需在 pH

> 6.0 时才能有效发挥,而且新形成的凝血块在 pH < 5.0 的胃液中会迅速被消化。因此,抑制胃酸分泌,提高胃内 pH 值具有止血作用。临床上,对消化性溃疡和急性胃黏膜损害所引起的出血,常规予 ^ 受体拮抗剂或质子泵抑制剂,后者在提高及维持胃内 pH 值的作用优于前者。急性出血期应静脉途径给药。

2)内镜治疗:消化性溃疡出血约 80% 不经特殊处理可自行止血,其余部分病人则会持续出血或再出血。内镜如见有活动性出血或暴露血管的溃疡应进行内镜止血。证明有效的方法包括热探头、高频电灼、激光、微波、注射疗法或上止血夹等,可视各单位的设备及病情选用。其他原因引起的出血,也可视情况选择上述方法进行内镜止血。

3)手术治疗:内科积极治疗仍大量出血不止危及病人生命,须不失时机行手术治疗。不同病因所致的上消化道大出血的具体手术指征和手术方式各有不同。

4)介入治疗:病人严重消化道大出血在少数特殊情况下,既无法进行内镜治疗,又不能耐受手术,可考虑在选择性肠系膜动脉造影找到出血灶的同时进行血管栓塞治疗。

(五)预后

据临床资料统计,总的来说,80%～85% 急性上消化道大量出血病人除支持疗法外,无须特殊治疗出血可在短期内自然停止。仅有 15%～20% 病人持续出血或反复出血,而主要是这类病人由于出血并发症而导致死亡。如何早期识别再出血及死亡危险性高的病人,并予加强监护和积极治疗,便成为急性上消化道大量出血处理的重点。提示预后不良危险性增高的主要因素有:①高龄病人(> 60 岁);②有严重伴随病(心、肺、肝、肾功能不全、脑血管意外等);③本次出血量大或短期内反复出血;④特殊病因和部位的出血(如食管胃底静脉曲张破裂出血);⑤消化性溃疡伴有内镜下活动性出血,或近期出血征象如暴露血管或溃疡面上有血痂。

二、下消化道出血

下消化道出血的患病率虽不及上消化道出血高,但临床亦常发生。其中,小肠出血比大肠出血少见,但诊断较为困难。近年来由于检查手段增多及治疗技术的提高,下消化道出血的病因诊断率有了明显提高,急性大出血病死率亦有所下降。

(一)病因

引起下消化道出血的病因甚多,列举如下:

1. 肠道原发疾病

(1)肿瘤和息肉:恶性肿瘤有癌、类癌、恶性淋巴瘤、平滑肌肉瘤、纤维肉瘤、神经纤维肉瘤等;良性肿瘤有平滑肌瘤、脂肪瘤、血管瘤、神经纤维瘤、囊性淋巴管瘤、黏液瘤等。这些肿瘤以癌最常见,多发生于大肠;其他肿瘤少见,多发生于小肠。

息肉多见于大肠,主要是腺瘤性息肉,还有幼年性息肉及幼年性息肉病及 Peutz-Jegh-ers 综合征(又称黑斑息肉综合征)。

(2)炎症性病变:引起出血的感染性肠炎有肠结核、肠伤寒、菌痢及其他细菌性肠炎等;寄生虫感染有阿米巴、血吸虫、蓝氏贾第鞭毛虫所致的肠炎,由大量钩虫或鞭虫感染所引起的下消化道大出血国内亦有报道。非特异性肠炎有溃疡性结肠炎、克罗恩病、新结肠非特异性孤立溃疡等。此外还有抗生素相关性肠炎、坏死性小肠炎、缺血性肠炎、放射性肠炎等。

（3）血管病变：如血管瘤、毛细血管扩张症、血管畸形（其中结肠血管扩张常见老年人，为后天获得，常位于盲肠和右半结肠，可发生大出血）、静脉曲张（注意门静脉高压所引起的罕见部位静脉曲张出血可位于直肠、结肠和回肠末段）。

（4）肠壁结构性病变：如憩室（其中小肠 Meckel 憩室出血不少见）、肠重复畸形、肠气囊肿病（多见于高原居民）、肠套叠等。

（5）肛门病变：痔和肛裂。

2. 全身疾病累及肠道　白血病和出血性疾病；风湿性疾病如系统性红斑狼疮、结节性多动脉炎、Behcet 病等；淋巴瘤；尿毒症性肠炎。

腹腔邻近脏器恶性肿瘤浸润或脓肿破裂侵入肠腔可引起出血。

引起下消化道出血的最常见原因为大肠癌和大肠息肉，肠道炎症性病变次之，其中肠伤寒、肠结核、溃疡性结肠炎、克罗恩病和坏死性小肠炎有时可发生大量出血。不明原因出血虽然少见，但诊断困难，应予注意。

（二）诊断

1. 除外上消化道出血　下消化道出血一般为血便或暗红色大便，不伴呕血。但出血量大的上消化道出血亦可表现为暗红色大便；高位小肠出血乃至右半结肠出血，如血在肠腔停留较久亦可呈柏油样。遇此类情况，应常规作胃镜检查除外上消化道出血。

2. 下消化道出血的定位及病因诊断

（1）病史

1）年龄：老年病人以大肠癌、结肠血管扩张、缺血性肠炎多见。儿童以 Meckel 憩室、幼年性息肉、感染性肠炎、血液病多见。

2）出血前病史：结核病、血吸虫病、腹部放疗史可引起相应的肠道疾病。动脉硬化、口服避孕药可引起缺血性肠炎。在血液病、风湿性疾病病程中发生的出血应考虑原发病引起的肠道出血。

3）粪便颜色和性状：血色鲜红，附于粪表面多为肛门、直肠、乙状结肠病变，便后滴血或喷血常为痔或肛裂。右侧结肠出血为暗红色或猪肝色，停留时间长可呈柏油样便。小肠出血与右侧结肠出血相似，但更易呈柏油样便。黏液脓血便多见于菌痢、溃疡性结肠炎，大肠癌特别是直肠、乙状结肠癌有时亦可出现黏液脓血便。

4）伴随症状：伴有发热见于肠道炎症性病变，由全身性疾病如白血病、淋巴瘤、恶性组织细胞病及风湿性疾病引起的肠出血亦多伴发热。伴不完全性肠梗阻症状常见于克罗恩病、肠结核、肠套叠、大肠癌。上述情况往往伴有不同程度腹痛，而不伴有明显腹痛的多见于息肉、未引起肠梗阻的肿瘤、无合并感染的憩室和血管病变。

（2）体格检查

1）皮肤黏膜检查有无皮疹、紫癜、毛细血管扩张；浅表淋巴结有无肿大。

2）腹部检查要全面细致，特别注意腹部压痛及腹部包块。

3）一定要常规检查肛门直肠，注意痔、肛裂、瘘管；直肠指检有无肿物。

（3）实验室检查：常规血、尿、粪便及生化检查，疑似伤寒者做血培养及肥达试验，疑似结核者做结核菌素试验，疑似全身性疾病者做相应检查。

（4）内镜及影像学检查：除某些急性感染性肠炎如痢疾、伤寒、坏死性肠炎等之外，绝大多数下消化道出血的定位及病因需依靠内镜和影像学检查确诊。

1）结肠镜检查：是诊断大肠及回肠末端病变的首选检查方法。其优点是诊断敏感性高、可发现活动性出血、结合活检病理检查可判断病变性质。检查时应注意，如有可能，无论在何处发现病灶均应将镜端送至回肠末段，称全结肠检查。

2）X 线钡剂造影：X 线钡剂灌肠用于诊断大肠、回盲部及阑尾病变，一般主张进行双重气钡造影。其优点是基层医院已普及，病人较易接受。缺点是对较平坦病变、广泛而较轻炎症性病变容易漏诊，有时无法确定病变性质。因此对 X 线钡剂灌肠检查阴性的下消化道出血病人需进行结肠镜检查，已作结肠镜全结肠检查病人一般不强调 X 线钡剂灌肠检查。

小肠 X 线钡剂造影是诊断小肠病变的重要方法。X 线小肠钡餐检查又称全小肠钡剂造影（SBFT），通过口服钡剂分段观察小肠，该检查敏感性低、漏诊率相当高。小肠钡灌可一定程度提高诊断阳性率，但有一定难度，要求经口或鼻插管至近段小肠导入钡剂。

X 线钡剂造影检查一般要求在大出血停止至少 3d 之后进行。

3）放射性核素扫描或选择性腹腔动脉造影：必须在活动性出血时进行，主要用于内镜检查（特别是急诊内镜检查）和 X 线钡剂造影不能确定出血来源的不明原因出血。

放射性核素扫描是静脉推注用 ^{99m}Tc 标记的病人自体红细胞或胶体硫进行腹部扫描，在出血速度 > 0.1ml/min 时，标记红细胞在出血部位溢出形成浓染区，由此可判断出血部位。该检查创伤少，但存在假阳性和定位错误，可作为初步出血定位。

对持续大出血病人则宜及时作选择性腹腔动脉造影，在出血量 > 0.5ml/min 时，可以发现造影剂在出血部位溢出，有比较准确的定位价值。对于某些血管病变如血管畸形和血管瘤、血管丰富的肿瘤兼有定性价值。螺旋 CT 血管造影是一项新技术，可提高常规血管造影的诊断率。

4）胶囊内镜或双气囊小肠镜检查：十二指肠降段以下小肠病变所致的消化道出血一直是传统检查的"盲区"。近年发明了胶囊内镜，病人吞服胶囊内镜后，内镜在胃肠道拍摄的图像通过无线电发送至体外接收器进行图像分析。该检查对小肠病变诊断阳性率在 60% ~ 70% 左右。传统推进式小肠镜插入深度仅达幽门下 50 ~ 150cm，近年发展起来的双气囊小肠镜具有插入深度好，诊断率高的特点，不但可以在直视下清晰观察病变，且可进行活检和治疗，因此已逐渐成为诊断小肠病变的重要手段。胶囊内镜或双气囊小肠镜检查适用于常规内镜检查和 X 线钡剂造影不能确定出血来源的不明原因出血，出血活动期或静止期均可进行，可视病情及医疗条件选用。

（5）手术探查：各种检查不能明确出血灶，持续大出血危及病人生命，必须手术探查。有些微小病变特别是血管病变手术探查亦不易发现，此时可借助术中内镜检查帮助寻找出血灶。

3. 下消化道出血的诊断步骤　多数下消化道出血有明显血便，结合临床及必要实验室检查，通过结肠镜全结肠检查，必要时配合 X 线小肠钡剂造影检查，确诊一般并不困难。

不明原因消化道出血（OGIB）的诊断步骤：不明原因消化道出血是指常规消化道内镜检查（包括检查食管至十二指肠降段的胃镜及肛直肠至回肠末段的结肠镜检查）不能确定出血来源的持续或反复消化道出血。多为小肠出血（如小肠的肿瘤、Meckel憩室和新血管病变等），虽然不多见（占消化道出血的 3% ~ 5%），但却是消化道出血诊断的难点。在出血停止期，先行小肠钡剂检查；在出血活动期，应及时作放射性核素扫描和（或）选择性腹腔动脉造影；若上述检查结果阴性则选择胶囊内镜和（或）双气囊小肠镜检查；出血不止危及生命者行手术探查，探查时可辅以术中内镜检查。

（三）治疗

下消化道出血主要是病因治疗，大出血时应积极抢救。

1. 一般治疗　疑诊或自确诊下消化道出血者，病人应收住入院治疗。密切观察病人的血压、脉搏、便血量与每小时尿量。大量出血（＞ 800 ～ 1000ml）者宜食，积极补充血容量，当血红蛋白＜ 70g/L；收缩压＜ 90mmHg 时，应予以输出支持治疗。

2. 止血治疗

（1）凝血酶保留灌肠有时对左半结肠出血有效。

（2）内镜下止血：急诊结肠镜检查如能发现出血病灶，可试行内镜下止血。

（3）血管活性药物应用：血管加压素、生长抑素静脉滴注可能有一定作用。如作动脉造影，可在造影完成后动脉输注血管加压素 0.1 ～ 0.4U/min，对右半结肠及小肠出血止血效果优于静脉给药。

（4）动脉栓塞治疗：对动脉造影后动脉输注血管加压素无效病例，可作超选择性插管，在出血灶注入栓塞剂。本法主要缺点是可能引起肠梗死，拟进行肠段手术切除的病例，可作为暂时止血用。

（5）紧急手术治疗：经内科保守治疗仍出血不止危及生命，无论出血病变是否确诊，均是紧急手术的指征。

3. 病因治疗　针对不同病因选择药物治疗、内镜治疗、择期外科手术治疗。

······ （韩昭伟）

第四节　溃疡性结肠炎

溃疡性结肠炎（UC）是一种病因尚不十分清楚的直肠和结肠慢性非特异性炎症性疾病。病变主要限于大肠黏膜与黏膜下层。临床表现为腹泻、黏液脓血便、腹痛。病情轻重不等，多呈反复发作的慢性病程。

一、病理

病变位于大肠，呈连续性、弥漫性分布。多数在直肠乙状结肠，可扩展至降结肠、横结肠，亦可累及全结肠。约 5% 可累及回肠末端，称"倒灌性结肠炎"。

活动期黏膜呈弥漫性炎症反应。固有膜内弥漫性淋巴细胞、浆细胞、单核细胞等细胞浸润是 UC 的基本病变。活动期并有大量中性粒细胞和嗜酸性粒细胞浸润，大量中性粒细胞浸润发生在固有膜、隐窝上皮（隐窝炎）、隐窝内（隐窝脓肿）及表面上皮。当隐窝脓肿融合溃破，黏膜出现广泛的小溃疡，并可逐渐融合成大片溃疡。肉眼观见黏膜弥漫性充血、水肿，表面呈细颗粒状，脆性增加，糜烂及溃疡。由于结肠病变一般限于黏膜与黏膜下层，很少深入肌层，所以并发结肠穿孔、瘘管或腹腔脓肿少见。少数暴发型或重症患者病变涉及结肠全层，可发生中毒性巨结肠，肠壁重度充血、肠腔膨大、肠壁变薄，溃疡累及肌层至浆膜层，常并发急性穿孔。

结肠炎症在反复发作的慢性过程中，黏膜不断破坏和修复，致正常结构破坏。显微镜下见隐窝结构紊乱，表现为腺体变形、排列紊乱、数目减少等萎缩改变，伴杯状细胞减少和帕内特细胞化生。可形成炎性息肉。由于溃疡愈合瘢痕形成及黏膜肌层及肌层肥厚，使结肠变形缩短、结肠袋消失，甚至肠腔缩窄。少数患者发生结肠癌变。

二、临床表现

（一）消化系统表现

多数起病缓慢，少数急性起病，偶见急性暴发起病。病程呈慢性经过，多表现为发作期与缓解期交替，少数症状持续并逐渐加重。临床表现与病变范围、病型及病期等有关。

1. 腹泻　见于绝大多数患者。腹泻主要与炎症导致大肠黏膜对水钠吸收障碍以及结肠运动功能异常有关，粪便中的黏液脓血则为炎症渗出、黏膜糜烂及溃疡所致。黏液脓血便是本病活动期的重要表现。大便次数及便血的程度反映病情轻歇，轻者每日排便 2～4 次，便血轻或无；重者可每日 10 次以上，脓血显见，甚至大量便血。粪质亦与病情轻重有关，多数为糊状，重可至稀水样。病变限于直肠或及乙状结肠患者，除可有便频、便血外偶尔有便秘，这是病变引起直肠排空功能障碍所致。

2. 腹痛轻型　患者可无腹痛或仅有腹部不适。一般诉有轻度至中度腹痛，多为左下腹或下腹的阵痛，亦可涉及全腹，有疼痛 - 便意 - 便后缓解的规律，常有里急后重。若并发中毒性巨结肠或炎症波及腹膜，有持续性剧烈腹痛。

3. 其他症状　可有腹胀，严重病例有食欲减退、恶心、呕吐。

4. 体征　轻、中型患者仅有左下腹轻压痛，有时可触及痉挛的降结肠或乙状结肠。重型和暴发型患者常有明显压痛和鼓肠。若有腹肌紧张、反跳痛、肠鸣音减弱应注意中毒性巨结肠、肠穿孔等并发症。直肠指检可有触痛及指套带血。

（二）全身表现

一般出现在中、重型患者。中、重型患者活动期常有低度至中度发热，高热多提示有并发症或见于急性暴发型。重症或病情持续活动可出现衰弱、消瘦、贫血、低蛋白血症、水与电解质平衡紊乱等表现。

（三）肠外表现

本病可伴有多种肠外表现，包括外周关节炎、结节性红斑、坏疽性脓皮病、巩膜外层炎、前葡萄膜炎、口腔复发性溃疡等，这些肠外表现在结肠炎控制或结肠切除术后可缓解或恢复；骶髂关节炎、强直性脊柱炎、原发性硬化性胆管炎等，可与溃疡性结肠炎共存，但与溃疡性结肠炎本身的病情变化无关。国内报道肠外表现的发生率低于国外。

（四）临床分型

按本病的病程、程度、范围及病期进行综合分型。

1. 临床类型　①初发型，指无既往史的首次发作；②慢性复发型，临床上最多见，发作期与缓解期交替；③慢性持续型，症状持续，间以症状加重的急性发作；④急性暴发型，少见，急性起病，病情严重，全身毒血症状明显，可伴中毒性巨结肠、肠穿孔、败血症等并发症。上述各型可相互转化。

2. 病情严重程度轻型：腹泻每日 4 次以下，便血轻或无，无发热、脉速，贫血无或轻，血沉正常；

重型：腹泻频繁（每日 6 次或更多）并有明显便血，有发热、脉速等全身症状，血沉加快、血红蛋白下降；中型：介于轻型与重型之间。

3.病变范围可分为直肠炎、直肠乙状结肠炎、左半结肠炎（结肠脾曲以下）、广泛或全结肠炎（病变扩展至结肠脾曲以上或全结肠）。

4.病情分期分为活动期和缓解期。

三、并发症

（一）中毒性巨结肠

中毒性巨结肠多发生在暴发型或重症溃疡性结肠炎患者，国外报道发生率在重症患者中约有5%。此时结肠病变广泛而严重，累及肌层与肠肌神经丛，肠壁张力减退，结肠蠕动消失，肠内容物与气体大量积聚，引起急性结肠扩张，一般以横结肠为最严重。常因低钾、钡剂灌肠、使用抗胆碱能药物或阿片类制剂而诱发。临床表现为病情急剧恶化，出血症明显，有脱水与电解质平衡紊乱，出现鼓肠、腹部压痛，肠鸣音消失。血常规白细胞计数显著升高。X线腹部平片可见结肠扩大，结肠袋形消失。本并发症预后很差，易引起急性肠穿孔。

（二）直肠结肠癌变

多见于广泛性结肠炎、幼年起病而病程漫长者。国外有报道起病20年和30年后癌变率分别为7.2%和16.5%。癌变常发生在黏膜下，易漏诊。

（三）其他并发症

肠道大出血在本病发生率约3%。急性肠穿孔多与中毒性巨结肠有关。肠梗阻少见，发生率远低于克罗恩病。

四、实验室和辅助检查

（一）血液检查

血红蛋白在轻型病例多正常或轻度下降，中、重型病例有轻或中度下降，甚至重度下降。白细胞计数在活动期可有增高。血沉加快和C-反应蛋白增高是活动期的标志。严重或病情持续病例血清白蛋白下降。

（二）粪便检查

粪便常规检查肉眼观常有黏液脓血，显微镜检见红细胞和脓细胞，急性发作期可见巨噬细胞。粪便病原学检查的目的是要排除感染性结肠炎，是本病诊断的一个重要步骤，需反复多次进行，检查内容包括：①常规致病菌培养。排除痢疾杆菌和沙门菌等感染，根据情况选择特殊细菌培养以排除空肠弯曲菌、艰难梭菌、耶尔森菌、真菌等感染；②取新鲜粪便，注意保温，找溶组织阿米巴滋养体及包囊；③有血吸虫疫水接触史者作粪便集卵和孵化以排除血吸虫病。

（三）自身抗体检查

欧美的不少研究报道，血中外周型抗中性粒细胞核架抗体（β-ANCA）和抗酿酒酵母抗体（ASCA）分别为UC和CD的相对特异性抗体，同时检测这两种抗体有助于UC和CD的诊断和鉴别诊断，若P-ANCA+/ASCA-，对诊断UC有帮助，其在亚洲IBD患者的诊断价值却仍需扩大样本验证。

（四）结肠镜检查

结肠镜检查是本病诊断与鉴别诊断的最重要手段之一。应作全结肠及回肠末段检查，直接观察肠黏膜变化，取活组织检查，并确定病变范围。本病病变呈连续性、弥漫性分布、从肛端直肠开始逆行向上扩展，内镜下所见重要改变有：①黏膜粗糙呈细颗粒状，弥漫性充血、水肿，血管纹理模糊，质脆、出血，可附有脓性分泌物；②病变明显处见弥漫性糜烂或多发性浅溃疡；③慢性病变见假息肉及桥状黏膜，结肠袋往往变钝或消失。结肠镜下黏膜活检组织学见弥漫性炎性细胞浸润，活动期表现为表面糜烂、溃疡、隐窝炎、隐窝脓肿；慢性期表现为隐窝结构紊乱、杯状细胞减少。

（五）X 线钡剂灌肠检查

X 线钡剂灌肠检查所见 X 线征主要有：①黏膜粗乱及（或）颗粒样改变；②多发性浅溃疡，表现为管壁边缘毛糙呈毛刺状或锯齿状以及见小龛影，亦可有炎症性息肉而表现为多个小的圆或卵圆形充盈缺损；③结肠袋消失，肠壁变硬，肠管缩短、变细，可呈铅管状。结肠镜检查比 X 线钡剂灌肠检查准确，有条件宜作结肠镜全结肠检查，检查有困难时辅以钡剂灌肠检查。重型或暴发型病例不宜作钡剂灌肠检查，以免加重病情或诱发中毒性巨结肠。

五、诊断和鉴别诊断

（一）诊断

具有持续或反复发作腹泻和黏液脓血便、腹痛、里急后重，伴有（或不伴）不同程度全身症状者，在排除细菌性痢疾、阿米巴痢疾、慢性血吸虫病、肠结核等感染性肠炎及克罗恩病、缺血性肠炎、放射性肠炎等非感染性肠炎基础上，具有上述结肠镜检查重要改变中至少 1 项及黏膜活检组织学所见可以诊断本病（无条件进行结肠镜检查，而 X 线钡剂灌肠检查具有上述 X 线征象中至少 1 项，也可诊断本病，但不够可靠）。如果临床表现不典型而有典型结肠镜检查表现及黏膜活检组织学所见（或典型 X 线钡剂灌肠检查表现）者也可诊断本病；有典型临床表现或典型既往史而目前结肠镜检查或 X 线钡剂灌肠检查无典型改变，应列为"疑诊"随访。应强调，本病并无特异性改变，各种病因均可引起类似的肠道炎症改变，故只有在认真排除各种可能有关的病因后才能作出本病诊断。一个完整的诊断应包括其临床类型、病情严重程度（表 11-1）、病变范围、病情分期及并发症。

表 11-1 溃疡性结肠炎的严重度评估

	轻度	中度	重度
大便（次 / 日）	< 4	4-6	> 6（血便）
脉搏（次 / 分）	< 90	< 100	> 100
血细胞比容（%）	正常	30-40	< 30
体重下降（%）	无	< 10	> 10
体温（V）	正常	< 37.5	> 37.5
ESR（mm/h）	< 20	20-30	> 30
蛋内（g/L）	正常	30-35	< 30

（二）鉴别诊断

1. 慢性细菌性痢疾 常有急性菌痢病史，粪便检查可分离出痢疾杆菌，结肠镜检查时取黏液脓性分泌物培养的阳性率较高，抗菌药物治疗有效。

2. 阿米巴肠炎 病变主要侵犯右侧结肠，也可累及左侧结肠，结肠溃疡较深，边缘潜行，溃疡间的黏膜多属正常。粪便或结肠镜取溃疡渗出物检查可找到溶组织阿米巴滋养体或包囊。血清抗阿米巴滋养体抗体阳性。抗阿米巴治疗有效。

3. 血吸虫病　有疫水接触史，常有肝脾大，粪便检查可发现血吸虫卵，孵化毛蚴阳性，直肠镜检查在急性期可见黏膜黄褐色颗粒，活检黏膜压片或组织病理检查发现血吸虫卵。免疫学检查亦有助鉴别。

4. 克罗恩病　克罗恩病的腹泻一般无肉眼血便，结肠镜及X线检查病变主要在回肠末段和邻近结肠且呈非连续性、非弥漫性分布并有其特征改变，与溃疡性结肠炎鉴别一般不难；两者的鉴别要点：溃疡性结肠炎病变从肛端直肠开始逆行向上扩展，病变呈连续性和弥漫性，极少数病例可见回肠末段数厘米内黏膜炎症改变但无溃疡形成，如见直肠不受累的结肠病变、病变肠段间有正常黏膜的肠段（非连续性）、纵行溃疡间有正常周围黏膜（非弥漫性）则为克罗恩病特征；广泛的肛周病变、瘘和腹腔脓肿仅见于克罗恩病；肠腔明显狭窄多见于克罗恩病；活检如见非干酪样肉芽肿支持克罗恩病诊断。但当克罗恩病的病变单纯累及结肠，此时鉴别诊断十分重要，因为，两者在治疗反应和预后上有所差异，最重要的是当需要考虑手术治疗时，术式选择有很大差异。例如全结肠切除加回肠肛门小袋吻合术仅适用于溃疡性结肠炎而不适用于克罗恩病，该术式对前者为根治性治疗，而用于后者则术后回肠吻合口复发率非常高。然而，即使仔细鉴别，仍有少部分（西方文献报道约10%）结肠IBD无法肯定分类，此时称为未定型结肠炎，可能要经过长期随访才能作出判断。

5. 大肠癌　多见于中年以后，直肠指检常可触到肿块，结肠镜与X线钡剂灌肠检查对鉴别诊断有价值，活检可确诊。须注意溃疡性结肠炎也可引起结肠癌变。

6. 肠易激综合征　粪便有黏液但无脓血，显微镜检查正常，结肠镜检查无器质性病变证据。

7. 其他　其他感染件肠炎（如肠结核、沙门菌结肠炎、耶尔森菌肠炎、空肠弯曲菌肠炎、抗菌药物相关性肠炎、真菌性肠炎等）、缺血性结肠炎、放射性肠炎、胶原性结肠炎、白塞病、结肠息肉、结肠憩室炎等应和本病鉴别。

六、治疗

（一）一般治疗

强调休息、饮食和营养。对活动期患者应有充分休息，以减少精神和体力负担，并予流质饮食，待病情好转后改为富营养少渣饮食。部分患者发病可能与牛乳过敏或不耐受有关，故应注意询问有关病史并限制乳制品摄入。重症或暴发型患者应住院治疗，及时纠正水、电解质平衡紊乱，贫血者可输血，低蛋白血症者输注入血清白蛋白。病情严重应禁食，并予完全胃肠外营养治疗。患者的情绪对病情会有影响，可予以心理治疗。

对腹痛、腹泻的对症治疗，要权衡利弊，使用抗胆碱能药物或止泻药如地芬诺酯（苯乙哌啶）或洛哌丁胺宜慎用，特别是大剂童，在重症患者有诱发中毒性巨结肠的危险。

抗生素治疗对一般病例并无指征。但对重症有继发感染者，应积极抗菌治疗，予以广谱抗生素，静脉给药，合用甲硝唑对厌氧菌感染有效。

（二）药物治疗

1. 氨基水杨酸制剂　柳氮磺吡啶是治疗本病的常用药物。该药口服后大部分到达结肠，经肠菌分解为 5- 氨基水杨酸（简称 5-ASA）与磺胺吡啶，前者是主要有效成分，其滞留在结肠内与肠上皮接触而发挥抗炎作用。其作用机制尚未完全清楚，可能是综合作用，通过影响花生四烯酸代谢的一个或多个步骤，抑制前列腺素合成；清除氧自由基而减轻炎症反应；抑制免疫细胞的免疫反应等。该药适用于轻、中型患者或重型经糖皮质激素治疗已有缓解者。用药方法为 4g/d，分 4 次口服；病情缓解可减量使用，然后改为维持童 2g/d，分次口服。不良反应分为两类，一类是剂量相关的不良反应如恶心、呕吐、食欲减退、头痛、可逆性男性不育等，餐后服药可减轻消化道反应。另一类不良反应属于过敏，有皮疹、粒细胞减少、自身免疫性溶血、再生障碍性贫血等，因此服药期间必须定期复查血象，一旦出现此类不良反应，应改用其他药物。直接口服 5-ASA，由于其在小肠近段已大部分被吸收，在结肠内不能达到有效药物浓度，近年已研制成 5-ASA 的特殊制剂，使其能到达结肠发挥药效，这类制剂有美沙拉唑，奥沙拉唑。5-ASA 新型制剂疗效与 SASP 相仿，优点是不良反应明显减少，但价格昂贵，因此其最适用于对 SASP 不能耐受者。5-ASA 的灌肠剂及栓剂，适用于病变局限在直肠者。

2. 糖皮质激素（简称激素） 对急性发作期有较好疗效。基本作用机制为非特异性抗炎和抑制免疫反应。适用于对氨基水杨酸制剂疗效不佳的轻、中型患者，特别适用于中型活动期患者及急性暴发型患者。一般予口服泼尼松 40mg/d；重症患者先予较大剂量静脉滴注，如氢化可的松 300mg/d 或甲泼尼龙 40mg/d，7 ～ 14 天后改为口服泼尼松 50 ～ 60mg/d。病情缓解后逐渐减量至停药。注意减药速度不要太快以防反跳，减药期间加用氨基水杨酸制剂逐渐接替激素治疗。病变局限在直肠、乙状结肠患者，可用琥珀酸钠氢化可的松（不能用氢化可的松醇溶制剂）100mg、泼尼松龙 20mg 或地塞米松 4 ～ 5mg 加生理盐水 100ml 作保留灌肠，每天 1 次，病情好转后改为每周 2 ～ 3 次，疗程 1 ～ 3 个月。也可使用布地奈德灌肠剂 2mg/d。

3. 免疫抑制剂 硫唑嘌呤或巯嘌呤可用于对激素治疗效果不佳或对激素依赖的慢性持续型病例，加用这类药物后可逐渐减少激素用量甚至停用，使用方法及注意事项详见本章第二节 "克罗恩病"。近年国外报道，对严重溃疡性结肠炎急性发作静脉用糖皮质激素治疗无效的病例，应用环孢素 2 ～ 4mg/（kg•d），静脉滴注 7 ～ 14 天，有效者改为口服 4 ～ 6mg/（kg•d），由于其肾毒性，疗程多在 6 个月减停；大部分患者可取得暂时缓解而避免急症手术。

（三）手术治疗

紧急手术指征为：并发大出血、肠穿孔、重型患者特别是合并中毒性巨结肠经积极内科治疗无效且伴严重毒血症状者。择期手术指征：①并发结肠癌变；②慢性持续型病例内科治疗效果不理想而严重影响生活质量，或虽然用糖皮质激素可控制病情但糖皮质激素不良反应太大不能耐受者。一般采用全结肠切除加回肠造瘘术。为避免回肠造瘘缺点，近年采用回肠肛门小袋吻合术，既切除全结肠及剥离直肠黏膜和黏膜下层，又保留了肛门排便功能，大大改善了患者的术后生活质量。

（四）活动期治疗方案的选择

根据病情严重程度和病变部位，结合治疗反应来决定。直肠炎：主要予以 5-ASA 或糖皮质激素保留灌肠（每晚睡前），可辅以口服氨基水杨酸制剂。轻、中型结肠炎：先予口服氨基水杨酸制剂，可辅以 5-ASA 或糖皮质激素保留灌肠；疗效不佳者改为口服糖皮质激素,病变广泛累及全结肠亦可一开始即予口服糖皮质激素治疗。重型结肠炎:先予静脉使用糖皮质激素后改口服;足量治疗7天症状无改善者需考虑予以环孢素静滴或手术治疗。糖皮质激素疗效不佳或激素依赖的慢性持续型患者:加用免疫抑制剂如硫唑嘌呤治疗;仍疗效不佳或药物不良反应严重已明显影响生活质量者考虑手术治疗。

(五)缓解期维持治疗

缓解期必须予以氨基水杨酸制剂维持治疗,维持治疗的剂量和疗程尚未统一,我国推荐以活动期有效治疗量的半量(如柳氮磺吡啶2g/d)维持治疗1~2年;国外研究报道以活动期有效治疗量相同剂量维持缓解效果优于半量,疗程宜长达3~5年。对于病情重、复发频的患者维持治疗的剂量宜大、疗程宜长则是肯定的。对慢性持续型用硫唑嘌呤等免疫抑制剂能获得缓解者,则用原剂量免疫抑制剂作维持治疗。

七、预后

本病一般呈慢性病程,大部分患者反复发作,轻型及长期缓解者预后较好。急性暴发型、有并发症及年龄>60岁者预后不良,但近年由于治疗水平提高,病死率已明显下降。慢性持续活动或反复发作频繁者,预后较差,但如能合理选择手术治疗,亦可望得到恢复。病程漫长者癌变危险性增加,应注意随访。

$\cdots\cdots$ (李 云)

第五节 急性胰腺炎

急性胰腺炎是多种病因导致胰酶在胰腺内被激活后引起胰腺组织自身消化、水肿、出血甚至坏死的炎症反应。临床以急性上腹痛、恶心、呕吐、发热和血胰酶增高等为特点。病变程度轻重不等,轻者以胰腺水肿为主,临床多见,病情常呈自限性,预后良好,又称为轻症急性胰腺炎(MAP)。少数重者的胰腺出血坏死,常继发感染、腹膜炎和休克等多种并发症,病死率高,称为重症急性胰腺炎(SAP)。

一、病因和发病机制

急性胰腺炎的病因甚多。常见的病因有胆石症、大量饮酒和暴饮暴食。

(一)胆石症与胆道疾病

胆石症、胆道感染或胆道蛔虫等均可引起急性胰腺炎,其中胆石症最为常见。急性胰腺炎与胆石关系密切,由于在解剖上大约70%~80%的胰管与胆总管汇合成共同通道开口于十二指肠壶腹部,一旦结石嵌顿在壶腹部,将会导致胰腺炎与上行胆管炎,即"共同通道学说"。目前除"共同通道"外,尚有其他机制,可归纳为:①梗阻:由于上述的各种原因导致壶腹部狭窄或(和)Oddi括约肌痉挛,胆道内压力超过胰管内压力(正常胰管内压高于胆管内压),造成胆汁逆流入胰管,引起急性胰腺炎;②Oddi括约肌功能不全:胆石等移行中损伤胆总管、壶腹部或胆道炎症引起暂时性Oddi括约肌松弛,使富含肠激酶的十二指肠液反流入胰管,损伤胰管;③胆道炎症时细菌毒素、游离胆酸、非结合胆红素、溶血磷脂酰胆碱等,也可能通过胆胰向淋巴管交通支扩散到胰腺，激活胰酶，引起急性胰腺炎。

（二）大量饮酒和暴饮暴食

大量饮酒引起急性胰腺炎的机制：①乙醇通过刺激胃酸分泌，使胰泌素与缩胆囊素（CCK）分泌，促使胰腺外分泌增加；②刺激 Oddi 括约肌痉挛和十二指肠乳头水肿，胰液排出受阻，使胰管内压增加；③长期酒癖者常有胰液内蛋白含量增高，易沉淀而形成蛋白栓，致胰液排出不畅。

暴饮暴食使短时间内大量食糜进入十二指肠，引起乳头水肿和 Oddi 括约肌痉挛，同时刺激大量胰液与胆汁分泌，由于胰液和胆汁排泄不畅，引发急性胰腺炎。

（三）胰管阻塞

胰管结石或蛔虫、胰管狭窄、肿瘤等均可引起胰管阻塞，当胰液分泌旺盛时胰管内压增高，使胰管小分支和胰腺泡破裂，胰液与消化酶渗入间质，引起急性胰腺炎。胰腺分裂症（系胰腺胚胎发育异常）时，多因副胰管经狭小的副乳头引流大部分胰腺的胰液，因其相对狭窄而引流不畅。

（四）手术与创伤

腹腔手术特别是胰胆或胃手术、腹部钝挫伤等可直接或间接损伤胰腺组织与胰腺的血液供应引起胰腺炎。ERCP 检查后，少数可因重复注射造影剂或注射压力过高，发生胰腺炎。

（五）内分泌与代谢障碍

任何引起高钙血症的原因，如甲状旁腺肿瘤、维生素 D 过多等，均可引起胰管钙化、管内结石导致胰液引流不畅，甚至胰管破裂，高血钙还可刺激，胰液分泌增加和促进胰蛋白酶原激活。任何原因的高血脂，如家族性高脂血症，因胰液内脂质沉着或来自胰外脂肪栓塞并发胰腺炎。妊娠、糖尿病昏迷和尿毒症也偶可发生急性胰腺炎妊娠时胰腺炎多发生在中晚期，但 90% 合并胆石症。

（六）感染

急性胰腺炎继发于急性传染性疾病者多数较轻，随感染痊愈而自行消退，如急性流行性腮腺炎、传染性单核细胞增多症、柯萨奇病毒、Echo 病毒和肺炎衣原体感染等。常可伴有特异性抗体浓度升高。沙门菌或链球菌败血症时可出现胰腺炎。

（七）药物

已知应用某些药物如噻嗪类利尿药、硫唑嘌呤、糖皮质激素、四环素、磺胺类等可直接损伤胰腺组织，可使胰液分泌或黏稠度增加，引起急性胰腺炎，多发生在服药最初 2 月，与剂量不一定相关。

（八）其他

少见因素有十二指肠球后穿透性溃疡、邻近乳头的十二指肠憩室炎、胃部手术后输入襻综合征、肾或心脏移植术后、血管性疾病及遗传因素等。尽管胰腺炎病因很多，多数可找到致病因素，但仍有 5%～25% 的急性胰腺炎病因不明，称之为特发性胰腺炎。

急性胰腺炎的发病机制尚未完全阐明。已有共识的是上述各种病因，虽然致病途径不同，但有共同的发病过程，即胰腺自身消化的理论。正常胰腺分泌的消化酶有两种形式：一种是有生物活性的酶如淀粉酶、脂肪酶和核糖核酸酶等；另一种是以前体或酶原形式存在的无活性的酶，如胰蛋白酶原、糜蛋白酶原、前磷脂酶、前弹性蛋白酶、激肽释放酶原和前羟肽酶等。在正常情况下，合成的胰酶绝大部分是无活性的酶原，酶原颗粒与细胞质是隔离的，胰腺腺泡的胰管内含有胰蛋白酶抑制物质，灭活少量的有生物活性或提前激活的酶。这是胰腺避免自身消化的生理性防御屏障。正常情况下，当胰液进入十二指肠后，在肠激酶作用下，首先激活胰蛋白酶原，形成胰蛋白酶，在胰蛋白酶作用下使各种胰消化酶原被激活为有生物活性的消化酶，对食物进行消化。与自身消化理论相关的机制：①各种病因导致其腺泡内酶原激活，发生胰腺自身消化的连锁反应；②胰腺导管内通透性增加，使活性胰酶渗入胰腺组织，加重胰腺炎症。两者在急性胰腺炎发病中可能为序贯作用。

一旦各种消化酶原激活后，其中起主要作用的活化酶有磷脂酶 A2、激肽释放酶或胰舒血管素、弹性蛋白酶和脂肪酶。磷脂酶 A2 在小量胆酸参与下分解细胞膜的磷脂，产生溶血磷脂酰胆碱和溶血脑磷脂，其细胞毒作用引起胰实质凝固性坏死、脂肪组织坏死及溶血。激肽释放酶可使激肽酶原变为缓激肽和胰激肽，使血管舒张和通透性增加，引起水肿和休克。弹性蛋白酶可溶解血管弹性纤维引起出血和血栓形成。脂肪酶参与胰腺及周围脂肪坏死和液化作用。上述消化酶共同作用，造成胰腺实质及邻近组织的病变，细胞的损伤和坏死又促使消化酶释出，形成恶性循环。近年的研究揭示急性胰腺炎时，胰腺组织的损伤过程中产生一系列炎性介质，如氧自由基、血小板活化因子、前列腺素、白细胞三烯等起着重要介导作用，这些炎性介质和血管活性物质如一氧化氮（NO）、血栓素（TXA2）等还导致胰腺血液循环障碍，又可通过血液循环和淋巴管途径，输送到全身，引起多脏器损害，成为急性胰腺炎的多种并发症和致死原因。

二、病理

急性胰腺炎的病理变化一般分为两型。

（一）急性水肿型

大体上见胰腺肿大、水肿、分叶模糊，质脆，病变累及部分或整个胰腺，胰腺周围有少量脂肪坏死。组织学检查见间质水肿、充血和炎症细胞浸润，可见散在的点状脂肪坏死，无明显胰实质坏死和出血。

（二）急性坏死型

大体上表现为红褐色或灰褐色，并有新鲜出血区，分叶结构消失。有较大范围的脂肪坏死灶，散落在胰腺及胰腺周围组织如大网膜，称为钙皂斑。病程较长者可并发脓肿、假性囊肿或瘘管形成。显微镜下胰腺组织的坏死主要为凝固性坏死，细胞结构消失。坏死灶周围有炎性细胞浸润包绕。常见静脉炎、淋巴管炎、血栓形成及出血坏死。

由于胰液外溢和血管损害，部分病例可有化学性腹水、胸水和心包积液，并易继发细菌感染。发生急性呼吸窘迫综合征时可出现肺水肿、肺出血和肺透明膜形成，也可见肾小球病变、肾小管坏死、脂肪栓塞和弥散性血管内凝血等病理变化。

三、临床表现

急性胰腺炎常在饱食、脂餐或饮酒后发生。部分患者无诱因可查。其临床表现和病情轻重取决于病因、病理类型和诊治是否及时。

（一）症状

1. 腹痛 为本病的主要表现和首发症状，突然起病，程度轻重不一，可为钝痛、刀割样痛、钻痛或绞痛，呈持续性，可有阵发性加剧，不能为一般胃肠解痉药缓解，进食可加剧。疼痛部位多在中上腹，可向腰背部呈带状放射，取弯腰抱膝位可减轻疼痛。水肿型腹痛 3～5 天即缓解。坏死型病情发展较快，腹部剧痛延续较长，由于渗液扩散，可引起全腹痛。极少数年老体弱患者可无腹痛或轻微腹痛。

腹痛的机制主要是：（1）胰腺的急性水肿，炎症刺激和牵拉其包膜上的神经末梢；（2）胰腺的炎性渗出液和胰液外溢刺激腹膜和腹膜后组织；（3）胰腺炎症累及肠道，导致肠胀气和肠麻痹；（4）胰管阻塞或伴胆囊炎、胆石症引起疼痛。

2. 恶心、呕吐及腹胀　多在起病后出现，有时颇频繁，吐出食物和胆汁，呕吐后腹痛并不减轻。同时有腹胀，甚至出现麻痹性肠梗阻。

3. 发热　多数患者有中度以上发热，持续 3～5 天。持续发热一周以上不退或逐日升高、白细胞升高者应怀疑有继发感染，如胰腺脓肿或胆道感染等。

4. 低血压或休克　重症胰腺炎常发生。患者烦躁不安、皮肤苍白、湿冷等；有极少数休克可突然发生，甚至发生猝死。主要原因为有效血容量不足，缓激肽类物质致周围血管扩张，并发消化道出血。

5. 水、电解质、酸碱平衡及代谢紊乱　多有轻重不等的脱水，低血钾，呕吐频繁可有代谢性碱中毒。重症者尚有明显脱水与代谢性酸中毒，低钙血症（< 2mmol/L），部分伴血糖增高，偶可发生糖尿病酮症酸中毒或高渗性昏迷。

（二）体征

1. 轻症急性胰腺炎　患者腹部体征较轻，往往与主诉腹痛程度不十分相符，可有腹胀和肠鸣音减少，无肌紧张和反跳痛。

2. 重症急性胰腺炎　患者上腹或全腹压痛明显，并有腹肌紧张，反跳痛。肠鸣音减弱或消失，可出现移动性浊音，并发脓肿时可扪及有明显压痛的腹块。伴麻痹性肠梗阻且有明显腹胀，腹水多呈血性，其中淀粉酶明显升高。少数患者因胰酶、坏死组织及出血沿腹膜间隙与肌层渗入腹壁下，致两侧胁腹部皮肤呈暗灰蓝色，称 Grey-Turner 征；可致脐周围皮肤青紫，称 Cullen 征。在胆总管或壶腹部结石、胰头炎性水肿压迫胆总管时，可出现黄疸。后期出现黄疸应考虑并发胰腺脓肿或假囊肿压迫胆总管或由于肝细胞损害所致。患者因低血钙引起手足搐搦者，为预后不佳表现，系大量脂肪组织坏死分解出的脂肪酸与钙结合成脂肪酸钙，大量消耗钙所致，也与胰腺炎时刺激甲状腺分泌降钙素有关。

四、并发症

（一）局部并发症

1. 胰腺脓肿：重症胰腺炎起病 2～3 周后，因胰腺及胰周坏死继发感染而形成脓肿。此时高热、腹痛、出现上腹肿块和中毒症状；

2. 假性囊肿：常在病后 3～4 周形成，系由胰液和液化的坏死组织在胰腺内或其周围包裹所致。多位于胰体尾部，大小几毫米至几十厘米，可压迫邻近组织引起相应症状。囊壁无上皮，仅见坏死肉芽和纤维组织，囊肿穿破可致胰源性腹水。

（二）全身并发症

重症胰腺炎常并发不同程度的多器官功能衰竭（MOF）：①急性呼吸衰竭：即急性呼吸窘迫综合征，突然发作、进行性呼吸窘迫、发绀等，常规氧疗不能缓解；12急性肾衰竭：表现为少尿、蛋白尿和进行性血尿素氮、肌酐增高等；③心力衰竭与心律失常：心包积液、心律失常和心力衰竭；④消化道出血：上消化道出血多由于应激性溃疡或黏膜糜烂所致，下消化道出血可由胰腺坏死穿透横结肠所致；⑤胰性脑病：表现为精神异常（幻想、幻觉、躁狂状态）和定向力障碍等；⑥败血症及真菌感染：早期以革兰阴性杆菌为主，后期常为混合菌，且败血症常与胰腺脓肿同时存在；严重病例机体的抵抗力极低，加上大量使用抗生素，极易产生真菌感染；⑦高血糖：多为暂时性；⑧慢性胰腺炎：少数演变为慢性胰腺炎。

五、实验室和其他检查

（一）白细胞计数

多有白细胞增多及中性粒细胞核左移。

（二）血、尿淀粉酶测定

血清（胰）淀粉酶在起病后 6～12 小时开始升高，48 小时开始下降，持续 3～5 天。血清淀粉酶超过正常值 3 倍可确诊为本病。淀粉酶的高低不一定反映病情轻重，出血坏死型胰腺炎淀粉酶值可正常或低于正常。其他急腹症如消化性溃疡穿孔、胆石症、胆囊炎、肠梗阻等都可有血清淀粉酶升高，但一般不超过正常值 2 倍。

尿淀粉酶升高较晚，在发病后 12～14 小时开始升高，下降缓慢，持续 1～2 周，但尿淀粉酶值受患者尿量的影响。

胰源性腹水和胸水中的淀粉酶值亦明显增高。

（三）血清脂肪酶测定

血清脂肪酶常在起病后 24～72 小时开始上升，持续 7～10 天，对病后就诊较晚的急性胰腺炎患者有诊断价值，且特异性也较高。

（四）C- 反应蛋白（CRP）

CRP 是组织损伤和炎症的非特异性标志物。有助于评估与监测急性胰腺炎的严重性，在胰腺坏死时 CRP 明显升高。

（五）生化检查

暂时性血糖升高常见，可能与胰岛素释放减少和胰高血糖素释放增加有关。持久的空腹血糖高于 10mmol/L 反映胰腺坏死，提示预后不良。高胆红素血症可见于少数患者，多于发病后 4～7 天恢复正常。血清 AST、LDH 可增加。暂时性低钙血症（＜2mmol/L）常见于重症急性胰腺炎，低血钙程度与临床严重程度平行，若血钙低于 1.5mmol/L 以下提示预后不良。急性胰腺炎时可出现高甘油三酯血症，这种情况可能是病因或是后果，后者在急性期过后可恢复正常。

（六）影像学检查

1. 腹部平片　可排除其他急腹症，如内脏穿孔等。"哨兵袢"和"结肠切割征"为胰腺炎的间接指征。弥漫性模糊影、腰大肌边缘不清，提示存在腹水。可发现肠麻痹或麻痹性肠梗阻征。

2. 腹部 B 超　应作为常规初筛检查。急性胰腺炎 B 超可见胰腺肿大，胰内及胰周围回声异常；亦可了解胆囊和胆道情况；后期对脓肿及假性囊肿有诊断意义。但因患者腹胀常影响其观察。

3. CT 显像　CT 根据胰腺组织的影像改变进行分级，对急性胰腺炎的诊断和鉴别诊断、评估其严重程度，特别是对鉴别轻和重症胰腺炎，以及附近器官是否累及具有重要价值。轻症可见胰腺非特异性增大和增厚，胰周围边缘不规则；重症可见胰周围区消失；网膜囊和网膜脂肪变性，密度增加；胸腹膜腔积液。增强 CT 是诊断胰腺坏死的最佳方法，疑有坏死合并感染者可行 CT 引导下穿刺。

六、诊断和鉴别诊断

根据典型的临床表现和实验室检查，常可做出诊断。轻症的患者有剧烈而持续的上腹部疼痛，恶心、呕吐、轻度发热、上腹部压痛，但无腹肌紧张，同时有血清淀粉酶和（或）尿淀粉酶显著升高，排除其他急腹症者，即可以诊断。重症除具备轻症急性胰腺炎的诊断标准，且具有局部并发症（胰腺坏死、假性囊肿、脓肿）和（或）器官衰竭。由于重症胰腺炎病程发展险恶且复杂，国内外提出多种评分系统用于病情严重性及预后的预测，其中关键是在发病 48 或 72 小时内密切监测病情和实验室检查的变化，综合评判。

区别轻症与重症胰腺炎十分重要，因两者的临床预后截然不同。有以下表现应当按重症胰腺炎处置：①临床症状：烦躁不安、四肢厥冷、皮肤呈斑点状等休克症状；②体征：腹肌强直、腹膜刺激征，Grey-Tumer 征或 Cullen 征；③实验室检查：血钙显著下降 2mmol/L 以下，血糖 > 11.2mmol/L（无糖尿病史），血尿淀粉酶突然下降；④腹腔诊断性穿刺有高淀粉酶活性的腹水。

急性胰腺炎应与下列疾病鉴别：

（一）消化性溃疡急性穿孔

有较典型的溃疡病史，腹痛突然加剧，腹肌紧张，肝浊音界消失，X 线透视见膈下有游离气体等可资鉴别。

（二）胆石症和急性胆囊炎

常有胆绞痛史，疼痛位于右上腹，常放射到右肩部，Murphy 征阳性，血及尿淀粉酶轻度升高。B 超及 X 线胆道造影可明确诊断。

（三）急性肠梗阻

腹痛为阵发性，腹胀，呕吐，肠鸣音亢进，有气过水声，无排气，可见肠型。腹部 X 线可见液气平面。

（四）心肌梗死

有冠心病史，突然发病，有时疼痛限于上腹部。心电图显示心肌梗死图像，血清心肌酶升高。血、尿淀粉酶正常。

七、治疗

大多数急性胰腺炎属于轻症急性胰腺炎，经 3 ～ 5 天积极治疗多可治愈。治疗措施：①禁食；②胃肠减压：必要时置鼻胃管持续吸引胃肠减压，适用于腹痛、腹胀、呕吐严重者；③静脉输液，积极补足血容量，维持水电解质和酸碱平衡，注意维持热能供应；④止痛：腹痛剧烈者可予哌替啶；⑤抗生素：由于急性胰腺炎是属化学性炎症，抗生素并非必要；然而，我国急性胰腺炎发生常与胆道疾病有关，故临床上习惯应用；如疑合并感染，则必须使用；⑥抑酸治疗：临床习惯应用 H_2 受体拮抗剂或质子泵抑制剂静脉给药，认为可通过抑制胃酸而抑制胰液分泌，兼有预防应激性溃疡的作用。

重症胰腺炎必须采取综合性措施，积极抢救治疗，除上述治疗措施还应：

（一）内科治疗

1. 监护　如有条件应转入重症监护病房（ICU）。针对器官功能衰竭及代谢紊乱采取相应的措施。

2. 维持水、电解质平衡，保持血容量　应积极补充液体及电解质（钾、钠、钙、镁等离子），维持有效血容量。重症患者常有休克，应给予白蛋白、鲜血或血浆代用品。

3. 营养支持　重症胰腺炎患者尤为重要。早期一般采用全胃肠外营养（TPN）；如无肠梗阻，应尽早进行空肠插管，过渡到肠内营养（EN）。营养支持可增强肠道黏膜屏障，防止肠内细菌移位引起胰腺坏死合并感染。谷氨酰胺制剂有保护肠道黏膜屏障作用，可加用。

4. 抗菌药物　重症胰腺炎常规使用抗生素，有预防胰腺坏死合并感染的作用。抗生素选用应考虑：对肠道移位细菌（大肠埃希菌、假单胞菌、金葡菌等）敏感，且对胰腺有较好渗透性的抗生素。以喹诺酮类或亚胺培南为佳，并联合应用对厌氧菌有效地药物如甲硝唑。病程后期应密切注意真菌感染，必要时行经验性抗真菌治疗，并进行血液及体液标本真菌培养。

5. 减少胰液分泌　生长抑素具有抑制胰液和胰酶分泌，抑制胰酶合成的作用。虽疗效尚未最后确定，但目前国内学者多推荐尽早使用。生长抑素剂量为 250μg/h；生长抑素的类似物奥曲肽为 25～50μg/h，持续静脉滴注，疗程 3～7 天。

6. 抑制胰酶活性　仅用于重症胰腺炎的早期，但疗效尚有待证实。抑肽酶可抗胰血管舒缓素，使缓激肽原不能变为缓激肽，尚可抑制蛋白酶、糜蛋白酶和血清素，20万～50万 U/d，分 2 次溶于葡萄糖液静脉滴注；加贝酯（FOY，gabexate）可抑制蛋白酶、血管舒缓素、凝血酶原、弹力纤维酶等，根据病情，开始每日 100～300mg 溶于 500～1500ml 葡萄糖盐水，以 2.5mg/（kg·h）速度静滴。2～3 日后病情好转，可逐渐减量。

（二）内镜下 Oddi 括约肌切开术（EST）

适用于胆源性胰腺炎合并胆道梗阻或胆道感染者。行 Oddi 括约肌切开术及（或）放置鼻胆管引流。

（三）中医中药

对急性胰腺炎有一定疗效。主要有：柴胡、黄连、黄芩、枳实、厚朴、木香、白芍、芒硝、大黄（后下）等，随症加减。

（四）外科治疗

1. 腹腔灌洗　通过腹腔灌洗可清除腹腔内细菌、内毒素、胰酶、炎性因子等，减少这些物质进入血循环后对全身脏器损害。

2. 手术　手术适应证有：（1）胰腺坏死合并感染：在严密监测下考虑手术治疗，行坏死组织清除及引流术。（2）胰腺脓肿：可选择手术引流或经皮穿刺引流。（3）胰腺假性囊肿：视情况选择手术治疗、经皮穿刺引流或内镜治疗。（4）胆道梗阻或感染：无条件进行 EST 时予手术解除梗阻。（5）诊断未明确，疑有腹腔脏器穿孔或肠坏死者行剖腹探查术。

八、预后

急性胰腺炎的病程经过及预后取决于病变程度以及有无并发症。轻症常在一周内恢复，不留后遗症。重症病情凶险，预后差，病死率在 20%～40%。经积极抢救幸免于死者，多遗留不同程度的胰功能不全，极少数演变为慢性胰腺炎。影响预后的因素包括：年龄大、低血压、低白蛋白、低氧血症、低血钙及各种并发症。

九、预防

积极治疗胆道疾病、戒酒及避免暴饮暴食。

··（韩昭伟）

第六节　肝衰竭

肝衰竭（liver failure）是多种因素引起的严重肝脏损害，导致其合成、解毒、排泄和生物转化等功能发生严重障碍或失代偿，出现以凝血机制障碍和黄疸、肝性脑病、腹水等为主要表现的一组临床症候群。我国2006年《肝衰竭诊疗指南》根据病理组织学特征和病情发展速度，将肝衰竭分为急性、亚急性、慢加急性、慢性四类。在我国，真正的急性、亚急性肝衰竭比较少见，而在慢性HBV相关肝病基础上发生的慢加急性（亚急性）肝衰竭最为常见。

一、病因

引起肝功能衰竭的主要病因是肝炎病毒（我国主要是乙型肝炎病毒）、药物过量（尤其是对乙酰氨基酚）、特异体质的药物反应、毒素摄入以及代谢紊乱，或者其他少见原因如Wilson病、缺血性肝炎、Budd-Chiari综合征、Reye's综合征以及恶性肿瘤。在欧美国家，酒精性肝损害常导致慢性肝功能衰竭。（表11-2）

表11-2　急性肝衰竭病因相关肝损伤分类

病理状态	原　　因
融合性坏死（＋非实质细胞活化）	药物（如对乙酰氨基酚） 毒素 病毒 缺血
微泡脂肪变性	妊娠急性脂肪肝 线粒体毒素 药物（如丙戊酸、四环素类）
恶性浸润	淋巴瘤 白血病 转移癌

二、病理

急性肝衰竭病理改变为肝细胞呈一次性坏死，坏死面积≥肝实质的2/3；或亚大块坏死，或桥接坏死，伴存活肝细胞严重变性，肝窦网状支架不塌陷或非完全塌陷。亚急性肝衰竭肝组织呈新旧不等的亚大块坏死或桥接坏死；较陈旧的坏死区网状纤维塌陷，或有胶原纤维沉积；残留肝细胞有程度不等的再生，并可见细、小胆管增生和胆汁淤积。慢加急性（亚急性）肝衰竭在慢性肝病病理损害的基础上，发生新的程度不等的肝细胞坏死性病变。而慢性肝衰竭主要为弥漫性肝脏纤维化以及异常结节形成，可伴有分布不均的肝细胞坏死。

三、发病机制

对肝衰竭的发生机制已有很多的研究，建立了不少学说，但是目前其研究主要集中在以下几方面：

（一）病毒的致病作用

各型肝炎病毒都可引起肝衰竭，这些病毒的致病性与其数量、毒力及其变异有关。许多临床研究发现肝炎病毒感染，特别是肝炎病毒的重叠感染或混合感染和变异株的感染与肝衰竭的发生密切相关。肝内重叠的炎症在由代偿性肝硬化向慢加急性肝衰竭进展的过程中起着重要作用。

（二）机体免疫功能紊乱介导免疫损伤

1. 内毒素与肝损伤　内毒素可降低肝脏腺苷酸和 ATP/ADP 值，使肝脏能量代谢发生障碍；内毒素作用于肝窦内皮细胞及微血管，激活内凝系统，引起肝微循环障碍，导致缺血、缺氧性肝损伤；内毒素和其结合蛋白（LBP）形成复合物与巨噬细胞表面的受体（CD14）结合，激活巨噬细胞释放各种肝损伤因子和细胞因子，并可诱导中性粒细胞向肝内聚集，并激活中性粒细胞，促使其黏附于血管内皮细胞，加重肝脏的炎症反应。

2. 细胞因子与肝损伤　细胞因子引起肝衰竭发生主要体现在两个方面。其一，细胞因子是参与肝衰竭、肝细胞坏死发生过程的主要分子。另外，细胞因子又是构成抑制肝细胞再生细胞外环境的重要分子。目前已证实与肝衰竭发生有关的细胞因子包括 TNF-α、IFN-γ、IL-1、IL-6 等。近年来，由内毒素诱导的以 TNF-α 为核心的炎症反应在肝衰竭肝损伤中的作用受到高度重视。

3. 细胞凋亡　在肝衰竭发生大块肝细胞死亡的病理过程中，除细胞坏死这一死亡形式外，肝细胞凋亡在肝衰竭病理形成过程中也起着重要作用。

4. 多器官功能衰竭与肝衰竭　原发性肝损伤是多器官功能衰竭的主要起因，而多器官功能衰竭的出现加速肝衰竭患者的死亡。

四、临床表现与分期

根据临床表现的严重程度，亚急性肝衰竭和慢加急性（亚急性）肝衰竭可分为早期、中期和晚期。

（一）早期

1. 极度乏力，并有明显厌食、呕吐和腹胀等严重消化道症状；
2. 黄疸进行性加深（血清总胆红素 ≥ 171μmol/L 或每日上升 ≥ 17.1μmol/L）；
3. 有出血倾向，30% ＜凝血酶原活动度（PTA）≤ 40%；
4. 未出现肝性脑病或明显腹水。

（二）中期

在肝衰竭早期表现基础上，病情进一步发展，出现以下两条之一者：①出现 II 度以下肝性脑病和（或）明显腹水；②出血倾向明显（出血点或瘀斑），且 20% ＜

PTA ≤ 30%。

（三）晚期

在肝衰竭中期表现基础上，病情进一步加重，出现以下三条之一者：①有难治性并发症，例如肝肾综合征、上消化道大出血、严重感染和难以纠正的电解质紊乱等；②出现Ⅲ度以上肝性脑病；③有严重出血倾向（注射部位瘀斑等），PTA ≤ 20%。

五、实验室检查

（一）血清胆红素测定

常呈进行性增高，多超过 171μmol/L. 最高可达 800μmol/L 以上。

（二）血清转氨酶

血清丙氨酸氨基转移酶（ALT）及天门冬氨酸氨基转移酶（AST）常明显升高，尤以后者升高更明显。AST/ALT 比值对估计预后有意义，存活者比值介于 0.31 ～ 0.63 之间，平均 0.48，死亡者多在 1.20 ～ 2.26 之间，平均 1.73。肝衰竭时，由于肝细胞大量坏死，ALT 及 AST 活性反而迅速下降。与此形成对比的是，血清胆红素显著升高，此现象称为"胆酶分离"现象，对肝衰竭的诊断及预后有重要意义。

（三）血清胆固醇与胆固醇脂

胆固醇与胆固醇脂主要在肝细胞内合成，合成过程需多次酶促反应。正常血清胆固醇浓度为 2.83 ～ 6.00mmol/L，如低于 2.6mmol/L 则提示预后不良，急性肝衰竭时胆固醇脂也常明显下降。

（四）血清胆碱酯酶活力

胆碱酯酶有两种，乙酰胆碱酯酶和丁酰胆碱酯酶。后者在肝细胞内合成，肝衰竭时此酶活力常明显下降。

（五）血清白蛋白

最初可在正常范围内，如白蛋白逐渐下降则预后不良。但这种变化的敏感度不高，主要系因白蛋白的半衰期可达 3 周，其合成明显降低需 2 ～ 3 周才逐渐显现。

（六）凝血功能检查

1. 凝血酶原时间（pt）：凝血因子Ⅰ、Ⅱ、Ⅴ、Ⅶ、Ⅹ中任何一种缺乏均可致 PT 延长。PT 的表示方法有三种：① PT 延长的秒数，比对照值延长 3 秒为异常；②国际标准化比值（INR），> 1.2 为异常；③ PTA，由 PT 计算而来。凝血酶原时间测定是目前最常用的估价肝细胞功能指标之一，但需排除因维生素 K 缺乏所致的凝血酶原时间延长。

2. 活化部分凝血活酶时间（APTT）：参与内源性凝血系统的任何因子缺乏时均可致 APTT 延长。APTT 延长首先提示因子Ⅶ、Ⅸ、Ⅺ、Ⅻ、缺乏，但也提示Ⅰ、Ⅱ、Ⅴ、Ⅹ因子缺乏。肝衰竭时 APTT 延长较为常见。

3. 纤维蛋白原定量：由于肝细胞合成能力降低及并发 DIC 等原因，可出现血浆纤维蛋白原含量降低。

4. 凝血因子测定：Ⅱ、Ⅴ、Ⅶ、Ⅸ、Ⅹ等因子明显减少。

（七）其他检查

肝炎病毒标志物包括甲乙丙戊及其他病毒抗体的检查有助于病因的诊断。血氨、血浆氨基酸测定有助于肝性脑病的诊断及处理。细菌学检查及鲎试验有利于确定感染的存在。电解质检查对监测患者病情极为重要。

六、诊断与分类

（一）急性肝衰竭（ALF）

急性肝衰竭是指起病急，发病 2 周内出现以 II 度以上肝性脑病为特征的肝衰竭症候群。

（二）亚急性肝衰竭（SALF）

亚急性肝衰竭则为起病较急，发病 15 日至 26 周内出现肝衰竭症候群。

（三）慢加急性肝衰竭（ACLF）

在慢性肝病（先前诊断或未诊断）基础上，因急性诱因作用，出现黄疸和凝血障碍，4 周内并发腹水和（或）肝性脑病等急性肝功能失代偿表现。

（四）慢性肝衰竭（CLF）

在肝硬化基础上，肝功能进行性减退导致的以腹水或门脉高压、凝血功能障碍和肝性脑病等为主要表现的慢性肝功能失代偿。

国际上将肝衰竭分为急性和慢性两大类，急性肝衰竭包含了我国的急性肝衰竭及亚急性肝衰竭的定义，即：预先不存在肝硬化的患者出现凝血异常（IN ≥ 1.5）、不同程度的意识改变（脑病），疾病持续时间少于 26 周。Wilson 病患者、垂直获得性 HBV 感染者或自身免疫性肝炎的患者尽管存在肝硬化的可能，但如果被诊断的时间少于 26 周，也可包括在 ALF 之内；慢性肝衰竭包括 ACLF 及 CLF。

七、鉴别诊断

（一）胆道阻塞性疾病及严重胆道感染

此类疾病一般黄疸深，而肝功能损害轻，ALT 上升幅度小，并常有发热、腹痛、肝大等特点可资鉴别。

（二）淤胆性肝炎

黄疸较深时会误诊为肝衰竭，但本症消化道症状轻，血清 ALT 升高及 PT 延长不明显。患者多有明显皮肤瘙痒及粪便颜色变浅，血清 ALP 及 γ-GT 活性明显升高，极少出现肝性脑病、出血及腹水。

（三）高黄疸病毒性肝炎

患者血清胆红素超过 171μmol/L，甚至达到 500 ~ 600μmol/L，但一般情况较好，全身乏力和消化道症状不很严重，出血倾向不明显，PTA > 40%。此类患者预后较好，但也可进一步加重而发生肝衰竭。

（四）肝衰竭时重度肝性脑病应与其他原因引起的昏迷相鉴别

许多疾病可致昏迷，如重症乙型肝炎：暴发性流行性脑脊髓膜炎、中毒性菌痢、流行性出血热等感染性疾病，以及尿毒症、低血糖昏迷、水电解质紊乱等非感染性疾病。严重输液反应亦可致意识障碍、黄疸、休克、出血及肾衰竭。应注意鉴别。

八、治疗

针对单一病因 ALF 的特异治疗手段很少，例如以 N- 乙酰半胱胺酸（NAC）治疗对乙酰氨基酚（APAP）过量引起的 ALF，立即分娩以治疗妊娠相关的 ALF。其他虽在使用但未被证明有效的治疗措施包括：应用活性炭和静脉应用大剂量青霉素治疗蘑菇中毒，应用糖皮质激素治疗自身免疫性肝炎，应用铜螯合剂、血浆去除术和抗氧化剂治疗 Wilson 病，应用拉米夫定或恩替卡韦治疗急性乙型肝炎，应用血流动力学支持疗法治疗休克或缺血引起的肝损伤，应用外科减压手术或经颈静脉肝内门体分流术治疗急性 Budd-Chiari 综合征。其他治疗包括：

（一）内科监护

肝衰竭的主要死因是脑水肿和感染引起的全身炎症反应综合征。患者应置于重症肝病监护病房，进行呼吸、脉搏、血压、中心静脉压及尿量、肝性脑病程度的监测；并应每天检查血清转氨酶、胆红素、凝血酶原时间、血糖、电解质和肾功能及血液分析，床边 B 超监测肝脏大小。有Ⅲ、Ⅳ级肝性脑病的患者都应鼻饲管营养以防胃肠道黏膜萎缩和细菌移位。

（二）支持治疗

目前很多学者强调基础支持治疗对改善预后的重要性。包括：

1. 绝对卧床休息　可以减少体力消耗、减轻肝脏负担。

2. 供给足够热卡　饮食以高碳水化合物、低动物蛋白、低脂肪为宜，进液量应控制在 2000ml 左右，并补充足量的维生素 B、C、K 等。每日总热量成人应在 5～6.7kJ（1200～1600kcal）左右，临床上多给 10%～20% 葡萄糖，同时配给支链氨基酸。

3. 血制品应用　新鲜血浆及白蛋白均有扩容、改善微循环、提高胶体渗透压、防止脑水肿及腹水形成等作用。血浆还可补充凝血因子、调理素和补体，可每周 2～3 次应用。但对有肝性脑病的患者要减少血浆的应用，因为目前多数血浆为库存冰冻品，有加重脑病的可能。

4. 纠正电解质、酸碱平衡　定期随访血气及电解质检查，及时发现，及时纠正。

5. 保持室内空气流动，注意消毒隔离，加强口腔护理，预防医院内感染发生。

（三）免疫调节治疗

目前对于肾上腺皮质激素在肝衰竭治疗中的应用尚存在不同意见。非病毒感染性肝衰竭，如自身免疫性肝病及急性乙醇中毒（严重酒精性肝炎）等是其适应证。其他原因所致的肝衰竭早期，若病情发展迅速且无严重感染、出血等并发症者，早期可酌情使用并及早停药。后期为调节肝衰竭患者机体的免疫功能、减少感染等并发症，可酌情使用胸腺素 α_1 等免疫调节剂。

（四）促进肝细胞再生

疗效不肯定，但可试用：①肝细胞生长因子及肝细胞刺激物质，有促进 DNA 合成，促进肝细胞再生，抑制肿瘤坏死因子，增加 Kupffer 细胞功能，增加肝细胞对氨基酸的摄取，增加 ATP 酶活性等作用；②前列腺素 E_2，能改善组织灌流，但对已有出血的患者不能应用；③生长激素可增加肝细胞再生能力，提高巨噬细胞吞噬功能，增加肠黏膜屏障功能，可考虑使用。

（五）肝性脑病的治疗。

（六）肾功能不全处理

密切注意肝衰竭患者的液体复苏及血管内血容量的维持。伴急性肾衰竭患者如需要透析支持，建议采用持续性而不是间歇性血液透析。在血流动力学不稳定者应考虑采用肺动脉导管插入术以保证适当补充血流量。如果血液置换不能维持平均动脉压

（MBP）在 50～60mmHg，应使用全身血管收缩药物如肾上腺素或去甲肾上腺素和多巴胺，但不能用加压素（可显著增加脑血流）。

（七）脑水肿治疗

对于列入肝移植的患者应行颅内压监测；颅内高压发生后，应给予甘露醇及过度通气。但是预防性应用上述方法并无好处，不予推荐。皮质类固醇类药物不宜应用于控制 ALF 患者的颅内高压。

（八）抗感染治疗

应行定期监测培养，以早期发现潜在的细菌或真菌感染，以便根据培养结果尽早采取适当治疗措施。

（九）出血的防治

只有在出血和进行侵入性操作前才推荐对血小板减少症和凝血时间延长者进行补充治疗。ALF 患者应接受 H_2 受体阻断药或质子泵抑制药治疗，以预防因为应激性溃疡导致的酸相关性胃肠道出血。

（十）人工肝支持系统

人工肝是指通过体外的机械、物理化学或生物装置，清除各种有害物质，补充必需物质，改善内环境，暂时替代衰竭肝脏部分功能的治疗方法，能为肝细胞再生及肝功能恢复创造条件或等待机会进行肝移植。人工肝支持系统分为非生物型、生物型和组合型三种。非生物型人工肝已在临床广泛应用并被证明确有一定疗效。目前应用的非生物型人工肝方法包括血浆置换（plasma exchange，PE）、血液灌流（HP）、血浆胆红素吸附（PBA）、血液滤过（HF）、血液透析（HD）、白蛋白透析（AD）、血架滤过透析（PDF）和持续性血液净化疗法（CBP）等。由于各种人工肝的原理不同，因此应根据患者的具体情况选择不同方法单独或联合使用：伴有脑水肿或肾衰竭时，可选用 PE 联合 CBP、HF 或 PDF；伴有高胆红素血症时，可选用 PBA 或 PE；伴有水电解质紊乱时，可选用 HD 或 AD。应注意人工肝治疗操作的规范化。生物型及组合生物型人工肝不仅具有解毒功能，而且还具备部分合成和代谢功能，是人工肝发展的方向，现正处于临床研究阶段。

（十一）肝细胞和干细胞移植

利用动物或人肝细胞经微载体、球形体、微囊凝胶滴等植入系统植入人的腹腔或脾脏，以取代人的肝脏功能。目前尚未广泛应用于临床。在动物实验模型中已证实纯化肝脏干细胞灌注具有治疗肝衰竭潜力，但是否适用于人类尚待研究。

（十二）原位肝移植

肝移植是治疗肝衰竭的有效手段。

九、预后

多个预后评分系统被用于评估肝衰竭的预后。肝衰竭（需要或不需要肝移植）的预后决定于很多因素（性别、年龄、衰竭的病因、入院时肝脏、临床以及生化状态以及恶化高峰期肝性脑病的程度、凝血酶原时间、Ⅴ 因子、INR、肾功能、胆红素水平、血钠、动脉血 pH、磷血症），而且许多新的指标可以整合到预后模型中。

（韩昭伟）

第十二章　慢性肾衰竭

一、临床分期

慢性肾衰竭（CRF）是一综合征，是由于各种慢性肾脏疾病晚期肾功能减退引起的。临床表现为水、电解质和酸碱功能失调，以及毒素潴留引起的一系列全身中毒症状。由于肾衰竭是由于多年病变逐渐发展的，故多为不可逆的，预后差。在肾功能减退的同时，机体产生了适应性，但这种适应性是有限度的，当肾功能受损超过50%时，则可出现一系列全身中毒症状和生化指标的变化。

慢性肾功能不全在肾功能进行性减退过程中，根据肾功能丧失的不同程度临床分为以下四期：

（一）肾功能不全代偿期

肌酐清除率（Ccr）为 50～80ml/min，和（或）血肌酐 Scr 为 133～177μmol/La5～2mg/dl）。

（二）肾功能不全失代偿期

肌酐清除率（Ccr）为 20～50ml/min，和（或）血肌酐 Scr 为 186～442μmol/L（2.1～5mg/dl）。

（三）尿毒症前期

肌酐清除率（Ccr）为 10～20ml/min，和（或）血肌酐 Scr 为 451～707μmol/L（5.1～8mg/dl）。

（四）终末期

肾衰竭（ESRD）肌酐清除率（Ccr）< 10ml/min，和（或）血肌酐 Scr > 707μmol/L（1.5～2mg/dl）。

二、临床表现

（一）水、电解质和矿物质代谢紊乱

CRF 时水平衡失调和各种电解质代谢紊乱相当常见。在这些代谢紊乱中，以代谢性酸中毒最为常见，从 CRF 早期开始，就有少数患者出现代谢性酸中毒，主要出现于小管间质损伤为主的患者中；在尿毒症阶段，几乎全部患者均存在代谢性酸中毒。水平衡紊乱主要表现为水潴留和低血容量两种情况，前者表现为不同程度的皮下水肿和（或）体腔积液，也可发生肺水肿和脑水肿；后者主要表现为低血压和脱水。钠代谢紊乱多为低钠血症，应注意鉴别真性低钠血症和假性低钠血症，其临床处理完全不同。

低钾血症与高钾血症很常见，前者主要与钾摄入不足、胃肠道丢失过多、应用排钾利尿剂等因素有关；后者主要与代谢性酸中毒、尿钾排除减少、钾摄入过多有关。低钙血症主要与钙摄入不足、活性维生素 D 缺乏、高磷血症、代谢性酸中毒等多种因素有关。高磷血症、高镁血症可能与肾小球滤过下降、尿内排出减少或摄入过多有关。低镁血症与镁摄入不足或应用利尿剂有关。此外。某些微量元素（如铝）的蓄积，也

应引起高度重视。

（二）蛋白质、糖类、脂肪和维生素代谢紊乱

CRF 患者常有蛋白质、糖、脂肪、维生素等物质的代谢失调。在上述物质中，以蛋白质代谢紊乱最为突出，一般表现为蛋白质代谢产物蓄积（氮质血症），也可有蛋白质分解增多或合成减少（负氮平衡）、血清白蛋白水平下降、血浆和组织必需氨基酸水平下降、某些非必需氨基酸水平增高等。在糖的代谢紊乱方面，常表现为胰岛素抵抗、糖耐量低减，少数患者中也可出现不同程度的低血糖症。在脂代谢方面，CRF 患者常有高甘油三酯血症、低密度脂蛋白升高、载脂蛋白 B 升高。CRF 也常有某些维生素的缺乏或相对不足，其中以维生素氏缺乏最为常见，其他如维生素 C、B12、叶酸等不足也常见。维生素不足常与饮食摄入不足、某些酶活性下降有关。

（三）消化系统表现

CRF 患者消化系统异常主要表现为食欲不振、味觉障碍、口中尿素味、恶心、呕吐等，其中以食欲不振最为常见。早中期（CRF > 25ml/min）患者的食欲不振、恶心等症状往往与代谢性酸中毒有关。晚期 CRF 患者的食欲不振、恶心等症状的原因与代谢性酸中毒、氮质血症、某些中分子物质蓄积有关。有些患者也可有腹泻（化学性肠炎）、腹胀、腹痛、便秘等症状。部分晚期患者还可有弥漫性胃黏膜损伤、溃疡和出血等。

（四）血液系统表现

CRF 患者血液系统异常主要表现为肾性贫血和出血倾向。贫血原因主要由于红细胞生成素缺乏，故称为肾性贫血；如同时伴有缺铁、营养不良、出血等因素，可加重贫血程度。晚期 CRF 患者有出血倾向，原因多与血小板功能障碍有关，部分晚期患者也可有凝血因子Ⅷ缺乏。有轻度出血者可出现皮下或黏膜出血点、淤斑，重者则可发生胃肠道出血、脑出血等。此外，某些 CRF 患者在病程的某一阶段也可出现高凝状态及血栓－栓塞性并发症。

（五）心血管系统

CRF 患者心脏血管系统异常主要表现为高血压、尿毒症性心肌病、尿毒症性心包炎、心包积液、心力衰竭、心律紊乱等。CRF 患者中的高血压十分常见，发生原因主要与水钠潴留、某些血管活性物质（前列腺素、激肽等）不足等因素有关。尿毒症性心肌病的发生，与尿毒症毒素、贫血、高血压等多种因素有关；部分患者可伴有冠状动脉粥样硬化性心脏病。尿毒症性心包炎多发生于晚期患者，其原因多与尿毒症毒素蓄积、低蛋白血症、心力衰竭等因素有关。急性左心衰竭及各种心律失常的发生也很常见。

（六）呼吸系统表现

CRF 患者呼吸系统异常主要表现为尿毒症性肺水肿、尿毒症性胸膜炎、胸腔积液、呼气尿素味等，也可并发各种肺部感染。尿毒症性肺水肿一般表现为间质性肺水肿，与尿毒症毒素蓄积、肺血管通透性增加、水钠潴留等因素有关。部分患者可发生尿毒症性胸膜炎、胸腔积液，可能与心力衰竭、水钠潴留、感染、尿毒症毒素有关。

（七）神经系统表现

CRF 患者神经系统异常在中枢神经、周围神经和自主神经均有表现。尿毒症性周围神经病变可出现手足麻木感、肌肉震颤、下肢不宁综合征，感觉神经和运动神经传导速度减慢。尿毒症脑病临床表现多样，轻者仅有反应迟钝、淡漠等；以后可出现不同程度的意识障碍，也可有扑翼样震颤、癫痫样发作、精神异常等表现。

（八）骨骼肌肉表现

CRF 患者骨骼系统异常多见，一般为肾性骨营养不良或肾性骨病，多数患者无明显临床症状，少数患者可有骨痛（多为骶髂骨、腰椎等扁骨处）或骨骼压痛。肾性骨营养不良症一般分为高转运性骨病、低转运性骨病、混合型骨病三类。以高转运性骨病最为多见。骨骼改变有骨质疏松、纤维性骨炎、骨软化、骨硬化等表现。而以何种表现为主，取决于继发性甲旁亢的程度及是否伴有铝中毒有关。此外，β_2 微球蛋白蓄积所致的淀粉样变骨病近年也引起人们的重视。伴有尿毒症肌病患者常有肌肉萎缩、肌力下降、肌肉震颤等，低钙血症、失衡综合征时可发生肌肉痉挛。

（九）内分泌系统表现

CRF 患者内分泌异常并不少见，其突出表现为大多数患者均有继发性甲状旁腺功能亢进；少数患者也可有甲状旁腺功能低减。部分患者可有轻度甲状腺功能低减。大多数患者均有促红细胞生成素不足和 1, 25-（OH）$_2$D$_3$ 不足。其他如胰岛素受体障碍、肾上腺皮质激素增高、高血糖素升高、泌乳素增高、睾酮不足等，也可不同程度存在。

（十）免疫系统表现

CRF 患者免疫系统异常相当常见，多数患者抵抗力下降，易感染。目前研究表明，CRF 患者免疫系统异常主要表现为细胞免疫功能降低；某些免疫细胞（T 细胞、单核细胞等）功能降低、白介素 -2 活性下降等，均影响细胞免疫功能。

三、病因

慢性肾衰竭除少数是由于急性肾衰竭治疗未愈转变成慢性者外，绝大多数是由于各种慢性肾脏病，包括原发性和继发性肾脏病引起。根据 1980 年以前的观点，慢性肾衰竭常见病因依次为慢性肾小球肾炎、间质性肾炎、高血压、糖尿病、梗阻性肾病；其次为多囊肾、先天性肾病、系统性红斑狼疮；少见者有多发性骨髓瘤、淀粉样变、痛风、结核、结节性多动脉炎、肾钙化等。

四、诊断和鉴别诊断

CRF 患者的诊断内容，除 CRF 本身外，还应当包括病因诊断（如慢性肾小球肾炎、糖尿病肾病、肾小动脉硬化等）和并发症的诊断（如肾性贫血、肾性骨病、急性左心衰竭等），这些并发症多数均与 CRF 直接相关。

CRF 的鉴别诊断主要与急性肾衰竭、肾前性氮质血症进行鉴别。肾前性氮质血症与 CRF 的鉴别并不困难。肾前性氮质血症在有效血容量不足 48～72 小时后肾功能即可恢复正常，而后者则肾功能难以恢复。依据病史鉴别急、慢性肾衰竭比较困难，可考虑以下几个方面：①根据影响学检查结果进行分析，如双肾体积明显缩小，则支持 CRF 的诊断。②如肾衰竭病史少于 1 个月，而无明显贫血，则支持急性肾衰竭的诊断；如果贫血明显，而近期无急性出血史，则支持 CRF 的诊断。③根据指甲肌酐的水平进行鉴别诊断，也有一定意义。指甲肌酐水平反映患者 4 个月前的血肌酐水平，如指甲肌酐的水平高于正常，则支持 CRF 的诊断。

五、慢性肾衰竭与心血管疾病

心血管疾病（CVD）是终末期肾衰竭透析患者发病和死亡的主要原因，根据大多数登记资料，大概占总死亡率的 50%，占住院患者的 30%。终末期肾衰竭透析患者 CVD 死亡大约是普通人群的 30 倍，所以慢性肾衰竭最近被称为"心血管疾病状态"。因此，对 CRF 患者心血管疾病的危险因素的确定和适当管理已成为肾脏病学防治的主要焦点。其常见病变主要包括尿毒症性心肌病、心包炎、缺血性心脏病、心瓣膜病、高血压、左心室肥厚和冠状动脉疾病以及透析相关低血压。临床统计资料表明，CRF 患者在起始透析治疗前常有不同程度的 CVD 症状。维持性透析治疗的患者大多死于心血管疾病，严重影响着患者的预后。因而，在 CRF 的病程中注意 CVD 的早期预防，采取有效措施纠正 CVD 的危险因素，对改善患者的预后有重要意义。

（一）尿毒症性心肌病

1. 发病机理　尿毒症性心肌病是左室压力负荷和左室容量负荷升高所致。CRF 合并的高血压和主动脉狭窄引起左室压力负荷增加并导致向心性左室肥厚，同时有心肌细胞肥大，而左室容积变化甚小。水钠潴留、贫血和动静脉内瘘引起离心性左室肥厚，并使心肌细胞变长及左室容积增加。循环血容量增加不仅引起左室重塑，也引起血管重塑。动脉硬化通过使动脉血管扩张性降低，动脉反射性加强，以及随后的心脏搏动性工作增强，而导致左室进一步肥厚。终末期肾衰竭是研究负荷性心肌病的典范模型，透析期间一直存在着左室压力负荷和左室容量负荷的增加，一直伴随着心肌细胞死亡、心肌纤维化、毛细血管密度减少和冠脉灌注减少。大的和小的冠脉血管减少、甲状旁腺功能亢进、营养不良和尿毒症相关的其他因素又可使心肌细胞死亡。心肌细胞死亡引起左室扩张和进一步左室代偿性舒张功能障碍。左室收缩功能障碍是由左室收缩力减弱引起的，发生于负荷性心肌病的后期阶段，广泛的心肌细胞死亡、冠脉灌注减少及尿毒症毒素潜在抗收缩力作用将导致左室收缩力减弱，从而导致左室收缩功能障碍。左室舒张功能障碍是由左室顺应性减弱引起的，并以下述状态为特点，即很小的左室容积增加能引起较大的左室压力增加，从而易发生充血性心力衰竭、肺水肿。

2. 临床表现　尿毒症性心肌病多见于终末期肾衰竭患者，临床表现为左室肥厚、左室扩大、心律失常和充血性心力衰竭。左室肥厚表现为左室厚度及质量增加，收缩功能正常。大多数起始透析、收缩功能正常的患者均有心肌肥厚，其中 3/5 为向心性肥厚，2/5 为扩张性肥厚。亦有报道以非对称性室间隔肥厚最常见。左室肥厚的主要相关因素包括终末期肾衰竭的透析治疗方案、年龄、高血压、甲状旁腺功能亢进。左室肥厚降低左室收缩期室壁张力，增加每搏排出量，但亦增加心肌耗氧量，致心脏功能受损，且与充血性心力衰竭及缺血性心脏病死亡率增加有关。左室肥厚为有关透析治疗患者存活的重要预后因素。充血性心力衰竭多为左心衰竭，为最常见的尿毒症性心肌损害，起始透析治疗者 37% 合并或曾有充血性心力衰竭，透析治疗期间发生率为 10%。充血性心力衰竭非慢性肾衰竭本身所致，常见罹患因素为患者合并有高血压和高血压性心脏病、水钠潴留、高钾血症、心包炎、心包钙化、贫血等。终末期肾脏患者出现心力衰竭的原因主要包括尿毒症毒素、电解质紊乱和甲状旁腺功能亢进等。

3. 诊断　Parfrey 等对无糖尿病的血液透析患者尿毒症心肌病诊断标准如下：有呼吸困难或周围性水肿及心脏扩大史，在保持干体重状态下仍反复发生或持续性心力衰竭。兼具有以下两种表现者：1）颈静脉压升高；2）双肺湿啰音（非感染性）；3）周围性水肿；4）肺静脉高压；5）肺间质水肿。辅助检查以超声心动图最为敏感，特异，是诊断左室肥厚、左室舒张和收缩功能障碍的准确的诊断性检查。可计算左室心肌指数和左室容积指数。但透析患者的左室容积是波动的，需在干体重条件下检查。肺部X线检查可诊断由心衰引起的肺间质水肿、心脏大小。血液生化检查着重于动脉血气、血氧饱和度、高钾血症、低钙高磷血症、PTH 亢进等相关因素。

（二）缺血性心脏病

1. 发病机理　缺血性心脏病常常是由危急的冠状动脉疾病引起的，但是 27% 血透患者的缺血症状是由非动脉硬化性冠脉病变引起。非动脉硬化型冠脉病变是和原有的心肌疾病、小血管疾病（由高血压、糖尿病、钙磷沉积引起）、毛细血管密度减少以及心肌细胞能量代谢异常相关，且由于冠状动脉储备减少而使左室肥厚后更易发生缺血症状。冠状动脉狭窄是由传统的冠心病危险因素（Framingham 因素）以及尿毒症相关危险因素造成的。高血压、糖尿病、吸烟和左室肥厚易引起冠状动脉狭窄，但尿毒症状态则可加重血管的病理损害，主要是通过血管壁慢性损伤、凝血因素、脂蛋白异常、血管钙化、氧化应激增强和高半胱氨酸血症所致。

2. 临床表现　CRF 患者起始透析时约 1/3 有心绞痛和（或）心肌梗死史。心肌缺血系冠状动脉粥样硬化所致约 73%，而为左心室肥厚，其冠状动脉造影未见冠脉明显狭窄，即非动脉粥样硬化所致的缺血性心脏病，约占 27%。急性心肌缺血较多发生在心动过速发作期间。合并左室肥厚的患者亦可存在慢性心肌缺血。24 小时动态心电图检查表明，合并比不合并左室肥厚的终末期肾衰患者无症状心肌缺血明显增多。业已证明，年龄、白色人种、高血压和高脂血症为症状性缺血性心脏病的危险因素。据报道，透析患者死于心肌梗死约占 14%。

3. 诊断　诊断除依据临床表现外，首选非侵入性应激试验如铊刺激应激试验。在无症状患者中有 88% 的敏感性和 70% 的特异性，多巴酚丁胺试验，心脏超声观察室壁活动有 90% 的准确率。血管造影仅限于非侵入性试验阳性或可疑，不稳定心绞痛，药物控制心绞痛不佳的患者。

（三）尿毒症性心包炎

1. 发病机理　尿毒症心包炎的发病机理与许多因素有关，最主要的为尿毒症毒素，透析开始晚及透析不充分是常见的临床原因之一。原发病可能也参与其中，如系统性红斑狼疮、皮肌炎、硬皮病等。感染也是重要的因素，包括病毒、细菌、真菌、结核等特异性感染。凝血功能障碍如血小板功能异常，透析时抗凝剂应用等也参与心包炎的发生与发展。其他因素尚有电解质紊乱与体液容量增多。尿毒症毒素致心包炎因子尚不甚清楚，大多认为是中分子物质，其证据是腹透患者心包炎的发生率远远低于血透患者；加强透析，改用血液滤过等方法，可改善心包炎的发生。已知腹透肌血液滤过在中分子物质清除方面，远远优于常规血透。

尿毒症性心包炎几乎均有纤维素性渗出、粘连，为纤维蛋白性无菌性炎症。炎症和心包壁层、脏层粘连可局限或布满整个心脏。随着炎症的进展，渗出逐渐增多，在粘连的纤维间积聚浆液血性渗出液，则形成心脏压塞，此系尿毒症性心包炎的严重、致命的并发症。病理生理表现为心腔压力异常增高，腔内正常的负压可转变为程度不等的正压，致心室舒张期压力增高，舒张末期压力减少，心排出量降低。心脏压塞可呈急性经过，亦可缓慢发生，处理失时失当，患者可因心排出量急剧减少而休克，甚至死亡。少量尿毒症性心包炎可能呈现为缩窄性心包炎。此系心包对致病因素反应而逐渐增厚、粘连、纤维化甚至钙化，使心包失去伸缩性。坚厚缩窄的心包瘢痕压迫心脏，限制心脏充盈，影响心脏舒缩功能，导致心肌萎缩，回心血量减少，出现心排出量降低和静脉压升高等一系列循环障碍。

2. 临床表现 终末期肾衰中心包炎发生率并不低。在透析开始前有症状的心包炎发生率为40%～60%。在透析开始较早的患者，发生率明显减低，仅为10%。在维持性血液透析治疗中，发生率为8%～12%。通过心超发现无症状的心包炎发生率在15%～40%。

主要症状有胸痛、呼吸困难和心脏压塞引起的症状。胸痛发生在心包炎急性纤维蛋白渗出阶段，多为胸骨后或心前区剧痛或闷痛，可放射至左肩，呼吸或斜卧时加重，坐位及前倾位有所缓解。呼吸困难系心包积液的突出症状，积液量大可压迫肺、支气管、喉反神经及食管，相应引起干咳、音哑及吞咽困难。心包摩擦音系纤维蛋白性心包炎的重要体征，一般在坐位、身体前倾时听诊较清晰，当心包积液量增多时，心包摩擦音消失。心包压塞系尿毒症性心包炎中严重的并发症。急性心包压塞发生于大量心包积液或液量快速增多时，临床表现为心排出量降低，血压下降，口唇发绀，因静脉回流受阻而引起颈静脉曲张及肝肿大，甚至休克死亡。慢性心包压塞较为常见，主要为周身静脉淤血表现，部分可及奇脉，部分可出现心律失常，主要为房性心律失常，可有低热和血白细胞计数轻度升高。缩窄性心包炎临床征象与心脏压塞相近，查体可见负性心尖搏动，部分可闻及心包叩击音，少数出现奇脉。

3. 诊断 对于终末期肾衰竭的患者，根据特征性胸痛等症状和体征结合X线检查、心电图，尤其是超声心动图检查，尿毒症性心包炎的诊断多无困难。X线检查在心包积液大于300ml时示心影向两侧扩大，心脏搏动减弱，而两肺叶清晰。上腔静脉增宽。缩窄性心包炎约半数心影呈三角形，左右心缘变直，部分可见心包钙化。急性心包炎时心外膜下浅层心肌受累，心电图检查除AVR导联外，其余导联ST段呈凹面向上抬高，数日后降至等电位线。超声心动图系心包疾病有效和敏感的非创伤性检查方法，积液大于50ml时即可发现，缩窄性心包炎心包增厚大于3mm回声明显增强。透析治疗患者若透析时间缩短或透析不充分，均应警惕尿毒症性心包炎。值得注意的是，慢性肾衰竭患者合并心包积液并不少见，但心包积液系尿毒症性心包炎的一重要临床征象，但不能仅此即予诊断。一项前瞻性研究表明，肾衰竭患者50%有不等量的心包积液而缺乏心包积液的临床表现。

六、慢性肾衰竭与骨病

肾性骨病是尿毒症患者的常见合并症，多数慢性肾衰竭的患者合并有骨病，尿毒症患者100%有骨病存在。CRF患者的骨病症状如骨痛、骨折、骨畸形通常发生在疾病的晚期，但骨组织学的变化可以很早出现，生化研究表明，在CRF早期，CRF为60～80ml/min时，即可出现血清甲状旁腺素（PTH）的升高和甲状旁腺主细胞肥大，出现引起骨病的病理基础。据研究，CRF下降至正常的50%时，半数以上的CRF患者可出现骨组织学异常；CRF下降至40ml/min时，骨矿化异常伴四环素标记的骨动力学改变。近20年来，随着血液净化技术的开展和进步，尿毒症患者的存活率和生活质量明显改善，但肾性骨病的发生率仍然较高。据欧洲透析与移植研究会的报道，约40%的透析患者在第1年内即可发生骨病。尽管1, 25-（OH）$_2$D$_3$等药物应用后，肾性骨病的发生率有明显减少趋势，但透析15年以上的患者，仍有40%左右由于难于治疗的骨病等原因需行甲状旁腺切除或次全切除术。因此，肾性骨病仍是当今影响透析病者生命质量的重要问题之一。

（一）分型

根据尿毒症骨病的发病机理及骨病理的改变和动力学变化，将尿毒症骨病分为3种主要类型：

1. Ⅰ型（高转运型肾性骨病）　主要的发病机理是继发性甲状旁腺功能亢进，重要的病理变化是纤维性骨炎与骨吸收增加。主要的动力学变化是骨吸收、破坏与骨的生成处于高动力（高转化）的平衡状态，故高转运型骨病又有继发性甲状旁腺功能亢进性骨病或纤维囊性骨炎之称。

（1）病理特征：活跃的骨吸收和骨生成在骨小梁表面所占的面积超过静止部位，骨面积增加，骨小梁形成与排列不规则，大量骨细胞形态异常和错位，破骨细胞与成骨细胞均大量增生并处于高速率的动态平衡状态，骨样组织增生，结构紊乱。不规则的钙化，而且骨钙化较骨样组织生成迟缓。

（2）骨动力学指标显示：破骨细胞数目增加，活性增强。

（3）四环素标记的矿化率：即2次四环素标记中间点的距离除以2次服药间隔时间，增加。

（4）骨生成率：即每日每单位骨小梁新矿化的体积数，增加。

（5）矿化迟滞时间：即从骨样组织沉积到其矿化之间的平均时间间隔，缩短或正常。

高转运型骨病时骨面积增加，并且以纤维化为主要病理类型，整个骨小梁乃至骨髓腔均产生纤维化，则称为"骨硬化"。相反，若骨的吸收大于生成，骨面积减少，再加上严重的骨钙化不全，骨盐缺乏为主要变化，则称为"骨质疏松"。

2. Ⅱ型（低转运性骨病）、发病机理是与活性维生素D的缺乏、血钙降低、微量元素铝的沉积等因素有关。以骨软化为主要病理特征，则称为"骨质疏松"。

（1）低转运性骨软化：虽有无细胞性骨样组织大量沉积，类骨质的面积、长度、宽度增加，但以骨矿化不全、骨矿化缺陷为主要特征。骨矿化率低，致非矿化骨样组织大量堆积，而钙化骨面积减少。骨动力学指标显示，骨细胞的数目和活性降低，骨矿化率减低，矿化退滞时间明显延长。

（2）无力型或再生不良骨病：骨样组织的形成和矿化均受抑制，骨小梁面积减少，骨容量降低，但钙化骨与骨样组织（骨前质）的比例尚可正常。骨动力学指标显示，骨容量骨小梁面积减少，骨矿化减少伴骨形成减少，以成骨干细胞减少为特征，此类骨病常可见。骨铝染色阳性。也有报告将慢性肾衰骨病患者PTH降低到相对低的水平，可导致骨转化率降低，而不伴有骨样组织的增生，即无力型或再生不良型骨病。

3. Ⅲ型（混合型骨病）最常见，既有甲状旁腺功能亢进的高转化骨病的征象，又有骨矿化缺陷的表现。骨动力学显示，既有细胞数目增多，又有矿化延迟，矿化迟滞时间延长，骨小梁和骨前质面积均增加。

（二）发病机理

低钙血症、高磷血症、PTH分泌的亢进、1, 25-$(OH)_2D_3$的缺乏、血微量元素铝的沉着是肾性骨病发生的主要生理生化基础。此外，酸中毒，降钙素的相对不足，钙调节点上升，以及饮食治疗影响等也参与其发生。近几年来人们对无力型骨病的发病机理有了一些新的认识，认为"相对性低磷血症"、"相对性甲状旁腺功能低减"等因素可能与无力型骨病的发病有关。

1. **磷潴留** 血浆中的磷，主要由饮食中摄入，由肠道吸收，并由肾小球滤过，肾小管重吸收，主要从肾脏排出。在 CRF 早期，肾血流量减少，磷从肾脏滤过，排出减少，可造成血磷水平升高；在 CRF 中、后期肾组织大量毁损，磷的排出进一步减少，致持续的高磷血症。高血磷促进钙在骨质沉积，肠道吸收钙减少，致血钙（尤其是离子钙）降低。低血钙和高血磷均刺激甲状旁腺素（PTH）分泌增多，导致甲状旁腺功能亢进（甲旁亢）；同时高血磷亦导致骨细胞对 PTH 的敏感性降低，使肾小管对磷酸盐的转运率升高，抑制了近端小管细胞线粒体中 1α 羟化酶的活性，使肾脏 1, 25-$(OH)_2U_3$ 产生减少。

2. **低钙血症** 低钙血症形成的原因：1）1, 25-$(OH)_2D_3$ 减少，后者使肠道吸收钙减少；2）高磷血症也抑制了血清羟化酶的活性，使 1, 25-$(OH)_2D_3$ 形成减少，血钙下降；3）肾小管对钙的重吸收下降；4）骨对 PTH 的抵抗，由于此种抵抗，骨钙的释放减少；5）饮食中钙的摄入不足或透析液含钙量低。血清中总钙含量和离子钙水平的降低对 PTH 分泌具有显著的刺激作用，致 PTH 增高，从而促进钙的重吸收，并使尿磷排泄增多。但终末期慢性肾衰竭时，即使 PTH 增加亦不能增加磷从肾小管排泄而出现高磷血症，且因 1, 25-$(OH)_2D_3$ 生成障碍，肠道吸收钙减少。由于高磷血症及骨对 PTH 的抵抗性而妨碍骨内钙的动员，加上酸中毒钙从肾脏排泄而造成血钙进一步降低，进而 PTH 持续分泌亢进而发生甲旁亢。尿毒症患者由于多种原因，单靠补充钙剂至正常水平并不能阻止血 PTH 的升高。

3. **1, 25-$(OH)_2D_3$ 水平降低** 维生素 D_3 是脂溶性维生素，在人体主要来自于饮食，部分来自皮肤 5-脱氢胆固醇，经紫外线照射形成，但此时尚无生物活性，它需经过两个羟化反应，才能发挥生物效应，即由肝脏转化成 25-$(OH)D_3$，再羟化形成 1, 25-$(OH)_2D_3$。肾脏是产生 1, 25-$(OH)_2D_3$ 的主要脏器。在维生素 D 的代谢产物中，活性最强的就是 1, 25-$(OH)_2D_3$。它的生物学效应是：1）促进肠道对钙磷的吸收；2）促进肾小管对尿钙和尿磷的再吸收，减少尿钙和尿磷的排泄；3）在骨内协同 PTH 刺激破骨细胞发生溶骨作用，使骨中钙磷转移入血循环；4）抑制和减少 PTH 的分泌，甲状旁腺细胞内存在 1, 25-$(OH)_2D_3$ 受体，它能强烈地亲和 1, 25-$(OH)_2D_3$ 从而增加甲状旁腺对细胞外液钙离子的敏感性。体内甲状旁腺-钙三醇轴是维持钙浓度稳定的主要调节因素，PTH 可促进肾脏形成 1, 25_$(OH)_2D_3$，而 1, 25-$(OH)_2D_3$ 生成后又反馈抑制前 PTH 核糖核酸的合成，从而抑制 PTH 的合成和分泌。但在慢性肾衰竭中，1, 25-$(OH)_2D_3$ 生成减少与失活加速，反馈抑制作用消失，致 PTH 过度产生，发生继发性甲旁亢；而 PTH 分泌过多亦抑制 1, 25-$(OH)_2D_3$ 产生。活性 Da 的产生进行性降低，钙吸收减少，血钙降低，对维生素 D 的抵抗增加，加上持续性低钙血症以及腹膜透析患者与蛋白结合的维生素 D 丢失等均可造成骨矿物化减少。因此维生素 D 代谢异常对甲旁亢的发生更为重要。在低运转型骨病中，1, 25-$(OH)_2D_3$ 同样起重要作用。1, 25-$(OH)_2D_3$ 的不足导致骨组织中钙盐沉积不足，骨样组织不能以正常速度转变为骨组织，使骨样组织大量堆积，破骨细胞与成骨细胞活性降低，骨改建速度缓慢。

4. **甲状旁腺功能亢进** CRF 时，常伴甲状旁腺增生，除少数患者甲状旁腺大小正常外，大部分病历均有不同程度的甲状旁腺体积增大，组织学显示腺体内主细胞增生为主，还可有结节样腺瘤样物质形成。慢性肾衰竭 PTH 升高的原因：1）CRF 时磷的储留、血钙的降低及 1，25-（OH）$_2$D$_3$ 合成的减少均刺激甲状旁腺组织增生，造成甲旁亢；2）骨对 PTH 的对抗，CRF 时由于维生素 D 代谢障碍，使骨对 PTH 的反应降低，由于此种抵抗，骨钙释放减少，骨低钙血症难以纠正，因而促使 PTH 过度分泌；3）PTH 降解下降，由于肾脏是排泄 C 端 PTH 和全段 PTH 的主要器官，CRF 对 PTH 的排泄和降解减少更有助于血 PTH 升高；4）尿毒症患者甲状旁腺对血钙调节的敏感性下降，血钙对 PTH 释放的抑制作用较健康人为弱。当甲状旁腺过度增生时，PTH 和每之间的反馈机理丧失及甲状旁腺中维生素 D 受体数目的减少，导致产生过多的 PTH。此外，钙调定点的异常也是使 PTH 增高的原因，正常时能抑制 PTH 分泌的钙的浓度约为 1.0mmol/L，即为调定点（使 PTH 分泌量降至 50% 时所需的钙离子的浓度）。但 CRF 时，由于甲状旁腺增生，细胞活跃，要抑制 PTH 分泌的钙浓度也必须上升至 1.2 ～ 1.4mmol/L。因此在 CRF 时，由于酸中毒的原因，可使血钙维持 1.0mmol/L 而调节 PTH 过度分泌的作用，由于钙调定点的上移而无法奏效，使 PTH 的分泌依然增加，这也是造成 PTH 继发性亢进的原因。PTH 过度分泌可使破骨细胞及成骨细胞增生活跃，骨吸收和形成增加，纤维性骨炎形成。CRF 患者 PTH 的增高可出现于 CRF 的早期，当 GFR < 70ml/min 时血 PTH 即可增高，以后在 CRF 的过程中可高达正常的 2 ～ 200 倍。血透患者的血 PTH 水平还受透析液钙浓度的影响，一般用高钙透析液者，血 PTH 低于用低钙透析者。

5. 铝在骨积聚、骨矿物化障碍　铝是人体非必需的微量元素，人体内含量极微。体内过多铝沉积可导致骨病和脑病。正常人血铝含量< 2μmol/L 或< 10μg/dl。慢性肾衰时由于肾脏排铝减少，血铝高于正常，但并不引起铝中毒和骨病，但是被铝污染的透析用水所配制的透析液以及服用含铝的磷结合剂可使血铝明显增高，可高于正常的 2 ～ 20 倍。铝是导致骨软化和再生障碍性骨病的主要原因，铝在骨前质和矿化骨之间沉积，并与骨胶原蛋白形成交联组合，损害了骨重建的感应效能，使破骨细胞和成骨细胞数目减少，碱性磷酸酶活性降低，导致骨的形成和矿化均受抑制。

6. 慢性代谢性酸中毒　酸中毒时骨钙动员增加骨组织中钙离子与磷离子减少，骨组织溶解吸收作用加速，减少骨生成和骨矿物化。酸中毒时通过在近曲小管的 PTH 抑制 1α 羟化酶，致其活性明显降低，影响 1，25-（OH）$_2$D$_3$ 的合成。

7. 其他　新近研究表明，一些细胞因子如白细胞介素（IL-1、IL-4、IL-6[11]IL-11）、肿瘤坏死因子、内皮细胞素、成骨蛋白 -1、胰岛素样生长因子 I、氏微球蛋白参与影响骨的重建，在肾性骨病的发生中可能起重要作用，但其具体作用机理尚在进一步研究中。

（三）临床表现

在长期肾脏疾患，慢性肾功能不全的病史，以及骨病有关的症状和体征，是提示肾性骨病存在的临床基础。常见的直接和间接的症候有：

1. 顽固性皮肤瘙痒　瘙痒是 CRF 患者常见的症状，顽固性瘙痒往往提示有继发性甲状旁腺功能亢进，这些患者在作甲状旁腺次全切除术后 48 小时至 7 日，症状消失。瘙痒的机理：PTH 水平增高，影响了中枢神经和周围神经功能，改变了感觉的阈值，皮肤中钙的浓度升高，它是强力的瘙痒诱导物，上述症状的存在，也往往提示肾性骨病合并存在的可能。

2. **自发性肌腱断裂** 严重的继发性甲旁亢是造成自发性肌腱断裂的主要原因。由于继发性甲状旁腺亢进、活性维生素 D 缺乏、酸中毒等造成胶原合成异常，可引起肌腱弹性组织变性。在某些重力情况下，可致肌腱断裂。

3. **骨痛和骨折** 纤维性骨炎和骨软化患者都可有骨骼疼痛，病情进展可形成骨折甚至致残。疼痛可局限于背的下部、臀部或下肢骨，常为深部不甚固定的疼痛，受压、承重或移动体位可使疼痛加重。偶尔，疼痛突然发生并局限于膝或踝部提示有急性肌腱炎、关节炎或骨膜炎。

4. **骨畸形** 骨畸形见于尿毒症的儿童和成人，儿童畸形是因维生素 D 的缺乏，佝偻病或继发性甲旁亢，股骨骺脱离第结果，可见长骨变成弓形或跛行。成人骨畸形见于严重的骨软化者，可见腰脊柱侧突、胸脊柱后突，及胸廓急性，严重的有椎体压缩性骨折、身高降低。

5. **生长迟缓** 晚期肾衰竭儿童可因维生素 D 缺乏，代谢性酸中毒及骨病导致生长发育迟缓。

6. **皮肤溃疡和组织坏死** 少数晚期 CRF 患者可见这一不常见的综合征。表现为指、趾、踝部或小腿部皮肤溃疡，这些患者通常有血管钙化，累及动脉中层使局部溃疡和坏死甚至可累及肌肉。同时常有骨膜下骨吸收，血钙仍正常，但血磷增高，若合并感染可致败血症危机生命。局部治疗措施往往无效，大多数患者随甲状旁腺次全切除，病情得以缓解。

7. **软组织和血管迁徙性钙化** 在肾性骨病 PTH 增高，合并血钙、磷增高，钙磷乘积 > 70mg/dl 时，尚可发现骨骼以外组织的迁徙性钙化如动脉血管壁、眼睛、内脏器官、关节周围、皮肤等的钙化，而出现相应的后果。

（四）诊断

1. 血清生化标志物的检测表明骨转运的理想的生化指标应对骨有特异性，能反映总的骨活性，并与组织形态学和放射性钙动力学及骨质量改变相关。目前虽尚无一种生化指标能准确无误地诊断肾性骨病，但联合应用几种生化指标可提高诊断的准确性。

（1）血磷水平升高；血钙水平降低或正常；血铝增高，去铁铵实验阳性，主要表现在铝中毒骨病的患者。

（2）全段甲状旁腺激素（iPTH）：具有生物活性的 iPTH 能反映直接从甲状旁腺分泌、释放至血中的 iPTH 水平，不受肝脏、肾脏代谢的影响，所以它比测定血清中某些片段 PTH（包括中段 PTH，C 末端 PTH）的敏感性、特异性高。有研究表明，iPTH 与骨形成指标（类骨质表面、成骨细胞表面及数目、骨形成率、骨矿化率）外周骨小梁纤维化面积、网状类骨质量成线性正相关，与骨吸收指标（破骨细胞数目及表面等）成曲线性相关。有尿毒症患者中，iPTH 促进骨吸收的作用在 iPTH 为 500ng/L 时达高峰，而其促进骨形成的作用似乎是无限的。所以，持续高水平的 iPTH，特别是 iPTH 大于 500ng/L 时，它促进骨形成的作用更明显。而且，它同时促进成纤维细胞的增生，导致纤维性骨炎的发生。这支持 Torres 报道的 iPTH 大于 450ng/L 预测 SHPT 骨病的符合率大于 95% 的结论。

（3）碱性磷酸酶（ALP）：血碱性磷酸酶（ALP）一直被作为可反映骨代谢的指标，它有许多同功酶，存在于体内不同组织和器官，如小肠、肝胆系统、肾脏、白细胞、成骨细胞，这使得血清中总 ALP 水平不能准确反映骨代谢情况。近年来分离纯化出骨特异性 ALP-BAP，并制备了 BAP 特异抗体，使测 BAP 成为可能。所以，测定血清中 BAP，能排除其他因素干扰，使其与骨代谢变化更相符。

（4）骨钙素（BGP）：BGP 由成骨细胞分泌，它与骨形成指标及骨吸收指标均有一定程度相关性，但与骨形成指标相关性更好。而与 PTH 一样，全段 BGP 比某个片段的 BGP 具有更好的敏感性、特异性。

2. 骨病理活检　肾性骨病临床表现与病理变化多种多样，虽有各种生化、X 线、放射性核素等辅助检查，但至今仍无一种无创性的可靠的诊断方法能正确了解骨骼的病变，骨活检仍是最好的方法。

3. 其他诊断措施　包括普通 X 线检查、双能 X 线吸收术（DEXA）、甲状旁腺 B 超等。有研究发现，X 线手指骨皮质内骨吸收征象有助于鉴别骨软化和 SHPT 骨病，而且发现不同程度的皮质内骨吸收与 iPTH 水平有相关性。应用 DEXA 技术发现，头颅骨局部骨密度与 iPTH 水平存在负相关。X 线检查对某些类型的骨病有一定诊断价值，但敏感性较低。B 超发现甲状旁腺增大有助于诊断 SHPT，但是它必须结合病史、症状、临床生化指标等综合作出判断。

依据 K/DOQI 指南所分析的数据显示，骨/矿物质代谢异常在肾脏病的较早阶段发生。因此临床建议，当有任何肾功能坏转的指征时应检测骨/矿物质代谢的指标，PTH、血磷和游离钙水平是最常用的生物学指标；当肾功能坏转，骨/矿物质代谢异常如所预料的那样发展越来越重时，应当长期监测患者的骨矿物质代谢的生物指标；目前没有确切的证据提示常规骨活检或骨密度检查是有益的，如果有症状或准备进行干预治疗时，如甲状旁腺切除术或去铁胺治疗，可考虑骨活检。

七、慢性肾衰竭时血液系统损害

CRF 患者的血液系统损害，包括贫血、微血管内溶血、血小板功能障碍、凝血因子缺乏、出血倾向和某些白细胞的生成障碍和功能异常等。CRF 伴发的贫血（简称肾性贫血）是血液系统异常中最突出的表现，其临床重要性也最受人们关注。大约 150 多年前，临床医师和病理生理学家已经认识到 CRF 和肾性贫血之间的关系，并发现贫血程度与肾功能损害程度相平行；但长期以来仅认为贫血是"尿毒症状态"的一种后果，而对其确切的发病机理了解甚少。直到 1953 年。人们才初步了解到红细胞生成是由一种体液因子所调节的；1957 年人们首次证实红细胞生成素（EPO）主要由肾脏产生，此后对肾性贫血的发病机理的认识进入了一个新阶段。20 世纪 80 年代由于分子生物学的发展，人们对肾性贫血的认识则进一步深入。本节主要介绍肾性贫血。

（一）病因和发病机理

肾性贫血一般认为有 3 个主要发病机理：促红素相对不足、红细胞存活时间缩短、骨髓增生抑制物的存在。次要因素尚包括铁或其他重要造血原料缺乏、失血、铝中毒等。

1. 促红素相对不足　正常人红细胞是由骨髓的多能干细胞经过若干阶段的分化、发育转变而来。从多能干细胞发育为成熟的红细胞，中间还需要经过祖细胞阶段、原始红细胞阶段和幼稚红细胞阶段。应用体外培养方法，可将红系祖细胞分为两个亚群，即集落形成单位（CFU-E）和暴增形成单位（BFU-E）。EPO 是一种分子量为 30400 的糖蛋白。正常人 EPO 约 90% 由肾脏小管周围的成纤维细胞样细胞（肾间质细胞）产生，约 10% 由肝细胞和骨髓中巨噬细胞的一个亚种产生。EPO 的生理作用是促进红细胞原体（祖细胞）的分化与增生。EPO 作用于 CFU-E 的细胞膜受体而引起其增生和分化。体外实验表明，将 EPO 加入离体的 BFU-E 或 CFU-E 细胞培养液中，几小时后既有 DNA 或 RNA 合成增加，同时有葡萄糖摄入、转铁蛋白受体表达、珠蛋白基因转录乃至血红蛋白合成增加。肾功能减退后，肾脏产生促红素的能力大大减退。且 CRF 患者需维持正常血红蛋白所需 EPO 的浓度是正常人的 2 倍，因此肾性贫血患者存在 EPO 的相对不足。

2. 红细胞生存时间缩短　正常红细胞的存活时间为 120 天左右，尿毒症患者红细胞生存时间缩短为 40%～45%。红细胞生存时间缩短是加重肾性贫血的一个重要因素。众多临床和实验观察显示，红细胞生存时间和血尿素氮水平成负相关，充分的血液透析可使部分患者的红细胞生存时间恢复正常。有人观察到甲状旁腺切除的实验性尿毒症犬的红细胞生存时间基本恢复正常，提示甲状旁腺激素（PTH）可能是一个重要因素。

3. 骨髓抑制　体外实验显示，尿毒症患者的血浆可抑制血红素合成及红系定向干细胞增生；充分透析可减轻贫血的严重程度，而此时 EPO 水平并无明显变化；部分尿毒症患者采用连续性不卧床腹膜透析（CAPD）治疗后短期内可见血红素上升，提示中大分子毒素可能是重要的骨髓抑制物。在众多的尿毒症毒素中，被怀疑能抑制骨髓红系增生的物质有 PTH、精胺和核糖核酸酶等。

4. 铁缺乏　与促红细胞生成素一样，铁也是血红蛋白生成所必需的。尿毒症患者存在的血小板功能缺陷可造成隐性消化道出血，血液透析患者随透析器和管路也将丢失一部分血液，从而造成铁的丢失过多。尿毒症患者普遍存在的胃纳减退，引起铁摄入不足。口服铁剂通常不能维持充分的铁储备，特别是在使用促红素治疗的血透患者。促红细胞生成素通过刺激红细胞生成高于正常水平而达到纠正贫血的目的，因此，常常导致功能性铁缺乏。

另外，继发性甲状旁腺功能亢进（尤其是纤维性骨炎）可减少有效骨髓造血容积，临床上可根据骨髓纤维化程度来预测甲状旁腺次全切除术对纠正贫血的治疗效果。另一个引起肾性贫血加重和促红素抵抗的因素是铝中毒，铝可干扰铁的生物利用度，造成功能性铁缺乏，影响红系细胞制造血红蛋白，典型的血象呈小细胞、低色素性贫血。

（二）临床表现

长期患肾性贫血的患者会诉疲乏、食欲不振、嗜睡、怕冷、肌无力、活动能力下降、注意力难以集中、记忆力和智力下降、休息或活动时气短、心悸、心绞痛以及性欲下降等。多种内分泌功能异常也与肾性贫血有一定的关系。

贫血也是造成 CRF 患者心血管患病率高的主要原因之一，使 CRF 患者的发病率和死亡率增加。

肾性贫血患者网织红细胞计数往往与贫血程度呈不成比例的降低，但外周血涂片除偶尔可见破碎红细胞以外，常显示正常。

贫血使尿毒症患者的出血趋向加重，这是由于血小板黏附和聚集功能受损；由于血液流变学的改变，血小板和血管壁之间的相互作用受损。

（三）诊断和鉴别诊断

根据 K/DOQI 指南，当血清肌酐大于 2mg/dl 时就应开始贫血的评价。如绝经前女性以及青春期前患者血红蛋白小于 11g/dl（红细胞压积小于 33%）、绝经期后女性以及成年男性患者血红蛋白小于12g/dl（红细胞压积小于37%）就应该进行贫血相关的检查。贫血的评价至少应包括以下检查：血红蛋白和（或）红细胞压积、红细胞计数、网织红细胞计数，以及体内铁状况评价的指标，包括血清铁、总铁结合力（TIBC）、转铁蛋白饱和度（TSAT）：（血清铁/TIBC×100%）、血清铁蛋白，以及大便潜血的检查，上述检查应该在给予促红细胞生成素治疗前进行。

慢性肾脏病的贫血一般是正细胞和正色素的。小细胞贫血说明存在铁缺乏、铝过多或某种血红蛋白病。大细胞贫血则可能与叶酸和维生素 B_{12} 缺乏有关，或者也可能是铁过多和（或）EPO 治疗导致未成熟的、大的网织红细胞进入循环。增高的网织红细胞计数（经贫血程度校正）提示可能存在活动性溶血。如果伴有白细胞和（或）血小板计数的异常，则提示可能存在波及全身的疾病造成的骨髓功能异常，如恶性肿瘤或血管炎。

铁是合成血红蛋白的必需物质。因此，必须通过血清铁、总铁结合力测定对患者体内可利用铁的状况进行评价。血清铁和转铁蛋白饱和度反映了即刻可以用作合成血红蛋白的铁量，血清铁蛋白反映了总的体内铁储备。上述任何指标下降均提示应予以补充，以保证红细胞生成的需要。CRF 贫血患者中25% ～ 37.5% 存在铁缺乏，在一般人群中，如果 TSAT < 16% 和（或）血清铁蛋白小于 12ng/ml 则诊断绝对铁缺乏，但是为使 EPO 治疗的患者有较好的 RBC 生成反应及适应加速的 RBC 生成的需要，应保证 TSAT < 20% 和血清铁蛋白大于 100ng/ml。

CRF 患者如果没有其他导致贫血的原因，而且血清肌酐 > 2mg/dl，则最有可能是由于促红细胞生成素（EPO）缺乏所致，通常不需要测量血清 EPO 的水平。但应鉴别 CRF 所致的贫血和慢性疾病性贫血，作为后者，炎症因子可直接抑制内源性 EPO 的产生及红细胞的生成，尽管在稳定的透析患者可以检测到循环中的细胞因子水平，但在非炎症情况下，并不抑制 EPO 的产生。同时，在给予外源性 EPO 治疗前，应去除导致促红细胞生成素反应不足的原因，最常见的导致促红细胞生成素反应不足的原因是铁缺乏。在铁充足时，对促红细胞生成素反应不足应考虑如下原因：感染 / 炎症、慢性失血、纤维性骨炎、铝中毒、血红蛋白病、叶酸或维生素 B_{12} 缺乏、多发性骨髓瘤、营养不良和溶血，并纠正可逆因素。

八、慢性肾衰竭的神经系统损害

慢性肾衰竭当肾小球滤过率< 20ml/min 时几乎 100% 的患者均有神经系统异常，如不积极治疗，65% 的患者将有明显的神经精神障碍。当肾小球滤过率低于正常人的10% 时，则脑功能障碍明显。由于透析等治疗的开展，严重的意识障碍如谵妄、木僵、昏迷已比原来减少，但隐袭的神经功能障碍仍很多，如智力减退、全身乏力、肢体感觉、运动障碍、性功能失调等。

（一）病理生理

尿毒症的发病机理极为复杂，有关神经系统并发症的病因及病理生理尚未澄清，考虑与多种因素有关。文献报道血清肌酐清除率为正常人的20%，肾小球滤过率低于20ml/min 时，则脑利用氧化葡萄糖的能力下降，ATP、cAMP 形成困难。同时谷氨酸的利用率下降，神经突触内各种神经递质释放及神经细胞线粒体内各种酶系统活性也均减退，导致 Na^+、Ca^{2+} 交换异常，Ca^{2+} 从细胞外大量流入细胞内。

当肾小球滤过率低于 30ml/min 时，血磷升高，磷刺激甲状旁腺分泌增加，抑制肾小管对磷的重吸收，促使其排泄以达到血磷的下降。但因慢性肾衰是不可逆状态，血磷的升高不可能有效地改善，形成反馈性持续刺激甲状旁腺，导致继发性甲状旁腺素（PTH）继续升高。这就影响细胞突触体的 Ca^{2+} 传导，使 Ca^{2+} 跨膜困难，不能从细胞内排出，也导致细胞内 Ca^{2+} 大量积聚。慢性肾衰患者大脑皮层、下丘脑的含 Ca^{2+} 量比正常人高 60%，而皮质及下白质、脑桥、延髓、小脑、视丘、壳核等处的含 Ca^{2+} 量失调时轻者神经冲动传导受损，严重者神经细胞死亡。但也有作者认为脑内 Ca^{2+} 的含量与甲状旁腺素没有关系。

对于周围神经来说，除交换 Ca^{2+} 异常外，目前以中分子理论为多数人所注意。由于腹膜透析患者的周围神经病比血透患者少，经研究发现腹膜的筛孔大于血透透析人工膜的孔，中分子物质易于排除。在神经细胞及轴索组织培养中证实中分子物质可抑制轴索内小管的形成。但至今由于这些中分子物质的化学成分尚未肯定，有关争论较多。肌醇在慢性肾衰竭患者可异常增高，它也可使细胞内的 Ca^{2+} 增高及周围神经传导速减慢。

此外，还有学者发现，甲状旁腺素可使无尿毒症者的脑电图和神经心理测验有改变，甲状旁腺素部分切除或应用抑制甲状旁腺素药物后，上述两方面不正常均可改善，故说明甲状旁腺素可直接影响神经细胞。

（二）临床表现

1. 早期不固定症状　慢性功能衰竭早期，临床症状轻，患者常诉疲劳、思想不集中、计算易出差错、工作效率低、睡眠周期颠倒、晚上失眠、白天嗜睡、对外界反应迟钝、淡漠等。上述症状波动大，时轻时重，常被误诊。

2. 精神意识障碍　慢性功能衰竭晚期，肾小球滤过率 < 10ml/min，肌酐清除率 < 10ml/min，血清肌酐 > 707.2μmol/L 时即可出现不同程度的意识障碍及精神症状。二者常合并存在，且与功能衰竭的严重程度有关。据 Stenback 等报道 48 例慢性肾衰患者中29 人有定神障碍，尿素氮 > 89mmol/L 时占 76.5%，而尿素氮于 18～71mmol/L 时仅36% 有定向障碍。表现为嗜睡、朦胧、混浊、明显的智力障碍包括定向力（时间、地点、人物）、远近记忆力、理解力、自知力的部分或完全丧失，并有幻觉、情感波动、不安、兴奋、躁动、毁物、伤人及自伤等。如及时治疗，症状可好转，重者可出现谵妄、昏迷、死亡。

精神症状都在意识障碍的基础上出现，临床常见者包括下列几种：

（1）知觉性精神障碍：见于谵妄昏迷前期，以错觉为多，幻觉以视听为常见。

（2）精神内心障碍：常伴发谵妄可意识朦胧，混浊状态；此期智力障碍，严重者包括显著瞬间及远近记忆障碍，注意力、集中力丧失，判断、自知力缺如可产生各类妄想（以被害、夸大妄想为主）。

（3）情感障碍：慢性功能衰竭早期多以淡漠为主，病情恶化时常见抑郁状态，或伴焦虑不安，自责自罪，重者可有自杀企图或行为。少数患者可表现为能说善辩，情绪欣快，类似轻躁狂者。

（4）精神运动障碍：患者拒药、拒食、拒一切生活护理、整日不语、问之不答、无欲明显，但亦有兴奋过度，大声言语甚至呼喊，手足舞动，终日不止。此类患者极易衰竭、昏迷。

上述精神意识障碍虽复杂多变但概括有以下特点：（1）症状的变动性较大，常出现间歇性、周期性恶化与缓解，总趋向为逐渐加重；（2）症状内容多样化，尤为情感障碍突出，兴奋、抑制常交替出现；（3）症状易随心理、环境及用药等多种因素而变化，有效透析疗法大多可改善；（4）血液生化检查结果和临床有一定关系，但由于血脑屏障作用及机体内外各致病因素的影响，与临床神经精神障碍的严重程度或变化并非完全一致，故全面分析病情极为重要。

3. 各种神经系统的表现

（1）抽搐发作：易发生于肾衰的晚期，常是临终表现。过去报道发生率为 1/3，近来由于开展透析治疗，电解质紊乱的控制，其发生率有下降。发作形式多样，以全身强直-阵挛为主。也见局造性阵挛发作，局造性癫痫持续状态或自局部扩展到全身的发作也均有报道。部分性发作不一定说明脑部有结构性病变，仅出现固定性发作时才需多加注意脑部的局灶病变。

有人认为尿毒症性肌痉挛属于网状反射性肌痉挛。有下列特点：①多样性，无固定形式的肌痉挛，有时还有动作性肌痉挛；②主要累及肢体近端及躯干肌；③发作时脑电图示棘慢波综合征；④全身性肌痉挛发作时脑干运动神经核呈上升性激活即先面神经后三叉神经；⑤氟硝西泮可迅速缓解肌痉挛。

关于抽搐的原因一般认为与血液的 pH、水电解质的迅速改变有关。如肾衰早期发生抽搐常为高血压、脑和脑干发生散在出血点所致。此外在肾衰竭时大量注射青霉素使脑脊液中浓度高达正常人的 10～20 倍，由此对皮层的刺激也可引起抽搐的发作。

（2）震颤及扑翼样震颤：功能衰竭患者有轻度意识障碍时常有不规则的动作性震颤，肢体伸出与重力相反方向或作某一个动作时更为明显。随着意识障碍的加重，震颤消失而代以振幅为 2～5cm 的手扑翼样震颤，无节律，下肢、脸也可有，肢体常双侧受累，常不同步。手指下垂时伸展肌均缺乏肌电活动，此时不伴有脑电的改变，机理不甚清楚。此现象也见于其他代谢性脑病，因此考虑与网状结构或上升性网状活化系统至皮层的调节功能障碍有关。

此外，还可有运动障碍如手足痛性痉挛、肌张力的改变，步态不稳，手足笨拙，不能完成精细动作，可逆性的失语、失用、单瘫、轻偏瘫等。

（3）尿毒症性脑膜炎：不多见。慢性功能衰竭尿毒症时血脑屏障有改变。脑脊液中可有白细胞增高及蛋白含量增高。曾有一组 62 例的报道，脑脊液内白细胞大于 $10×10^6/L$ 者有 16 人，最高可达 $250×10^6/L$，大于 $5×10^6/L$ 者 25 例，脑脊液中白细胞大于 $10×10^6/L$ 者的尿素氮平均水平 106mmol/L。另外，脑脊液中磷的浓度增高可大于 1.23mmol/L，与尿毒症患者易出现肌阵挛有关。

（4）周围神经病：这是慢性功能衰竭的主要神经系统合并症，100 多年前已有报道。其发生率各家报道不一，为 10%～83%，一般肾小球滤过率大于 12ml/min，肌酐清除率大于 8ml/min 时，临床症状常不明显。根据病变部位可分为下列几种：

1）四肢对称多发性末梢神经病：由多种毒素及代谢或某些免疫障碍引起。男性多于女性。临床上有下列特点：①隐匿起病；②粗而长的轴索早期受累，坐骨神经纤维尤为明显，故下肢症状常首先出现；③轴索变性由远端向细胞体进展，表现为肢体远端力弱，肌萎缩，腱反射减退或消失；④运动神经纤维常部分受累；⑤由于病变主要在神经的末端，脑脊液蛋白含量正常；⑥轴索变性的恢复很慢，故神经功能恢复很慢。

下肢不宁综合征：发生于功能衰竭早期，发生率约为 40%，周围感觉神经的感受器受体暂时功能紊乱所致。表现为下肢针刺、蚁走或瘙痒等感觉异常及肌肉痉挛、深部肌肉不适感，夜间睡前明显，需经活动后才可缓解，形成下肢交替性不安状态。

灼足综合征：下肢、足部持久的肿胀、束紧或压痛感。其发生率约为 10%，维生素 B_1 缺乏引起，血液透析患者尤易发生。

2）单神经或多个神经病变

①颅神经病变：主要见于第Ⅷ脑神经，表现为不同程度的耳聋与眩晕，可能为尿毒症毒素损伤了耳蜗及前庭神经的分支，肾移植后可恢复。

②肢体的单神经病变：以正中神经损害最多（腕管综合征）。其发生率为 5%～31%，常为双侧对称，症状随透析过程加重。其病因除与年龄有关的腕管狭窄，前臂动静脉瘘可能引起的水肿缺血外，还与慢性功能衰竭时血中 β_2 微球蛋白极度升高，导致全身血管尤其是神经血管的淀粉样变性而引起的周围神经缺血有关。症状常于手腕活动时出现，开始表现为正中神经分布区麻木、针刺感觉或疼痛，较重时可发现上述分布区感觉丧失甚至有鱼际肌萎缩。

（三）实验室检查

慢性肾衰竭时下列各项检查对诊断尿毒症脑病、周围神经病变有极其重要的意义。

1. 脑电图　脑电图反应脑的功能，它对脑病的严重程度、治疗反应以及预后的判断均有帮助。慢性肾衰特别是合并有意识障碍时 75% 的脑波节律及波幅均有改变。

2. 围神经传导速度与肌电图　慢性尿毒症期，60% 以上患者的运动、感觉传导速度均减慢，末端潜伏期也相应延长，感觉纤维的电刺激阈增高。

3. 中枢神经系统特定功能状态下的生物电活动的变化。采用计算机叠加技术，从脑自发电位中提取诱发电位，通过平均曲线，各定量指标的测定，对各类感觉及运动传导通路的传导功能，进行精细定位、定量分析。目前临床应用较多的有视觉、脑干、体感诱发电位，有助于病灶的定位。

4. 患者均有认知功能障碍　利用跟踪、连续记忆和选择反应时等心理测验可以发现慢性功能衰竭符号的以下操作的得分均比正常人低，且与血中的肌酐含量相关。从整体来说韦氏智商不一定比正常人低，但对数字符号、木块图学习及图片排列等分测验的积分均明显低于正常，说明慢性功能衰竭可导致器质样智力障碍，特别影响信息加工能力。

5. 神经影像学检查这方面报道不多。1982 年报道 28% 的慢性功能衰竭及 80% 的慢性血者的头部 CT 扫描可发现脑室扩大，但与智能状态、脑电图及血液实验室的改变并不相关。血透患者的 CT 可见脑部腔隙梗死。有 5 例报道慢性功能衰竭患者的 CT 及 MRI 检查时示双侧底节、内囊，脑室周围白质分别出现低密度区和长度、T2 信号，经一系列的透析治疗，随着临床症状、血生化的改善，其 CT 及 MRI 的病变也逐渐恢复正常。

（四）诊断

慢性功能衰竭时神经系统的表现是慢性功能衰竭全身病变表现的一部分。从神经系统来说累及到中枢及周围两方面，尽管临床症状各种各样，除了相应的症状和体征，神经以下、电生理等检查均有异常，但这些所见均无特异性，多种疾病均可有类似改变，因此当患者有神经病变时首先要肯定慢性肾衰的诊断，必须除外其他代谢性病变并发糖尿病、肝脏病变、药物中毒、慢性酒精中毒、精神病及脑血管病等，及早积极治疗，争取病情逆转，防止造成严重的残废或死亡的后果。

(于　晶)

第十三章 多器官功能障碍综合征的急救与护理

第一节 全身性炎症反应综合征

全身性炎症反应综合征（systemic inflammatory response syndrome，SIRS）是指任何致病因素作用于机体所引起的全身性炎症反应。SIRS 是多器官功能障碍综合征发生的基础，器官灌注不足、再灌注损伤、细胞代谢障碍和肠道细菌移位等多种因素作用最终导致多器官功能障碍综合征出现。

一、病因与发病机制

（一）病因

1. **感染因素** 细菌、病毒、真菌、寄生虫等病原微生物感染。

2. **非感染因素** 创伤、烧伤、休克、急性胰腺炎、肾上腺皮质功能不全、肺栓塞、免疫介导的器官损伤和外源性炎性介质反应等。

（二）发病机制

目前认为 SIRS 是机体对各种致病因素的失控反应，机体释放过多的炎症介质，大量细胞因子、炎性介质和炎性细胞相互作用，共同介导细胞、组织和器官的损伤而出现炎症反应和抗炎症反应的严重失衡。

1. **炎症细胞激活** 各种致病因素通过激活单核—巨噬细胞等炎症细胞，释放 TNF～α、白介素～1β 等促炎症介质，参与机体的防御反应。

2. **炎症介质** 释放 TNF～a、IL1β 诱导细胞产生白介素～6（IL～6）、白介素～8（IL～8）、血小板激活因子（PAF）、一氧化氮（NO）等炎症介质，此类炎症介质既诱导产生下一级炎症介质，同时又反过来刺激单核—巨噬细胞等炎症细胞进一步产生 TNF～α、白介素～1β。炎症介质间的相互作用导致其数量不断增加，形成炎症介质网络体系。

3. **免疫功能失调** 炎症反应不断扩大，诱导代偿性地产生抗炎介质。无论炎症介质还是抗炎介质过度释放，其结局都造成免疫功能紊乱。

4. **生理效应**促炎介质和抗炎介质的表达失衡，可引起血管内皮细胞损害、毛细血管通透性增加、血小板黏附、纤维蛋白沉积、多形核中性粒细胞外逸及脱颗粒、蛋白酶和氧自由基释放等，造成局部组织及远隔器官的相继损害，表现出高代谢和高循环动力状态等病理生理特征。

SIRS 的发展过程可分为 5 期：①局部反应期：机体为防止损伤性炎症反应，启动抗炎介质的释放。②全身炎症反应始动期：炎症和抗炎症反应形成全身反应，但仍能保持平衡。③全身炎症反应失控期：炎症和抗炎症反应不能保持平衡，形成过度炎症反应，即 SIRS。④过度免疫抑制期：即形成代偿性抗炎反应综合征（CARS），免疫功能广泛抑制引发持续和严重的全身感染。⑤免疫功能紊乱期：即混合性拮抗反应综合征（MARS）。

二、病情评估与判断

（一）病史

评估患者有无创伤、感染、中毒、急性胰腺炎等严重原发疾病存在，有无灌注不足、再灌注损伤、缺氧等诱发因素存在。

（二）临床表现

SIRS 不是一个单独的疾病，而是一种在原发病基础上全身应激反应过度的临床状态。原发感染或非感染性疾病有其各自的临床特征，引起 SIRS 时常出现：①呼吸增快，呼吸频率＞ 20 次 / 分钟，或 $PaCO_2$ ＜ 32mmHg。②心率增快，心率＞ 90 次 / 分钟。③体温异常，体温＞ 38℃或＜ 36℃。④外周血白细胞总数或分类异常，白细胞计数＞ $12×10^9$/L 或＜ $4×10^9$/L，或未成熟粒细胞＞ 10%。⑤高代谢状态，表现为高氧耗、高血糖、蛋白质分解增加和负氮平衡等。⑥高循环动力状态，表现为高心排量和低外周阻力。⑦低氧血症、意识障碍、少尿、高乳酸血症等。⑧ TNF、IL ～ 1、IL ～ 6、IL ～ 8、内源性 NO、C 反应蛋白明显增高等。

（三）器官功能评估

1. 中枢神经系统功能：包括意识状态、瞳孔反应等。

2. 呼吸功能：包括呼吸频率、呼吸节律、潮气量、肺泡通气量、气道阻力、动脉血氧分压和二氧化碳分压以及耗氧量等指标。

3. 循环功能：包括心电图、动脉血压、中心静脉压、肺毛细血管楔压、体循环和肺循环阻力指数、心脏指数等指标。

4. 肾功能：包括尿量、尿比重、尿液分析、渗透溶质清除率和滤过钠排泄分数等肾功能指标。

5. 内环境状态：包括 pH 值、HCO_3、剩余碱（BE）等反映酸碱平衡的指标，以及血钾、钠、氯、钙和血糖、血浆胶体与晶体渗透压等指标。

6. 其他：如血红蛋白与血细胞比容、胃肠黏膜内 pH 值（pHi）等指标。

三、救治与护理

（一）救治原则

包括去除诱因，治疗原发病，拮抗炎症介质及对症支持治疗等。

1. 去除诱因　去除坏死组织、容量不足和缺氧等的诱发因素。

2. 原发病治疗　积极处理创伤、感染和休克等。

3. 拮抗炎症介质和免疫调理　若 SIRS 占优势，采用炎症介质拮抗剂治疗。若 CARS 占优势，采用免疫刺激治疗。

4. 器官功能支持　维持呼吸、循环和中枢神经系统等重要系统功能，维持内环境稳定，改善患者营养状况，提高机体抵抗力。

（二）护理措施

1. 即刻护理措施　维持呼吸道通畅，给氧，尽快改善低氧血症，必要时协助医生建立人工气道进行机械通气。建立静脉通路，保证液体和药物能及时、准确输注，必要时协助医生进行动静脉穿刺置管监测血流动力学。对高热患者进行物理降温，体温不升者应加强保暖。

2. 重症患者常规护理　包括：①严密监测患者生命体征，密切观察疾病的发生、发展情况，及时发现病情变化，积极配合医生进行处理。②保持各种留置管道通畅、妥善固定，防止脱落、堵塞等发生。③严密观察和记录患者出入量。④遵医嘱正确、合理给药，保证治疗措施有效进行。⑤根据患者病情提供合适的营养支持，改善营养状况。⑥根据病情选择合适的体位，若无禁忌一般选择床头抬高 $30°\sim 45°$ 半卧位。⑦对烦躁、昏迷患者应采取保护性措施，如约束、使用床档等。⑧加强与患者交流沟通，消除患者焦虑、恐惧等不良情绪，帮助患者树立战胜疾病的信心。⑨保持室内温、湿度适宜和空气清新。⑩加强基础护理，提高生活质量。

3. 器官功能监测与护理

（1）中枢神经系统功能：密切监测意识和瞳孔变化，早期、及时发现异常并报告医生进行相应处理。

（2）呼吸功能：观察患者呼吸频率、节律、有无呼吸困难、口唇发绀等；监测 PaO_2、$Laco_2$ 和脉搏氧饱和度（SPO_2），及时发现缺氧和二氧化碳潴留；正确进行吸痰和呼吸道湿化、雾化治疗，保持呼吸道通畅；协助医生建立人工气道并加强人工气道护理；机械通气的患者应严密监测呼吸功能，有效实施呼吸机治疗相关的护理。

（3）循环功能：监测患者 ECG、BP、CVP 等，及时发现心律失常与血压异常并报告医生进行处理；做好循环监测中各种管线和通路的护理，预防导管相关性感染和管线折断、脱落、堵塞等情况发生。

（4）肾功能：观察每小时尿量或 24 小时尿量及尿液的颜色与性状；保持尿管通畅；每日进行尿管护理和会阴护理，预防尿管相关性尿路感染发生。

4. 并发症观察　SIRS 患者常见并发症有脓毒症、脓毒症性休克和多器官功能障碍综合征等，应严密观察相关的症状和体征，监测各系统、器官的功能状态和实验室检查结果，以早期发现各种并发症，采取积极治疗措施，防止病情的进一步恶化。

··（周　磊）

第二节　脓毒症和脓毒症性休克

脓毒症是由感染引起的全身炎症反应，与全身性感染同义，其诊断标准为符合 SIRS 诊断标准，同时证实有细菌存在或有高度可疑感染灶。严重脓毒症指脓毒症引起组织低灌注或器官功能障碍，如低血压、乳酸性酸中毒、少尿或急性意识障碍等。脓毒症性休克，又称为感染性休克，是指严重脓毒症患者在给予足量液体复苏后仍无法纠正的持续性低血压，即收缩压＜ 90mmHg（12kPa）或血压下降超过基础值 40mmHg（5.3kPa），伴有组织低灌注或器官功能障碍。

一、病因与发病机制

（一）病因

1. 感染因素　感染是脓毒症发病的主要原因，常见的致病菌是革兰阴性杆菌、凝固酶阴性葡萄球菌、金黄色葡萄球菌、肠球菌及真菌，约有 30% 的脓毒症患者无法找到原发感染灶。

2. 非感染因素　恶性肿瘤、糖尿病、慢性肝肾病变、严重创伤、休克、外科大手术等可并发脓毒症。

3. 其他如宿主因素、医院环境和诊疗操作因素等，均可促使脓毒症的发生。

（二）发病机制

机体受到严重损伤后的应激反应可造成肠黏膜屏障作用破坏、肠道菌群失调及机体免疫功能下降，从而发生肠道内细菌移位，触发机体炎症反应过度。从脓毒症到严重脓毒症和脓毒性休克的转变机制复杂，与炎症反应、免疫、凝血、神经、内分泌等密切相关。

1. 炎症反应失控与免疫功能紊乱　一方面促炎介质过度释放，出现炎症反应失控；另一方面具有免疫抑制作用的炎症介质大量释放，出现免疫功能抑制或"麻痹"。表现为吞噬杀菌能力减弱和抗原呈递功能减弱等抗感染免疫防御能力降低的表现。

2. 肠道细菌/内毒素移位及金黄色葡萄球菌外毒素作用　内毒素（主要化学成分为脂多糖）从肠道移位进入血液循环后可诱导多种细胞因子的释放、活化炎症级联反应和启动机体单核—巨噬细胞系统，并过度释放中间介质，在杀灭病原菌的同时促进了炎症级联反应的放大，一旦机体对炎症和免疫反应调节失控，则可引起 SIRS、脓毒症性休克、DIC 和多器官功能障碍综合征。

3. 凝血功能障碍　脓毒症时凝血系统活化，并促进炎症的发展。炎症反应也可引起凝血系统活化，两者相互影响，共同促进脓毒症的恶化。

4. 神经-内分泌-免疫系统调节　脓毒症早期，神经系统将炎症信息传递到中枢神经，通过调节内分泌系统、免疫系统或通过神经递质直接影响脓毒症的病理过程。

5. 低血压及氧弥散与氧利用障碍　过度炎症反应时组胺、缓激肽等内源性扩血管物质增加，血管扩张，循环阻力降低，出现低血压乃至休克。内源性舒、缩血管物质分泌紊乱和血管反应性低下，一部分组织器官过度灌注而出现"窃血"现象，导致氧供障碍。机体产生的氧自由基造成红细胞变形性下降和内皮细胞水肿，使红细胞难以通过更小的微血管而影响氧的弥散。组织水肿造成氧弥散距离增加，导致氧利用障碍。

6. 心肌抑制　TNF-a、白三烯等炎症介质可抑制心肌收缩力，减少冠状动脉血流量，使心脏射血分数和心排出量降低。

7. 内皮细胞受损及血管通透性增加　组胺、缓激肽等炎症介质损伤血管内皮细胞，使血管通透性增加，造成组织和器官水肿。

8. 高代谢和营养不良　过度炎症反应导致机体代谢紊乱，表现为蛋白分解增强等高代谢反应，机体可在短期内出现重度营养不良，加重组织器官损伤。

9. 受体与信号转导　外界刺激对免疫、炎症等细胞功能的调节与受体及细胞内多条信号转导通路的活化密切相关，引起细胞应激、生长、增殖、分化、凋亡、坏死等生物学效应。

10. 基因多态性　严重创伤或感染后全身炎症反应失控及器官损害受体内众多基因调控，表现出高度的个体差异，有的人群易于发生脓毒症，有的人群则不发生。

二、病情评估与判断

（一）病史

通过病史采集、临床体检、病原学检查和影像学检查等评估患者是否存在感染、炎症、窒息、低氧血症、中毒、低灌注和再灌注损伤等原发病及诱因。

（二）临床表现

在原发感染或非感染性疾病临床特征基础上出现以下表现：①全身表现：发热、寒战、心率加速、呼吸加快、白细胞计数和分类改变。②感染：血清 C 反应蛋白和降钙素原增高。③血流动力学：心排出量增多、全身血管阻力降低、氧摄取率降低。④代谢变化：胰岛素需求量增多，血糖升高。⑤组织灌注变化：组织灌注不良、尿量减少。⑥器官功能障碍：尿素氮或肌酐增高、血小板减少、高胆红素血症等。

（三）器官功能评估

1. 中枢神经系统功能：包括意识状态、瞳孔及神经反射等。

2. 呼吸功能：包括呼吸频率、节律、潮气量、肺泡通气量、气道阻力、PaO_2、$PaCO_2$ 及耗氧量等指标。

3. 循环功能：包括 ECG、BP、CVP、PCWP、体循环与肺循环阻力及心脏指数等指标。

4. 肾功能：包括尿量、尿比重、尿液分析、渗透溶质清除率和滤过钠排泄分数等肾功能指标。

5. 内环境状态：包括 pH 值、$HCO_3\sim$、剩余碱（BE）等反映酸碱平衡的指标，以及血钾、钠、氯、钙和血糖、血浆胶体与晶体渗透压等指标。

6. 微生物学监测：包括痰培养、血培养等，可用来确定病原菌。

7. 其他：如血红蛋白与血细胞比容、胃肠黏膜内 pH 值和血乳酸等指标。

（四）诊断标准

1. 一般指标：已证明或疑似的感染，可有以下征象：①发热（中心体温＞38.3℃）或低体温（中心体温＜36.0℃）。②心率＞90 次/分钟或大于不同年龄段正常心率范围 2 个标准差。③气促，呼吸频率＞30 次/分钟。④意识状态改变。⑤明显水肿或液体正平衡（＞20ml/kg，超过 24 小时）。⑥高糖血症（血糖＞7.7mmol/L）而无糖尿病史。

2. 炎症反应指标：①白细胞增多症(白细胞计数＞$12×10^9$/L)；②白细胞减少症(白细胞计数＜$4×10^9$/L)；③白细胞计数正常，但不成熟白细胞＞10%；④血浆 C 反应蛋白＞正常值 2 个标准差；⑤前降钙素＞正常值 2 个标准差。

3. 血流动力学指标：①低血压（收缩压＜90mmHg，平均动脉压＜70mmHg，或成人收缩压下降＞40mmHg，或按年龄下降＞2 个标准差）；②混合静脉血氧饱和度＞70%；③心排血指数＞58.3ml/（sec. m^2）。

4. 器官功能障碍指标：①低氧血症，氧合指数（PaO_2/FiO_2）＜300；②急性少尿，尿量＜0.5ml/（kg. h）或渗透浓度在 45 mmol/L 至少 2 小时；③肌酐增加≥414mmol/L；④凝血异常（国际标准化比值＞1.5 或活化部分凝血活酶时间＞60s）；⑤腹胀（肠鸣音消失）；⑥血小板减少症（血小板计数＜$100×10^9$/L）；⑦高胆红素血症（总胆红素＞710mmol/L）。

5. 组织灌流指标：①高乳酸血症（血乳酸＞3mmol/L）；②毛细血管再充盈时间延长或皮肤出现花斑。

在以上各项诊断标准中，符合一般指标中的 2 项以上和炎症指标中的 1 项以上即可诊断为脓毒症。

三、救治与护理

（一）救治原则

包括纠正休克，控制感染，改善呼吸、循环、中枢神经系统和代谢等功能。

1. 纠正休克　一旦诊断为脓毒症性休克，应尽快开始液体复苏，恢复有效循环血量，增加心排出量和组织氧供。对于经充分液体复苏后仍不能恢复动脉血压和组织灌注的患者，可使用多巴胺、去甲肾上腺素和多巴酚丁胺等血管活性药物。

2. 控制感染　进行病原学检查，控制感染源，明确诊断后尽早开始静脉应用抗生素。

3. 器官功能支持　主要包括：①并发 ALI 和 ARDS 的患者需行机械通气治疗。②贫血和凝血功能障碍患者选择使用红细胞、新鲜冰冻血浆和血小板制剂等。③肾脏替代治疗清除体内过多的水、代谢产物和炎性介质，抑制炎症反应，避免多器官功能障碍综合征的发生。④进行营养支持，预防应激性溃疡发生。

4. 其他　包括使用重组入活化蛋白 C（rhAPC）、控制血糖、预防深静脉血栓形成和免疫调理治疗等。

（二）护理措施

1. 即刻护理措施　脓毒症患者一旦确诊，应立即开始液体复苏治疗，目标是在最初 6 小时内达到：① CVP 达到 8～12mmHg；②平均动脉压≥65mmHg；③尿量≥0.5ml/（kg.h）；④中心静脉或混合静脉血氧饱和度≥70%。护士应尽快建立至少两条静脉通路，有条件者最好建立中心静脉通路和有创动脉测压通路，以方便进行 CVP、动脉血压及 SVO$_2$ 或 ScVO$_2$ 的监测。液体复苏过程中严密观察患者尿量、心律、血压、CVP 等指标，及时评估器官灌注改善情况，同时预防肺水肿的发生。为预防呼吸衰竭，必须保持呼吸道通畅，合理氧疗，必要时建立人工气道进行机械通气支持。遵医嘱留置导尿，监测每小时尿量。对高热患者进行物理降温，对体温不升者应加强保暖。

2. 重症患者常规护理

3. 器官功能监测与护理

（1）中枢神经系统功能：严密观察患者意识状况和进行 Glasgow 评分，及时发现精神错乱、躁动、定向障碍、意识障碍等表现。镇静患者严密评估镇静水平，及早发现神经功能障碍或药物的毒副作用。严密观察患者瞳孔大小、形状和对光反射，及时发现颅内病变征象。

（2）呼吸功能：密切观察患者呼吸状况，评估有无呼吸急促或困难、发绀等低氧血症表现。监测患者呼吸频率、呼吸音和动脉血气，及早发现呼吸衰竭或 ARDS。正确提供氧疗、呼吸机通气支持护理和气道护理，防止缺氧、肺部感染、窒息和气压伤等发生。ARDS 时做好肺保护性通气的各项措施，允许性高碳酸血症通气时密切注意脑血管扩张和血压升高等改变。为防止机械通气过程中出现呼吸机相关性肺炎，患者体位除有禁忌证外应维持半卧位（床头抬高 30°～45°）。实施每日唤醒镇静方案和镇痛可提高机械通气患者的舒适度，缓解焦虑，减少氧耗和降低人机对抗，利于各项治疗和护理操作。对血流动力学稳定、舒适、易唤醒、能主动保护/清洁气道并有希望快速康复的患者，可尝试使用无创性机械通气。

（3）循环功能：监测患者心电图、血压和外周循环状况，评估有无心律失常、低血压、毛细血管充盈时间延长等心功能障碍和组织灌注不良的表现。通过观察有创压力监测各指标的变化评估患者对液体复苏和血管活性药物的反应。

（4）泌尿系统功能：监测每小时尿量、尿液性状、血清肌酐和尿素氮的变化，及时发现少尿、肾灌注不足或功能不全的表现。做好肾脏替代治疗监测与护理。加强留置导尿管护理，预防泌尿系统感染。

（5）消化系统功能：低血压可造成肠道缺血和肠黏膜屏障功能损害，易发生感染、应激性溃疡、肝功能和胃肠道功能的损害。应严密观察患者有无恶心、呕吐、腹胀、肠鸣音减弱等胃肠功能紊乱表现。监测胃肠黏膜 pH 值可及时发现胃肠道功能状态和组织氧利用的变化情况。血清学监测可评估患者肝功能情况。

（6）血液系统功能：通过血小板计数、凝血时间等实验室检查严密监测患者出凝血功能情况。观察患者伤口有无渗血，穿刺点有无渗血，皮肤黏膜有无淤点、淤斑形成。抗凝治疗患者应严密监测凝血功能指标，防止出血等并发症。

4. 血管活性药物使用的护理　熟悉常用血管活性药物的种类、使用指征、用法、不良反应和注意事项。严密监测心电图、血压等变化，评估药物使用后循环功能改善情况、休克纠正情况等。

5. 感染防治与护理　各项治疗和护理操作严格遵循无菌技术原则和手卫生原则。做好口腔护理、雾化护理和胸部物理治疗等，预防呼吸道感染和呼吸机相关性肺炎发生。留置中心静脉导管和动脉导管的患者应按常规进行护理，防止血管内导管相关性感染发生。留置尿管患者严格进行会阴和尿管护理，防止尿管相关性泌尿系统感染发生。对可疑感染部位必要时正确采集标本进行病原学检查，以明确有无感染和选择敏感抗生素。使用抗生素治疗期间严密监测药物的疗效和不良反应，以便医生及时调整治疗方案。

6. 并发症的观察与护理　MODS 是脓毒症和严重脓毒症最常见、最严重的并发症，应做好各器官、系统功能的观察和支持，及时发现器官功能障碍的表现并配合医生进行处理，防止疾病恶化，改善预后。

··（周　磊）

第三节　多器官功能障碍综合征

多器官功能障碍综合征（multiple organ dysfunction syndrome，MODS）是指机体在严重创伤、休克、感染等急性损伤因素打击下 24 小时后同时或序贯出现 2 个或 2 个以上与原发病损有或无直接关系的系统或器官的可逆性功能障碍。

MODS 具有其特征性表现：①发病前器官功能正常或器官功能受损但处于相对稳定的生理状态。②从初次打击到器官功能障碍有一定间隔时间，常超过 24 小时。③衰竭的器官往往不是原发致病因素直接损害的器官，而发生在原发损害的远隔器官。④器官功能障碍的发生呈序惯性，最先受累的器官常见于肺和消化器官。⑤病理变化缺乏特异性，以细胞组织水肿、炎症细胞浸润和微血栓形成主，在 MODS 死亡患者中，30% 以上尸检无病理改变，器官病理损伤和功能障碍程度不相一致。⑥病情发展迅速，一般抗感染、器官功能支持或对症治疗效果差，死亡率高。⑦器官功能障碍和病理损害是可逆的，治愈后器官功能可望恢复到病前状态，不遗留并发症，不复发。⑧感染、创伤、休克、急性脑功能障碍（心搏呼吸骤停复苏后、急性大面积脑出血）等是其主要病因。

MODS 病情危重，预后差，病死率随着功能衰竭器官数量的增加而上升，总病死率约 40% 左右。

一、病因与发病机制

（一）病因

1. 感染因素　占 MODS 的 70%。包括肺部感染、腹腔内脓肿、肠源性感染或创面感染等。

2. 非感染因素包括严重多发伤、多处骨折、大面积烧伤或大手术、手术合并大量失血、休克、心肺复苏后、急性药物或毒物中毒等。

3. 高危因素高龄、慢性疾病、营养不良、大量输血、危重病评分增高等因素易诱发 MODS。

（二）发病机制

1. 全身炎症反应失控　SIRS 时机体在有关病因作用下，单核 - 巨噬细胞系统被激活，释放促炎介质如 TNF-a、IL-1、IL-6、PAF 等进入血液循环，损伤血管内皮细胞，导致血管壁通透性增高、血栓形成和远隔器官的损伤。这些促炎介质又可促使内皮细胞和白细胞激活，产生 TNF-a、IL、PAF 等细胞因子，加重器官损伤。中性粒细胞激活后可黏附于血管壁，并释放氧自由基、溶酶体酶、血栓素和白三烯等血管活性物质，进一步损伤血管壁，形成恶性循环，导致炎症反应失控性放大，从而造成组织器官的严重损伤。当促炎反应占优势时，表现为免疫亢进或 SIRS，机体对外来打击的反应过于强烈而损伤自身细胞，导致 MODS。当抗炎反应占优势时，表现为免疫麻痹或 CARS，机体对外来刺激的反应低下，增加对感染的易感性，从而加剧脓毒症和MODS。SIRS 和 CARS 均反映了机体炎症反应的失控状态，这可能是诱发 MODS 的根本原因。

2. 细菌和内毒素移位　正常情况下肠黏膜及淋巴组织起重要屏障作用，肠腔细菌及内毒素不能透过肠黏膜屏障进入血循环。严重创伤、休克、感染等应激状态下胃肠黏膜供血不足，屏障功能受损，使大量细菌和内毒素吸收入血形成肠源性内毒素血症，介导引发全身炎症反应，最后导致 MODS 形成。

3. 组织缺血 - 再灌注损伤　严重创伤、休克或感染等引起重要器官缺血、缺氧和细胞受损，出现细胞功能障碍。组织器官微循环灌注恢复时，催化氧分子产生大量氧自由基，损伤细胞膜，导致器官功能损害。

4. 二次打击或双相预激　机体遭受最早的创伤、休克等致伤因素可被视为第一次打击，使炎症细胞被激活处于一种"激发状态"。若再次出现致伤素（如严重感染、脓毒症、导管菌血症等），则构成了第二次打击。即使打击的强度不及第一次，也能造成处于激发状态的炎症细胞更为剧烈的反应，超量释放细胞和体液介质。由炎症细胞释放的介质作用于靶细胞后还可以导致"二级"、"三级"、甚至多级别新的介质产生，从而形成瀑布样反应，最终导致 MODS。所以首次打击造成的器官损害并不是真正意义的 MODS，而它引起的机体改变却成为 SIRS 的刺激因素，为二次打击造成全身炎症反应失控和器官功能障碍起到了预激作用。

5. 基因调控基因多态性（即基因组序列上的变异）可能是决定人体对应激打击易感性和耐受性、临床表现多样性以及药物治疗反应差异性的重要因素。

二、病情评估与判断

1. 病史　评估患者有无感染、创伤、大手术、休克等引起 MODS 的病因。评估患者是否存在高龄、慢性疾病、营养不良、大量输血、危重病评分增高等易感 MODS 的高危因素。

2. 临床表现　MODS 的临床表现因基础疾病、感染部位、器官代偿能力、治疗措施等的不同而各异。MODS 的病程一般约为 14 ～ 21 日，经历休克、复苏、高分解代谢状态和器官功能衰竭 4 个期。

三、救治与护理

（一）救治原则

包括控制原发病，加强器官功能支持和保护，合理应用抗生素，免疫和炎症反应调节治疗等。

1. 控制原发病　控制原发病是 MODS 治疗的关键，应及时有效地处理感染、创伤、休克等原发病，减少、阻断炎症介质或毒素的产生与释放，防治休克和缺血再灌注损伤。

2. 器官功能支持和保护　①呼吸功能：合理进行氧疗，必要时行机械通气支持。②循环功能：尽早进行液体复苏，为改善微循环组织灌注，必要时使用血管活性药物。③肾功能：改善肾脏灌注，利尿，必要时行肾脏替代治疗。④胃肠功能：预防应激性溃疡发生，病情允许时应尽早给予胃肠内营养支持，促进胃肠功能恢复，改善胃肠道缺血再灌注损伤，恢复肠道微生态平衡等。

3. 合理使用抗生素　在经验性初始治疗时尽快明确病原菌，尽早转为目标治疗，采用降阶梯治疗的策略，并注意防止菌群失调和真菌感染。

4. 其他　包括免疫与炎症反应调节治疗、激素治疗、营养与代谢支持和中医中药治疗等。

（二）护理措施

1. 即刻护理措施　按各器官功能改变时的紧急抢救流程、抢救药物的剂量、用法、注意事项和各种抢救设备的操作方法，熟练配合医生进行抢救。呼吸功能障碍患者要保持气道通畅，必要时协助医生进行气管插管，呼吸机支持通气。急性左心衰患者立即予半卧位，吸氧，遵医嘱给予强心、利尿等药物治疗。

2. 重症患者常规护理。

3. 病情观察与生命体征监测　MODS 患者器官功能改变早期常无特异性或典型表现，出现明显或典型症状时往往器官功能已受损严重，难以逆转。因此，早期识别 MODS 具有非常重要的临床意义。护士应熟悉 MODS 的诱因和发生、发展过程，掌握 MODS 器官功能变化各期的常见表现，做好生命体征和实验室检查的监测，积极协助医生早期发现病情变化，预防器官衰竭的发生。

4. 器官功能监测与护理　严密监测患者呼吸功能、循环功能、中枢神经系统功能、肾功能、肝功能、胃肠功能和凝血系统功能等。遵医嘱做好对各器官功能的支持和护理，评估患者对各种器官功能支持和保护的效果，及时发现器官功变化并配合医生采取相应的处理措施，尽可能维持或促进各器官功能的恢复，减少器官损害的数量和程度，从而降低死亡率。

5. 感染预防与护理　MODS 患者免疫功能低下，机体抵抗力差，极易发生院内感染，如肺部感染、尿路感染、血管内导管相关性感染和皮肤感染等。因此，应加强口腔护理、气道护理、尿路护理、静脉导管护理和皮肤护理等；严格执行无菌技术、手卫生、探视等院内感染管理制度；早期、正确采集血、尿、痰等标本进行细菌培养和药物敏感试验，为治疗提供依据；监测各实验室检查指标的变化，及时报告医生，尽量使用足量的抗生素控制感染。

　　　　　　　　　　　　　　　　　　　　　　　　　　　　　　　　（周　磊）

第十四章 血液内科护理常规

第一节 缺铁性贫血的护理

缺铁性贫血（iron deficient anemia，IDA）是指体内贮存铁不足引起的小细胞低色素性贫血，属于血红蛋白合成异常性贫血。由体内贮存铁不足致贮铁耗尽，继而缺铁性红细胞生成。

缺铁性贫血属于最常见的贫血性疾病，各国的发病率报道不同，但均以婴幼儿、青少年及妊娠期女性的发病率最高，尤其在经济不发达地区明显增高。

一、病因和发病机制

（一）病因

1. 摄入不足及需铁量增加　婴幼儿、青少年、妊娠及哺乳期妇女需铁量较大，女性月经过多，对铁的需求增加，加之青少年偏食易缺铁，如不补充肉类、蛋类等高铁食物，易造成铁摄入不足而引起缺铁性贫血。

2. 吸收不良　十二指肠和空肠上段是主要的铁吸收部位，胃大部切除后，食物绕过十二指肠快速进入空肠，加之胃酸分泌减少，使铁的吸收障碍。慢性肠炎、长期不明原因的腹泻等导致的胃肠功能紊乱，均可导致铁吸收障碍而引起缺铁性贫血。肝病、无转铁蛋白血症等造成的铁转运障碍是缺铁性贫血的少见病因。

3. 损失过多　各种原因引起的失血过多，如胃十二指肠溃疡、胃底静脉曲张破裂、肺结核、月经失调、子宫肌瘤、血红蛋白尿、反复血液透析、多次献血等造成的铁损失过多。

（二）发病机制

1. 血红蛋白合成障碍　转铁蛋白受体表达于红系造血细胞膜表面，吸收入血的铁与转铁蛋白结合并被转移到组织与细胞内，参与形成血红蛋白，当体内缺铁时，转铁蛋白饱和度减低，未结合铁的转铁蛋白升高，组织和红细胞内缺铁，原卟啉不能与铁结合成为血红素，红细胞胞浆少、体积小，胞核染色质致密，血红蛋白合成减少，形成小细胞低色素性贫血。

2. 含铁酶活性下降　细胞中含铁酶和铁依赖酶活性下降，影响线粒体的氧化酶解循环，出现神经、智力发育障碍，肌肉和免疫功能下降。缺铁可使上皮蛋白质角化变性，导致黏膜病变，外胚叶组织营养障碍，如出现胃酸分泌减少，消化道、呼吸道黏膜萎缩，屏障功能降低，易发感染等，或味觉异常，产生异食癖。

二、病理

骨髓增生活跃或明显活跃，以红系增生为主，中晚幼红细胞明显增生，体积比一般中幼红细胞略小，边缘不整齐，胞质少，染色偏蓝，核固缩似晚幼红细胞。白细胞及巨核细胞正常。铁幼粒细胞消失，细胞外铁阙如。

三、临床表现

（一）贫血

头昏、头痛、易倦、乏力、纳差、耳鸣、眼花、记忆力减退、心悸、气促、眩晕等表现，常伴有心率增快、皮肤黏膜苍白。

（二）缺铁表现

儿童智力低下、发育迟缓；易感染；体力下降；注意力不集中、烦躁、易怒等精神行为异常；皮肤干燥，毛发干枯，指（趾）甲无光泽、易裂，指（趾）甲变平或呈勺状；舌炎、口腔炎、缺铁性吞咽困难等。

（三）原发病表现

消化道溃疡或息肉、寄生虫感染、痔疮等导致的血便、黑便或腹痛；子宫肌瘤、放置宫内节育器、月经失调引起的月经过多；肺结核、支气管扩张导致的咯血；血管内溶血的血红蛋白尿；肿瘤性消瘦等。

（四）并发症

严重持久的贫血可导致心脏扩大，二尖瓣及肺动脉瓣闻及收缩期杂音，甚至发生心力衰竭。

四、实验室及其他检查

（一）血液检查

小细胞低色素性贫血血液检查示，血红蛋白（Hb）男性＜120g/L，女性＜110g/L（孕妇＜100g/L），平均红细胞体积（MCV）＜80fl，平均红细胞血红蛋白量（MCH）＜26pg，平均红细胞血红蛋白浓度（MCHC）＜0.32。红细胞形态呈体积小、中央染色区扩大的低色素表现。血小板及白细胞正常或减低，网织红细胞可正常或有轻度升高。

（二）骨髓检查

红细胞系增生活跃或明显增生，中、晚期幼红细胞比例增多，体积小、边缘不齐，核染色质密，胞浆少且呈偏蓝色，血红蛋白形成不良。

（三）铁代谢

总铁结合力＞64.44μmol/L，血清（血浆）铁浓度明显降低（＜8.95μmol/L），运铁蛋白饱和度＜0.15，血清铁蛋白＜12μg/L。骨髓涂片铁粒幼红细胞减少或消失（＜15%），无深蓝色的含铁血黄素颗粒。

（四）卟啉代谢

红细胞内游离原卟啉（FEP）浓度增高（＞0.9μmol/L），锌卟啉（ZPP）＞0.96μmol/L（全血），FEP/Hb＞4.5μg/gHb。

五、诊断与鉴别诊断

（一）诊断

1. 小细胞低色素性贫血：Hb计数男性＜120g/L，女性＜110g/L（孕妇＜100g/L），MCV＜80fl，MCH＜26pg，MCHC＜0.32。

2. 血清（血浆）铁 < 8.95μmol/L，运铁蛋白饱和度 < 0.15，总铁结合力 > 64.44（μmol/L。

3. FEP 浓度增高（ > 0.9μmol/L），ZPP > 0.96μmol/L（全血），或 FEP/Hb > 4.5μg/gHb。

4. 骨髓涂片铁粒幼红细胞减少或消失（ < 15%），无深蓝色的含铁血黄素颗粒。

5. 血清铁蛋白 < 12μg/L。

6. 明确的铁缺乏病因及临床表现。

7. 铁剂治疗有效。

（二）临床分期

1. 贮铁耗尽期（ID）

血清铁蛋白 < 12μg/L；骨髓涂片铁粒幼红细胞减少或消失（ < 15%），无深蓝色的含铁血黄素颗粒。血清铁和血红蛋白正常。

2. 缺铁性红细胞生成期（IDE）

符合贮铁耗尽期的诊断，且运铁蛋白饱和度 < 0.15，血清（血浆）铁 < 8.95μmol/L，总铁结合力 > 64.44μmol/L，FEP/Hb > 4.5μg/gHb。

3. 贫血期（IDA）

符合缺铁性红细胞生成期的诊断，且贫血为小细胞低色素性：Hb 计数男性 < 120g/L，女性 < 110g/L（孕妇 < 100g/L），MCV < 80fl，MCH < 26pg，MCHC < 0.32。

（三）鉴别诊断

1. 慢性病性贫血　多由肿瘤、感染或慢性炎症等引起。多数患者呈正常细胞正常色素性贫血，部分患者呈现小细胞或低色素性贫血，血清铁降低、但总铁结合力不增加、运铁蛋白饱和度减低，血清铁蛋白增多，骨髓中红细胞可代偿性增生。

2. 铁幼粒细胞性贫血　血红素在幼红细胞线粒体内合成异常引起的红细胞铁利用障碍性贫血。血清铁、血清铁蛋白和运铁蛋白饱和度增高，含铁血黄素颗粒增加，铁粒幼细胞增多，出现环形铁粒幼细胞（ > 0.15）。周围血片可呈正常形态和不正常两类细胞。

3. 地中海贫血　具慢性溶血面容，有家族史。血片中见较多靶形红细胞，有珠蛋白肽链合成数量异常的证据，可见胎儿血红蛋白 F（HbF）和血红蛋白 A_2（HbA_2）增高，血清铁、运铁蛋白饱和度、总铁结合力不减低或增高，血红蛋白电泳可见异常血红蛋白带。

4. 转铁蛋白缺乏症　因肿瘤或严重肝病继发，有原发病表现；染色体隐性遗传导致，伴发育不良或多器官功能受损，幼儿时发病。血清铁、血清铁蛋白、总铁结合力和含铁血黄素均明显减少。

四、治疗

治疗思路：寻找病因，祛除病因；铁剂治疗，补足贮铁。

首先应查明病因，祛除病因并采取相应的治疗，如为单纯摄入不足，则积极地补铁治疗；如为吸收障碍和丢失过多，则在补铁治疗的同时，治疗并根除原发病。

补铁先采用口服补铁，不能耐受或效果不佳时则肌内注射铁剂。

1. 病因治疗

明确病因是治疗的基础，病因治疗可能比纠正贫血本身更重要，不除病因，贫血也难以彻底根治，所以，尽可能祛除缺铁的病因。婴幼儿、青少年、妊娠期单纯摄入不足的，补充蛋、肉等富含铁的食品，有偏食的要纠正偏食习惯；消化道疾患导致的长期出血，要反复检查大便潜血和胃镜或肠道 X 线检查，对消化性溃疡出血者采用抑酸治疗；各种原因引发的月经过多，积极治疗原发病；确认恶性肿瘤者应手术或放化疗；寄生虫感染者行驱虫治疗。

2. 补充铁剂

（1）口服铁剂　首先选用口服补铁。可选用，1）硫酸亚铁：0.3g/ 次，每日 3 次，硫酸亚铁为二价铁，易于吸收。2）速力菲（琥珀酸亚铁）：0.1g/ 次，每日 3 次。3）富马酸亚铁：0.2g/ 次，每日 3 次，富马酸亚铁含铁较高。4）多糖铁复合物胶囊（铁配体复合物）：150mg/ 次，每日 1 ～ 2 次。5）右旋糖酐铁：50mg/ 次，每日 2 ～ 3 次。6）枸橼酸铁铵：可配成 10% 溶液，10ml 均次内服，每日 3 次，因为是三价铁，不易被吸收，但便于儿童口服。

食用肉、蛋、鱼类等可促进铁的吸收，加用维生素 C，使二价铁稳定，也有利于药物铁剂的吸收，乳类、谷类及茶等可抑制药物铁剂的吸收，服铁剂期间应注意。

（2）注射用铁剂　口服铁剂不能耐受者，或患有胃肠道疾病而铁吸收障碍者，改用铁剂注射。可选用右旋糖酐铁：首次剂量 50mg，缓慢深部肌内注射，观察患者反应，如无发热、头痛、过敏性休克、荨麻疹等不良反应，每日 100mg 深部肌内注射。总剂量计算公式如下：铁注射剂总需量（mg）=[正常血红蛋白浓度（g/L）- 患者血红蛋白浓度（g/L）]× 患者体重（kg）×0.24+500mg。

口服铁剂治疗有效，首先表现在外周血网织红细胞增多，2 周后血红蛋白浓度上升，高峰出现在服药后 5 ～ 10 天，一般 2 个月左右恢复正常。缺铁性贫血患者补铁治疗的最终目的是要补足贮存铁，因此，血象恢复正常后，铁剂治疗必须至少持续 4 ～ 6 个月，待铁蛋白正常后才能停药，使贮存铁充足，以避免复发。

五、转归、预防与调护

单纯因摄入不足而引起的贫血，预后好，易恢复；因原发病引起的，取决于原发病因和原发病是否能祛除。消除病因并用铁剂治疗，预后良好。

预防的重点人群在婴幼儿、青少年及妊娠期女性。婴幼儿应及时补充肝、蛋类等富含铁的食品；青少年定期查寄生虫，纠正偏食；妊娠期、哺乳期女性适当补充铁剂；防治女性月经过多；对于慢性出血性疾病、肿瘤患者，应重视并注意合理调护。

六、护理要点

（一）休息饮食指导

轻度贫血者可照常工作，注意休息和营养；中度以上贫血者，可做力所能及的活动。指导患者加强营养，进含铁丰富的食物。

（二）用铁剂注意事项

1. 铁剂治疗应从小剂量开始，逐渐加量。

2. 饭后服用，减轻胃肠道的刺激。

3. 口服铁剂勿与茶水、咖啡、牛奶同时饮用，以免影响铁的吸收。

4. 四环素与铁可互相阻碍吸收，不可在病程中应用。

5. 口服水剂铁应用吸管，避免将牙染黑。

6. 口服铁剂粪便会变黑，应做好解释工作，以消除患者顾虑。

7. 注射铁剂，除局部肿痛外可出现恶心、头痛、关节和肌肉痛、淋巴结炎、荨麻疹等，重者可发生过敏性休克。故注射时备用肾上腺素。

七、健康指导

1. 注意休息避免过劳。

2. 加强营养，给予含铁丰富的食物如动物肝脏等。

3. 坚持用药，定期复查。

4. 给予疾病知识教育，预防出血，及时纠正慢性失血。

5. 视在易患人群中开展预防缺铁的卫生宣教。

（殷玉心）

第二节　再生障碍性贫血的护理

再生障碍性贫血（aplastic anemia，AA），简称再障，是由多种原因引起的骨髓造血干祖细胞缺陷，造血微环境损伤以及免疫机制改变所致骨髓造血功能衰竭，临床上以全血细胞减少为主要表现的一组综合征。根据患者的病情、血象、骨髓象及预后，可将其分为重型再障和非重型再障。

一、病因和发病机制

（一）病因

再障发生原因不明，可能与下列因素有关。

1. 药物因素　是最常见的发病因素。药物性再障有 2 种类型：

（1）和剂量有关　系药物毒性作用，达到一定剂量就会引起骨髓抑制，一般是可逆的，停药后骨髓造血功能可以恢复。

（2）和剂量关系不大　多系药物的过敏性反应，常导致持续性再障，难以逆转。药物性再障最常见的是由氯霉素引起的。

2. 化学因素　药物及化学物质与再障发病的关系较大，苯及其衍生物最多见，如杀虫剂、农药、染发剂等可引起再障。

3. 电离辐射　如 X 线、γ 线等，长期超允许量放射线照射可致再障。

4. 病毒感染　病毒性肝炎和再障的关系已肯定，称为病毒性肝炎相关性再障。

5. 免疫因素　胸腺瘤、系统性红斑狼疮和类风湿关节炎等与免疫有关的疾病可继发再障。

6. 其他因素　阵发性睡眠性血红蛋白尿症（paroxysmal nocturnal hemoglobinuria，PNH）和再障关系相当密切，两者可相互转化，再障可发生在妊娠期，亦可继发于慢性肾衰竭等。

（二）发病机制

1. 造血干祖细胞缺陷

造血干细胞量和质的异常是重要的发病机制。AA 患者骨髓 CD34+ 细胞较正常人明显减少，减少程度与病情相关；其 CD3^{4+} 细胞中具有自我更新及长期培养启动能力的"类原始细胞"明显减少。AA 造血干祖细胞集落形成能力显著降低，体外对造血生长因子（HGFs）反应差，免疫抑制治疗后恢复造血不完整。部分 AA 有单克隆造血证据，且可向 PNH、骨髓增生异常综合征（myelo dysplastic syndrome，MDS）甚至白血病转化。

2. 造血微环境异常

造血微环境包括骨髓基质细胞、细胞外间质、血管系统特别是微循环，以及相随的神经组织。再障患者骨髓活检的组织切片中可见毛细血管较少，间质有水肿；电镜下观察可见严重的血窦、微血管壁损伤，造血微环境有病变。组织培养成纤维细胞集落生成单位（CFU-F）、骨髓的间质细胞也减少。故有学者认为再障的发病是造血微环境缺陷所致。

3. 免疫异常

AA 患者外周血及骨髓淋巴细胞比例增高，T 细胞亚群失衡，T 辅助细胞 1 型（Th1）、CD8$^+$T 抑制细胞、CD25$^+$T 细胞和 γδTCR$^+$T 细胞比例增高。T 细胞分泌的造血负调控因子（IFN-γ、TNF）明显增多，髓系细胞凋亡亢进。细胞毒性 T 细胞分泌穿孔素直接杀伤造血干细胞而使髓系造血功能衰竭。多数患者用免疫抑制治疗有效。

以往认为，在一定遗传背景下，AA 可能通过 3 种机制发病：原发、继发性造血干祖细胞（种子）缺陷、造血微环境（土壤）及免疫（虫子）异常。近年来认为 AA 的主要发病机制是免疫异常。T 细胞功能异常亢进，细胞毒性 T 细胞直接杀伤和淋巴因子介导的造血干细胞过度凋亡引起的骨髓衰竭是 AA 的主要发病机制。造血微环境与造血干祖细胞量的改变是异常免疫损伤的结果。所谓造血干祖细胞质异常性"AA"实乃部分与 AA 相似，未能鉴别出来的 PNH、MDS、范科尼贫血（Fanconi anemia）等。

二、临床表现

（一）重型再生障碍性贫血

起病急，进展快，症状重，病程短；少数可由非重型 AA 进展而来。

1. 贫血　苍白、乏力、头昏、心悸和气短等症状进行性加重。

2. 感染　多数患者有发热，体温在 39℃ 以上，感染部位以呼吸道感染最常见，其次有消化道、泌尿生殖道及皮肤、黏膜感染等。感染菌种以革兰阴性杆菌、金黄色葡萄球菌和真菌为主，常合并败血症。

3. 出血　出血严重而广泛，体表出血表现为皮肤可有出血点或大片瘀斑，口腔黏膜有血泡，有鼻出血、牙龈出血、眼结膜出血等。深部脏器出血时可见呕血、咯血、便血、血尿、阴道出血、眼底出血和颅内出血，后者常危及患者的生命。

（二）非重型再生障碍性贫血

发病多缓慢，以贫血症状为主，病情进展比较缓慢，贫血、感染和出血的程度较重型轻，也较易控制。久治无效者可发生颅内出血。

三、实验室检查

（一）血象

呈全血细胞减少，贫血属正常细胞型。网织红细胞显著减少。

（二）骨髓象

多部位骨髓增生减低，粒、红系及巨核细胞明显减少且形态大致正常，淋巴细胞、网状细胞及浆细胞等非造血细胞比例明显增高。骨髓小粒无造血细胞，呈空虚状，可见较多脂肪滴。骨髓活检显示造血组织均匀减少，脂肪组织增加。

（三）发病机制检查

检查 $CD4^+$ 细胞：$CD8^+$ 细胞比值减低，Thl 型细胞：Th2 型细胞比值增高，$CD8^+T$ 抑制细胞、$CD25^+T$ 细胞和 $\gamma\delta TCR^+T$ 细胞比例增高，血清 IFN-γ、TNF 水平增高；骨髓细胞染色体核型正常，骨髓铁染色示贮铁增多，中性粒细胞碱性磷酸酶染色强阳性；溶血栓查均阴性。

四、诊断与鉴别诊断

（一）诊断

1. 再障诊断标准

（1）血常规检查　全血细胞减少，校正后的网织红细胞比例 < 1%，淋巴细胞比例增高。至少符合以下 3 项中的 2 项：Hb < 100g/L；血小板计数 < 50×10^9L；中性粒细胞绝对值 < 1.5×10^9/L。

（2）骨髓穿刺　多部位（不同平面）骨髓增生减低或重度减低；小粒空虚，非造血细胞（淋巴细胞、网状细胞、浆细胞、肥大细胞等）比例增高；巨核细胞明显减少或阙如；红系、粒系细胞均明显减少。

（3）骨髓活检（髂骨）　全切片增生减低，造血组织减少，脂肪组织和（或）非造血细胞增多，网硬蛋白不增加，无异常细胞。

（4）除外检查　必须除外先天性和其他获得性、继发性骨髓衰竭（BMF）性疾病。

2. 再障分型诊断标准

（1）重型 AA 诊断标准（Camitta 标准）　1）骨髓细胞增生程度 < 正常的 25%；如 ≥ 正常的 25% 但 < 50%，则残存的造血细胞应 < 30%。2）血常规：需具备下列 3 项中的 2 项：中性粒细胞绝对值 < 0.5×10^9L；校正的网织红细胞 < 1% 或绝对值 < 20×10^9L；血小板计数 < 20×10^9L。3）若中性粒细胞绝对值 < 0.2×10^9/L 为极重型 AA。

（2）非重型 AA 诊断标准　未达到重型标准的 AA。

（二）鉴别诊断

1. 与其他类型的再障鉴别

（1）遗传性 AA　如范科尼贫血、家族性增生低下性贫血（Estren-Dameshek 贫血）及胰腺功能不全性 AA（Schwachman-Diamond 综合征）等，家族史往往可以提供发生贫血的遗传背景。范科尼贫血，又称先天性 AA，表现为一系或两系或全血细胞减少，可伴发育异常、皮肤色素沉着、骨骼畸形、器官发育不全等。有可能发展为 MDS、急性白血病及其他各类肿瘤性疾病。实验室检查可发现"Fanconi 基因"，细胞染色体受丝裂霉素 C 作用后极易断裂。

（2）继发性 AA　有明确诱因。各种电离辐射、化学毒物和药物等暴露史对继发性再障诊断至关重要。长期接触 X 射线、γ 射线及放射性核素等可影响 DNA 的复制，抑制细胞有丝分裂，干扰骨髓细胞生成，使造血干细胞数量减少。抗肿瘤化疗药物以及苯等对骨髓的抑制与剂量相关，是引起继发性再障比较肯定的因素。一些严重疾病如肾衰竭，败血症和肿瘤浸润骨髓的晚期也可呈现 AA。

2. 与其他全血细胞减少的疾病鉴别

（1）PNH　本病可伴有全血细胞减少，但出血和感染较少见，脾脏可能肿大，溶血发作时出现黄疸及酱油色尿；网织红细胞高于正常，酸溶血试验（Ham 试验）、糖水试验及尿含铁血黄素试验均为阳性。流式细胞仪检测骨髓或外周血细胞膜上的 CD55、CD59 表达明显下降。再障与本病有时可同时存在或互相转化。

（2）MDS　MDS 的某些亚型有全血细胞减少，网织红细胞有时不高甚至降低，骨髓也可低增生，这些易与 AA 混淆。但病态造血现象，早期髓系细胞相关抗原（CD13、CD33、CD34）表达增多，造血祖细胞培养集簇增多、集落减少，染色体核型异常等有助于 AA 鉴别。

（3）自身抗体介导的全血细胞减少　包括伊文思综合征（Evans's syndrome）和免疫相关性全血细胞减少。前者可测及外周成熟血细胞的自身抗体，后者可测及骨髓未成熟血细胞的自身抗体。这两类患者可有全血细胞减少并骨髓增生减低，但外周血网织红细胞或中性粒细胞比例往往不低甚或偏高，骨髓红系细胞比例不低且易见"红系造血岛"，对糖皮质激素和大剂量静脉免疫球蛋白的治疗反应较好。

（4）急性造血功能停滞　本病常在溶血性贫血或感染发热的患者中发生，全血细胞尤其是红细胞骤然下降，网织红细胞可降至零，骨髓三系减少，与重型再生障碍性贫血相似。但病程早期骨髓涂片尾部可见巨大原始红细胞，病程呈自限性，约 1 个月后可自然恢复。

（5）低增生性急性白血病（hypoproliferative acute leukemia，HAL）　本病多见于老年人，常有贫血、出血和发热，外周血有全血细胞减少，骨髓增生减低，肝脾一般不大，血象中可有幼稚细胞，骨髓象有原始或幼稚细胞增多，原始细胞的增多达到白血病诊断标准。如能发现白血病的融合基因更有助于鉴别。

（6）间变性大细胞淋巴瘤和恶性组织细胞病　常有全血细胞减少，但是高热为非感染性，肝、脾、淋巴结肿大、黄疸、出血较重。多部位骨髓检查可找到异常淋巴细胞或组织细胞。

五、治疗

（一）治疗思路

再障的治疗应做到早期诊断，早期治疗。对有病因存在者，应祛除病因，禁用一切可能对骨髓造血功能有损害的药物。对急性或重型再障，应尽早使用免疫抑制剂及骨髓移植等；慢性再障以雄激素治疗为主，辅以免疫抑制剂及改善骨髓造血微环境药物。

1. 支持治疗

（1）保护措施　预防感染，注意皮和口腔卫生，重型再生障碍性贫血需要保护性隔离；避免出血，防止外伤及剧烈活动；禁用对骨髓有损伤和抑制作用的药物；加强心理护理。

（2）对症治疗

1）纠正贫血　严重贫血且有组织缺氧的情况发生，血红蛋白低于 60g/L，可输注红细胞，但应防止输血过多。

2）控制出血　可用一般止血药物酚磺乙胺（止血敏）、氨基己酸（泌尿生殖系统出血患者禁用）止血。女性子宫出血可肌内注射丙酸睾酮，对非胃肠道出血者可适当用糖皮质激素。输浓缩血小板对血小板减少引起的严重出血有效。当血小板输注无效时，可输 HLA 配型相配的血小板。肝脏疾病如有凝血因子缺乏时应予纠正。

3）控制感染 采用经验性广谱抗生素治疗，对感染性发热，尽早取感染部位的分泌物或尿、大便、血液等行细菌培养和药敏试验，根据药敏试验结果换用敏感的抗生素。长期广谱抗生素治疗可诱发真菌感染和肠道菌群失调。真菌感染可用两性霉素 B 等抗真菌药物。

4）护肝治疗 AA 常合并肝功能损害，应酌情选用护肝药物。

2. 针对发病机制的治疗

（1）免疫抑制治疗 免疫抑制剂主要用于急性再障，作用机理是再障患者免疫功能多有缺陷，应用免疫抑制剂可去除抑制性 T 淋巴细胞对骨髓造血的抑制；也可能是通过产生较多的造血调节因子促进造血干细胞增殖；此外对造血干细胞本身可能还有直接刺激作用等。

1）抗淋巴 / 胸腺细胞球蛋白（ALG/ATG）：ATC 和 ALG 分别是用人胸腺细胞和人胸导管淋巴细胞免疫兔、马、猪等获得的一种抗血清，用于重型再生障碍性贫血。马 ALG10～15mg/（kg·d）连用 5 天或兔 ATG3～5mg/（kg·d）连用 5 天；用药前需做过敏试验，静脉滴注 ATG 不宜过快，每日剂量应维持点滴 12～16 小时，用药过程中用糖皮质激素防治过敏反应和血清病；可与环孢素（CsA）组成强化免疫抑制方案。

2）环孢素 A：每日 3～6mg/kg，分 2 次口服，疗程一般长于 1 年，出现疗效后最好维持治疗 2 年。应监测患者的血药浓度，安全有效药浓度范围 200～300ng/ml。药物不良反应有肝、肾功能损害、牙龈增生及消化道反应，注意调整用药剂量和疗程。

3）大剂量丙种球蛋白：可封闭单核 - 巨噬 Fc 受体，延长抗体包裹血小板的寿命，也可封闭抑制性 T 淋巴细胞的作用，中和病毒和免疫调节作用。每次 1g/kg，静脉滴注，每 4 周 1 次，连续 3～6 次。在患者有反复严重感染，应用 ATG 及 CsA 不适宜时可考虑使用。

4）其他：CD3 单克隆抗体、麦考酚吗乙酯（MMF）、环磷酰胺、甲泼尼龙等治疗重型再生障碍性贫血。

（2）促造血治疗

1）雄激素：其作用机理是刺激肾脏产生更多的促红细胞生成素（EPO），并加强造血干细胞对 EPO 的反应性，促使造血干细胞的增殖和分化。常用药物有：①司坦唑醇 2mg，每日 3 次；②十一酸睾酮 40～80mg，每日 3 次；③达那唑 0.2g，每日 3 次；④丙酸睾酮 100mg/d 肌内注射。这类药物起效慢，用药剂量要大，至少连续用药 3～6 个月才能判断疗效。药物副作用有：男性化、肝功能损害、水钠潴留等。

2）造血生长因子：特别适用于重型再生障碍性贫血。重组人粒细胞集落刺激因子（rhG-CSF），剂量为 5μg/（kg·d）；EPO，常用 50～100U/（kg·d）。一般在免疫抑制治疗重型再生障碍性贫血后使用，剂量可酌减，维持 3 个月以上为宜。

（3）造血干细胞移植 对 40 岁以下、无感染及其他并发症、有合适供体的重型再生障碍性贫血患者，可考虑造血干细胞移植。

六、转归与预后

慢性再障感染、出血症状不严重，经治疗可使大部分患者缓解，有效率 80%，预后良好；但若治不及时，可迁延不愈，甚至可转为重型再障，约 1/3 患者病情恶化或死亡。急性再障常伴内脏出血、严重感染，病情进展快，预后不良，1/3 ～ 1/2 患者于数月至 1 年内死亡，再障患者的死因主要为感染及出血，尤其是颅内出血。但如骨髓移植成功则可望痊愈。

七、护理要点

1. 保持病室空气新鲜，定期消毒。保持患者口腔、皮肤清洁，减少感染因素。

2. 急性型再障以休息为主，病情危重时绝对卧床休息，慢性型障碍无严重贫血时可适当活动，但要防止碰撞、跌跤等。

3. 给予高蛋白、高维生素、富有营养、易消化食物。

4. 急性型再障疗效差，患者易产生悲观消极情绪；慢性型再障病程长，患者失去耐心和信心，应做好相应的心理护理。

5. 准确采集血标本，协助做好骨髓穿刺检查。

6. 症状护理

（1）贫血、出血、感染时按本系统症状护理常规执行，做好成分输血护理，控制出血和感染，禁用可能与再障病因有关的药物。

（2）重型再障可给予保护性隔离，加强一级护理，严格执行消毒隔离制度，减少并发症。

（3）对长期应用激素的患者做好观察和解释工作，注意防护，尽可能减少各种药物的不良反应。

八、健康指导

1. 避免接触有毒、有害化学物质及放射性物质，警惕家用染发剂、杀虫剂毒性对人体的损害，避免应用某些抑制骨髓造血功能的药物如青霉素、保泰松等。

2. 对患者加强疾病知识教育，预防感染和出血，坚持治疗，不擅自停药，定期复诊。

3. 适当锻炼，增强体质，稳定病情，促进治愈。

（殷玉心）

第三节　溶血性贫血的护理

溶血性贫血（HA）是由于红细胞寿命缩短，破坏增多，超过骨髓造血代偿能力而引起的一种贫血。骨髓造血代偿潜能为正常造血能力的 6 ～ 8 倍，若红细胞寿命虽有缩短，但骨髓造血足以代偿，临床上则不出现贫血，称为溶血性疾患。

溶血性贫血病因很多，根据病因和发病机制分为两大类：一是红细胞内异常，包括红细胞膜结构与功能缺陷（如遗传性球形细胞增多症）、红细胞酶缺陷（如 G-6-PD 缺乏症）以及珠蛋白异常（如海洋性贫血）；二是红细胞外在因素所致，包括免疫因素（如自身免疫性溶血性贫血）、物理因素（如大面积烧伤）、化学因素（如蛇毒）、生物因素（如疟疾）、其他因素 [如阵发性睡眠性血红蛋白尿（与内在异常并存）、脾功能亢进等。

下面重点介绍自身免疫性溶血性贫血和阵发性睡眠性血红蛋白尿。

自身免疫性溶血性贫血：自身免疫性溶血性贫血（AIHA）是由于机体免疫系统功能紊乱，产生自身抗体和（或）补体吸附于红细胞表面，导致红细胞破坏加速而发生的溶血性贫血。抗人球蛋白试验大多阳性。

一、病因及分类

AIHA 的自身抗体根据其血清学特征分为两类：

（一）温抗体型

抗体一般在 37℃时作用最活跃，主要是 IgG，少数为 IgM，为不完全抗体。按病因分为两种：①原发性：病因不明，女性多见；②继发性：可继发于结缔组织病、造血系统肿瘤、感染性疾病、免疫缺陷综合征、溃疡性结肠炎等。

（二）冷抗体型

抗体在 20℃以下作用活跃（有学者认为在 0～4℃最活跃）。根据冷抗体特征又分为两种：①冷凝集素综合征（CAS）：抗体为凝集素性 IgM，多继发于支原体肺炎、传染性单核细胞增多症和淋巴瘤等；②阵发性冷性血红蛋白尿（PCH）：抗体在 20℃时吸附在红细胞上，当温度升高后即与细胞分离，称为冷热抗体（D-L 坑体）。常继发于梅毒或病毒感染，比较少见。

二、临床表现

（一）温抗体型 AIHA

发病以女性多见，尤其是原发者。可见于任何年龄，40 岁以上多见。本病临床表现多样化，轻重不一。一般起病缓慢，表现为慢性溶血，少数表现为急性贫血（尤其是儿童），常见症状有贫血、黄疸（占 1/3）、发热、脾肿大（占 1/2）和肝肿大（占 1/3）。继发性者经常伴有原发病的临床表现。少数患者（10%～20%）同时出现血小板减少性紫癜，称为 Evans 综合征。

（二）冷凝集素综合征

多见于中老年人，在寒冷环境中，大多数患者表现有耳廓、鼻尖、手指及足趾发钳，复温后消失。主要症状为贫血和黄疸。肝、脾、淋巴结一般不大。

（三）阵发性冷性典红蛋白尿

多数在受寒后急性发作，表现为寒战发热，全身乏力，腰背以及四肢疼痛、恶心、呕吐以及腹部不适，随即出现血红蛋白尿，持续数小时至数天。可有黄疸和脾大。反复发作者可有含铁血黄素尿。

三、辅助检查

（一）血象

贫血程度不一，重者可出现急性溶血危象。典型血象为正细胞正色素性贫血，血片上可以见到多量球形细胞及数量不等幼红细胞，偶见红细胞被吞噬现象。网织红细胞多增高，可达 50% 以上。白细胞和血小板一般正常。急性溶血阶段，白细胞增高，甚至出现类白血病反应。Evans 综合征患者血小板减少。并发再障危象时全血细胞减少。冷凝集素综合征患者静脉抽血时可以发现有红细胞自凝现象。

（二）骨髓象

呈增生性反应，以幼红细胞增生为主，偶见轻度巨幼样变。再障危象时增生低下。

（三）其他检查

1. 抗人球蛋白试验（Coomte 试验）：是诊断本病的重要依据。直接 Coombs 试验用于检测患者红细胞表面是否结合不完全抗体和（或）补体，间接 Coombs 试验可以检测患者血清中是否存在游离的抗红细胞不完全抗体。本病患者大部分直接试验阳性少数兼有间接试验阳性，也有少数患者始终为阴性结果。

2. 冷凝集素试验：阳性见于冷凝集素综合征。

2. 冷热溶血试验（D-L 试验）：阳性见于阵发性冷性血红蛋白尿。

四、诊断

（一）温抗体型 AIHA 的诊断

1. 近 4 个月内无输血或者特殊药物服用史，例如直接 Coombs 试验阳性，结合临床表现齐实验室检查可确诊。

2. 如 Coombs 试验阴性，但是临床表现较符合，肾上腺糖皮质激素或者切脾有效，除外其他溶血贫血可能，可诊断 Cpombs 试验阴性的 AIHA。

（二）冷凝集素综合征及阵发性冷性血红蛋白尿的诊断

1. 冷凝集素：效价显著增高（4℃效价可以高至 1∶1000 甚至 1∶16000），结合临床表现及其他实验室检查可诊断冷凝集素综合征。

2. 冷热溶血试验：阳性，结合临床表现及其他实验室检查可诊断为阵发性冷性血红蛋白尿。

五、治疗

（一）温抗体型 AIHA

1. 病因：治疗积极寻找病因，治疗原发病。继发于感染者应积极控制感染；继发于卵巢囊肿、畸胎瘤者可手术切除；继发于造血系统肿瘤的患者；在化疗同时加用泼尼松；停用一切与溶血有关的药物。

2. 肾上腺糖皮质激素：为治疗本病的首选药物。

（1）作用机制：抑制抗体产生，降低抗体对红细胞上抗原的亲和力，阻止巨噬细胞破坏表面有抗体附着的红细胞。

（2）常用制剂及用法：泼尼松 $1 \sim 5mg/$（kg·d）分次口服，约 1 周后红细胞迅速上升，待溶血停止，红细胞恢复正常后维持治疗剂量 1 个月，然后逐渐减量，每周减少日服量 $10 \sim 15mg$，待每日量达 30mg 后，每周或每两周减少日服量 5mg，至每日量仅 15mg 后，每两周减少 25mg，小剂量激素（每日 $5 \sim 10mg$）维持至少 $3 \sim 6$ 个月。危重病例可用地塞米松或氢化可的松静脉滴注，病情稳定后改为口服。

（3）疗效：82% 患者可早期全部或部分缓解，撤除激素后长期缓解者仅 13% $\sim$ 16%，15% $\sim$ 20%，对激素完全无反应。如治疗 3 周无效或每日至少用 15mg 泼尼松才能维持缓解者，应换用其他疗法。

3. 脾切除：脾切除可减少抗体的产生及致敏红细胞的破坏。适应证有：①原发性温抗体型 AIHA，年龄在 4 岁以上，激素治疗无效或需大剂量（每日 15mg 以上）

才能维持者，或激素有禁忌者；②免疫抑制治疗无效或有明显毒副作用者，有效率为60%，间接 Coombs 试验阴性或抗体为 IgG 型者，切脾疗效可能较好。

4. 免疫抑制剂：适应证：①激素疗效不佳或需大剂量才能维持者；②脾切除无效或有禁忌者。常用制剂有环磷酰胺 15 ～ 20mg/（kg·d），硫唑嘌呤 20 ～ 25mg/（kg·d），6- 巯基嘌呤 15 ～ 20mg/（kg·d），长春新碱每周 2mg 静脉滴注。若 4 周后仍无效，可稍加大剂量或改用其他制剂。免疫抑制剂可与激素合用。用药期间应定期检测血象，以免发生骨髓抑制。

5. 其他疗法：

（1）达那唑：作用机制可能有免疫调节作用，降低患者抗 IgG 和抗 C_3 滴度，稳定红细胞膜。用法为 0.2g，每日 3 次口服，维持量每日 0.2g，一般疗程不少于 1 年。可单用于轻症患者。重症病例应与泼尼松合用，贫血纠正后激素可先减量以后停用单用达那唑维持。

（2）环孢素 A：为一种新型免疫抑制剂，用激素无效的病例，加用环孢素 A 4 ～ 6mg/（kg·d），2 周后溶血逐渐缓解。环孢素 A 还可用于 Evans 综合征患者。

（3）叶酸：每日 5mg，可防治相对性叶酸不足所致的巨幼细胞贫血。

（4）大剂量丙种球蛋白（IgG）可抑制巨噬细胞与致敏红细胞结合，减少红细胞破坏。常用剂量为 200 ～ 400mg/（kg·d）静脉滴注，连用 3 ～ 5d。疗效迅速可靠，特别适用于急需控制溶血的患者。

（5）血浆置换：血浆置换疗法是一个暂时治疗措施，无根治作用，可用于个别严重患者，以达到迅速猜除自身抗体和补体，缓解症状的目的。1 次置换患者血浆 2000 ～ 3000ml 为宜。

（6）输血：对重度贫血危及生命者，或发生溶血危象、再障危象时，可行输血治疗。不宜一次大量输注，以输注洗涤或冷冻红细胞每次 100 ～ 200ml 为宜。

（7）防治并发症，维持水、电解质和酸碱平衡。

（二）冷凝集素综合征

积极治疗原发病，注意保温，加强支持疗法。皮质激素和脾切除疗效不佳，免疫抑制剂常用苯丁酸氮芥（瘤可宁）每日 2 ～ 8mg。口服，环磷酰胺每日 100mg 口服，不少于 3 个月。

（三）阵发性冷性血红蛋白尿

预后较好。预防为主，注意肢体保暖，可试用免疫抑制剂，个别用青霉胺有效。

阵发性睡眠性血红蛋白尿

阵发性睡眠性血红蛋白尿（PNH）是由于红细胞有获得性膜缺陷，对血清中补体溶血作用异常敏感所致的一种慢性血管内溶血。其临床表现以与睡眠有关的、间歇发作的血红蛋白尿为特征，可伴全血细胞减少或反复血栓形成。

一、病因及发病机制

近年有人提出 PNH 是由于骨髓损伤，致使造血干细胞基因突变（糖化肌醇磷脂 - 锚基因，PIG-A），糖化磷脂酰肌醇（GPI）合成减少，从而使红细胞膜表面缺乏衰变加速因子（DAFyCD55）、反应性溶血膜抑制物（MIRLSCD59）和同种限制因子（HRF、C8 结合蛋白）等，使红细胞对补体敏感而致溶血，亦可累及白细胞和血小板。患者体内红细胞分两群：一群正常，一群是对补体敏感的 PNH 细胞。PNH 细胞数量决定了临床表现及血红蛋白尿的发作频度。

二、临床表现

本病发病年龄大多在 20 ～ 40 岁，男性多于女性。起病多缓慢，病程迁延，病情轻重不一。多数表现为贫血、血红蛋白尿、血栓形成和感染。

（一）贫血

几乎所有患者均有不同程度的贫血，常为中、重度。部分病例可出现全血细胞减少，半数患者有肝大，1/4 患者脾肿大。

（二）血红蛋白尿

轻型病例仅表现为尿潜血试验阳性，无任何不适。多数患者在病程不同时期可发生肉眼血红蛋白尿，尿呈酱油色或红葡萄酒色，可伴发热、乏力、胸骨后及腰腹部疼痛、尿路刺激征等。一般在清晨较重，下午较轻，常与睡眠有关。此外，感染、月经、输血、手术、饮酒、疲劳、精神紧张、酸性食物或药物也可诱发血红蛋白尿。

（三）并发症

常合并感染或出血，与粒细胞或血小板减少有关。PNH 患者易有血栓形成，可累及肝静脉、肠系膜静脉、脑和肢体血管。10% 以上患者并发胆石症、慢性胆囊炎，多数有不同程度的缺铁性贫血，个别患者可并发 DIC。

三、辅助检查

（一）血象

贫血轻重不一，呈正细胞性或小细胞低色素性贫血，血红蛋白常低于 60g/L。网织红细胞大多升高。约 1/2 患者呈全血细胞减少。

（二）骨髓象

半数以土患者骨髓增生活跃，以幼红细胞增生为主。少数增生减低，甚至出现再障的骨髓象。

（三）血管内溶血的实验室检查

血红蛋白尿发作期，尿潜血试验阳性。多数患者尿含铁血黄素试验（Rous 试验）呈持续阳性。血清间接胆红素增高，血浆游离血红蛋白增加等。

（四）特异性血清学试验

1. 酸溶血试验（Ham 试验）特异性高，可视为，PNH 的确诊试验。
2. 蔗糖溶血试验敏感性高，但特异性差，可作为初筛试验。
3. 蛇毒因子溶血试验为 PNH 的特异性诊断试验。

（五）血细胞膜 CD55、CD59 测定 PNH 患者明显减低。

四、诊断

如临床表现符合 PNH，实验室检查酸溶血、蔗糖溶血、蛇毒因子溶血或 Rous 试验中有任何两项阳性；或仅有一项阳性，但有肯定的溶血证据，即可诊断 PNH。

本病须与阵发性冷性血红蛋白尿、冷凝集素综合征、再障等疾病相鉴别。PNH 与再障有密切联系，有些患者可兼有两者特征，或在病程中，由一种转变为另一种，称为再障 PNH 综合征。

五、治疗

（一）控制溶血发作

1. 右旋糖酐：低分子或中分子右旋糖酐 500 ～ 1000ml 静脉滴注数天，逐渐减量至停药。适用于伴有感染、外伤、输血反应腹痛危象者，但有出血倾向、过敏史者慎用。

2. 碳酸氢钠：可口服或静脉滴注 50g/L（5%）的碳酸氢钠而使溶血减轻。

3. 肾上腺糖皮质激素：常用泼尼松每日 20 ～ 30mg 口服，连用 3 ～ 6 周，缓解后逐渐减量。仅对少数患者有效。

4. 积极寻找诱因：禁服酸性食物及诱发溶血的药物。

（二）输血

输血不仅能纠正严重贫血，且可抑制红细胞生成，间接减少 PNH 细胞。对血红蛋白低于 50g/L 的 PNH 患者应输洗涤红细胞。

（三）促使红细胞生成

1. 雄激素：可刺激红细胞生成，提高血红蛋白，减少输血次数。常用康力龙每日 6 ～ 12mg 口服，丙酸睾酮每日 50 ～ 100mg 肌肉注射，达那唑每日 0.4 ～ 0.6g 口服，连用 3 ～ 4 个月。注意定期检查肝功能。

2. 重组人促红细胞生成素（rhEPO）：有报道用 rhEPO 治疗 PNH 取得显著疗效。

3. 铁剂和叶酸：肯定缺铁者应用小剂量铁剂治疗（常规量 1/5 ～ 1/10），但要注意铁剂可加重溶血。叶酸相对不足者可补充叶酸 10 ～ 30mg/db。

（四）抗氧化药物

PNH 细胞对氧化损伤很敏感，抗氧化药物能保护细胞膜，减少红细胞破坏。常用维生素 E 0.1 ～ 0.2g，每日 3 次口服。亦有用亚砸酸钠、阿魏酸者，但疗效不肯定。

（五）环孢素 A

用于难治 PNH 或 AA-PNH 综合征。与粒细胞集落刺激因子（G-CSF）合用，可提高疗效。

（六）化疗

适用于血红蛋白尿频发，骨髓增生活跃的患者。常用 COAP 方案（CTX ＋ VCR ＋ Ara-c ＋ Pred），少数患者有效。

（七）防治并发症

1. 血栓形成：早期或不严重的血栓形成可用抗凝剂，常用肝素 2000 ～ 5000U/h 静脉滴注，3 ～ 4d 后改为华法林口服。慢性期患者应用泼尼松加口服抗凝剂，可减轻血栓的发展。有出血倾向者慎用。

2. 感染：在国内 PNH 并发感染是主要死因，应注意早期防治。

3. 胆石症手术：会诱发溶血，应做好充分的术前术后处理，纠正贫血，避免脱水和有损肝脏或能激活补体的麻醉剂。

（八）骨髓移植

骨髓移植是根除 PNH 的最理想的治疗方法，近年有成功的报道，多用于增生不良的病例。

六、护理要点

1. 注意休息，根据贫血的程度制定活动计划。

2. 给予高蛋白、高维生素、高热量、易消化饮食，对于阵发性睡眠性血红蛋白尿的患者要禁食酸性食物及药物。

3. 观察病情变化及贫血有无改善，对长期应用激素的患者检测血糖的变化及注意预防感染。

七、健康指导

1. 注意休息和营养。

2. 防止感染，坚持按医嘱用药，不得擅自停药、定期复查。

3. 加强血型鉴定，避免使用引起溶血的药物如奎尼丁、青霉素、甲基多巴等。

4. 指导遗传性溶血性贫血病人在婚前、婚后应做遗传咨询，以减少溶血性疾病发生。

（殷玉心）

第四节　急性白血病的护理

白血病（leukemia）是一组异质性恶性克隆性疾病。系造血干细胞或祖细胞突变引起的造血系统恶性肿瘤。其主要表现为异常血细胞（即白血病细胞）在骨髓和其他造血组织中大量增生累积，使正常造血受抑制并浸润其他器官和组织。

根据白血病细胞的成熟程度和自然病程，将白血病分为急性和慢性两大类。急性白血病（acute leukemia，AL）的细胞分化停滞在较早阶段，多为原始细胞及早期幼稚细胞，病情发展迅速，自然病程仅几个月。慢性白血病（chronic leukemia，CL）的细胞分化停滞在较晚的阶段，多为较成熟幼稚细胞和成熟细胞，病情发展缓慢，自然病程为数年。其次，根据主要受累的细胞系列可将 AL 分为急性淋巴细胞白血病（acute lymphoblastic leukemia，ALL；简称急淋）和急性髓细胞白血病（acute myelocytic leukemia，AML）。CL 则分为慢性淋巴细胞白血病（chronic lymphoblastic leukemia，CLL；简称慢淋）、慢性髓细胞白血病（chronic myelocytic leukemia，CML）及少见类型的白血病如毛细胞白血病（hairy cell leukemia，HCL）、幼淋巴细胞白血病（prolymphocyte leukemia，PLL）等。

一、病因与发病机制

人类白血病的病因与发病机制比较复杂，尚未完全阐明。目前认为本病的病因可能是多因素相互作用的结果。

（一）病毒因素

长期临床资料证实，白血病发病与血液传播无关，并无证据表明患白血病的孕妇可通过胎盘将白血病传给胎儿。与之相反，随着人类白血病病毒病因的深入研究，较多的证据证明，RNA 肿瘤病毒可能是人类白血病的病因之一。人类 T 细胞白血病病毒（HTLV-1）是一类具有感染能力的逆转录病毒，它们的基因由二个相同的部分组成，单链 RNA 逆转录成双链 DNA，然后整合到宿主基因中成为前病毒。HTLV-1 有一个复杂的基因结构，包括 GAG、POL、ENV 基因，这些基因编码结构蛋白和功能蛋白。GAG 基因编码几种蛋白质：肉豆蔻蛋白 P19，进入细胞膜组成病毒的外壳，有利于细胞表面病毒成分的组成；核壳体蛋白 P24，提供成熟病毒核心组织结构并保护病毒RNA 基因；核结合蛋白 P15。POL 基因编码一种蛋白酶蛋白，它将病毒多聚蛋白裂解成具有功能的亚单位逆转录酶，后者不仅能从 RNA 合成 DNA，而且具有依赖 DNA 的DNA 聚合酶和 RNA 酶 H 的活性；结构酶蛋白，有助于使新合成的病毒 DNA 双链整合到宿主细胞的 DNA 中。ENV 基因编码二种糖蛋白：膜表面蛋白 gp46，决定病毒结合到何种特异细胞表面受体上；贯膜蛋白 gp21，促进病毒与宿主细胞膜结合。

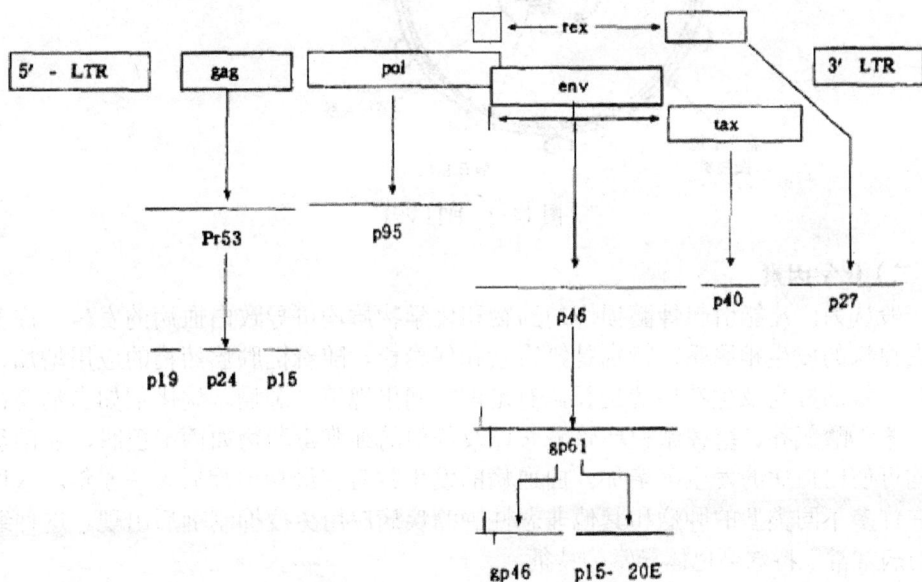

图 14-1 HTLV 前病毒 DNA 组成、裂解结构和调节蛋白

HTLV-1 是有壳的病毒，中央核颗粒称为核壳体，包含逆转录酶、核结合蛋白、结构酶、核壳体保护蛋白 P24 和病毒基因组（图 14-2）。病毒外壳是来自宿主细胞膜的脂质双层膜，因此除主要的 ENV 编码的蛋白 gp46 和 gp21 及中间的 P19gag 蛋白外，还包括来自细胞的碳水化合物、脂质、蛋白质。

HTLV-1 在它的基因组两端具有长末端重复结构（LTRs）。这些结构是用作病毒复制，还包含有非编码区 U3、R 和 U5 序列，而这些序列拥有调控 RNA 转录和剪接的重要调节区域。

受 HTLV 感染的细胞特性和宿主范围取决于病毒表面外壳蛋白 gp46 与宿主特异的细胞表面分子间的相互作用。目前细胞表面受体还未完全明了，但有学者提出，一种 32kD 蛋白可能是细胞表面受体，其基因位于 17q 染色体远侧末端。

EB 病毒一直是恶性血液病病因学研究的重点之一。该病毒不但与 Burkitt 淋巴瘤（一种可能与儿童 ALL 相关的淋巴瘤）密切相关，而且与传染性单核细胞增多症有关。许多病例报道，急性白血病发生与传染性单核细胞增多症有关，但这种相关的白血病发病率总体并不比一般的白血病发病率高。该结论受到病毒学研究者的支持，表明 EB 病毒感染与急性白血病二者间关联值得进一步研究。

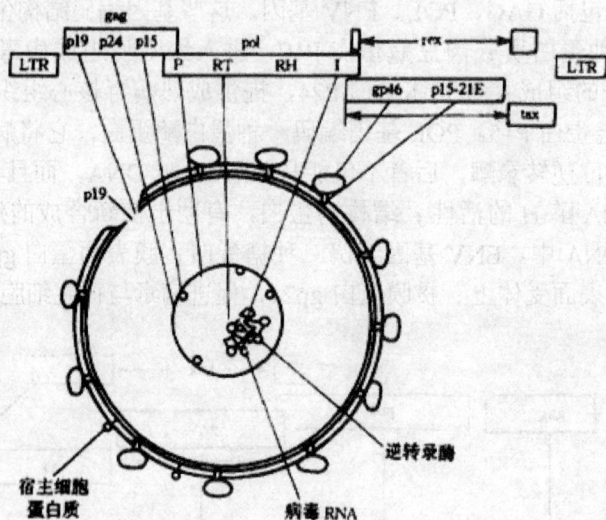

图 14-2　HTLV-1

（二）化学因素

一般认为，凡能引起骨髓损伤的药物和化学物质均可导致白血病的发生。许多药物与白血病的发生相联系，特别是氯霉素和保泰松。随着抗肿瘤药物的应用增加、肿瘤化疗疗效的提高及生存期的延长，有足够时间出现第二肿瘤。烷化剂如白消安、马法兰、苯丁酸氮芥、塞替派和环磷酰胺以及其他的细胞毒药物如丙卡巴肼、亚硝基脲等，均可使白血病的发生率增加。白血病的发生常常在最初治疗后 4 ～ 5 年。这种病例已在许多不同类型的肿瘤和其他非恶性肿瘤疾病应用免疫抑制剂后出现。这种继发性白血病常常以特殊染色体异常为特征。

（三）电离辐射

电离辐射与白血病的关系甚为密切。已知道一定剂量的 γ 射线可以诱发急性淋巴细胞白血病，也可诱发其他白血病。

（四）遗传因素

同卵孪生子女中，一人患了急性白血病，另一人患白血病的机会比正常人高25%，而且所患的白血病为同一类型。美国的研究发现，发病率增高主要集中在婴幼儿。提示同卵双胞胎发病率增加不单纯是遗传因素，很可能与宫内血循环白血病细胞种植有一定关联。

除同卵孪生外，亲兄弟之间患白血病的机会比一般正常人群高约 4 倍。

先天性疾病与白血病的关系也比较密切。如先天性愚型（Down 综合征）常易发生白血病，其急性白血病的发病率比正常高 20 倍。该病的染色体异常为 21 三体，在核染色体分裂时，因其易于断裂致使细胞不稳定而发生畸变。其他一些疾病如先天性全血细胞减少（Fanconi 综合征）、先天性血管扩张红斑症（Bloom 综合征）、精小管发育不良症（Klinefelter 综合征）等患者急性白血病发病率也比较高。

急性白血病与遗传相关不仅表现在细胞遗传学的异常，而且也与免疫功能异常有关。这种情况主要涉及淋巴细胞白血病和相关的淋巴瘤。Bruton 型 X 性联无丙种球蛋白血症（Bruton-type X-linked agammaglobulinemia）和遗传性毛细血管扩张症患者，其血液系肿瘤的发病率增高。

综上所述，白血病的致病因素为多方面的，既有先天性遗传因素，也有外界环境因素如病毒、化学因素、电离辐射等，很可能是多种因素综合作用，使血细胞发生畸变，宿主的免疫功能缺陷使已形成的瘤细胞不能及时被消灭，最终导致白血病的发生。

二、白血病细胞形态学、分型和细胞化学

急淋一般分为三种亚型 L_1、L_2 和 L_3 型。三种亚型的分类是根据细胞形状、大小、核的形状、核仁的数目和表现程度来确定的。L_1 型原淋巴细胞体积较小，核浆比例高，极规则或有凹陷，小而不明显的核仁或无核仁 L_2 型原淋巴细胞体积较大，大小不等，20% 为大细胞，核膜不规则，一个或更多显著的核仁，相对较多量的胞浆。L_3 型原淋巴细胞形态上类似 Burkitt 淋巴瘤细胞。细胞体积较大，大小一致，核圆或椭圆，核仁显著，胞浆强嗜碱性并伴有明显的空泡。临床资料表明，这种分类法和预后有密切关联。L_1 型患者的预后比 L_2 型好，L_3 型较难缓解且缓解期较短。

表 14-1　急性淋巴细胞白血病形态学（FAB 分类）

形态特征	L_1 型	L_2 型	L_3 型
细胞大小	小细胞为主	大细胞为主	大细胞为主，大小一致
核染色质	较粗	较疏松	呈细点状，均匀
核形	规则，偶有凹陷或折叠	不规则，常见凹陷或折叠	较规则，椭圆或圆形
核仁	小而不清楚或不见	一个或更多，大而显著	一个或更多，明显而呈小泡状
胞浆量	少	常较多	较多
胞浆嗜碱性	轻度	轻度，有些细胞深染	深蓝
胞浆空泡	不定	不定	明显

急淋的亚型随着年龄不同出现相对的变化。儿童急淋约70%为 L_1 型，18%为 L_2 型，3%为 L_3 型。与之相反，成人急淋 L_2 型占67%，成人 L_2 型急淋具有相对较高的进展型。免疫学表型与 L_1 和 L_2 亚型无相关性。但多数 L_3 型原淋巴细胞显示有膜表面免疫球蛋白，确定为 B 淋巴细胞。此外，L_3 型急淋细胞有非随机染色体易位 [t（8；14）]，与 Burkitt 淋巴瘤的染色体变化相同。

细胞化学染色是区别急淋和急非淋的有效方法，包括糖原染色（PAS）、过氧化物酶（POX）或苏丹黑（SB）染色和酯酶染色。

三、细胞免疫学

急性白血病免疫表型反映了与其相应的正常细胞的免疫学特征。白血病细胞表达的抗原与同期正常细胞的抗原相同。目前尚未发现特异的白血病抗原。白血病细胞具有特异的联合抗原表达，而正常造血细胞不存在这种现象或极为罕见。随着对细胞免疫学的进一步研究，对白血病相关的免疫表型的认识正在逐步提高。细胞免疫表型不仅有助于白血病亚型的诊断，还有助于判断预后，并可进行疾病的监测。

采用细胞抗原特点作为白血病亚型分类的方法开始于 80 年代早期。急淋的免疫学研究得到了较好的结果。第一代细胞表面标记的研究将急淋分为三种亚型：T 细胞急淋、B 细胞急淋、非 T 非 B 急淋。后者根据表达或不表达普通急淋抗原进一步分为

CALLA+ 急淋和 null-cell 急淋。其后的研究进一步认识早期前 B 细胞和前 B 细胞急淋。

目前，单克隆抗体已能正确识别人淋巴细胞、髓细胞和白血病细胞表面抗原。国际上将这些白细胞分化抗原统一命名为 CD（cluster designations）。已知的 CD 数量已超过 130 个，其中不但包括内皮细胞分子，还包括细胞因子和生长因子受体抗原的命名。国际上已经设计出一种计算机白细胞分化抗原数据库，它包含所有的已发现的细胞表面分子。

（一）B 细胞系抗原

在人类 B 细胞，具有独特生化特性的膜表面多肽有 20 种以上，它们或单一表达或联合表达。它们也可触发 B 细胞成熟或激活信号传递系统的受体。少数尚有细胞表面酶活性，如 CD_{10}（CALLA，一种中性肽链内切酶）。膜表面蛋白往往在细胞成熟的不同阶段表达，故称为分化抗原。

最早的 B 淋巴细胞祖细胞不仅表达 B 细胞特异的抗原 CD_{19}，而且还表达核末端脱氧核苷转移酶（terminal deoxynucleotidyl transferase，TdT）和 HLA Ⅱ型抗原。TdT 表达与免疫球蛋白重链基因重排相一致。CD_{10}、CD_{19} 和 CD_{24} 先于免疫球蛋白轻链基因重排。CD_{10}^+、CD_{19}^+、CD_{34}^+、TdT^+ 细胞指示为早期前 B 细胞。这些细胞占骨髓有核细胞的 1% 不到，但在 B 细胞急淋约占 2/3 左右。前 B 细胞是继早前 B 细胞进一步分化阶段，表达 CD_{20}，出现胞浆重链（cμ）和缺乏膜表面免疫球蛋白为特征。成熟 B 细胞由胞浆和膜表面 IgM、IgD 和 IgG 代替胞浆 μ 链。与之同时，细胞获得并表达 CD_{21}。正常的外周血 B 淋巴细胞经历了重链和轻链基因重排并表达 HLA、CD_{19}，CD_{24}，CD_{20} 和 CD_{21}。抗原刺激后，B 细胞经过克隆性扩增分化成浆细胞或长期的"记忆细胞"。浆细胞表面无免疫球蛋白表达，但胞浆内富含免疫球蛋白。此外，用单克隆抗体测定 B 细胞系表面标记，前 B 细胞和 B 细胞也可有补体 C_3 和 IgGFc 片段的受体。但这些标记并非 B 细胞所特异的。

（二）T 细胞系抗原

T 淋巴细胞最初是由其与羊红细胞自发性的结合能力而鉴别。其后应用抗 T 细胞的单克隆抗体和抗原特异性的 T 细胞受体（TCR）基因重排来识别。外周血 T 细胞表达二种类型的异二聚体 TCR。多数 T 细胞表达的受体由 α 和 β 亚单位组成，而 γ 和 δ 亚单位只出现在少数细胞。二类 TCR 与 CD_3 非共价相连。TCR 基因重排提供了 T 细胞和其祖细胞的克隆标记。TCRδ 基因最先重排，接着出现 γ 和 β 基因重排，二者几乎同步进行，最后 α 基因重排。

胸腺细胞来源于骨髓祖细胞。胸腺祖细胞表达核 TdT 和 CD_7（图 14-4），部分髓细胞也表达 CD_7。多数前胸腺细胞表达胞浆 CD_3。TCRβ 基因重排在 CD_7 表达后出现。在胸腺内，T 细胞的祖细胞经历复杂的成熟过程，逐步获得 CD_1、CD_2、CD_4、CD_5 和 CD_8。CD_2 抗原是完整的羊红细胞受体。随着进一步的成熟，胸腺细胞分化成 CD_4（辅助 / 诱导）和 CD_8（抑制 / 细胞毒）亚群。一些细胞失去 CD_4 和 CD_8 表达，这些 CD_4^-、CD_8^- 细胞的 TCR 是由 γ 和 β 亚单位组成。外周血 T 细胞免疫表型类似于成熟 T 细胞。在循环中 T 细胞，55% ～ 65% 属于 CD_4 亚群，20% ～ 30% 属于 CD_8 亚群。骨髓中 T 淋巴，多数细胞表达 CD_8 抗原，而淋巴结 T 细胞多数表达 CD_4 抗原。某些自然杀伤细胞虽然具有淋巴细胞样形态特征，但缺乏 B 和 T 细胞系列的标记。TCR 基因重排并不限于 T 细胞系，在早期前 B 细胞急淋和急非淋，也可检测到 TCRβ 基因重排。

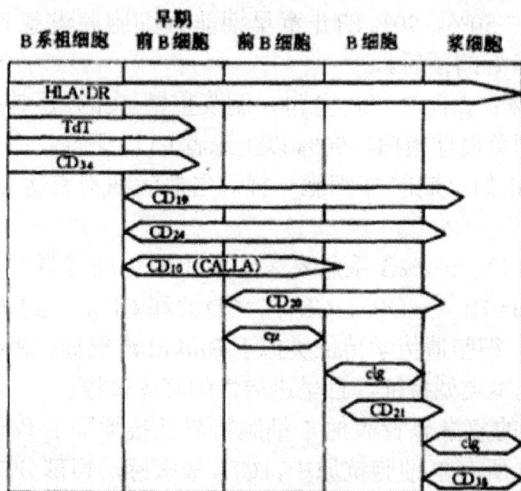

图 14-3　B 淋巴细胞正常成熟过程中抗原表达

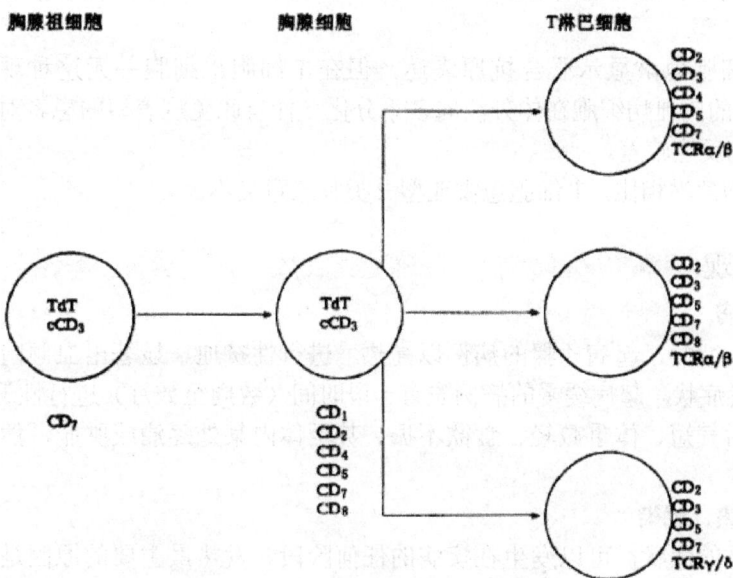

图 14-4　T 淋巴细胞成熟过程中抗原表达

（三）急淋抗原表达特点

1. B 系急淋　HLA-DR 极为敏感，但缺乏特异性。在急非淋和成人 T 细胞急淋，幼稚细胞都可表达 HLA-DR。但如结合抗 T 细胞 CD_5 和 CD_7 抗体，同时测定 HLA-DR 就较易识别 B 系急淋。在 B 细胞急淋，99% 以上的患者表现为 HLA-DR$^+$、CD_5^-、CD_7^- 的免疫表型。CD_{19} 和 CD_{24} 几乎与 HLA-DR 同样敏感，且特异性较高。CD_{20} 和 CD_{22} 对 B 系急淋特异性高但敏感性较差。白血病细胞 CD_{20} 通常与 CD_{19} 共同表达。约 90% 的 B 系急淋表达 CD_{10}。

（1）早期前 B 细胞急淋：在早期前 B 细胞急淋，白血病细胞缺乏膜表面免疫球蛋白、胞浆免疫球蛋白和胞浆重链（cμ）。在早期前 B 细胞急淋，通过一种或多种抗原的表达（CD_{19}、CD_{24}、CD_{34}）或重链基因重排而予以确诊。在儿童急淋，70% 的患者属于本类型，在成人约占 50%。90% 的儿童早期前 B 细胞急淋患者表达 CD_{10}。CD_{10} 和 CD_{34} 共同表达者显示较好的预后。

（2）前 B 细胞急淋：在前 B 细胞急淋，胞浆重链（cμ）是其重要的特征。白血病细胞缺乏轻链或膜表面免疫球蛋白。90% 以上患者 CD_{10} 阳性。大多数患者形态分类属于 FAB ALL—L_1 型。正如早期前 B 细胞一样，白血病细胞表达 Ia/HLA—DR、CD_{19}、CD_{20} 和 CD_{24}。

（3）B 细胞急淋：1% ～ 2%B 系急淋表达膜表面免疫球蛋白，通常为 IgM。这些细胞也常表现 CD_{10}^+、Ia/HLA—DR^+、CD_{19}^+、CD_{20}^+ 和 CD_{24}^+。约 75% 的患者形态学上类似 FAB ALL—L_3 型，细胞遗传学特征类似于 Burkitt 淋巴瘤。Burkitt 淋巴瘤一旦进入白血病期，其细胞表现本类型特征，且呈进展性的临床过程。

2. T 系急淋　1/3 的急淋患者表达 T 细胞特异性抗原而 E 玫瑰花试验阴性，这些细胞属于前胸腺细胞。所有 T 细胞抗原中，CD_7 最敏感，但部分 T 细胞急淋 CD_7^-，确诊往往需要应用 CD_5 或 CD_2 单抗。CD_2 和 CD_7 对 T 细胞急淋特异性最高，但这二种抗原在 30% 的急非淋患者也有表达。胞浆 CD_3^+ 膜表面 CD_3^- 对 T 细胞急淋也有较高的特异性。

许多 T 细胞急淋显示联合抗原表达，但在 T 细胞祖细胞并无这种现象。CD_7^+、CD_4^- 和 CD_8^- 的白血病细胞在体外能向多系分化，伴有此免疫表型的患者对急淋或急非淋化疗方案均反应较差。

与 B 细胞急淋相比，T 细胞急淋亚型分类临床意义不大。

四、临床表现

（一）起病

可急骤或缓慢，起病急骤的病例以高热、进行性贫血、显著出血倾向及骨、关节疼痛等为首发症状。起病缓慢的病例先有一段时间（数周至数月）进行性乏力、虚弱、苍白、劳动后气短、体重减轻、食欲不振、甚至体内某处疼痛或肿胀，然后表现上述急骤症状。

（二）发热、感染

为最常见的症状，可以发生在疾病的任何阶段。发热最主要的原因是感染，一般体温高达 39 ～ 41℃。如体温在 38℃ 左右要考虑白血病本身的肿瘤性发热。感染的主要原因为中性粒细胞减少或缺乏，特别当中性粒细胞绝对计数较长时间低于 1.0×10^9/L 时。其他因素尚有中性粒细胞质异常；白血病细胞全身各部位广泛浸润以及组织出血，增加细菌滋生机会；急淋患者的免疫功能特别是细胞免疫功能减退，抗白血病药物进一步抑制造血和免疫功能，损伤消化道黏膜使固有的细菌能自口腔、鼻咽、肠道、肛周进入血液等。

常见的感染为上呼吸道感染，其中以口腔炎最多见。齿龈炎或咽喉炎，严重时可发生溃疡甚至坏死。此外，肺炎、肠炎、肾盂肾炎、肛周炎、疖肿也较常见。严重感染可并发菌血症或败血症。有些患者可有发热而找不到感染灶。感染可来源于患者机体（内源性）。也可来源于医院环境及工作人员、患者家属（外源性）。常见的病原菌有金黄色葡萄球菌、绿脓杆菌、肺炎杆菌、大肠杆菌、粪链球菌等。细菌感染可发生在病情加重或化疗骨髓抑制而出现粒细胞缺乏时。联合化疗、肾上腺皮质激素及广谱抗生素的应用，促使病人易患条件致病菌和真菌感染，常见的真菌感染有念珠菌、曲菌、隐球菌。有些患者还可发生带状疱疹、巨细胞病毒、肺孢子虫病感染。

未缓解的病例常有盗汗，完全缓解时可逐渐消失。

（三）出血

出血程度轻重不一，部位可遍及全身，以齿龈出血、鼻衄、皮肤瘀点或瘀斑、女性月经过多为最常见症状。颅内出血、消化道或呼吸道大出血可以致命。视网膜出血可致视力减退，甚至失明。耳内出血可致眩晕、耳鸣。颅内出血可致头痛、恶心、呕吐、瞳孔大小不等、瘫痪、昏迷或突然死亡。出血的主要原因是血小板明显减少，其他还有血小板功能障碍、凝血因子减少和毛细血管壁浸润等。当血液中白血病细胞急骤增多时（$> 150 \times 10^9/L$），脑部血管由于大量白血病细胞瘀滞并浸润血管壁，易发生颅内出血而致命。在 APL 患者，大量肿瘤细胞破坏可诱发 DIC 发生。

（四）贫血

早期即可出现，随病程发展迅速加重，常与出血程度不成比例。患者常见面色苍白，伴有软弱、乏力、心悸、气急等。贫血主要由于正常红系造血功能被异常增生的白血病细胞所抑制。此外，无效性红细胞生成、红细胞寿命缩短以及不同部位的出血，也是导致贫血的一些原因，尤其在白血病晚期。

（五）淋巴结及肝、脾肿大

急淋淋巴结肿大较急非淋常见，约占 75%，多数为全身淋巴结肿大，少数表现为局部淋巴结肿大，如颌下、颈部、腋窝或腹股沟。一般呈轻至中度肿大，质地中等，无压痛，边缘光滑，与周围组织无粘连。有的病例尚有纵隔淋巴结肿大，偶尔有胸腺肿大。

肝、脾肿大亦较急非淋常见。肝肿大约占 75%，脾肿大约占 85%，其肿大程度与病情发展快慢无平行关系。肝、脾肿大一般为轻至中度，质地中等。少数病例可见脾肿大超过肋下 6cm。

（六）骨和关节疼痛

骨和关节疼痛急淋较急非淋常见，约占 80%。白血病细胞浸润破坏骨皮质和骨膜时可引起疼痛，以酸痛、隐痛较常见，有时呈现剧痛。临床上常有胸骨下端压痛，对诊断具有意义。病理上可有骨梗塞和骨髓坏死。白血病细胞还可浸润关节，多数为大关节。疼痛处局部无红、肿、发热，关节痛以儿童多见，常误诊为风湿性关节炎。

（七）神经系统表现

近年来，因急淋化疗后完全缓解率提高、生存期延长，中枢神经系统白血病成为一个比较突出的问题。由于多种化疗药物不易透过血脑屏障，致使中枢神经系统成为白血病细胞的"庇护所"。

中枢神经系统白血病可发生在病程的任何阶段，但一般多发生在缓解期，仅 1% ～ 2% 的患者在确诊时已发生，甚至有以昏迷为首发症状而就诊者。在缓解期发病者可发生在血象和骨髓象复发之前。

脑实质局部浸润的表现可与脑瘤相似，脑膜浸润则与脑膜炎相似。脑膜白血病主要临床表现为头痛、头晕、恶心、呕吐、视乳头水肿、颈项强直，但不发热，严重的可出现抽搐、昏迷。脑脊液检查发现压力增高，细胞数增加，蛋白增加。颅神经直接浸润（如 Ⅱ、Ⅲ、Ⅳ、Ⅵ、Ⅷ、Ⅻ）可引起视力障碍、瞳孔改变、面肌麻痹、眩晕等。

脊髓压迫会出现截瘫、大小便障碍。此外，神经根、周围神经也可受累而出现相应的表现。

（八）生殖系统症状

白血病细胞浸润睾丸致无痛性睾丸肿快近年亦渐多见，大多发生于急淋治疗后长期血液学缓解的男孩或青年。近年来，随着白血病治疗的进展、生存期的延长，已注意到睾丸和卵巢可成为髓外白血病复发的根源。

（九）其他

半数以上患者有体重减轻，非感染性发热。少数患者可出现异常肿快，亦可发生胸腔积液，其渗出液可为血性。急性白血病活动时或化疗后，大量白血病细胞破坏可致高尿酸血症，而引起尿酸性肾病。化疗和肾上腺皮质激素使用后，常发生水、电解质和酸碱平衡紊乱。

五、实验室检查

急淋诊断主要通过外周血和骨髓检查，其他检查包括细胞化学染色，细胞免疫标记、酶标记、细胞遗传学分析和分子生物学检查。

（一）血象

典型病例血象显示贫血、血小板减少、白细胞中淋巴细胞质和量的改变。

1. 红细胞和血红蛋白　近 1/3 的患者血红蛋白低于 80g/L。一般为正细胞、正色素性贫血，血片中可见少数幼红细胞，网织红细胞百分数常减少。

2. 血小板　约 1/2 的患者血小板计数低于 $50×10^9/L$，疾病晚期则明显减少，可低于 $30×10^9/L$。除数量减少外，其功能也发生改变。

3. 白细胞　就诊时约 2/3 病例白细胞总数升高，可达 $100×10^9/L$，甚至更多，1/3 病例正常或偏低。白细胞分类以原始和幼稚淋巴细胞为主，可占 10%～90%，粒细胞和单核细胞减少。少数病例血片中可以找不到或仅有少数原始细胞，而且白细胞总数在正常范围或偏低，这种病例称为非白血病性白血病，其骨髓象仍可见到大量白血病细胞。

（二）骨髓象

有核细胞的增生程度为活跃、明显活跃至极度活跃。淋巴系细胞呈显著增生，以原始淋巴细胞为主，并有部分幼稚淋巴细胞，这些细胞占有核细胞的 40% 以上。成熟淋巴细胞少见，核分裂象易见。破碎淋巴细胞多见。粒系细胞、幼红细胞和巨核系细胞均明显减少。

1. 白血病细胞形态　细胞形态异常，核浆发育不平衡。基本的形态特征为核大浆少。核染色质呈粗颗粒状，细胞核内有 1～2 个核小体，胞浆量少，无特异性颗粒和 Auer 小体。急淋分 3 个亚型，各亚型特征见表 1～2。

2. 细胞化学　急淋的细胞除过氧化物酶和苏丹黑呈阴性反应外，糖原染色在少数或多数细胞中有阳性粗颗粒，以粗块状为典型的表现。酸性非特异性酯酶染色可以协助区别 T 细胞亚型急淋与非 T 非 B 型急淋，前者染色阳性，后者阴性。

六、诊断与鉴别诊断

急淋的诊断主要是根据临床表现和实验室检查，特别是根据血象和骨髓象。骨髓原淋巴细胞+幼淋巴细胞需大于30%才能诊断急淋，但一般往往达50%以上。确诊根据骨髓细胞形态及细胞化学表现。如仍有困难，尚需借助细胞免疫表型、细胞遗传学及分子生物学检查明确诊断（表14-2）。

表14-2　各亚型白血病细胞组织化学染色区别

	急　淋	急　粒	急　单
过氧化物酶（pox）	（－）	（＋）	（＋）
苏丹黑（SB）	（－）	（＋）	（－）或（＋），颗粒细小分散
糖原（PAS）	（＋）粗颗粒或块状	（－）或弥漫性红色	（＋）弥漫性淡染或细小颗粒
氯醋酸萘酚酯酶（NASDA）	（－）	（＋）	（－）
非特异性酯酶（NSE）	（－）	（－）	（＋）并能被NaF抑制（抑制率＞50%）
中性粒细胞碱性磷酸酶（NAP）	正常或增高	明显减低	不定

急淋须与传染性单核细胞增多症（传单）鉴别。传单有发热、浅表淋巴结肿大、血象中有异常淋巴细胞。但传单无进行性贫血，无血小板减少和出血。骨髓象中仅有少量异常细胞，血清嗜异体凝集试验常阳性，病程呈良性自限性。偶尔急淋与传单可同时存在。有些巨细胞病毒感染、弓形体病，良性病毒感染也可有发热、浅表淋巴结肿大、肝、脾肿大，血象中伴有异常淋巴细胞，但根据临床表现的演变与血象及骨髓象的检查，不难鉴别。

少数累及骨髓的实体瘤可与急淋混淆。在儿童最常发生于神经母细胞瘤转移至骨髓，可产生类似急淋的临床和血液学表现。虽然瘤细胞在骨髓中表现成簇出现或呈玫瑰花结状倾向，但瘤细胞可弥漫性侵犯骨髓，采用电子显微镜观察，很容易将原淋巴细胞与神经母细胞瘤细胞区分。此外，神经母细胞瘤患者尿儿茶酚胺含量升高，测定尿儿茶酚胺有助于鉴别诊断。

发热、关节症状和轻度贫血很容易与青少年类风湿性关节炎或系统性红斑狼疮相混淆。如类风湿因子阳性或抗核抗体阳性，要怀疑上述疾病。骨髓穿刺见大量的幼稚和原始淋巴细胞即可诊断急淋。

少数病例因血象中白细胞数减少，分类中未见原、幼细胞，需与再障、骨髓增生异常综合征、粒细胞缺乏症及特发性血小板减少性紫癜相鉴别，但根据骨髓象检查，鉴别并无困难。

七、治疗

治疗思路：几年来急性白血病治疗已取得显著进展，治疗措施包括几个方面：①化学治疗是当前主要的治疗措施，可使白血病病情缓解，延长患者生存时间。②采用有效的支持治疗，保证化疗的顺利进行，防止并发症。③骨髓移植，这是当前将白血病完全治愈最有希望的措施。④中西医结合治疗能取长补短。诱导期以化疗为主，中药为辅，可减少化疗的毒副作用，增强机体对化疗的耐受性，促进造血功能的恢复；完全缓解或在骨髓移植后应以中药扶正培本为主，使化疗对机体的损伤得到恢复，增强机体的免疫功能，清除体内残留白血病细胞，提高白血病缓解率和无病生存率。

急淋治疗目前首选化疗，采用联合化疗并辅以有效的支持治疗，治疗有效后注意预防髓外白血病的发生，有合适供体者建议做骨髓移植，这样最大程度上提高无病生存期。

1. 初治患者并发症的治疗及支持治疗

多数急淋患者是以并发症求治而确诊的。这些并发症主要包括感染、出血、贫血及代谢紊乱。对一些病情进展较快的患者，在积极治疗这些并发症的同时，还应尽早进行化疗。

（1）感染的防治 预防感染非常重要，尤其在强烈化疗期间，病区中应设置层流室或层流床，降低感染率，避免医患之间、患者之间、患者与家属间的交叉感染。特别对外周血白细胞数在（0.2～0.5）×10^9/L 的患者，上述措施的采取可使感染率明显降低。

医护人员对患者的各种操作应严格执行无菌操作。资料表明，当化疗后中性粒细胞绝对计数（ANC）低于 0.5×10^9/L，且持续 1 周以上者，几乎 100% 患者都发生严重感染；当 ANC < 0.1×10^9/L 而未能纠正者，80% 患者死于感染；若 ANC < 1.0×10^9/L 而未能纠正者，60% 左右患者死于感染，当 ANC < 1.0×10^9/L 但能纠正而恢复到 1.0×10^9/L 以上者，则仅 1/4 病例死于感染。

白血病患者一旦感染常来势凶猛，进展迅速，尤其是革兰阴性杆菌感染。当粒细胞减少患者合并绿脓杆菌败血症时，若未予及时治疗，70% 可在 48 小时内死于感染。而经验性抗生素的早期应用，大大降低了粒细胞减少患者感染的死亡率。当患者体温升高达 38.5℃ 以上，且在停止输液、输血等 2.5 小时后高热仍不退时，应首先考虑感染。此时需详细询问病史及作全面体格检查，取送各种培养，包括血培养和药敏试验，并进行各种必要检查，然后立即给予广谱抗生素。对于粒细胞减少的白细胞患者，则应侧重于选择抗革兰阴性杆菌的药物。最常用的方案为氨基糖甙类加抗绿脓杆菌的 β- 内酰氨类，如丁胺卡那霉素＋氧哌嗪青霉素。对于肾功能不全患者，特别在老年人或有明显听力障碍的患者，主张以第三代头孢类代替氨基糖甙类抗生素。应用上述抗生素后，一般观察 48～72 小时，若体温下降，可继续用原抗生素治疗。若病原菌已肯定，则立即更换对其敏感的抗生素，若病因仍不明，体温亦不降，则需加用或更换其他抗微生物药物。若高热持续 1 周以上，且联合应用广谱抗生素也达 1 周之久，要考虑是否合并条件致病菌感染，如真菌、厌氧菌等。在留取有关标本后，加用抗真菌的药物如氟康唑及抗厌氧菌的甲硝唑。一旦确诊真菌感染，应减少广谱抗生素的使用。

此外，如有病毒感染，可采用无环鸟苷、大蒜制剂及 α 或 β 干扰素。

对体液免疫功能降低的患者，可静脉输注大剂量丙种球蛋白，能在一定程度上帮助控制感染。

（2）出血的防治 出血是另一个重要的初治并发症，亦是化疗后骨髓抑制、血小板计数明显降低，导致出血死亡的因素。初治时血循环中白血病细胞数过高，脑部血管白细胞淤积性出血（leukostatic hemorrhage）常是致命的并发症，因此对白细胞过高的患者应积极设法降低白细胞，如用白细胞分离术等。当血小板减少（< 20×10^9/L），并有出血倾向，应及时予以输注单采血小板，以降低出血死亡率。

（3）贫血的防治 如患者出现脸色苍白，并伴有心悸、心动过速、气急、气短或血红蛋白低于60g/L，应予以输少浆全血或全血。以改善机体缺氧状态，提高抗病能力。

（4）尿酸肾病的防治　急淋最常见代谢异常是高尿酸血症，对已有血尿酸增高者，在化疗期间，随白细胞破坏过多，高尿酸血症可能加重，应及早给予别嘌呤醇口服，同时口服或静滴碳酸氢钠，以碱化尿液，并24h静脉补液3000ml以上。对白细胞计数 $> 20 \times 10^9/L$ 的患者也采用上述治疗原则，以减少尿酸形成，防止尿酸肾病的发生。

2. 化疗

急淋一旦被确诊，应立即进行化疗。整个治疗分两个主要阶段：首先是诱导缓解治疗，其次是缓解后治疗。诱导治疗的目的，主要是用现代化疗大量杀死患者体内的白血病细胞，能杀死99.99%的白血病细胞，使之由发作期 1×10^{12} 以上降至 1×10^8，即降至用常规方法不能检测出的水平，从而使患者临床体征及症状完全消失，骨髓正常造血功能恢复，外周血细胞计数正常。

缓解后治疗主要是进一步根除患者体内用常规方法不能检测的白血病细胞，包括用强烈联合化疗、根除髓外"庇护所"中残留的白血病细胞、预防和消灭耐药细胞株，从而防止白血病细胞的复燃，使患者能长期存活。

（1）诱导缓解　成人急淋的预后较儿童差，用于儿童急淋的诱导化疗方案成人反应较差，如长春新碱+泼尼松（VP）联合诱导治疗，可使儿童急淋的完全缓解（CR）率达80%～90%，而成人仅36%～67%，缓解期约3～12月。现今的趋势是采用足够量的充分诱导化疗，尽可能在一开始就杀灭大量的白血病细胞以减少耐药细胞株的产生。

目前，VCR、Pred、DNR（或ADM）和L-Asp联合诱导方案已成为治疗成人ALL的标准方案，其CR率达66%～94%。此外，环磷酰胺（CTX）、阿糖胞苷（Ara-C）、VM26、大剂量甲氨蝶呤（HD-MTX）也被广泛应用于ALL患者的诱导缓解治疗。

约20%～30%成人急淋患者经诱导治疗未能达CR，相对而言，儿童急淋仅占5%不到。约10%的成人患者在确诊和治疗开始后最初8周内死亡。死亡率与年龄相关，20%以上的患者>60岁。2/3的死亡患者是由于感染所致，尤其在中性粒细胞减少期，各种广谱抗生素的大量使用，使真菌感染机会明显增加。正规的标准剂量联合化疗1～2疗程，未完全缓解者属于难治性白血病。应改变化疗方案，采用第二线化疗药物或新的化疗制剂。

（2）巩固和强化治疗　急淋患者CR后，如不再予以化疗，数周至数月内白血病即复发。复发时，白血病细胞的染色体和免疫球蛋白基因重排的类型与初发时完全相同。因此，缓解后治疗不仅能抑制亚临床白血病，而且进一步消除体内用常规方法不能检测的残留白血病细胞，防止复发，延长缓解期，使患者能长期存活。一般认为，强化巩固必须在病情缓解后立即进行。

缓解后治疗可以采用大剂量化疗，诱导缓解时未曾应用的新的化疗药物，也可应用原诱导缓解方案。

大剂量Ara-C或与其他化疗药物联合也用于急淋患者的巩固治疗（见表14-4-7）。尽管平均缓解期和DFS并未改善，但部分急淋亚型可有更好的远期疗效。中到大剂量Ara-C使用方法一般为：Ara-C 1～3g/m²，每12小时1次，持续滴注，3～6天为1个疗程。

（3）维持治疗　急淋患者强化巩固治疗后，继续进行维持治疗是成人ALL整体治疗策略的重要组成部分，继续彻底清除体内的残留白血病细胞，对于延长患者缓解期及无病生存期，使患者最终得到根治是十分重要的。

成人 ALL 的维持治疗尚无统一的方案，但是目前多数学者倾向于强化巩固治疗后用较低剂量的化学药物维持治疗。常用的药物为 6-MP 和 MTX，其次 CTX、Ara-C、VCR 和 Pred 等，这些药物可单药持续应用，也可多种药物序贯治疗。6-MP 可以每天口服，MTX 每周一次或两周一次口服或静脉推注。6-MP 和 MTX 剂量强度是治疗成功的重要因素之一。维持治疗使白细胞计数低于 3.5×10^9/L，其复发的危险性低于白细胞计数较高的患者。化学治疗累积剂量较低也与高复发率有关。

（4）髓外白血病的防治　髓外白血病是指骨髓以外部位所发生的白血病，这些部位在常规化疗时化疗药物不能达到有效的杀伤浓度，即所谓白血病的"庇护所"，除了中枢神经系统（CNS）外，尚有睾丸、卵巢、眼眶等。这些部位残留的白血病细胞是造成临床复发的主要原因，因此加强对髓外白血病的防治，是使急性白血病患者持续缓解，避免复发，甚至治愈的重要环节。

成人 ALL 患者的 CNS 和睾丸白血病的发生率较儿童低。初治时脑膜白血病的发生率不足 10%。但如不接受 CNS 预防措施，约 30% 以上成人 ALL 可发展为中枢神经系统白血病（CNSL）。与之相反，CNSL 发生率可减少到 5% ～ 11% 以下。发生 CNSL 相关因素主要是外周血细胞增高，特别是处于增殖周期的白血病细胞比例较高。其次 B 细胞 ALL、血清乳酸脱氢酶和碱性磷酸酶活性增高等与 CNSL 发生密切有关。

1）CNSL 的预防和治疗：CNSL 大多在 ALL 患者 CR 后发生，因而一般主张预防性治疗在患者 CR 后早期开始，许多学者提出应在 CR 后 10 天内进行。

鞘内化疗：

①鞘内注射 MTX：MTX 是目前应用最广泛，效果最肯定的鞘内注射预防药物，常用剂量为 8 ～ 12mg/（m²·次），每周 1 ～ 2 次，连用 4 ～ 6 次，然后每间隔 4 ～ 6 周鞘内注射一次。鞘内注射需维持多久，尚无定论，一般认为应维持 1 ～ 3 年。

②鞘内注射 Ara-C：Ara-C 可作为鞘内注射的二线用药，常用剂量 30 ～ 50mg/（m². 次），使用方法与 MTX 相同。

③鞘内注射三尖杉和高三尖杉酯碱：这两种药是我国研制的抗白血病药，也可用于鞘内注射，但使用病例数尚少，有待进一步积累资料分析论证。

④ Dex：主要与上述抗白血病药物联合使用，以减少副作用，提高疗效。每次 5mg 加入上述化疗药中。

放疗：

①全颅 + 全脊髓放疗：全颅照射野以头颅侧平行相对两侧野，范围包括全颅，下界应在颅底骨线下 0.5 ～ 1cm。脊髓采用俯卧位照射，上界与全颅照射野下界（C_2）相接，下界至第二骶椎（S_2）下缘，照射野宽 5cm（4 ～ 6cm）。

②扩大的放疗：预防 CNSL，对全颅及脊髓照射方法同上，同时对肝、肾、脾、性腺、胸腺进行放疗，因这些部位与 CNS 同为白血病的"庇护所"或易隐藏白血病细胞。

③全颅放疗 + 鞘内注射 MTX：本方法不做全脊髓放疗，代之以鞘内注射 MTX。在全颅放疗前 1 天或 1 周开始鞘内注射 MTX，在全颅放疗过程中每周作鞘内注射 1 ～ 2 次，连用 4 ～ 6 次。

3）全身化疗：CNSL 是全身白血病的一部分，由于血脑屏障的存在，常规全身用药大多不能在脑脊液中达到足够的药物浓度，无法发挥预防和治疗作用。故应使用易透过血脑屏障的药物并采用大剂量给药。

①中、大剂量 MTX：MTX 的脑膜通透性较小，脑脊液中的浓度约为血浆浓度的 1.1%，当中剂量（500～1500mg/m^2）或大剂量（1500～2500mg/m^2）静脉用药时，脑脊液内浓度达 10^{-7}mol/L 至 10^{-5}mol/L。一般认为，10^{-6}mol/L 浓度有杀灭白血病细胞的作用。鞘内注射 MTX 可以提高脑脊液中的 MTX 浓度，延缓 MTX 从脑脊液中的排出，临床上可以用中剂量 MTX 静脉注射 +MTX（8～12mg/m^2）鞘内注射或大剂量 MTX 静脉注射预防 CNSL。方法：MTX 总量的 10%～20% 在 1 小时内快速滴入，其余的 MTX 持续点滴 24 小时。用药前后碱化尿液、强迫利尿，MTX 静滴结束后 12 小时用甲酰四氢叶酸钙解救，后者用量是 MTX 总量的 15%，每间隔 6 小时一次，肌注，连用 6 次。

②大剂量 Ara-C：Ara-C 静脉给药很快到达脑脊液，渗入脑脊液的比例较高，约为血清浓度的 40%，使其在脑脊液中的浓度与血浆达到平衡。但大剂量 Ara-C 预防 CNSL 的具体方案及确切疗效尚待进一步研究。

ALL 患者一旦确诊为 CNSL 后，应鞘内注射 MTX 每次 8～12mg/m^2，至少每周 2 次，甚至可以每天或隔天鞘内注射 MTX，至中枢神经系统症状和脑脊液检查改善后，适当延长鞘内注射间隔时间。待脑脊液细胞学完全正常后，立即予以全颅＋全脊髓放疗，以达到根治目的。此后仍需每间隔 4～6 周鞘内注射 MTX 一次作维持治疗。除上述治疗 CNSL 方法外，前述预防 CNSL 的方法均可采用。

2）睾丸白血病：睾丸白血病的发生率仅次于 CNS，也是 ALL 细胞最易浸润的"庇护所"之一。儿童男性患者 ALL 诊断时睾丸白血病发生率为 20%，经诱导治疗 CR 后可达 33%。对睾丸白血病的防治主要用局部放射治疗，同时加全身化疗，特别是大剂量化疗可明显提高疗效，还可用类固醇激素治疗。

3）卵巢白血病：卵巢白血病十分常见，治疗时，在可能情况下，以手术全切除为主，可配合全身化疗或局部放疗。

其他尚有眼白血病、胸膜白血病等，但均较为少见，前者以局部放疗为主，后者以局部注射用药为主，两者皆应配合全身化疗，以提高疗效。

（5）难治与复发成人 ALL 的治疗　现代化学治疗使成人 ALL 的疗效有了很大的进步，但部分患者对常规化疗方案没有反应。应用联合方案治疗 1～2 疗程，仍不能达 CR，称之为难治性 ALL。这些患者经多次化疗即使达 CR，也很快复发。这些患者的白血病细胞对化疗药物皆有程度不同的耐药性，部分患者过度表达多药耐药基因。

大部分复发患者的白血病细胞与初发时的一致，偶尔复发时白血病细胞的形态学、免疫表型、核型与初发时的恶性克隆不同。如完全不同于急性白血病则表明发生了第二肿瘤。

成人急淋患者即使进行缓解后治疗也有 50% 以上的复发率，复发率在最初二年内较高，以后渐降低。复发的形式似乎与免疫表型有关。CAL1 5～6 年后、T-ALL 3～4 年后、B-ALL 1 年后复发的可能性较前明显降低。

约 80% 的 ALL 患者复发发生于骨髓。其余的发生在髓外，主要在 CNS，其他的尚有睾丸、淋巴结、皮肤和脏器，发生率不到 3%～5%。睾丸复发率在成人 ALL 仅占 1% 以下。如患者先在髓外器官复发，提示预后更差，除全身治疗外，必须进行局部治疗。

复发病例对进一步化疗反应与否很大程度决定了第 1 次缓解（CR1）期的长短。

CR1 期越长，获 CR2 的机率越高，CR 后持续时间亦越长。50%～60% 复发 ALL 可以 CR2，但缓解期和生存时间较短，通常只有 3～6 个月。

1）选用新的化疗药物：在诱导缓解治疗未能达 CR 的患者，约半数是由于白血病细胞耐药所致，更换新的抗癌药物可能有效。可供选择的药物有：VM26、VP16、AMSA、IDA，Acla 等。这些药物单用的 CR 率约 <20%，但与其他抗癌药物合用可提高疗效。

2）中或大剂量 MTX 或 Ara-C 治疗：应用中或大剂量 MTX 治疗，其剂量可从 200mg/（m²·d）开始，在几周内逐渐增加到 6g/（m²·d），同时用四氢叶酸解救，可使 33%～75% 的耐药 ALL 达 CR。

单用大剂量 Ara-C 对晚期 ALL 疗效不如急性髓细胞白血病疗效佳，其 CR 率约 30%。但大剂量 Ara-C 与 AMSA、IDA、VP16、Mito，可使 CR 率提高到 50%～60%（表 14-4-8）。

3）造血干细胞移植：复发和难治成人 ALL 患者预后甚差，再次 CR 后缓解期亦甚短，大多数学者主张对这类患者，在 CR2 后尽早做异体或自体造血干细胞移植。

3. 生物学治疗

（1）免疫治疗　白血病时，由于化疗、放疗和疾病本身原因。患者的免疫功能低下，通过非特异性免疫刺激，可使患者的免疫功能恢复，从而杀灭体内的残留白血病细胞。早期的观察证实卡介苗，左旋咪唑等非特异性免疫治疗可延长 ALL 的缓解期，但有关这些非特异性免疫刺激治疗真正疗效还有待研究。

自从单克隆抗体技术问世以来，人们已用特异性抗 ALL 细胞表面抗原 McAb 治疗 ALL，取得了一定疗效，主要表现为外周血原淋巴细胞迅速减少，但其疗效短暂，骨髓中白血病细胞基本上没有减少。尚无 1 例 ALL 患者应用单抗获 CR。其疗效有待进一步观察。

（2）干扰素治疗　干扰素是具有广泛生物学活性的调节蛋白，可抑制白血病细胞的克隆性生长，提高白血病患者自然杀伤细胞的活性，并有加强致敏淋巴细胞，增强巨噬细胞活性等作用。但在成人 ALL 临床使用干扰素的疗效有待进一步观察和研究。

4. 造血干细胞移植

骨髓移植（BMT）是成人 ALL 治疗策略中一个重要组成部分。在大剂量化疗和放疗后，BMT 能起到重建造血和重建免疫功能。由于 BMT 使白血病患者能耐受大剂量的化疗和放疗，而且植活的异基因骨髓尚有抗白血病的过继性免疫治疗作用，因此 BMT 为白血病患者提供了长期无白血病存活或根治的机会。

成人 ALL 第一次 CR 接受 allo-BMT，5 年生存率达 45% 以上。第二次 CR 后接受 allo-BMT，3 年生存率为 15%～41%，均明显优于化疗，后者化疗 CR2 的 5 年生存率仅 5% 一般认为，成人 ALL BMT 可选择在 CR1 或 CR2 后进行，可明显提高生存率和延长无病生存期。

八、护理要点

1. 充分休息，稳定情绪，帮助患者克服焦虑、恐惧、悲观等不良心理反应，增强治疗信心，执行保护性医疗制度。

2. 给予高营养食品，以补充机体消耗，提高对化疗的耐受性。

3. 化疗时注意保护患者静脉，避免药物外渗，严格遵守用药的次序、时间、剂量，观察化疗药物疗效及不良反应。

4. 缓解期患者仍需注意饮食和休息，避免风寒和劳累，定期复诊。

5. 症状护理

（1）贫血：限制活动，卧床休息，注意安全，补充足够营养，有心悸气促的患者可给予氧气吸入，做好输血护理。

（2）出血

1）皮肤黏膜出血：穿纯棉宽大衣服，剪短指甲、勿抓搔皮肤。避免肌内注射或注射后压迫时间延长。

2）鼻出血：鼻部冷敷，用 1：1000 肾上腺素棉球填塞压迫止血，严重时用油纱条止血粉做后鼻道填塞止血。

3）牙龈出血：保持口腔卫生，饭后漱口或口腔护理，避免刷牙损伤黏膜。局部可用明胶海绵止血剂贴敷止血。

4）消化道出血：可有呕血、黑粪，患者出现头晕、心悸、脉细速、出冷汗、血压下降时应及时抢救，给予止血和补充血容量。

5）头面部出血：患者有眼眶周围瘀斑，眼底出血时应卧床休息，稳定情绪，减少活动，按医嘱给予及时治疗。

6）颅内出血：平卧位，高流量吸氧，保持呼吸道通畅，按医嘱应用止血药物及降低颅内压药物，输注成分血。头部可给予冰袋或冰帽，严密观察病情，及时记录。

6. 预防和控制感染

1）定期作空气消毒。大病房患者可戴口罩作自我保护，避免呼吸道感染。

2）患者白细胞低下时可采取保护性隔离措施，有条件者人无菌洁净层流室，防止交叉感染。

3）口腔护理危重者每日 2 次作口腔护理，经常用漱口液漱口，口腔黏膜有溃疡时可用锡类散涂敷，真菌感染时可涂制霉菌素，每日 3 次。

4）保持全身皮肤清洁，特别要注意会阴、肛周皮肤的清洁，防止肛周脓肿。

5）高热患者应执行高热护理常规，但要避免酒梢擦浴及能引起内细胞减少的退热药物。

九、健康指导

1. 给予心理指导，加强休息和营养。

2. 指导患者学会自我观察，自我防护的知识，避免接触有害物质。

3. 坚持用药，定期强化治疗，巩固和维持疗效，定期复诊，病情变化应及时就诊。

（殷玉心）

第五节　淋巴瘤的护理

淋巴瘤是起源于淋巴结和结外淋巴组织的恶性肿瘤。有淋巴细胞和（或）组织细胞的肿瘤性增生，恶性程度不一。其发生大多与免疫应答过程中淋巴细胞增殖分化产生的免疫细胞恶变有关。

淋巴瘤通常以实体瘤形式生长，临床表现以无痛性、进行性淋巴结大，可伴发热、消瘦、盗汗等全身症状。淋巴结、扁桃体、脾及骨髓是最易受到累及的部位。因淋巴瘤累及部位不同而临床表现具有多样性。如累及皮肤时可表现蕈样肉芽肿或红皮病。如累及骨髓可形成淋巴细胞性白血病。晚期因全身组织器官受浸润出现恶病质。本病在我国并不少见，排在恶性肿瘤死亡第 11 位。男性多于女性。

一、病理和分型

按组织病理学分型，分为两大类。

（一）霍奇金淋巴瘤（HL）

受累淋巴结正常结构被大量异常淋巴瘤细胞破坏，病理组织学检查发现有特征性的里 - 斯细胞（R-S 细胞）。根据病理组织学形态，分为 4 种类型（表 14-3）。

表 14-3 霍奇金淋巴瘤的分型（Rye 会议）

	病理组织学特点	临床特点
结节硬化型	交织的胶原纤维将浸润细胞分隔成明显的结节，R-S 细胞较大成腔隙型，淋巴细胞、浆细胞、中性粒细胞及嗜酸性粒细胞多见	年轻人多见，诊断时多为 Ⅰ、Ⅱ 期，预后相对好
淋巴细胞为主型	结节性浸润，中小淋巴细胞为主，R-S 细胞少见	病变局限，预后较好
混合细胞型	纤维化伴局部性坏死，浸润细胞呈多形性，伴血管增生和纤维化；淋巴细胞、浆细胞、中性粒细胞及嗜酸性粒细胞与较多的 R-S 细胞混同存在	有播散性倾向，预后相对较差
淋巴细胞削减型	主要为组织细胞浸润、弥散性纤维化及坏死，R-S 细胞数量不多，多形性	老年多见，诊断时多为Ⅲ、Ⅳ 期，预后差

国内以混合细胞型为最常见，结节硬化型次之，其他各型较为少见。各型并非固定不变，尤以淋巴细胞为主型，2/3 可向其他各型转化，仅结节硬化型较为固定。HL 的组织分型与预后有密切关系。预后以淋巴细胞为主型最好，其次是结节硬化型，混合细胞较差，淋巴细胞减少型预后较差。

（二）非霍奇金淋巴瘤（NHL）

受侵犯的淋巴结其切面外观呈鱼肉样，镜下正常淋巴结结构破坏，淋巴滤泡和淋巴窦消失。增生或浸润的淋巴瘤细胞排列紧密，细胞成分单一，大部分为 B 细胞性。与 HL 不同，NHL 往往呈跳跃性播散，越过邻近淋巴结向远处淋巴结转移。除淋巴细胞分化良好型外，大部分 NHL 发展迅速，易发生早期远处播散。所以 NHL 有多中心起源倾向，有的病例在临床诊断时已播散全身。

美国国立癌症研究所制定了一个非霍奇金淋巴瘤国际工作分类（IWF）（表 14-4），依据 HE 染色的形态学特征分为 10 个型。

表 14-4 非霍奇金淋巴瘤国际工作分类

恶性程度	病理组织学特点
低度恶性淋巴瘤	A. 小淋巴细胞型（可伴浆细胞样改变）
	B. 滤泡性小裂细胞为主型
	C. 滤泡性小裂细胞型与大细胞混合型

续表

恶性程度	病理组织学特点
中度恶性淋巴瘤	D. 滤泡性大细胞为主型
	E. 弥散性小裂细胞为主型
	F. 弥散性小细胞型与大细胞混合型
	G. 弥散性大细胞型，有核裂细胞核无核裂细胞
高度恶性淋巴瘤	H. 免疫母细胞型
	I. 淋巴母细胞型（曲折核或非曲折核）
	J. 小无裂细胞型（Burkitt 或非 Burkitt）
其他	毛细胞型、皮肤 T 细胞型、组织细胞型、髓外浆细胞型、无法分类的淋巴瘤

二、临床表现

淋巴瘤细胞组织增生引起的淋巴结肿大压迫、侵犯器官组织所致的症状体征，因部位及范围的不同而异。NHL 还可以多中心起源，在临床确诊时累及全身淋巴组织，并和病理类型有关。

（一）全身症状

以持续或周期性发热或高热、消瘦、盗汗等为主要全身症状，其次有食欲减退、乏力、皮肤瘙痒等。全身或局部皮肤瘙痒，可为 HD 唯一的全身症状，特别是女性；酒精疼痛也见于 HD 病人，发生在饮酒后 20 分钟，病变局部出现疼痛，早于其他症状，具有一定诊断意义。

（二）淋巴结肿大

多见于青年，NHL 随年龄的增加而增加，男性多于女性。颈部、锁骨上浅表淋巴结的无痛性、进行性肿大常是首发症状，占 60% ~ 80%，以 HD 更常见，其次是腋下、腹股沟。如深部淋巴结肿大可引起压迫症状，如纵隔、肝门、腹膜后淋巴结肿大，可出现相应的症状和体征。结外原发病变多见于 NHL。从原发部位向邻近淋巴结依次扩散者，常见于 HD；也有越过邻近淋巴结而向远处淋巴结转移者，常见于 NHL。

（三）结外病变的临床表现

原发部位可在淋巴结，也可在结外淋巴组织，如扁桃体、鼻咽部、胃肠道、脾脏、骨骼及皮肤等处并可有相应的症状、体征。如在扁桃体、鼻咽部，可有吞咽困难、鼻塞、鼻衄及颌下淋巴结肿大；如在胃肠道，可有腹痛、腹泻、腹部包块、腹水等；如在肝、脾，可有肝区疼痛、黄疸及肝、脾肿大等；如在呼吸道，可发生咳嗽、咯血、胸闷、胸水等；如在骨骼，可有局部骨痛、压痛、病理性骨折；如在神经系统，可有头痛、颅压增高、截瘫、癫痫发作；如在皮肤，可有肿块、结节、斑丘疹、皮肤瘙痒及带状疱疹等。

霍奇金病与非霍奇金淋巴瘤临床表现的差别见表 14-5。

三、实验室及其他检查

（一）血象

NHL 白细胞数多正常，伴有相对或绝对性淋巴细胞增多，形态正常。晚期可并发白血病，血象及骨髓象类似白血病。NHL 病人早期常有轻度或中度贫血，可为小细胞、低色素性贫血，白细胞多数正常，也可轻度或明显增多，伴中性粒细胞增多，约 1/5 有嗜酸性粒细胞增多，晚期淋巴细胞减少。骨髓被广泛浸润或发生脾功能亢进时，可有全血细胞减少；骨髓中可见 R-S 细胞。

表 14-5　霍奇金病与非霍奇金淋巴瘤临床表现的差别

临床表现	霍奇金病	非霍奇金淋巴瘤
发热	持续或周期性发热较多见（20% ~ 40%）	较少见（约 10%），但可以高热
病变范围	多呈局限性，基本上属相邻部位的淋巴结病变。颈部、锁骨上浅表淋巴结的无痛性、进行性肿大常是首发症状	很少呈局限性，常见远处淋巴结转移
淋巴结分布	向心性，多沿相邻区发展，滑车上淋巴结累及者罕见	离心性，一般不沿相邻区发展，较易波及滑车上淋巴结
扁桃体、口咽环病变	罕见，< 1%	明显较多见，15% ~ 33%
纵隔病变	50% 病人有此病变	< 20%（除淋巴母细胞型外）
肝脏侵犯	除脾侵犯或有明显全身症状者外较少见	较多见，尤其在结节性 NHL
骨髓侵犯 结外病变	少见（2% ~ 10%） 少见（首发者 < 10%）	多见 多见（往往原发或首发）

（二）化验检查

疾病活动期血沉增速，血清乳酸脱氢酶活性增加。骨骼受累时血清碱性磷酸酶及血钙增高。NHL 常见有多克隆球蛋白增多，少数可出现单克隆免疫球蛋白 IgG 或 IgM。B 细胞 NHL 伴自身免疫性溶血性贫血时 Coombs 试验可阳性。

（三）病理学检查

通常选取较大的淋巴结，进行形态学、免疫学检查，是诊断与分类的依据。

（四）遗传学检查

NHL 滤泡性的标记可见到 t（14；18），t（11，14），t（2；5）和 3q27 异常。NHL 的标记为 t（8；14）。PCR 技术检测 bcl-2 基因、T 细胞受体的基因和 B 细胞 H 链重排。

（五）影像学检查

X 线、B 超、CT、放射性核素显像可发现淋巴结肿大的部位、范围及与周围组织的关系和肝脾受累情况，为治疗方案的制订提供参考。

四、诊断与鉴别诊断

（一）诊断依据

诊断应包括两方面：

1. 一是肯定淋巴瘤的类型；
2. 二是判定病变累及的部位及范围，以制订治疗方案。

对慢性、进行性、无痛性淋巴结肿大者要考虑本病的可能，可作淋巴结穿刺物涂片、淋巴结印片及病理切片检查。必要时进行淋巴管造影，肝、脾及骨髓核素扫描，胸腔及腹腔 CT；淋巴结活检为淋巴瘤确诊依据；免疫学检查有助于进一步分类。如有血细胞减少、血清碱性磷酸酶增高或有骨骼病变时，可作骨髓活检和涂片以寻找 R-S 细胞或淋巴瘤细胞。近年报道 R-S 细胞可见于传染性单核细胞增多症、结缔组织病及其他恶性肿瘤。因此，在缺乏 HD 其他组织学改变，单独见到 R-S 细胞时，不能确诊 HD。应尽量采用免疫学、细胞遗传学和分子生物学技术，按 WHO（2000）的淋巴组织肿瘤分型。

（二）临床分期与分组

Ann Arbor 临床分期现主要用于 HD，NHL 也参照使用。

1. Ⅰ期：病变仅限于一个淋巴结区（Ⅰ）；或单个结外器官局限受累（ⅠE）。

2. Ⅱ期：病变累及横膈同侧两个或更多的淋巴结区（Ⅱ）；或病变局限侵犯淋巴结以外器官及横膈同侧一个以上淋巴结区（ⅡE）。

3. Ⅲ期：横膈上下均有淋巴结病变（Ⅲ）；或同时伴脾累及（ⅢS）；或结外器官局限受累（ⅢE），或脾与局限性结外器官都受累（ⅢSE）。

4. Ⅳ期：病变弥漫性侵犯一个或更多的结外器官，如肺、肝、骨髓、胸膜、胃肠道、骨骼、皮肤、肾脏等，伴或不伴淋巴结肿大。

各期按全身症状有无分为 A、B 两组。无症状者为 A 组，有症状者为 B 组。全身症状包括：发热、盗汗及消瘦（半年内体重减轻 10% 以上）。

（三）鉴别诊断

淋巴瘤需与其他淋巴结肿大性疾病相区别，如结核性淋巴结炎、淋巴细胞白血病、淋巴结癌肿转移等。以发热为主要表现的淋巴瘤，需与结核病、败血症、结缔组织病等鉴别。结外淋巴瘤需与相应器官的其他恶性肿瘤相鉴别。

五、治疗

目前淋巴瘤的治疗仍以放、化疗为主要治疗手段。但因部分病人对化疗药物的耐药性等原因而导致治疗失败，因此充分发挥中医药在治疗中的作用将有助于增加疗效，提高生存质量，延长生存期。如Ⅰ、Ⅱ期淋巴瘤，西医用手术、放疗结合化疗，中医治以祛邪为主，佐以扶正；Ⅲ、Ⅳ期淋巴瘤，西医以化疗为主，中医治以扶正为主，兼顾祛邪。

治疗思路：

1. 放射治疗：放疗适用于Ⅰ、Ⅱ期 NHL 病人及Ⅰ、Ⅱ、ⅢA 期的 HD 病人。放疗方法有：

（1）局部照射；

（2）扩大照射；

（3）全身照射。

放疗对 NHL 的疗效较好，一般总量在 35 ～ 40Gy；放疗对 NHL 的疗效较 HL 差，总量 44Gy，4 周为 1 疗程。

2. 化学治疗：可用于不适于单用放射治疗的病人，如Ⅲ、Ⅳ期淋巴瘤；肿瘤压迫重要器官如上腔静脉、脊髓、气管者；有心包、胸腔、腹腔积液及合并白血病者；作对局部淋巴瘤放疗的辅助治疗。

（1）霍奇金病：HD 有 B 组症状、纵隔大肿快、属淋巴细胞消减型，分期为Ⅲ～Ⅳ期者，均应以化疗为主，必要时再局部放疗。化疗采用 MOPP 方案，至少用 6 个疗程，或一直用至完全缓解，再额外给 2 个疗程，初治者的完全缓解率可达 85% 以上；获得完全缓解后约 1/3 病例复发，可再用 MOPP 方案，59% 获得第 2 次缓解。对

MOPP 方案耐药者，可采用 ABVD 方案，完全缓解率为 75% ～ 80%。也可用 MOPP 与 ABVD 方案交替治疗，复发病例的完全缓解率可提高至 92%，而且减少了耐药性。MOPP 方案主要副作用是对生育功能的影响及引起继发性肿瘤的可能。ABVD 方案对生育功能影响小，不引起继发性肿瘤，而且 ABVD 方案与 MOPP 方案疗效相同，是一个十分有前途的化疗方案。霍奇金病的主要联合化疗方案见表 14-6。

（2）非霍奇金淋巴瘤：化疗疗效取决于病理组织类型，可按恶性程度分别决定化疗方案。

表 14-6　霍奇金病的主要联合化疗方案

方　案	药　物	剂量用法	说　明
OPP	（M）氮芥 （O）长春新碱 （P）甲基苄肼 （P）泼尼松	$6mg/m^2$ 静注第 1 日及第 8 日 1 ～ 2mg 静注第 1 日及第 8 日 $100mg/（m^2 \cdot d）$ 口服第 1 ～ 14 日 40mg/d 口服第 1 ～ 14 日	如氮芥改用环磷酰胺 $600mg/m^2$ 静注，即为 COPP 方案；泼尼松仅用于第 1 及第 4 疗程；两疗程间可间歇 1 周
ABVD	（A）阿霉素 （B）博莱霉素 （V）长春碱 （D）甲氮咪胺	$25mg/m^2$ $10mg/m^2$ $6mg/m^2$ $375mg/m^2$　均在第 1 及第 15 日静脉用药 1 次	第 4 周重复 1 次

（3）惰性淋巴瘤：包括 B 细胞淋巴瘤有小淋巴细胞淋巴瘤、缘区 B 细胞淋巴肿瘤、滤泡型淋巴瘤；T 细胞淋巴瘤有蕈样肉芽肿 / 赛塞里综合征。I、II 期对放疗敏感，放疗后可无复发，存活达 10 年，故 I、II 期可单独放疗；III、IV 期病人，无论放疗或化疗，一般都未能取得痊愈，但病人中位生存时间也可达 10 年，并且部分病人有自发性肿瘤消退。所以目前也主张尽可能推迟化疗，如病情有进展或发生并发症，可给予苯丁酸氮芥、COP 或 CHOP 方案治疗。也可在方案选择氟达拉滨、克拉屈滨、喷司他丁等药物。

（4）浸润性淋巴瘤：包括套细胞淋巴瘤、弥漫性大 B 细胞淋巴瘤、Burkitt 淋巴瘤；间变性大细胞淋巴瘤、周围型 T 细胞淋巴瘤、血管免疫母细胞性 T 细胞淋巴瘤等。以化疗为主。CHOP 为治疗 NHL 的标准方案，与其他治疗 NHL 的化疗方案相比，疗效类似而毒性较低。CHOP 方案 3 周为 1 疗程，可使 70% 的病人获得完全缓解，35% ～ 45% 的病人可有较长缓解期。新一代的化疗方案尚可有 m-BACOB（博莱霉素＋阿霉素＋环碟酰胺＋长春新碱＋地塞米松＋甲氨喋呤＋四氢叶酸），可使长期无病存活病人增加到 55% ～ 60%。新方案中加入中等剂量甲氨喋呤，目的是防治中枢神经系统淋巴瘤。更强烈的化疗方案有 MACOP-B（甲氨喋呤＋四氢叶酸＋阿霉素＋ COP ＋博莱霉素），可使长期无病存活期病人增加至 60% ～ 70%，但毒性较大，不适于老年及体弱者。MACOP-B 方案的特点是骨髓抑制药与非抑制药交替使用，缓解率 84%，无复发率 90%。非霍奇金淋巴瘤的主要联合化疗方案见表 14-7。

3. 造血干细胞移植：可进行自体或异基因造血干细胞移植，以最大限度杀灭瘤细胞，并取得了良好的治疗效果。

4. 其他：凡 CD20 阳性的 B 细胞淋巴瘤可应用 CD20 抗体，提高化疗和造血干细胞移植的疗效。干扰素用于蕈样肉芽肿和滤泡小裂细胞型淋巴瘤。黏膜相关型淋巴样组织淋巴瘤可应用于针对幽门螺杆菌的治疗。表达 bcl-2 的淋巴瘤可应用反义寡核苷酸进行靶向治疗。合并脾功能充进可切脾。

表 14-7　非霍奇金淋巴瘤的主要联合化疗方案

方　案	药　物	剂量用法	说　明
COP	（C）环磷酰胺	$400mg/m^2$，每日口服，第 1～5 日	每 3 周为一周期
	（O）长春新碱	$1～4mg/m^2$，静注，第 1 日	
	（P）泼尼松	$100mg/m^2$，每日口服，第 1～5 日	
CHOP	（C）环磷酰胺	$750mg/m^2$，静注，第 1 日	每 3 周为一周期
	（H）阿霉素	$50mg/m^2$，静注，第 1 日	
	（O）长春新碱	$1.4mg/m^2$，静注，第 1 日	
	（P）泼尼松	$100mg/m^2$，每日口服，第 1～5 日	

六、预防与调护

注意保护性隔离，避免接触各种有毒化学、物理、生物制品。提高机体抵抗力，增强免疫功能，预防病毒感染。加强体育锻炼，早期可适当活动，注意劳逸结合，晚期应卧床休息。放化疗期间，加强饮食调养，给予高热量、高蛋白及富含维生素的食品，并进行适当的食疗。放化疗期间，要注意皮肤清洁，加强呼吸道、消化道护理，避免继发性感染。

七、护理要点

1. 早期患者可适当活动。有发热、明显浸润症状时应卧床休息。
2. 给予高热量、高蛋白、丰富维生素、易消化食物，多饮水。
3. 保持皮肤清洁，每日用温水擦洗，尤其要保护放疗照射区域皮肤，避免一切刺激因素如日晒、冷热、各种消毒剂、肥皂、胶布等对皮肤的刺激。内衣选用吸水性强柔软棉织品，宜宽大。
4. 放疗、化疗时应观察治疗效果及不良反应。
5. 对症护理
（1）患者发热时按发热护理常规执行。
（2）呼吸困难时给予高流量氧气吸入，半卧位，给予适量镇静剂。
（3）骨骼浸润时要减少活动，防止外伤，发生病理性骨折时根据骨折部位作相应处理。

八、健康指导

1. 注意个人卫生，做好保暖，预防各种感染。
2. 加强营养，提高抵抗力。
3. 遵医嘱坚持治疗，定期复诊。

（殷玉心）

第十五章 血液系统常见疾病的中西医结合治疗

第一节 原发性红细胞增多症

红细胞增多症是指单位容积的外周血液中红细胞数、血红蛋白和红细胞比容明显高于正常。中医原没有这一病名，只在临床表现的症状、体征等酷似而进行辨证分型的。

《素问·玉机真藏论》说，"脉不通气不往来，气不往来可作病"。《灵枢·本脏篇》说："血和则经咏流行，营复阴阳，筋骨劲强关节清利"。《素问·弊论》说，"病久入深，营卫之行涩，经络时疏，故不通"。《医林改错》说，"青筋暴露，非筋也，现于皮肤者血管也，血管青者内有瘀血也"。《金匮》曰，"内有干血，肌肤甲错"。《诸病源候论》说，"夫有瘀血者……唇萎舌青"。一般临床可见少苔质紫暗、紫胀，甚至紫黑，也可见蓝或黑色瘀块，瘀点条纹等症状。

中医各种书籍记载，"血多"、"血鼓"、"血溃"、"血轮"、"血涩"、"血坏"、"血瘀"、"血积"、"白睛尽黑"、"毛发如刺"、"形如酒醉"，脉沉涩、结代、洪、紧等描述都与红细胞增多症近似，给辨证分型与诊断提供了有力的依据。

从现代新兴学科生物流变学（biorheology）的角度来分析：由于血液的流动性质，凝固性质，血液有形成分，特别是红细胞的粘弹性和变形，血小板的表面活性和聚集性，血管和心脏的粘弹性的正常和异常，以及细胞内原生质的流动和凝固，细胞的吐饮作用。红细胞增多血粘稠度一般都是高的，影响流变，所以临床表现有淤滞。

一、病因与病机

病因不十分明确，临床表现一般瘀血证象，男子多见，中年男子为多，七情六淫，劳累，失节肾虚，肝藏血不良导致火伤真阴，所以可见阴虚火旺，瘀血、出血、中风、瘀斑、结凝。脾统血失控，泛滥成波；心摄疏失灵脉阻塞，溢于脉外；肺气不足吐故不灵，纳新失控克于脾土，种种因素致五脏不能正常各司其职而鼓于四肢百骸，甚至血溃、血阻或见暴厥而亡。

西医认为本病红细胞增多是骨髓造血功能亢进，可能与以下因素有关：

1. 造血干细胞增生失控，出现不依赖红细胞生成素的红系克隆，呈肿瘤性增生；
2. 红系祖细胞对红细胞生成素的反应性增强，故红细胞生成增多；
3. 存在不正常的骨髓刺激因子。

由于本证可以骨髓纤维化而告终，有些学者把它归纳为骨髓增殖性综合征之一。其他病因学说如：骨髓血管纤维化，组织缺氧或其他神经内分泌紊乱，免疫功能失调诸因素，导致血容量增多比例失调。

二、诊断

（一）诊断标准

中医对本病无统一诊断标准，而是根据症状进行辨证，就证而言，淼如翰海，只是据证归类，而且该病继发也很多，原因目前尚不甚明了，又无统一规格和严格的标准，所以还是借助西医标准。在平原地区血红蛋白浓度 $\geq$ 75g/L（男性）：$\geq$ 160g/L（女性）。红细胞计数 $\geq 6\times10^{12}$/L（男性）；$\geq 5.5\times10^{12}$/L（女性）和红细胞比容 $\geq$ 0.55（男性）；$\geq$ 0.50（女性）。血液，色深而稠，粘稠性约为正常的 5 ～ 8 倍，比重 1.075 ～ 1.080（正常男性 1.054 ～ 1.062；女性 1.048 ～ 1.059）。血总容量增加是本证特征，可达 120 ～ 240ml/kg 体重（正常为 65 ～ 90ml/kg 体重），其中主要为红细胞容量增加。

（二）临床症状

1. 一般症状：起病隐匿，常有头痛、头晕、乏力、耳鸣；

2. 皮肤粘膜：红紫，面部较为明显，呈暗红色，终尖、口唇、耳、颊、肢端发绀，结膜充血，酒醉貌，皮肤粗糙，瘙痒，伴有湿疹、荨麻疹等。

3. 神经系统：早期类似神经官能症表现，如头晕、失眠、晕厥、瘫痪、肌阵挛病、舞蹈病、癫痫样发作、类似脑瘤、视觉障碍、抑郁、幻觉、健忘等。

4. 血管性症状：充血及血流缓慢，当血小板增加时，可引起血栓形成，包括四肢、脑、肠系膜和冠状动脉血栓形成，血栓闭塞性脉管炎。尚有自主神经功能紊乱而引起的血管症状，如肢端动脉痉挛症，红斑性肢痛症等，有的伴有高血压。

5. 出血倾向：原因不明，可能与以下因素有关，包括血管退缩不良血管充；血以及血小板质的异常，皮肤瘀斑、鼻衄、齿衄、颅内出血、胃肠道血管破裂，以及阴道、膀胱、子宫等出血，一般出血量不多，偶有大出血。

6. 消化道症状：消化性溃疡、胃肠充血致腹胀嗳气、便秘合并消化道出血。

7. 其他：（1）肝、脾肿大，部分合并肝硬化；（2）痛风或尿酸结石；（3）晚期有的转变为白血病、骨髓纤维化。

（三）实验室检查

中医诊断以四诊八纲辨证归纳进行分型。西医除去临床还必须有严格的实验室指标。真性红细胞增多症，是由于造血细胞克隆性异常，导致红细胞异常增殖为主的一种慢性骨髓增生性疾病。继发性红细胞增多症，多由于居住环境高山缺氧、冠心病、慢性肺心病、一氧化碳中毒致使缺氧而致，或肾脏疾病、内分泌疾病、原发性肝癌、子宫癌、脑血管瘤、应用男性激素等导致红细胞生成素增多所致或因脱水等原因造成一过性红细胞增多，这在治疗上是有区别的，因此实验室检查，明确诊断使治疗的目的性更明确。

1. 血液：色深而稠，粘稠性约为正常的 5 ～ 8 倍，比重 1.075 ～ 1.080，血总容量可达 120 ～ 240ml/kg 体重。

2. 血象：血红蛋白常在 180 ～ 240g/L，红细胞 7×10^{12}/L，红细胞比容 0.6 ～ 0.7，网织红细胞正常或稍高，红细胞形态大致正常，血涂片中可见嗜多染色性红细胞及少数幼红细胞。红细胞沉降率减慢。约 3/4 患者有白细胞增多，大多在（12 ～ 20）$\times10^9$/L，核呈左移，也可偶见幼粒细胞。细胞碱性磷酸酶显著增高。2/3 患者血小板增多，大多可达（500 ～ 1000）$\times10^9$/L。出血、凝血时间正常，但血块退缩不佳。

3. 骨髓象：骨髓造血细胞显著增生，红系细胞增生尤著，粒、红比例降低。细胞内外铁均减少，巨核细胞增多。有的可见小巨核细胞。

4. 外周血：中性粒细胞减性磷酸酶活性增高，积分＞100。

5. 血容量增多：红细胞容量增多，男性≥360ml/kg，女性≥320ml/kg。血浆容量一般正常或减低，少数增多。

6. 动脉血氧饱和度：正常。

7. 血浆维生素 B_{12} 及维生素 B_{12} 结合力：＞2200pg/ml。

8. 血清红细胞生成素（EPO）：不增高。

9. 其他：尿酸排泄增加，基础代谢率常中度增高。1/2 患者有 γ 球蛋白增高。可有少量蛋白尿也可有管型。有的与遗传有关。患者存在着改变葡萄糖代谢酶活性的效应使糖酵酶速度更快，所以临床可能出现低血糖。

三、鉴别诊断

典型病例具有皮肤红紫、脾肿大和绝对红细胞增多者，诊断一般不难，本证须与相对性红细胞增多症相鉴别。相对性红细胞增多症系血浆容量少所致，见于严重脱水、休克、肾上腺皮质功能不全、精神过分紧张等情况。大多数均有明显致病原因，且血总容量常减少，所以不难与本病相鉴别。

（一）继发性红细胞增多症

有引起红细胞增多症的原发病；无脾肿大；动脉血氧饱和度可能降低；不伴有血小板和白细胞增多；中性粒细胞碱性磷酸酶活性不增高；骨髓象仅表现红系增生。血清红细胞生成素（EPO）水平增高。

（二）相对性红细胞增多症

有引起脱水致血液浓缩的病因；发生急；经补液后迅速好转；无脾肿大，不伴白细胞和血小板增多，骨髓象正常。

（三）慢性粒细胞白血病

本病 Ph^1 染色体阳性；中性粒细胞臧性磷酸酶积分低于正常。

（四）原发性骨髓纤维化

本病外周血除有幼红、幼粒细胞外，有较多泪滴样细胞；红细胞减少；骨髓穿刺常出现"干抽"，可采用骨髓活检辅助诊断。

（五）其他

1. 有血氧过低者，如居于高山或肺疾患者、先天性心脏病或二尖辨狭窄等。

2. 伴有其他器官疾病者，如柿瘤、肝癌、脾结核、肾脏肿瘤、前列腺癌。

四、中医治疗

血脉—心之合也，气分—血之范围也。病之属于血者，则治其血，虚之补肝、脾、心、肾，实则为热为瘀，热者清之，瘀者行之。

目前对红细胞增多症的治疗，不论国际、国内虽积累了一定经验，但效果都不理想，西药有一定疗效，但毒副作用较大，有很多禁忌证，因此人们把注意力集中在中医治疗上，取得了一定的经验，但仍缺乏严格的科学实验和统一的规程，有些问题仍处在经验基础上，目前多采用辨证分型治疗。

（一）气滞血瘀型

头晕、沉重感，气短、体乏、耳鸣、听力减退、心择、失眠、眼结膜充血，面颊、择尖、口唇及手足皮肤发绀，肋下积块，舌质紫，苔白薄，脉沉涩。

治以益气活血化瘀：逐淤血汤化裁：党参10g，卷柏60g，紫草20g，赤芍15g，当归15g，川芎15g，桃仁10g，丹参15g，木香10g，远志10g，甘草1g，水蛭10g。

若胸部闷痛，四肢麻木去远志、木香加瓜蒌15g，或薤白10g，若有恶心可加半夏10g。

（二）血热淤滞型

头刺痛，面颊部、额部皮肤颜面焮红，眼结膜充血，不寐，多梦，易怒，口干喜冷饮，食欲不振，纳差，脘满痛，便秘，尿赤短，常出现齿衄、兴衄、口臭，舌质鲜红，苔少浮黄、脉洪。

清热活血化瘀：泻心汤、桃红四物汤化裁，石膏20g，知母20g，丹皮15g，山栀子15g，黄连10g，黄芩10g，桃仁10g，红花10g，川芎10g，当归10g，枳壳10g，生大黄10g，卷柏60g，紫草20g，水蛭10g，若胸闷刺痛，心悸气短，去大黄加降香10g。若热减心悸气怯去黄连、大黄、枳壳加党参、黄芪各15g，甘草10g。

（三）肝胆湿热夹麻型

胸胁苦满，时有刺痛，口苦咽干，粘腻有痰，巩膜瘀斑，皮肤红紫，头晕，头痛，耳鸣，心烦，失眠多梦，微热，汗出，体乏无力，精神萎靡，食欲不振，食后腹胀，便热便秘，尿黄，舌红紫，苔浮黄，脉沉涩。

治以舒肝清热祛瘀，泻肝。紫草20g，卷柏60g，龙胆草、生大黄各10g，栀子、黄芩各15g，柴胡15g，白芍15g，丹参20g，当归15g，水蛭10g，泽泻15g，枳壳15g，若头胀痛如裂、耳鸣，去大黄加石决明20g，双藤20g，清热养肝。

中风型呈两侧颞部及头顶部刺痛，有高血压史，一侧或两侧肢体麻木感，有中经络或中脏腑史，肌力低下，腰酸，体乏，神昏，语言謇涩，思维迟钝，精神萎靡，头晕，巩膜瘀斑累累，下肢浮肿，日渐加重，治以滋水涵木，活血清营，熟地、白芍、五味子各15g，卷柏60g，紫草20g，三棱15g，莪术15g，海藻15g，丹参20g，赤芍10g，生大黄15g，双藤20g，水蛭10g，牛膝20g，栀子20g。

五、西药治疗

现有治疗措施目的是抑制骨髓造血功能，以达到红细胞和血小板数接近正常，从而缓解病情，减少并发症。西药治疗多数见效快，规律性较强，容易掌握，但副作用较大，而且差异明显，复发机会多，并发症亦多。就目前多数学者采用的方法分述于下：

（一）静脉放血

是减少血容量奏效较快的一种治疗方法。每次300～500ml，隔1～2天1次，直至红细胞降至6×10^{12}/L以下，红细胞比容0.5以下，约需2～4周；老年人及心脑血管病及以往有血栓形成者，每次放血宜在200～300ml，间隔时间可稍长。放血后应输注右旋糖酐或血浆以补充血容量，有条件者应将放出的血液分离血浆回输给患者。为维持疗效可3～4个月重复放血1或2次，维持红细胞比容0.50以下。但因放血不能减少血小板量，对骨髓增生无抑制作用有时反而刺激骨髓更加活跃，所以本法并非理想，或加其他药物。

（二）放射性磷（^{32}P）

^{32}P进入体内后，大量积聚在骨胳组织的磷酸钙以及增殖较活跃的细胞核蛋白内。

其β射线能抑制骨髓造血，阻止细胞核分裂，使血象维持在正常范围内。初次口服或静脉注射剂量为 111～148MBq（3～4mCi），以后定期观察血象。如果 3 个月后病情未好可再给药一次，剂量根据治疗反应酌予增减。在多数患者接受 1 或 2 次治疗后，缓解期可维持 2～3 年，个别有更长者。对白细胞减少血小板减少及肾功能不全者，不宜进行放射性磷治疗。多次反复 32P 治疗后有引起白细胞及血小板减少的缺点，关于同位素疗法有促使患者更易转化为白血病的论点，目前尚有争论，但在治疗过程中还应严密观察。

（三）骨髓抑制性药物

目前常用的多为烷基类化学物。

1. 苯丁酸氮芥（瘤可宁），每日口服 6～8mg，缓解后减半量维持。

2. 环磷酰胺，每日口服 100～150mg，缓解后减半量维持；静注 200mg，每周两次，缓解后改为每月 1000mg，维持半年。

3. 马利兰，每日口服 4～6mg，约用 6～8 周，尽可能不用维持量。

约半数患者经化疗后均有较好疗效，一般在用药 2～3 周后见效，以环磷酰胺较速，缓解期可维持 1～2 年，也有更长达 6～7 年。以苯丁酸氮芥及马利兰维持较长。化疗副作用较多，有恶心、呕吐、胃肠道症状较多，也有引起膀胱炎，药物性肝炎，白细胞减少，血小板减少，或因副作用而终止治疗。

其他方法尚有深度 X 线全身照射，盐酸苯肼，氮芥或美蓝静脉注射，均因毒性较大效果欠佳，而较少用。

目前许多单位采用连续流动式红细胞单采术配合化疗取得一定疗效。①连续流动式血细胞分离机，美国（S-3000PLUSBCS）；②一次性分离管道，专用 4R2210；③抗凝剂：ACD-B；④ Gelofusinein NaCl 0.9%（GelO）；⑤生理盐水。浓缩红细胞（PRBC）单采去除术，从 PRBC 回输管插口定量放出 PRBC。从终末回输管，插口用重力法动态补充胶体、晶体液，维持正常血容量。根据病人外周血、血小板计数高低情况决定是否同时去除血小板，即产品袋是否回输。去除后配合化疗。

（赵 伟）

第二节 继发性红细胞增多症

各种原因的组织对慢性缺氧代偿功能失调所致动脉低氧血症，使肾脏分泌的红细胞生成素增多而导致的代偿性红细胞增多，或其他病理性及外源性红细胞生成素增高所致的红细胞增多，均称为继发性红细胞增多症。

一、病因和发病机制

（一）缺氧组织

缺氧刺激肾脏使红细胞生成素分泌增多，导致骨髓红细胞生成素增多，常见原因如下。

1. 高原缺氧：由于人体对高原慢性低氧代偿功能失调所致动脉低氧血症及红细胞增多，继而导致以血液呼吸、循环及神经系统为主的器官损害。细胞免疫功能逐渐下降，免疫球蛋白逐渐上升，循环免疫复合物及自身抗体呈上升趋势成为本病的发生机制。

2. 先天性心脏病：左至右分流性先天性心脏病。如法洛四联症、肺动静脉瘘等。

3. 肺部疾患：慢性肺心病、肺纤维化、矽肺、多发性肺梗死、肺通气不良综合征导致心衰。

4. 高氧亲和力的血红蛋白病：一氧化碳中毒、硫化血红蛋白血症等。

5. 化学药物：如钴盐。

（二）红细胞生成素增多

红细胞生成素（EPO），主要来自肾脏，也可来自肝脏等器官，病理性或外原性因素造成 EPO 增多的匣因。

1. 肾脏疾病：肾癌最多见，其次有肾脏的肉瘤、血管瘤、腺瘤、胚胎瘤、肾盂积水、肾囊肿、肾动脉狭窄、肾移植后排斥反应等。

2. 肾脏缺血：使肾脏促红细胞生成素原酶分泌增加，从而促红细胞生成素原转化为促红细胞生成素，促使骨髓中的原血细胞进一步成熟。

3. 内分泌疾病：库欣综合征、醛固酮增多症、嗜铬细胞瘤等。

4. 原发性肝癌：多发性肝囊肿等。

5. 妇科肿瘤：子宫肌瘤、卵巢癌。

6. 小脑血管瘤。

7. 应用男性激素不当。

上述诸因素可致血红蛋白的升高，红细胞体积增大，血液粘稠度增高，血流速减慢，红细胞运送至脾脏处理的免疫复合物减少，导致血中免疫复合物含量增多，红细胞粘附过多的免疫复合物不易卸下，形成继发性免疫功能低下。近年又有新的报道，发现氧自由基在高原红细胞增多症患者中明显高于健康人，而清除氧自由基的超氧化物歧化酶又明显低于健康人，导致了氧自由基在机体内长期蓄积，造成了组织器官和功能损害。

二、诊断

（一）临床表现

普遍认为：易受累脏器为脑、心、肺、肝、肾、消化道、皮肤、粘膜均因红细胞增多而出现一系列临床症状。

1. 原发病的表现：如居住环境低氧气短，先天性心脏病，慢性肺部疾病，心慌闷，肾脏疾病或肾移植后，各种肿瘤等及化学药物所引起的一系列症状结合临床表现。

2. 头晕、头痛、耳鸣、体乏、无力、发绀、类似真性红细胞增多症的临床表现，但一般无脾肿大，无出血，血栓形成等并发症。

（二）实验室检查

1. 血象：红细胞汁数、血红蛋白、血细胞比容高于正常、红细胞形态正常、网织红细胞绝对值增高，白细胞和血小板很少有改变。

2. 骨髓象：红细胞系增生活跃。

3. 血细胞比容和血容量增多。

4. 中性粒细胞碱性磷酸酶活性正常。

5. 血清中维生素 B_{12} 含量正常。

6. 血清红细胞生成素水平增高。

（三）诊断依据

1. 符合原发性红细胞增多症的特点，无临床病状者只能认为是一过性红细胞增多。

2. 有引起本证的原发病。

3. 血清红细胞生成素水平增高。

总之，有致红细胞增多症诱因，必须有临床症状，实验指标，排除真性红细胞增多症。

三、鉴别诊断

（一）真性红细胞增多症

无引起红细胞增多症的原发病、脾肿大、白细胞和血小板增高、中性粒细胞碱性磷酸酶活性增高，全骨髓增生、血中红细胞生成素水平不高。

（二）相对性红细胞增多症

有引起脱水致血液浓缩的病因，起病急并经补液后迅速好转，骨髓象正常。

四、治疗原则

（一）去除能够引起或加重红细胞增多症的因素

如脱离环境、停止使用致病药物。

（二）治疗原发病

如吸氧、减轻体重、切除肿瘤、治疗肾病。

（三）其他

如必要时采用放血。

五、中医治疗

中医认为感受寒邪，情志内伤，津液亏耗，《圣济总录》云："经络气血，得热则淖泽，得寒则凝涩"。《医彻蓄血》"其人或劳倦……或郁怒，皆足以阻其血而停蓄成瘀"。又云："血的运行除赖气的推动外，尚需津液之运载"。周学海《读书随笔》："血犹舟也，津液水也，水津充沛，舟才能行"。若久病津亏，不足以载血运行，致行血不畅，使脉道淤塞而成瘀症。治应益气活血化瘀药可使气血条达，经络畅道，四肢百骸得以灌溉，血液粘滞性降低，抗血栓和血小板集聚，改善微循环，增强机体免疫等功能优于抗凝药物。

益气活血化瘀：桃红四物汤化裁。黄芪 30g，桃仁 10g，红花 10g，当归 15g，川芎 10g，赤芍 10g，熟地 15g，肉桂 5g，麻黄 5g，紫草 20g，水蛭 5g。阴寒较甚者加附片 5g，血瘀较甚者，加三棱 10g，莪术 10g。体质较弱或病程较长者，加鹿角胶 10g，党参 10g，白术 15g。

....（赵 伟）

第三节 白细胞减少症

外周血液中的白细胞的正常值在（4 ~ 10）×10^9/L 当外周血白细胞计数持续低于

$4 \times 10^9/L$，中性粒细胞百分数正常或偏低，称为白细胞减少症。在临床上，多数情况下白细胞减少症是粒细胞减少的结果。因而，白细胞减少症通常是指粒细胞减少症。粒细胞中，嗜酸及嗜碱粒细胞所占的比例少，故粒细胞减少症一般指的是中性粒细胞低于 $1.8 \times 10^9/L$，在儿童低于 $1.5 \times 10^9/L$，如果外周血白细胞计数低于 $2 \times 10^9/L$，中性粒细胞极度减少，甚至下降至完全没有，粒细胞绝对值低于 $0.5 \times 10^9/L$ 时，称粒细胞缺乏症。

白细胞减少症是由多种原因引起的一组综合征。临床上较轻的患者可无症状，或有轻度乏力、头晕、低热、易感冒。重者还可出现四肢酸软、食欲不振、心悸、恶心、失眠、发热或感染等。粒细胞极度缺乏时，临床以急性发病、高热、寒颤、口腔咽部溃疡等感染症状为主要表现。粒缺持续数周以上的病人几乎都死亡。大多数早期死亡的原因为细菌感染、晚期则常为双重感染、耐药性细菌甚至霉菌或原虫的感染。

根据本病的临床表现，可归属于祖国医学的虚劳范围。多因禀赋不足，后天失养、病久体虚，饮食药毒、感袭邪毒等所致。常以心、肝、脾、肾气血精血不足相关。

一、源流

历代经典古籍对虚劳的成因，证治论述颇多。《素问·通评虚实论》所说的"精气夺则虚"可视为虚证的提纲，《素问·宣明五气篇》认为劳倦内伤为虚劳重要起因之一："五劳所伤、久视伤血、久卧伤气、久坐伤肉、久立伤骨、久行伤筋"。《内经》书中认为，外感六注、内伤七情、不顺时宜、不知调养、积虚成损，皆为精气耗伤之缘由。在治疗上，《素问·三部九候论》提出"虚则补之"，《素问·至真要大论》提出"劳者温之"、"损者温之"等原则。《难怪·十四难》中，进一步提出五脏虚损的治法："损其肺者，益其气；损其心者，调其营卫；损其脾者，调其饮食，适其寒温；损其肝者，缓中；损其肾者，益其精。"确立了虚劳的治疗大法，对后世影响很大。

《金匮要略·血痹虚劳病脉证并治》篇，首先提出虚劳病名。列举食伤、忧伤、饮伤、房劳伤、饥伤、劳伤、内有干蚯、亡血失精、风气反病引起"诸不足"等，是导致"五劳虚极"的基本原因，并对阳虚、阴阳两虚等各种虚劳证候的辨别、治法、用方，提出"干血劳"用大黄蟅虫丸化瘀生新的治疗方法，对后世启迪良多。

唐宋时期，在治法上有不少发展。孙思邈重视安谷精生；许叔微强调治从脾肾；严用和主张五脏六腑虚实论治，提出"补脾不如补肾"；《诸虚门》中首次将虚劳与劳瘵区分开来。

至金元，李景善用甘温补中法调理脾胃虚损；朱丹溪重视摄养精血，以滋阴降火及泻火保阴法，创大补阴丸，三补方，治疗阴虚火旺的虚劳证，有独到之处。明代张景岳，强调肾与命门的真阴真阳，水火，精气在维持和延续人体生命上的重要作用，提出"阳常不足，阴本无余"的精辟见解。治疗上善调阴阳。《景岳全书·新方八略·补略》谓："凡气虚者宜补其上，人参、黄芪之属是也；精虚者宜补下，熟地、枸杞之属是也；阳虚者宜补而兼煖，桂、附、干姜之属是也；阴虚者宜补而兼清，门冬、芍药、生地之属是也；此固阴阳之治辨也。其有气固精而虚者，自当补精以化气；精固气而虚者，自当补气以生精。又有阳失阴而离者，不阴何以收散亡之气？水失火而败者，不补火何以救垂寂之阴？此又阴阳相济之妙用也。故善补阳者，必于阴中求阳，则阳得阴助而生化无穷；善补阴者，必于阳中求阴，则阴得阳升而泉源不竭"。这对于调治阴阳精气，补肾理虚确有见地，为后世推崇。明·倚石《理虚元鉴·治虚有三本》提出"理虚有三本，肺、脾、肾是也。"主张"清金保肺、无犯中州之土"，"培土调中，不损至高之气"；"金行清化，水自长流，乃合金水于一致"。论治肺脏虚劳，补前人所未备。清代吴澄的《不居集》，对虚劳的资料作了比较系统的汇集整理，是研究虚劳的一部有价值的著作。沈金鳌提出虚劳当以气血阴阳为辨证纲要。吴谦在《医宗金鉴》中总结虚、损、劳、极是虚劳的四个慢性发展阶段。至晚清，王旭高在《西溪书屋夜话录》中提出补肝阴、补肝阳、补肝血、补肝气之法，使肝脏虚损的论治更加完善。

近40年来，广大中医学者通过整理中医学对虚劳之认识，结合白细胞减少症的临床实际情况，辨证与辨病相结合，在病因病理、证型研究，单方复方观察及升高白细胞的中药现代药理研究诸方面均取得更大的进展，提高了临床疗效（详见"研究进展"部分）。

二、病因与病机

引起白细胞减少的病因很多，其发病机制尚未完全明确。目前已知的病因有理化因素如X线及放射性物质及其生物；药物因素（如常用药物对造血系统影响引起的粒细胞减少症的有：氨基比林、氯霉素、青霉素、甲硫咪脲、甲氰咪呱、抗白血病及其他抗肿瘤的药物、甲基硫氧嘧啶、氯丙嗪、磺胺噻唑、左旋咪唑、砷类制剂等）；感染因素（如某些细菌、病毒、原虫的感染）；以及其他疾病（如结缔组织疾病、脾功能亢进、白血病、恶性种瘤转移等）。这些致病因素使骨髓造血及白细胞成熟，释放受抑制或粒细胞在血液中破坏过多，从而使粒细胞减少，导致出现一系列的临床症状。

祖国医学认为，本病的发生与下列因素有关：

（一）脾肾亏虚

如个体禀赋薄弱，先天不足，精血素亏，体质虚弱，故易得病或从小影响脾胃运化功能，或饮食失节，脾胃乃伤、后天之本失健，以致先、后天均虚损，并互为因果，精髓不充，气血乏源。因而本病之发生与脾肾关系最为密切。

（二）感受外邪

感受四时不正之气，病毒侵袭，邪毒败肾、伤及骨髓，致阴阳、气血、受损而发病。

（三）药毒伐损

误服或过服对白细胞有损害的药物。药毒伐损脾肾、精髓气血的化源损害而致病。

由于五脏相关，气血同源、阴阳互根的关系，一脏有病，可以累及他脏。本病的发生，除了与脾肾密切相关之外，亦与阳气、阴液、心、肝、肺等有关，如《景岳全书·脏象别论》说："血者水谷之精也，源源而来，而实生化于脾，总统于心，藏受于肝、宣布于肺、施泄于肾，而灌溉一身"，《医门法律·虚劳门》指出："饮食少则血不生，血不生则阴不足以配阳，势必五脏齐损"。

我们认为，白细胞减少症的病理部位在骨髓：病机持点是损伤脾肾（尤以肾精）以虚为主，兼伤及其他脏腑气血阴阳，败肾伤脾，生湿（浊）致瘀：标本夹杂，互为因果。

三、诊断

西医诊断标准：

（一）临床表现

特点：①多有感染、接触X线及其放射性物质或用药（如抗肿瘤药物、抗生素等）的历史；②一般有头晕、乏力、四肢酸软、低热、失眠等表现，少数无症状，部分患者可有感染。

（二）辅助检查

由各种病因导致外周血白细胞数（成人）低于 $4.0 \times 10^9/L$ 时，称为白细胞减少症。儿童则参考不同年龄止常值定为：$\geqslant 10$ 岁低于 $4.5 \times 10^9/L$；< 10 岁低于 $5.0 \times 10^9/L$ 称白细胞减少症。

四、鉴别诊断

在鉴别诊断中，有高热的病人须分辨是粒细胞缺乏引起的感染，或是严重感染引起粒缺，病史以资鉴别。粒缺还须与再生障碍性贫血及急性非白血性白血病相鉴别，在后两种疾病中，一般均有贫血及出血，依靠骨髓象检查即可鉴别。另外，在粒缺恢复期，骨髓象检查可示有较多的原粒与早幼粒细胞，达 30% 或以上，以致疑为急性白血病，但早期幼稚细胞中并无 Auer 小体，根据病史与近期的骨髓象复查即可鉴别，因为上一次增多的早期幼稚细胞下一次复查时即已减少。

五、辨证要点

（一）辨邪正盛衰

白细胞减少症多以正虚为主，如体虚感受外邪，则可虚实夹杂；粒细胞缺乏症多为外邪后袭，邪正相搏，表现为温热实证，多以邪实为主，后期热毒伤阴，多表现为正虚邪实，临证须当辨明。

（二）辨实热虚热

本病发热，主要有阴虚发热与外感发热二种。若阴虚发热者，多为长期低热，伴头晕目眩、五心烦热、肢体倦怠、食欲不振等证；若为外感发热，轻者热在卫表，可兼有外感表证，重者热燔气血，出现寒战、高热、全身疼痛等。

六、治疗要点

（一）白细胞减少症

治疗应以扶正为主，合并感染时，辅以祛邪。扶正以健脾补肾，益气养阴为法。

（二）粒细胞缺之症

多为急骤起病、邪正相搏，若邪在肺卫者，宜辛凉透表，清热解毒；如热燔气血，宜清热解毒凉血；后期余毒伤阴，应以益气养阴清热治疗，病情严重者，宜中西医结合。加用敏感的抗生素及加强支持疗法。有条件的医院，宜以层流室隔离治疗。

七、辨证论治

（一）气阴两虚

1. 证候：病情缠绵、面色少华、倦怠乏力、眩晕心悸气短，五心烦热，舌淡红少津，脉细弱。

2. 治法：益气养阴。

3. 方药：生脉散加味。方中太子参药性平和，味甘性凉，善益气阴，麦冬养阴，五味子酸收，佐参麦起甘酸化阴之功。方中再加入黄芪炙甘草益气，黄精、鸡血藤、枸杞子养血、补肝肾。若兼肾阴虚者，加用六味地黄丸或大补阴丸，或二至丸。

（二）脾肾阳虚

1. 证候：神疲乏力、少气懒言，畏寒肢冷、纳差便溏、腰膝酸软，头晕耳鸣，舌淡胖，苔白、脉细迟。

2. 治法：温补脾肾

3. 方药：黄芪建中汤合右归丸加减，方中以黄芪、炙甘草、生姜、大枣益气、健脾、调和营卫，右归丸善补肾阳，益髓填精，其中鹿角胶为气血有情之品。填精之要药，可佐紫河车、鹿角霜、鹿茸等药，加强益髓补肾之力，促进骨髓造血机制。在治疗上，该证脾肾两虚，用药上要注意防止过于填补滋滞，可加用陈皮，砂仁、川朴花、麦芽等行气、消滞等药，以利脾胃运化。

（三）肝肾不足

1. 证候：眩晕、倦怠、烦躁、肢麻、腰膝酸软、少寐，舌红苔薄，脉细等。

2. 治法：滋养肝肾

3. 方药：六味地黄汤加一贯煎加减。由于肝藏血、肾藏精，同处下焦、肝肾同源，故以六味地黄汤滋阴补肾，一贯煎养阴益肝。若兼郁热者，证见发热、咽喉疼痛、口腔糜烂、口臭、便秘，舌质红、脉细数，可加用玉女煎以清胃泄热、养阴，亦可用双料喉风散、珍珠末喷喉。

（四）气血两燔

1. 证候：高热、寒热、头痛、汗出、口渴、烦躁、口腔、咽部溃烂、颔下颈淋巴结肿痛、舌绛红、干、苔黄燥、脉弦数或洪大。

2. 治法：清热解毒凉血。

3. 方药：清瘟败毒散加减。方中犀角地黄汤清热凉血。犀角用水牛角代用。后者用世宜大，常用30～60g，到细、先煎，功效相似。石膏、知母、淡竹叶、善清阳明实热，黄连、黄芩、栀子、连翘等清热解毒、泻火。本型为热毒炽盛、邪入气分血分，多为粒缺合并感染，病情危重，急则治标，常须中西医结合抢救，使用抗生素及支持疗法。

八、其他治疗

1. 胎盘粉3～9g，每日3次。

2. 复方灵芝片2～4片，每日3次。

3. 虎杖片，每次4片，每日3次。

4. 景天三七、新鲜绞汁，每次服50ml，每日服1或2次。

5. 食疗：①气血心脾两虚，用生黄芪120～200g，茜草30g，清纯1斤左右母鸡1只，食肉饮汤，10天1次。②脾肾阳虚，用炙黄芪120g，附片15g，茜草根30g，清炖羊肉1斤，食肉饮汤，每月2次。③气阴两虚，以生黄芪120～140g，茜草根30g，清炖平鱼2斤左右，食肉饮汤，每月2次。④鲜胎盘一个，漂洗后炖汤服。

6. 西药方面，可选用碳酸锂0.25g，每日次，多抗甲素片，10mg，每口3次。

九、转归与预后

白细胞减少症的预后，根据病情的轻重及病因之不同而异。如果病因不明患者，红细胞减少的幅度不大，病情相对稳定者，即使病程较长，若骨髓检查无明显生成抑制，坚持中医药辨证论治，预后一般较好。若粒缺，伴有严重感染者，需中西医结合抢救，但预后不良，死亡率高。

十、调养与护理

该证要重视预防。首先要防止滥用西药，要严格掌握这些药物的毒副作用，注意适应证。若确须应用，必须严密观察，定期检查血象，若白细胞低于 4×10^9/L 者，应立即减量或停药。在接受放疗时要采用合适的放射源、妥善的视野，恰当的剂量和严格防护。要加强环境保护，特别对能引起白细胞减少的化学物质及放射污染，要加强劳动保护及定期检查。尽量避免使用各类染发剂。服食菜蔬、水果，要尽量漂洗，以去除残留农药。

白细胞减少症，病情稳定，无明显感染者，可适当活动，做力所能及的轻体力劳动或体育锻炼，增强体质，促进气血循行、有助于脾胃消化功能。保持心情开朗，配合药物治疗。要预防感染，少去公共场所，预防感冒。特别对病情加重，白细胞较低者，要注意休息，环境卫生及个人卫生。有条件者，宜隔离治疗。

十一、研究进展

（一）理论研究

近十余年来，不少学者对白细胞减少症，从祖国医学基本理论的角度，结合现代医学的认识进行探讨。王杏伯认为，白细胞减少症多呈慢性过程，常有头晕，乏力、四肢酸软，怯冷低热，失眠多梦等症状，部分病人常反复发生感冒，支气管炎、泌尿道及胆道感染等。这些都是由于白细胞减少后，吞噬作用及免疫功能减弱所致，而吞噬作用及免疫功能类属于祖国医学"气"的范畴，上述症状亦是脏气虚弱的表现。王氏从五脏气论治白细胞减少症，采用调理五脏气的方法，如补益肺气，卫外得司；扶土镇中，生化有源；滋水固精，调理阴阳；疏肝理气，畅调气机，调养心气，安神定志。

白细胞减少症根据其主要临床表现属中医"虚损"的范畴。论治该病，重在脾肾。因肾为先天之本。藏精化血，脾为后天之本，气血化生之源，脾健血充方可化精。若由于禀赋薄弱、体质虚亏，复被某些环境毒物所伤；或感受外邪、久羁体内；或起居不慎，劳倦内伤等损及脾、肾，使肾气不足，肾精亏损，脾虚失运，终致化生无源，精血不足而发病，认为病机以虚为本，且病位主要在脾肾二脏。故在健脾益肾治则的基础上，组方重点为甘温滋润、益气助阳填精，尤其是温而不燥的补肾壮阳之品具有刺激骨髓造血功能的作用，能促进包括粒系细胞在内的造血干细胞的增殖与分化，从而增加粒细胞的生成。而益气健脾类药物能够调节和改善机体免疫状态，减少自身免疫性对白细胞的破坏，并增强机体抗御病邪的能力，这正是健脾益肾中药治疗本证有效的重要原因所在。

白细胞减少症从临床来看，最常见者为慢性持发性粒细胞减少症，此外还有一类是因化疗、放疗所引起的白细胞减少症。从病因学角度看，这两类白细胞减少应属于不同类型，故治疗上应采取不同的治则和用药。吴曙光等对胃癌化疗后引起的白细胞减少症，用祛毒化瘀法治疗，收效良好。

（二）临床治疗

大多数的临床治疗报道，是以基本方为主，辨证加减用药，在中医药基本原理的基础上，选用具有提升白细胞作用的中药组方。用鸡枸菟煎剂治疗由于化疗所致的白细胞下降 23 例，主要药物为鸡血藤。枸杞子、大枣、菟丝子等。内细胞 < $3×10^9$/L 加女贞子，贫血加阿胶，结果显效 10 例，有效 12 例，无效 1 例。李文海用扶正升白汤，药用太子参、白术、生黄芪、茯苓、鸡血藤、阿胶、丹参、当归、穿山甲、锻皂矾、枸杞子、菟丝子、紫河车、黄精、熟地治疗化疗所致 103 例，显效 91 例，有效 12 例，并提示本方对抗体免疫和造血功能均有改善作用。

对特发性白细胞减少症，陈维初从肾论治（菟丝子、补骨脂、巴戟、杜仲、山萸肉、白术、枸杞子、茯苓、鹿狡、龟板胶、黄芪、红参）78 例，总有效率 93.6%。用黄精二至煎（黄精、旱莲草、女贞子、太子参、仙鹤草、生地、当归），治疗 64 例，依血虚、气虚、便溏、畏寒、腰膝酸软等加减用药，总有效率 96.8%，杨进用升白糖浆（黄芪、党参、丹参、山萸肉、补骨脂、首乌、鸡血藤、当归、茜草、山楂）治疗 100 例，总有效率 96%。陈梦麟用愚鲁汤（党参、银柴胡、生姜、大枣）治疗 54 例，总有效率 88.9%。

在单方及成药治疗方面，以大花罗布麻胶囊，每次 4 粒，日服 3 次，连服 2～3 个月，治疗接触苯、二甲苯、X 线引起的白细胞减少症 33 例，显效 10 例，有效 5 例，无效 18 例。用绞股蓝治疗放化疗所致患者 31 例，药物为绞股蓝加升白 1 号（含鸡血藤、女贞子、补骨脂），白细胞回升至 $4×10^9$/L 以上者，平均日数 4.69 天，总有效率为 93.6%，与单纯升白 1 号和用清半夏、焦山楂、陈皮之对照组比较有显著差异（P < 0.01）。

（三）药物研究

李文海将报道治疗白细胞减少症 70 篇文章中 4200 例的用药情况进行分析，归纳，把在处方中出现频率在 10 次以上的中药列为统计对象，从高到低排列如下：黄芪、鸡血藤、当归、补骨脂 23 次，党参 18 次，甘草 15 次，大枣 14 次，黄精 14 次，枸杞子 13 次，白术 12 次，丹参、熟地 11 次，山萸肉 10 次，共 13 味。其药物可大致分为两大类，即补肾药 4 味，补骨脂、女贞子、枸杞子、山萸肉；补气血药 9 味；黄芪、鸡血藤、当归、党参、白术、大枣、黄精、丹参、熟地。上述药物大多经实验室证实具有升提白细胞的作用。据现代药理发现，通淋利水的石韦有明显的升白作用。由石韦、大枣等组成的复方经临床使用有升白作用，实验室研究发现，本方对小鼠骨髓粒系干细胞有明显促进增生作用，其近期疗效与远期疗效相结合，符合高质量升白中药的要求。

党参使用频率也较高。根据文献报道：①党参可使红细胞增加而使白细胞减少；可使白细胞的中性粒细胞增多而使淋巴细胞减少；②有人将党参浸膏试用于动物实验证明，连续服用对于家兔和猫，能使血红蛋白增加，白细胞减少。鉴于此，不少医生主张不用党参，改用太子参，必要时用红参效果更好。炮甲珠有散血化瘀，通络祛瘀生新作用，据时选入《中国药物学》记载："服后能使白细胞增加。"一般临床医生初用炮甲珠、往往怕破瘀而伤正气，只用 3～6 克，后来逐步发现只要用得恰当，有益无害，一般用 10 克，多者 15 克（研为细末同煎），无任何不良反应，且白细胞稳定上升。

对升白中药的有效成分研究也有了较大的进展。枸杞多糖可促进正常小鼠骨髓多能造血干细胞（CFU-S）增殖，明显增加粒系细胞（CFU-GM）数量，促进 CFU-GM 向粒系分化。具有免疫增强和造血刺激双重作用。体外培养体系中，枸杞多糖对 CFU-GM 无直接刺激作用，但可加强集落刺激因子的集落刺激活性，枸杞子冻干粉混悬液和环磷酰胺联合用药，治疗大鼠 Wallker 癌肉瘤 256，发现枸杞子对环磷酰胺所致白细胞减少有明显保护作用。

银耳多糖具有抗放射和升白作用，能促进照射小鼠造血功能的恢复，提高存活率。银耳多糖还能刺激淋巴细胞转化，改善机体免疫力。

云芝多糖能促进人体白细胞上升，增强人体淋巴、巨噬等免疫细胞对癌细胞的吞噬、杀伤、溶解、破裂等作用。当作辅助药物，适宜肿瘤患者在放射治疗、化学治疗前期和同时服用，可以缓解或防止在治疗过程中因抗癌药物引起的白细胞降低，恶心、呕吐、食欲减退、乏力、脱发等副作用。

具有升白作用的多糖还有淫羊藿多糖、人参多糖、刺五加多糖、虫草多糖、灵芝多糖。

研究人参皂甙的时间已较长，意见较为一致，具有显著的升高白细胞作用，使骨髓有核细胞增加，并有较强的抗放射作用。用人参茎叶的皂甙制成片剂，闲于治疗晚期恶性肿瘤因放、化疗所致的白细胞减少症，总有效率为 82%，并且有显效快，时间短，无副作用，能改善肿瘤患者一般状况的优点。小鼠灌胃人参皂甙 30 ～ 440mg/kg，各组均有对抗环磷酰胺所致白细胞降低作用，同时骨髓有核细胞增加。绞股蓝总皂甙能防治环磷酰胺或 ^{60}Co 照射所致的小鼠低白细胞血症。黄芪甙（ASI）6mg/kg 及绵毛黄芪甙（SK）3mg/kg 连续灌胃能对抗环磷酰胺、^{60}Coγ 射线所致的小鼠白细胞减少，对氢化可的松所致小鼠淋巴细胞减少脾脏重量减轻有明显的改善作用。

临床上用茜草双酯治疗白细胞碱少症 333 例，对其中原因不明的 139 例，有效率为 68.4%，而放、化疗所致者有效率为 83.5%，其疗效优于鲨肝醇，并有起效快、疗效维持时间长，毒副作用小等优点。

（赵　伟）

第四节　骨髓增生异常综合征

骨髓增生异常综合征（MDS）是一组骨髓克隆异常的恶性疾病。骨髓中造血干细胞增殖分化异常，造血细胞发生形态、结构、功能和细胞遗传学的变化。临床表现为以贫血为主，可合并有感染和出血倾向，血液学特点是周围血表现为一系、两系或三系血细胞减少，骨髓大多增生活跃，有两系以上血细胞呈病态造血，部分患者最终进展为急性白血病。

既往应用白血病前期、隐袭性白血病等来描述本病。1982 年世界 FAB 协作组按细胞形态学特点，倡导 MDS 这一概念并对 MDS 的分型诊断标准提出了明确的建议，一直沿用至今。本病以中老年多见，青少年发病较少，以男性患者居多。近 10 年来 MDS 的发病率有逐年升高的趋势，儿童发病有增多趋势。

中医学中对本病无专门论述，根据本病的临术表现，MDS 可归属于"虚劳"、"血证"、"热劳"、"温病"、"癥积"等病证范畴。

一、源流

祖国医学虽无 MDS 这一病名，但相关的文献记载，类似本病的描述却非常丰富。

《灵枢、决气》云"中焦受气取汁，变化而赤，是谓血。"指出中焦脾胃对造血要素的运化、吸收及转化而成血液。《素问·五运行大论》说"肾生骨髓"，并且"肾藏精"（《灵枢·本神》），而精血互化。《素问·生气通天论》说"骨髓坚固，气血皆从。"反映精髓化生血液取决于肾的功能状态。《诸病源候论》"温注候"谓："人有染温热病，瘥后余毒不除，停滞皮肤之间，流入脏腑之间，令人血气虚弱，不甚受食，或起或卧，沉滞不瘥，时时发热，名为温注、"虚劳容热候"载："虚劳之人，血气微弱，阴阳俱虚，小劳则生热，热因劳而生，故以名容热也，"从症状上看，虚劳容热、温注与MDS的临床表现均有类似之处。《素问·金匮真言论》中说"藏于楮者，春不病温"，《温热逢源·伏温化热郁于少阴不达于阳》说"其伤人也，本因肾气之虚，始得入而据之"，"若病发于阴而即溃 f 阴，不达于阳，此病机为逆"。"伏温由阴而出于阳，于病机为顺"，"砂气郁伏不达者，一也；正虚不能托邪者，二也；阴气被烁调者，三也"，温病学家指出伏邪温病，阴精不足，正气亏虚体质的人易患，伏藏邪气，逾时而发》伏邪由里达表，则邪势衰退，病情好转，或伏邪进一步内陷深入，病情加重，一般病情缠绵，病势较重，变证较多，病程较长，难于速愈。伏邪温病的这些特点与MDS的发病机制，临床表现，预后转归等有相似之处。以上论述反映了祖国医学对此病有了初步认识，为本病辨证论治提供了一定的依据。

在西医学中，Rhoads 和 Barker 在 1938 年推荐命名为难治性贫血，1953 年 Bjorkman 首先提出了白血病前期这一概念，1970 年 Dreyfus 描述本病为原始细胞增多的难治性贫血。由于中医对 MDS 的病因病机认识不足，多数学者主张采用补益气血、补肾填精，活血化瘀的治法治疗难治性贫血，1982 年 FAB 协作组提出了 MDS 确诊的形态学持点及分型诊断标准，统一了概念，为在世界范围内研究 MDS 起了重要作用。近十几年来，采用中医中药治疗 MDS 发展迅速，姜哲等认为 MDS 虚实并存，基本病机属于肾脏虚衰、瘀血内阻、热毒侵淫。郑金福，王展翔在《当代中西医结合血液病学》中认为 MDS 病机关键为脾肾亏虚，辨证分型为肾阴虚为主型、脾肾阳虚为主型、热毒炽盛型、血瘀痰核型。目前大多数学者治疗 MDS 着眼于邪、正两方面，认为 MDS 的证候以虚证为主，以气血两虚为突出，脾肾虚损是关键，兼有邪毒侵淫、瘀血内阻，治疗上多扶正祛邪，取得一定的疗效，为中医药治疗 MDS 开辟了广阔的前景。

二、西医病因和发病机制

原发性 MDS 的病因尚不十分清楚，可能为接触致白血病物质（如化学性致癌物质、电离辐射或接受烷化剂治疗等）以及其他尚未认识到的诸多因素，激活了正常干细胞的某些癌基因，使某个恶变的细胞恶性克隆性增生成为 MDS。大多数 MDS 是在髓系干细胞水平发生了病变，少数 MDS 在多能干细胞水平发生病变，MDS 也很少累及淋巴系统，因而临床上多数 MDS 发展为急非淋白血病，少数演变为急性淋巴细胞白血病，MDS 的恶性克隆逐渐不能成熟并发展至完全不能成熟；遂成为白血病。MDS 的靶细胞基因损伤较轻，以致病态造血的干细胞仍能存活且取代了正常造血干细胞。

三、病因与病机

中医学认为 MDS 的病因不外乎内外二因：外因是邪毒入侵，深伏于体内；内因是正气不足。

（一）脾肾亏虚

如禀赋不足、精血素亏，或七情所伤，久病失养、积劳内伤，渐致气血亏耗，久虚不复；或饮食不节，损伤脾胃。以上诸因素均可致脾肾亏虚而影响脾肾化生气血精髓功能，形成本病。

（二）感受邪毒

感受四时不正之气，伏痰、留饮、瘀血所伤，药食失误等，邪毒败肾，伤及骨髓，耗败肾精，致阴阳、气血、升降失调而发病。

本病是由于以上种种病因致脾肾虚损，日久不复而引起，机体正气不足，邪毒侵袭，伤及营阴致骨髓受损而发病。脾为后天之本，气血生化之源，肾为先天之本，主骨生髓，藏精化血。脾肾亏虚，复受邪毒侵袭，气血之源枯竭，气血不足。由于五脏相关，气血同源，阴阳互根，一脏受病，累及他脏；气虚不能生血，血虚无以生气；气虚者，日久阳也渐寒；血虚者，日久阴也不足；阳损日久，累及于阴；阴虚日久，累及阳；终致五脏、阴阳、气血皆虚，而表现出错综复杂的证情。

一般认为 MDS 多为本虚标实之证，以气血、阴阳、脾肾亏虚为本、痰浊、瘀血、热毒为标。MDS-RA 以虚证为主，主要表现为气血两虚、脾肾亏虚"。RAEB 和 RAEBT 则热毒、痰浊，瘀血等标实较重。

MDS 的主要症状是贫血、发热、出血。贫血是由于脾肾亏虚，气血生化乏源所产生；轻度贫血表现为一般血虚的证候；重者可表现为气血两虚的证候，表现为面色㿠白或苍黄无华、倦怠乏力、心悸、气促，唇甲色淡，或表现为肝肾阴虚的证候，低热，头晕目眩、耳鸣、腰酸乏力、五心烦热。RAEB、RAEBT 由于热毒内盛，耗气伤阴，常有肝肾阴虚的表现。MDS 的发热主要由外感、邪毒内发及阴虚内热三种原因引起；外感发热多有恶寒或寒战、热度较高、身痛、常可找到感染灶，甚则邪毒蒙闭心窍，出现神昏，营血受扰，迫血妄行而出血发斑；邪毒内发的发热，有身痛、骨痛明显，一般多为低或中度热，邪毒壅滞于骨骼、经脉之间，不通则痛，阴虚内热一般为低热、潮热、盗汗、五心烦热、口干思饮、舌红少苔、脉细数；MDS 的出血证候主要因热毒炽盛、邪正相争、营血受扰，迫血妄行；阴虚内热、阴血不能内守，为火热进入，逼血妄行；气不摄血、血不循经；瘀血内阻，血溢于内。MDS 尚有邪毒瘀壅经络，血行不畅、瘀结成块而成癥积。

四、诊断

（一）1998 年血液病诊断及疗效标准（第 2 版）

1. 临床表现：以贫血症状为主，可兼有发热或出血。

2. 血象：全血细胞减少，或任一、二系细胞减少，可有巨大红细胞、巨大血小板、有核红细胞等病态造血表现。

3. 骨髓象：有三系或两系或任一系血细胞的病态造血。

4. 除外其他伴有病态造血的疾病，如慢性粒细胞白血病、骨髓纤维化、红白血病、原发性血小板增多症、急性非淋巴细胞白血病（M2b）、非造血组织肿瘤等除外其他红系统增生性疾病，如溶血性贫血、巨幼细胞贫血等；除外其他全血细胞减少的疾病，如再生障碍性贫血、PNH 等。

5. 根据血象和骨髓象中原始粒细胞＋早幼粒细胞的多少，分型或分期（表 15-1）。

表 15-1 MDS 的分型（分期）建议

类　　型	血象（%）	骨髓象（%）
难治性贫血（RA）	原＋早＜1	原＋早＜5%
难治性贫血伴有原始细胞增多（RAEB）	原＋早＜5	原＋早5～20
转变中的 RAEB（RAEB-t）	原＋早＞5	原＋早＞20，但＜30 或出现 Auer 小体

注：难治性贫血（RA）患者骨髓中环形铁粒幼细胞大于15%者可诊断为难治性贫血伴有环形铁粒幼细胞增多（RAS）。原＋早＞30%，则诊断为急性白血病。

（二）特殊类型 MDS 诊断标唯

1. 继发性 MDS：①有发生 MDS 的原发病及化疗、放疗等历史；②原发病与继发性 MDS 的发生须有一定时间间隔，至少2个月；③有 MDS 的各种病态造血现象；④可有骨髓增生低下或伴纤维化，⑤多数病例伴有染色体畸变。

2. 慢性粒、单核细胞白血病（CMML）：①多有明显脾肿大。②血象：白细胞可增多，每微升数万至数十万，有单核细胞增多（占20%～40%，绝对值＞$1×10^9/L$＞）。③骨髓象：增生明显活跃，有上述各种病态造血表现；粒系增多，单核细胞增多，后者占20%左右，且有红系细胞减少。④ Ph^1 染色体阴性。

3. 儿童 MDS：与成人 MDS 的诊断标准相同，但须注意下列两点：①可为急淋白血病前期，特点为：外周血红细胞及白细胞减少，血小板多正常；骨髓增生低下或红系增生；染色体有较多断裂点及亚二倍体；可有短暂自发缓解，数月后成为 ALL。②易合并先天异常，如 Fanconi 贫血、Blackfan Diamond 贫血等先天性疾病；易发展为白血病。

五、鉴别诊断

（一）再生障碍性贫血

MDS 患者可有全血细胞减少，且少数患者骨髓增生低下，易与不典型再生障碍性贫血混淆。前者的骨髓小粒主要是造血细胞，三系细胞均可增生，巨核细胞也增多，可见病态造血，有时可见一小簇不典型的原始细胞。后者的骨髓小粒主要是非造血细狍，无病态造血。

（二）巨幼缄胞性贫血

MDS 患者的骨髓象常有红细胞系的"类巨幼样变"但巨幼细胞性贫血常有叶酸和（或）维生素 B_{12} 缺乏的病因，血清中叶酸和维生素 B_{12} 含量减低，用维生素 B_{12} 与叶酸治疗有良好反应。

（三）溶血性贫血

MDS 的患者骨髓中红系增生活跃，应与溶血性贫血相鉴别。MDS 的网织红细胞绝对值低于正常或正常，常有二系或三系病态造血，有关溶血性贫血的相关实验室检查大多为阴性。溶血性贫血无明显病态造血，治疗效果良好。

（四）急性白血病

原始细胞大于30%。

（五）应与其他有轻度病态造血疾患鉴别

如骨髓纤维化、多发性骨髓瘤、恶性组织细胞增生症、非造血组织肿瘤等。

六、辨证要点

MDS 的临床表现常虚实夹杂，虚证为本，实证为标，各证型间常交错互见，主要应分辨标本缓急为根本。

（一）发病缓急轻重

MDS 的病程较长，病情有轻、重之分，两者差异较大；一般来说，仅有轻、中度贫血者，病情较轻；伴有出血、感染者，病情较重。

（二）虚证

患者为全身虚弱，应分清气血虚、阳虚、阴虚。

（三）实证

为热毒、血瘀、痰结，着重分清邪毒侵袭哪一脏腑，热毒内盛多以卫生营血辨证论治。

七、治疗原则

治疗 MDS，以"急则治标"和"缓则治本"为原则，采用祛邪治标和补虚治本的方法治疗，MDS-RA、MDS-RAS 以虚证为主，以补虚治本为主，如出现高热外感、出血症状较严重、CMML、转化为急性白血病时，又当转为治标证为主。治疗 MDS 注意辨证与辨病相结合，可适当配伍用解毒抗癌的中药治疗，以清毒伏热，舒筋络，如白花蛇舌草、半枝莲、七叶一枝花、山慈菇等。

八、辨证论治

（一）气血两虚

1. 证候：面色萎黄或恍白、气短乏力，头晕心悸、唇甲色淡，神疲懒言，舌体淡，苔薄白，脉细弱。

2. 治法：补益气血，

3. 方药：归脾汤或八珍汤加减。方中以人参、北芪、白术、甘草、生姜、大枣甘温补脾益气，当归补血，茯神、酸枣仁、龙眼肉、远志养心安神，木香理气醒脾。纳谷不馨，酌加山楂、麦芽、鸡内金；湿热重者，酌加佩兰、苍术、砂仁以健脾化湿助运。气血两虚见于 MDS 的 RA、RA-S。

（二）脾肾两虚

1. 证候：神疲乏力、心慌气短，面色无华、腰酸腿软、形寒肢冷、夜尿频数、纳减，便溏、阳萎、闭经，时有发热，或有衄血紫斑，妇女儿经如崩似漏，舌体胖、舌质淡，苔白，脉沉细。

2. 治法：健脾温肾，益气生血。

3. 方药：右归丸合并加味四君子汤加减。方中以附子、肉桂温肾阳；熟地、山萸肉、枸杞子、菟丝子、杜仲、鹿角胶益精补髓，当归补血；人参、黄芪、白术、淮山药、甘草益气健脾，以化生阴血，茯苓、扁豆健脾除湿。大便溏，可加诃子；腹胀可加木香、佛手、枳壳；血热动血，酌加茜草根、紫草、仙鹤草、阿胶等。MDS 的 RA、RAS 多属于脾肾两虚型。

（三）肝肾阴虚、阴虚内热

1. 证候：面少华泽、乏力、气短、心悸、腰膝酸软、形瘦、五心烦热、精神萎靡，舌干口燥、或衄血不已，或咽干喉痛，舌嫩红、脉细数。

2. 治法：养肝益肾，滋阴清热。

3. 方药：左归丸加蛹。方中以熟地、山萸肉、枸杞子、龟板胶滋补肾阴，阴精秘固则能生血，淮山药补脾生精。可以配伍人参、白术、黄芪等健脾补气，以气化精，加强肾精化生气血之功。阴虚火旺明显者，酌加天冬、麦冬、二至丸、知母、丹皮、黄柏等泻虚火、保真阴；血热动血、紫斑、齿衄、齿衄者，加生地、玄参，并以牛膝下导之，酌情配伍清火止血药，如侧柏叶、茜草、紫珠草、仙鹤草、白茅根等，可合用泻心汤；阴虚易为阳邪侵袭，如骨蒸内热，加用银柴胡、青蒿、鳖甲；如外感发热，加用银花、连翘等；口咽溃烂、痛疽疮疖者，加射干，板蓝根、地丁草、蒲公英、银花、连翘等，肝肾阴虚、阴虚内热型患者在临床上常有反复不断的出血和感染，发热虽不高，但易动血。见于 RAEB、RAEB-t、CMML。

（四）血瘀癥积型

1. 证候：面色黯黑、身痛骨痛、腹部胀满、腹中结块、胸胁作痛、形体消瘦、肌肤甲错、或衄血、肌衄、甚则血，或瘰疬痰核、或咽干心烦、汗出发热，舌淡暗或紫、或有瘀点、苔腻。

2. 治法：活血化瘀、软坚散结。

3. 方药：桃红四物汤加味。方中以桃仁、红花、当归、赤芍、川芎、熟地活血化瘀兼养血，气血、痰浊、热毒瘀阻脉络，日久化癥，如咽干心烦、汗出发热、此瘀结伤及肾阴，且邪毒伏于内，宜加生地、玄参、黄柏、地骨皮、鳖甲滋阴降火，酌加大青叶等清解伏热；出血之证显著者，宜泻火凉血。血瘀癥积型常和其他证型交错并见，以 RAEB、RAEB-t、CMML 多见。

（五）热毒炽盛

1. 证候：壮热口渴、心神不安、夜甚不寐、胸骨疼痛、头晕、面萎无华、小便黄赤、务衄、齿衄、甚则便血、尿血、舌红绛，苔莆少津、脉数。

2. 治法：清热解毒、凉血止血。

3. 方药：犀角地黄汤加减。方中以犀角或水牛角、生地、丹皮、赤芍凉血止血，银花、连翘、栀子、生石奇清热、泄热。如热盛神昏者，可加入牛黄粉，或另服安宫牛黄丸；热盛而发斑见衄血，加入大青叶、紫草、茜根等清热解毒、凉血止血；口渴欲饮、阴津耗伤甚，则加沙参、石斛、生地、玄参等救阴之用。热毒炽盛型常见于 CMML 急性变，或 MDS 转化为急性白血病时。

（六）其他

单验方：①青黛粉 2～4g，开水送服，每日 2 次。适用于 MDS 转化为急性白血病、CMML、RAEB-t。②六神丸 30～60 粒/日，含服，每日 3 次。适用于 RAEB、RAEB-t、CMML、MDS 转化为急性白血病。

九、西医治疗

（一）维生素 B_6

200mg/日，连续服用 2～3 个月，约 20%RAS 治疗后血色素有短暂改善。

（二）丹那唑

剂量 600mg/日，口服连续 3 个月有近半数 MDS 患者的血象有不同程度的改善，症状好转。

（三）造血细胞生长因子

集落刺激因子 GM-CSF，剂量 120μg/（m² · d），疗程 15～90 天，可刺激中性粒细胞、单核细胞和嗜酸粒细胞生成，调节成熟细胞的功能；集落刺激因子 G-CSF，剂量由每天 0.1μg/kg，每 2 周递增 1 次，逐渐增至每天 3μg/kg，皮下注射，疗程 6～8 周，可刺激中性粒细胞的生成，调节成熟细胞的功能；白介素 -3（IL-3），剂量每天 250～500μg/m²，皮下注射，疗程 15～45 天，可刺激粒细胞和血小板的生成；促红细胞生成素（EPO），剂量＞ 200μ/kg，2～6 次 / 周，可刺激红细胞的生成。造血细胞生长因子的应用，可减少 MDS 患者输血需要量，减少感染的发生率，帮助安全渡过粒细胞和血小板明显减少的危险期。

（四）诱导分化

1. 小剂量的阿糖胞苷：剂量一般为治疗 AML 标准剂量的 10%～20%，静脉滴注，疗程 14～21 日。

2. 小剂量三尖杉酯碱：剂量 0.5～1mg，挣脉滴注，10～15 日为 1 个疗程。

3. 小剂量阿克拉霉素：剂量每天 3～14μg/mz，静脉滴注，7～10 天为 1 个疗程，一般连用 2 个疗程。

4. 13 顺维甲酸：剂量每天 20～100mg/m²，疗程 6 周以上。

5. 1.25（OH）₂D₃：剂量 2mg/ 日，疗程 8～28 周。

6. α- 干扰素：剂量 300 万 U，皮下注射，每周 1～3 次，连用 3 个月以上。但临床疗效甚微。

5. 联合化疗 目前一般认为强烈化疗无益。多选用温和化疗方案。

6. 骨髓移植 异体骨髓移植是治愈 MDS 的唯一途径，长期无病生存可达 50%。

十、调养与护理

1. 注意保暖，避免当风受凉。注意个人卫生，保持口腔、肛门、外阴清洁。

2. 调节饮食，给予高蛋白、高热量、易消化的饮食，忌食一切辛辣动火饮食，避免生冷、油腻饮食。

3. 贫血、发热、出血，均须卧床休息，应及时采取相应措施治疗。

4. 注意病室清洁卫生，定期进行室内消毒。

5. 对造血系统有损害的药物，如抗癌药、抗生素、解热镇痛药，应严格掌握指征，应用时应定期观察。

6. 避免剧烈活动，过度劳累。

7. 出血较严重时，应注意血压、脉搏、尿量的观察。

8. 调摄情志，积极配合治疗。

十一、转归与预后

MDS 的 RA、RAS 亚型患者可长期存活，达 10～15 年，病情仍稳定。约 20%～30% 的 MDS 病人转变为 AL，大多在半年内死亡，约 20%～40% 的 MDS 病人直接死于感染和出血，尤其是颅内出血，RA、RAS 转变为白血病较少，低于 15%，RAEB、RAEB-t 转化为白血病约占 50%，尤其是 RAEB-t 的中位数生存期约为半年，年龄在

50 岁以上，外周血中性粒细胞减少，血红蛋白低于 70g/L，血小板低于 50×10^9/L，出现异常核型，骨髓活检 ALIP 阳性，伴有骨髓纤维化、RAEB、RAEB-t 亚型的病人，预后较差。

十二、研究进展

中医药治疗 MDS 的研究近几年来方兴未艾，对 MDS 的病因病机。辨证分型都作了深入的探讨，辨证论治也取得了一定的疗效，显示出较大的潜力，为治疗本病开拓了新的思路，新的方法。

（一）对 MDS 病因病机的探讨

对本病的病因病机方面，多认为本病属于虚实夹杂，以虚证为主，兼有热毒内伏、瘀血内阻等实证。唐由君等认为本病是由于先天不足、后天失养，复感外邪所致，病位多在脾肾与气血。成诗君等认识本病的发病与五脏虚损有关，关键在脾、肾两脏，尤以肾脏为主。马明认为本病发病机制是阴阳失调，相火妄动，而引起相火妄动的病因是外感六淫之邪或内伤。姜哲等认为本病虚实并存，基本病机属于肾脏虚衰，瘀血内阻，热毒侵淫，王继亮认为本病的发生，多由先天、后天诸多因素，以及感受外邪而引发，病位多在肝、脾、肾，气血两虚是现象，其根源是肾的阴阳受损，久虚必瘀。陈信义认为本病的病因病机是先天后天诸多因素导致气阴两虚、瘀血内咀，进而可发展为阳虚或阴阳两虚，甚则阴竭阳微；认为本病以虚证为主，气血阴虚为突出，以脾肾虚报是关键。白玉盛认为本病的根本病机是肾生髓，髓生血而行于外之障碍。

（二）辨证分型治疗的研究

1. 成诗君等报道用中医药治疗 MDS 10 例，辨证分三型，气血两虚型 6 例治以八珍汤或归脾汤加味；热毒炽盛、痰湿瘀阻型 3 例治以犀角地黄汤、化斑汤、消瘰丸合方加味；肝肾两虚型 1 例治以人参养荣汤、青蒿鳖甲汤加味；结果显示，死亡 4 例、存活 5 例，病情稳定，1 例失访。

2. 唐由君等报道用中医药治疗 MDS22 例，辨证分五型，气血两虚型 4 例治以八珍汤或归脾汤加减，脾肾阳虚型 4 例治以桂附八味丸加减，肝肾阴虚型 2 例治以青蒿鳖甲汤合人参养荣汤加减，痰瘀交阻型 5 例治以消瘰丸合桃红四物汤加减，热毒炽盛型 7 例治以三黄汤合化斑汤加减，结果显示：完全缓解 3 例，好转 7 例，稳定 4 例，恶化 8 例。

3. 王继营报道中医药治疗 MDS42 例，辨证分三型，气血两虚型，治以补气养血，方用：党参、黄芪、茯苓、白术、当归、熟地、川芎、白芍、阿胶、甘草；肾阳虚型，治以温补肾阳、填精益髓，方用：太子参、黄芪、补骨脂、仙鹤草、生地、知母、天门冬、黄柏、女贞子、旱莲草、地骨皮、龟板、锁阳、紫河车；癥积瘀血型，方用桃仁、红花、当归、赤芍、生地、丹参、鳖甲、黄芪、党参，治以活血化瘀为主，兼以补气；对 RA、RAS 加用康力龙、叶酸，对 RAEB、RAEB-t，加用阿糖胞苷，结果显示：6 例缓解。24 例明显进步，12 例转化为急性非淋巴细胞白血病，

4. 杨养贤等报道用中医药治疗 MDS19 例，辨证分四型，热毒炽盛型治以犀角地黄汤加减，湿热内蕴型治以茵陈四苓汤加减，肝肾阴虚型治以大补阴煎加减，气阴两虚型治以生脉散合六味地黄汤加加用维甲酸，康力龙，维生素 B_6、RAEB、RAEB-t 加用阿糖胞苷，结果显示：基本缓解 2 例、显效 4 例、好转 8 例、无效 5 例。

（三）专方、专药治疗的研究

1. 陈信义等报道用益气养阴活血自拟方治疗 MDS，自拟益髓灵冲剂：炙黄芪、党参、女贞子、旱莲草、生熟地、菟丝子、鸡血藤、丹参、当归、赤芍，结果表明，益髓灵明显改善 MDS 的临床症状，对血红蛋白及血小板数目有一定的提升作用。胡凯文等报道用益髓灵冲剂治疗 MDS50 例，结果显示，该方能明显降低白血病转化率，延长生存期，基本缓解 12 例，占 24%，明显进步 19 例，占 38%，进步 12 例，占 24%，无效 7 例，占 14%。

2. 王秀婷等自拟方治疗 MDS 50 例，自拟方：生黄芪、红参、阿胶、三七、山萸肉、丹参、玄参、茯苓、银花、菊花、黄连、川羌活、防风、茯苓、双勾藤、佛手、枳壳、远志、广橘络、甘草，配合 RA、RAS 治以调节造血、免疫功能的药物，RAEB、CMML，RAEB-t 治以小剂世化疗，结果显示，RA、RAS 组 23 例，显效 4 例，有效 7 例，KAEB、CMML 及 RAEB-t 组 27 例，完全缓解 7 例，部分缓解 10 例，总有效率 56%。

3. 郭培京等报道用自拟益髓康治疗 MDS20 例，结果，基本缓解 4 例，明显进步 5 例，进步 6 例，无效 5 例，总有效率 75%，益髓康：黄芪、当归、黄精、白术、茯苓、益母草、黄药子、蚤休、苦参、紫草。

4. 杨洪涌等报道用自拟清毒饮，养正片毒饮治疗 MDS10 例，结果，临床缓解 1 例，显效 5 例，有效 3 例，无效 1 例，养正片：黄芪、旱莲草、人参、女贞子、熟地黄等，清毒饮：大青叶、重楼、白花蛇舌草、胡黄连、山慈菇等。

5. 孟涛等报道用益铺生血丸治疗 MDS76 例，并与康力龙治疗做对照，结果，基本治愈 58 例，缓解 14 例，总有效率 94.7%，明显优于对照组。

（四）实验研究

陈信义等利用流式细胞仪研究益髓灵冲剂对 MDS 患者的 T 淋巴细胞亚群的影响，结果显示服用益髓灵后能明显提高 MDS 患者外周血 T_4 淋巴细胞数，降低 T_8 细胞数，调整 T_4/T_8 比例，能明显减少 MDS 患者外周淋巴细胞的 S、G2、M 期细胞百分比，提示益髓灵可能具有调节 MDS 患者免疫功能的作用，能提高机体抗病能力。胡凯文等报道用益髓灵能明显提高 AMS/5 小鼠粒单系造血祖细胞集落（CFU-GM）产率，并且在剂量合适时能明显升高 AMS/5 小鼠外周血中白细胞计数，认为该药能促进粒单系细胞的增殖。张洪钧等观察到益髓灵初提物对原始巨核细胞白血病细胞系 HI-Meg 有显示的增殖抑制效应和分化促进效应；用 cDNA 和 mRNA 原位杂交技术还观察到 HI-Meg 细胞被益髓灵诱导分化后，与骨髓病态巨核细胞造血有关的 LIF 和 Myc 基因表达都有不同程度的增强，揭示了益髓灵治疗 MDS 的细胞生物学和分子生物学的可能机制。

（赵　伟）

第五节　过敏性紫癜

过敏性紫癜，又称出血性毛细血管中毒症，是一种血管变态反应性出血性疾病。由于人体对某些过敏物质发生变态反应，毛细血管壁的通透性和脆性增高所致的一种出血性疾病。临床上表现为皮肤紫癜、粘膜出血、或伴有腹痛、关节炎、肾炎等，但实验室检查出凝血时间、血小板等无异常变化。多见于春秋季，多发于青少年儿童，男性多于女性，男女之比约为 4∶3。

此病中医称为紫斑，皮肤紫癜之外，并见鼻衄、齿衄、咯血、吐血，或尿血、便血者，统称为血证。多由热伤血络所致，亦可因气虚不摄、血瘀阻络致病。

一、源流

1808 年 Willan 首先报道一例这种紫癜病者。1837 年许兰（Schonlein）用"风湿性紫癜"这一名称来描述一种以关节症状为主的紫癜。1874 年亨诺（Henoch）报告伴有腹痛黑便的紫癜。以后学者将该二种紫癜联系起来，称之为许兰－亨诺综合征（Schonlein-Henoch synodrome）。

1900 年，Osler 等发现本病的皮肤损害是典型的无细菌性血管炎，认为是机体对外界抗原的过敏反应，所以称之为过敏性紫癜，或出血性毛细血管中毒症。目前都应用过敏性紫癜这一病名。

过敏性紫癜，中医称为紫斑，过去曾称为阴阳毒、发斑、斑毒、斑疹、葡萄疫、肌衄等，公元三世纪初，汉代张仲景撰著的《金匮要略》记述的阴阳毒类似于过敏性紫癜，如云"阳毒之为病，面赤斑斑如锦文，咽喉痛"，"阴毒之为病，面目青，身痛如被杖，咽喉痛……"隋代巢元方等撰于公元 610 年的《诸病源候论》其中的"小儿杂病诸候"说："斑毒之病，是热气入胃，而胃主肌肉，其热挟毒蕴积於胃，毒气熏发于肌肉，状如蚊蚤所啮，赤斑起，周匝遍体，此病或是伤寒，或时气，或温病，皆由热不时歇，故热入胃变成毒及发斑也，凡发赤斑者十生一死，黑者十死一生。"指出发斑是由外感所致，斑赤者轻黑色者重。《诸病源候论》的"温病发斑候"说："夫人冬月触冒寒毒者，至春始发病……毒气不散故发斑……又冬月天时温暖，人感乖戾之气未即发病，至春又被积寒所折，毒气不得发泄，至夏遇热，温毒始发出于肌肤，斑烂隐疹如锦文也"这里指出伏邪引发紫斑。

金元《丹溪手镜·发斑》说："发斑，热炽也。"《丹溪心法·斑疹》说："内伤斑荇，冒气极虚。"明代李梴《医学入门》的"斑疹门"说："内伤发斑，状如蚊迹疹子者，多在于足，初起无头痛身热，乃胃虚火游于外。"明代陈实功 1617 年撰著《外科正宗》，其中"葡萄疫"说："葡萄疫，其患多生于小儿，感受四时不正之气，郁于皮肤不散，结成大小青紫斑点，色若葡萄，发在遍体头面，乃为嘛症，自无表里，邪毒传胃，牙根出血，久则虚人……初起宜服羚羊散清热凉血，久则胃脾汤滋益其内。"文中所述较为符合过敏性紫癜的病状，尤为可贵的是指出了致病因素和具体治疗的理法方药。

有谓紫斑的治疗，宜清透凉血，不宜滥用攻下，如《景岳全书》的"斑疹丹毒"引述"王海藏曰：前人云首尾俱不可下者何也？曰首不可下者为斑未见於表，下则邪气不得伸越，此脉证有表而无里故禁，首不可下也；尾不可下者为斑毒已显於身外，内无根蒂，大便不秘，本无一切里证，下之则斑气陷逆，故禁，尾不可下也。"

清代吴谦《医宗金鉴》的"失血总括"说："皮肤出血，曰肌衄。"

"血证"云："血液溢出于肌肤之间，皮肤表现青紫斑点或斑块的病证称为紫斑"并详述其病因病机及辨证防治方法。

二、病因与病机

病因有外感因素、饮食不节、损伤过度三类；病机有火热伤络逼血妄行、阳气虚弱气不摄血、瘀血阻络逼血外溢，即火、虚、瘀三端。

（一）外感因素

外感四时不正之气，郁於肌肤，郁久化热伤络引起出血而成紫斑，四时不正之气包括风寒暑湿燥火六淫外邪及其他时行邪气，还包括虫毒花草粉尘等空气污染。正如《外科正宗》所说"感受四时不正之气，郁於肌肤而不散，结成大小青紫斑点"。

各种外感因素多以化热伤络而致出血。火热灼伤肌表络脉则见皮肤紫斑，火伤肺络则咳血咯血；火伤胃络则见吐血黑便或鼻衄齿衄；热伤肠络则便血；热伤下焦肝肾则见尿血；热入血分血热妄行则并见紫斑、衄血、咯血、吐血、便血、尿血。

（二）饮食不节

过食肥甘厚味、酒辣香炸、鱼虾海鲜、陈腐发物，或误服药毒，蕴积胃脘，内酿生热，熏发于肌肤而成紫斑，熏灼于内脏络脉而为便血尿血或咯血吐血。

过食寒凉食品或误服冷毒药物，伐伤中气脾失统血之功，气不摄血而血外泄，亦可致紫斑、吐血、便血、尿血。

（三）损伤过度

神劳伤心，体劳伤脾、房劳伤肾，或久病热病耗伤阴血阳气。损伤心脾肾等之阳气者，造成气虚不摄而出血。损伤肺肝肾等之阴血者造成阴虚火旺伤络而出血。

上述各种出血，未排出体外而积留体内者即为瘀血，瘀血阻络妨，气血运行，可以逼血外溢而致出血，则属瘀证出血。瘀血不去新血不生，可致阴血虚而阴虚火旺伤络亦可致出血。

火证热证瘀证出血，均属实证，治宜清泻攻伐，气虚出血属虚证，治宜补气摄血。但虚证与实证又可互相转化。如火盛迫血妄行之出血原为实证，出血太多，血去气伤，导致阳气虚弱不能摄血，转成气虚出血，须转用补气摄血之治法。原为气虚不摄之血证，如感受外邪蕴积化热，又可导致火盛伤络出血。孰虚孰实全凭辨证，临证之际，须四诊合参，细心辨认谨守病机，各司其属。

三、分型

本病又名白细胞破坏过多性血管炎或 Henoch-Schonlein 综合征。病理上的共同特点为过敏性血管炎。病理组织学改变颇类似实验性免疫复合物病。免疫荧光法研究显示在患者正常与紫癜皮肤的毛细血管内或周围，均有细小的颗粒状沉积物，含 IgA、C_{3C}、C_{3d}、C_5，提示为 IgA 激活了补体旁路。中性粒细胞可在免疫复合物部位聚集，进行吞噬并释放蛋白水解酶使组织损伤加重。血管内皮损伤促使血小板激活并释放活性物质形成微血栓，加重局部缺血、组织水肿。内皮细胞与白细胞粘附分子的作用、细胞间相互作用、血管周围白细胞聚集等均可能参与诱发血管炎，故国外有人称本病为白细胞破坏过多性血管炎，国内现仍习称过敏性紫癜。

过去常根据主要临床表现，将本病分为以下各型：

（一）皮肤型

只表现为紫癜等皮肤改变。

（二）关节型（Schonlein 紫癜）

紫癜伴有关节痛。

（三）复型（Henoch 紫癜）

紫癜伴有腹痛及便血等胃肠道症状。

（四）紫癜型肾炎

在紫癜出现之前或后发生，可很快恢复或持续数月而痊愈，也有少数转为慢性。根据临床过程，又可分为五型：

1. 轻型：经肾活检、电镜及免疫荧光染色，发现 83% ~ 93% 患者肾病理已有轻微异常或呈局灶性、节段性改变，患者缺乏临床症状。

2. 急性肾炎综合征：临床呈急性肾小球肾炎症状、血尿、蛋白尿、浮肿及高血压，但无肾功能障碍。肾组织学检查呈局灶性增生性肾炎或弥漫性增生性肾炎。常在一年内恢复。

3. 肾病综合征：除大量蛋白尿、血尿外，有的患者有明显浮肿、氮质血症、高血压、低蛋白血症或高胆固醇血症等典型肾病综合征表现，或伴有肾功能损害。肾组织学表现有不同严重程度的局灶性坏死、血管间质细胞和内皮细胞增生伴大量中性粒细胞浸润。但肾小球囊脏上皮细胞的增生、新月体形成相对较轻。基底膜肿胀、玻璃样变性，呈多样病理变化。受累部位血管呈白细胞浸润性血管炎，有鉴别诊断意义。

4. 慢性肾炎综合征：起病缓慢，皮疹消退后肾炎不能完全康复，肾功能进行性恶化，成人多见。病理呈弥漫性肾小球肾炎、广泛增殖性病变和纤维化。

5. 急进性肾炎：起病急，早期即有少尿或无尿，氮质血症明显，病情急剧恶化，常在短期内死于肾功能衰竭。病理检查：50% 以上的肾小球有新月体形成。虽极少见，但预后差。严重者 C_{4a} 或 C_{4b} 常缺乏。

另有少数病例在紫癜发生后出现中枢神经系统症状，或肺间质病变，或眼炎等。由于许多患者临床表现各异，例如即使没有泌尿系统症状，肾活检也可见到肾脏受累。故目前不再强调分型，而要注意受累部位和程度。

紫癜性肾炎患者需与急性肾小球肾炎者相鉴别。从无紫癜、未引起注意者很难鉴别，须借助病理检查区分。有人认为 IgA 肾炎是仅表现为肾损害的特殊塑紫癜肾炎。本病患者也均应注意尿及肾功能改变。"

四、诊断

（一）诊断标准

1. 发病前 1 ~ 3 周常有低热、咽痛、上呼吸道感染及全身不适等症状。

2. 以下肢大关节附近及臀部分批出现对称分布、大小不等的斑丘疹样紫癜为主，可伴荨麻疹或水肿，多形性红斑。

3. 病程中可有出血性肠炎或关节痛。少数患者腹痛或关节痛可在紫癜出现前 2 周发生，常有紫癜肾炎。

4. 实验室检查：血小板计数正常，血小板功能和凝血时间正常。

5. 组织学检查：受累部位皮肤真皮层的小血管周围中性粒细胞聚集，血管壁可有灶性纤维样坏死，上皮细胞增生和红细胞渗出血管外。免疫荧光检查显示血管炎病灶有 IgA 和 C_3 在真皮层血管壁沉着。

6. 能除外其他疾病引起的血管炎：如冷球蛋白综合征、良性高球蛋白性紫癜、环形毛细血管扩张性紫癜、色素沉着性紫癜性苔藓样皮炎等。

临床表现符合，特别是非血小板减少性紫癜，有可扪及性典型皮疹，能除外其他类型紫癜者，可以确定诊断。鉴别诊断确有困难的则可作病理检查。

（二）主要临床表现

本病全部均见皮肤紫癜，约半数病例有关节肿痛和腹痛，约 1/2 ～ 1/3 病例有肾脏病变。

1. 皮肤紫红斑点，指压之不退色者才是紫癜，压之后退色者则非出血，乃是其他红斑皮疹，本病之紫癜多高出皮肤，可有痒感。病情较重者呈紫黑色，或紫癜之上有疱疹样皮疹，水疱透明，顶端无凹陷，经 1～2 天破溃后结痂呈暗黑色，脱痂须 1～2 周。

2. 腹痛部位多在脐周，轻重不等，部分为阵发性痉挛性剧痛，可伴有恶心呕吐、腹胀腹泻便血，有些痛在脐下腹部或左右下腹部，疼痛虽剧，但多无腹肌紧张及反跳痛。腹痛先于紫癜出现者，常易误诊为急性阑尾炎、胆道蛔虫、溃疡病、胃肠炎、出血性肠炎、上消化道出血等，曾有误诊为阑尾炎即行阑尾切除术，术中所见为回盲部肠壁出血点，阑尾轻度充血，最后确诊为腹型过敏性紫癜者。

3. 关节痛多见于膝、踝等大关节，或呈游走性，可呈轻微疼痛或明显红、肿、热、痛和活动障碍，易误诊为风湿病。

4. 有少数病例除皮肤紫癜外，表现为胸闷心悸、心电图异常的心脏受累；有表现为喘息咯血的肺受累；有表现为头痛呕吐嗜睡，甚至昏迷抽搐的神经系统受累；有些表现为肝肿大黄疸、肝功损害；有些表现为眼炎、睾丸炎。临床诊断应注意仔细观察，综合分析。

五、鉴别诊断

过敏性紫癜须注意与单纯性紫癜、异常球蛋白血症性紫癜、感染性紫癜、药物性紫癜、老年性紫癜、血小板减少性紫癜、维生素 C 缺乏症等鉴别。紫癜性肾炎需与原发性肾小球肾炎鉴别。

腹型过敏性紫癜须与其他急腹症鉴别，关节型过敏性紫癜须与风湿病或其他关节病鉴别。

六、辨证论治

注意病情虚实轻重：新病多实，久病多虚。实宜攻邪，虚宜补益。但见皮肤紫癜为较轻，兼见多脏受累为较重；紫癜紫红为较轻，紫黑为较重，起疱疹者为毒盛（注意根除病因：查清何种原因致病，应即根除致病因素，远离过敏物质，以及注意用药宜忌。本病的中医药治疗，一般宜清透凉解，用药忌温燥辛热之品。

（一）风热型紫癜

1. 证候：初发紫斑，斑点散见肢体头面皮肤色紫红，稍突起皮肤，伴有痒痛，恶风发热，或有喉痛鼻塞咳嗽，舌苔薄黄，脉浮数。

2. 治法：疏风清热，止血化斑。

3. 方药：银翘散加减。

4. 常用药物：银花、连翘、荆芥、牛蒡子、桔梗、黄芩、白鲜皮、白蒺藜、蝉蜕、甘草。

5. 加减：咽痛加玄参、板蓝根；关节痛加桑枝、羌活、生地；尿血加白茅根、生地。

（二）湿热型紫斑

1. 证候：肢体皮肤散见紫斑，头重身倦，腹胀腹痛，或腹泻呕吐，小便短赤或浮肿尿少，舌红苔黄白厚腻，脉滑数。

2. 治法：清热化湿、凉：血止血。

3. 方药：四妙散加味。

4. 常用药物：苍术、黄柏、牛膝、薏苡仁、绵茵陈、茜根、白鲜皮、仙鹤草、木棉花。

5. 加减：腹痛吐泻加葛根、藿香、竹茹、木香、黄连、火炭母；浮肿尿血加白茅根、生地、小蓟、紫草，益母草，车前草等。

（三）血热型紫斑

1. 证候：肢体皮肤紫斑密布，色紫红或紫黑，融合成片或起疱疹，发热或无发热，头痛烦躁腹胀，或鼻衄齿衄，或便血尿血，舌红或绛，苔黄，脉洪数或弦数。

2. 治法：凉血清热解毒，化瘀止血。

3. 方药：凉血地黄汤加味。

4. 常用药物：水牛角、生地、丹皮、赤芍、紫草、玄参、大青叶、蒲公英、银花、连翘、黄芩、茜根、青天葵。

5. 加减：鼻衄加白茅根、荷叶、仙鹤草，齿衄加石青、知母，便血加地榆、槐花、尿血加小蓟、白茅根、益母草。

（四）阴虚火旺型紫斑

1. 证候：肢体散见紫斑，面青颧红，心烦口干咽干喉痛，口舌生疮，手足心热，头晕耳鸣腰膝酸软，或鼻衄尿血，或潮热盗汗，舌红少苔，脉细数。

2. 治法：滋阴降火，凉血止血。

3. 方药，知柏地黄汤加味。

4. 常用药物：知母、黄柏、生地、丹皮、泽泻、淮山药、女贞子、旱莲草、玄参、阿胶、茜根、紫草。

5. 加减：鼻衄加牛膝、仙鹤草，尿血加白茅根、小蓟、蒲黄、紫珠，潮热盗汗加地骨皮、浮小麦，口疮加麦冬、栀子、绵茵陈。

（五）气虚型紫斑

1. 证候：下肢皮肤散见紫斑，稀疏色淡，病程较长，心悸见短，体倦乏力，面色无华，舌质淡嫩，舌苔白薄，脉细弱。

2. 治法：补气养血，补脾摄血。

3. 方药：归脾汤加威。

4. 常用药物：党参、黄芪、白术、当归、酸枣仁、茯苓、木香、熟地、首乌、山萸肉、茜根。

5. 加减：腹痛加白芍、砂仁；便血加地榆，尿血加女贞子、旱莲草，蛋白尿加金樱子、覆盆子、莲须。浮肿加泽泻、车前子。

（六）血瘀型紫

1. 证候：肢体散见紫斑，病程缠绵日久，身痛骨节痛，腹痛，腰痛，舌暗红或淡红有瘀点脉弦细。

2. 治法：活血祛瘀止血，通络止痛。

3. 方药：身痛逐瘀汤加减。

4. 常用药物：川芎、赤芍、桃仁、红花、牛膝、地龙、香附、蒲黄、羌活、五灵脂、茜根、益母草、田七。

5. 加减：腹痛较甚加木香、救必应，关节痛多加薏苡仁、七叶莲，尿血加蒲黄、藕节，便血加紫珠、地榆。

以上六型可单独出现，亦可混合兼见，单独出现者，证治已如前述，混合兼见者，兼用各法各方药，灵活变通。

七、其他治疗

（一）单方偏方

1. 紫草 20g，水煎眼，每日 1 剂分服。
2. 连翘 30g，水煎服，每日 1 剂分服。
3. 大枣 30 枚，水煎服，每日 1 剂分服。
4. 白茅根、生地、藕节各 30g 水煎，每日 1 剂分服。
5. 紫珠、地稔各 30g，每日 1 剂水煎眼。
6. 大枣、甘草，每曰 1 剂水煎分服。
7. 桑叶 30g，黑芝麻 30g，丹皮 15g，大枣 10g，每日 1 剂，水煎分服。
8. 齿衄用生石奇、黄柏、五味子、儿茶煎水漱口，每天数次。

（二）针刺疗法

取穴曲池、合谷、三阴交。

每天针刺 1 次，左右穴位交替选用。腹痛加针足三里，呕吐加针内关，连续针刺 1 周为 1 疗程，未愈者可针第 2、3 疗程。

八、调养与护理

1. 调节饮食起居：饮食宜清淡、新鲜，富于营养，多食果菜，不宜酒辣香炸海鲜发物，居住环境宜干爽清净，空气流通，注意保暖，定时作息，充足睡眠，适度运动。
2. 注意观察引起病情加重的因素，远离过敏物质，预防感冒。
3. 注意观察病情变化，紫癜伴有便血或尿血、衄血者，须多休息，减少活动，伴见吐血者宜卧床休息，暂禁食，予以补液。病者突然头痛烦躁者须注意颅内出血，应镇静卧床休息，加强止血措施。伴有水肿者，饮食尤宜清淡，低盐，控制饮水童。
4. 紫癜融合成片起疱疹溃烂者，须作局部清洗，定期换药。

九、转归与预后

本病病程一般为 1 个月左右，单纯皮肤型较轻较短，伴腹型或关节型者病程略长，伴肾型者恢复较慢，少数病人可反复发作数年不愈，一般预后良好；如能及时治疗，注意预防复发多能完全治愈。

肾损害是影响本病预后的主要因素，其肾损害的发病高峰多在本病发病后 10～30 天，故治疗须 4 周以上为宜。血尿、蛋白尿、水肿、高血压持续不愈者，约 6% 发展为慢性肾炎或肾病综合征，最后因肾功能衰竭引起死亡。

十、研究进展

（一）病因病机的研究

过敏性紫癜的发病原因，虽称过敏所致，但是很难准确奄清过敏原，卢燕等报道

78 例中呼吸道感染引发者 54 例，皮肤感染 1 例，尿道感染 1 例，腮腺炎后 1 例，接种卡介苗 1 例，食物过敏 7 例，药物过敏 4 例，原因不明 9 例，这报道说明过敏性紫癜多数由于感染所致，其次为食物、药物因素，有些病例病因不明。

李跃光报道归纳过敏性紫癜的病因病机主要是毒犯营血，热迫血行；风扰营阴；瘀血阻滞；脾虚湿滞。

王启政等认为过敏性紫癜的病因病机有：①感受外邪，热盛迫血；②饮食不节，昆虫叮咬；③津亏血瘀，血不归经；④阴虚火旺，灼伤血络；⑤气虚不摄，统血无权等。

（二）诊断的研究

1. 血清 ECP 测定：ECP 是嗜酸性粒细胞分泌的一种蛋白质，正常人群血清含量为 3～5mg/L，过敏性紫癜患者则增高，ECP 在病者中参与了病理过程，损伤细胞膜，使释放组胺，致毛细血管发生变态反应。

2. 尿蛋白三项放射免疫法测定：尿蛋白三项指尿白蛋白，尿球蛋白、尿微球蛋白，当其含量较少、用常规方法测不出来而用放射免疫法则可敏感地测出。检测所见过敏性紫癜患者尿蛋白增高是常见的变化，有些患病后 3 年多仍有尿白蛋白增高，肾损害是决定本病预后的重要因素，对本病患者长期随访中作尿蛋白三项放免检测很有意义。

3. 甲襞微循环改变的研究：马业耕等对 40 例过敏性紫癜患儿的甲襞微循环检测了血色、血流状态、血流速度、祥顶血流、血管形态、管周状态六项，结果显示过敏性紫癜患者的甲襞微循环都有异常改变，血色异常率为 67.5%；血流状态异常率为 77.5%；血流速度异常率为 77.5%；祥顶血流异常率为 82.5%；血管形态异常率为 57.5%；管周状态异常率为 62.5%。提示病者存在着血流缓慢、瘀滞、血液粘聚、微血管张力改变、微血管完整性破坏，通透性增强的现象，仅 2 或 3 项异常者病情较轻，4 项以上异常者较重，说明病情轻重与微循环障碍的程度成正相关。微循环障碍是中医诊断血瘀证的一项可靠的证据，从而为活血化瘀法治疗过敏性紫癜提供了理论依据。

（三）辨证分型的研究

辨证分型的报道很多，各家分型互不一致随地域、年龄、季节之不同，作者积累资料的差异，各有各的辨证分型方法，不必强求统一，辨证论治的楮神实质是随证立法，灵活变通，不可执一验方而通治各证，所列报道，可理解为辨证论治的举例。

1. 吴翰香等分三型：风热型紫癜、热毒型紫癜、湿热型紫癜。
2. 王启政等分五型：即邪毒内蕴、瘀热互结、阴虚火旺、气虚不摄、脾肾阳虚。
3. 兰素梅报道分四型：血热妄行型、气虚血瘀型、邪热伤阴型、下焦湿热型。
4. 李绍桂等分三型：热盛迫血型、阴虚火旺型、气不摄血型。
5. 刘桂琴等分三型：风热郁血型、血热妄行型、气阴两虚型。

（赵　伟）

第六节　白血病

白血病是一种造血系统的恶性肿瘤，是白细胞及其幼稚细胞（即白血病细胞）在骨髓或其他造血组织中进行性、失控制的异常增生、浸润各种组织、产生不同症状；

出现正常血细胞生成减少，周围血白细胞有质和量的变化。临床主要表现为贫血、出血、感染和浸润。根据病程缓急及细胞分化程度将白血病分为急性白血病和慢性白血病，根据细胞形态学分为非淋巴细胞白血病和淋巴细胞白血病。目前，形态学、免疫学、细胞遗传学的分类方法更准确，对病人的诊断、治疗和预后更具指导意义。

白血病是常见肿瘤之一，占肿瘤发病率的第六位，约为 3～4/10 万人，其中急性多于慢性，急性者占 70% 以上，其中急粒占首位，急淋、急单次之。慢性白血病在我国以慢性粒细胞性白血病多见。

中医虽无白血病类似病名的记载，根据散见于中医典籍所描述之临床症状，将其归属于虚劳、血证、温病、积症、瘰疬、痰核、内伤发热等范畴。急性白血病以起病急骤、全身虚弱、贫血加剧为主者属急劳。以温毒邪热所致高热为主者属温病，若同时伴有严重出血者，属血证范围。慢性白血病属于虚劳积症、虚劳伏热、痰毒瘀结等。临证时应参考相应的证候加以辨证。

一、源流

中医典籍中，对白血病的贫血、出血、发热、浸润引起的肝脾淋巴结肿大等症状，体征不乏记载。

《素问·阴阳应象大论》中"冬伤于寒、春必病温"，至明清医家、受其启发，立伏气温病或伏邪之说。受寒由伏。郁久化热，至春阳气开泄，或外感引动伏邪而暴发，可见发病急，热势盛，进展快。正气亏，或兼肌衄、溲血、便血等，与急性白血病的发热。出血有类似之处。如《素问·评热病论》篇之"有病温者，汗出辄复热，而脉躁疾。不为汗衰，狂言不能食……病名阴阳交，交者死也。"颇似急性白血病高热或败血症的症状。《灵枢·热病》云："热病已，得汗而脉尚躁盛，此阴脉之极也，死。"得汗未能脉静身和，却脉疾快浮洪无根，精气衰竭，邪气盛，阴阳离决之象，白血病因感染或致败血症，高热不退者，证之临床，实有此候。

对于白血病浸润引起的颈部、腋下淋巴结肿大。肝脾肿大等体征，《难经·五十六难》所述的"肝之积名曰肥气，在左肋下，如覆杯，有头足"，"肺之积名曰息贲，在右肋下，覆大如杯"之论，相当于肝脾肿大。《金匮要略》提到的"马刀侠瘿"，据曹颖甫注文解释马刀之状，若长形小蚌，生于腋下，坚硬如石"侠瘿生于颈项，连连如贯珠"，可说明马刀似腋下淋巴结肿大，侠瘿则为颈前、后淋巴结肿大。

隋代巢元方的《诸病源候论》，是中医第一部病因病机的专著。在"虚劳骨蒸候"记有"夫蒸病有五。一曰骨蒸、其根在肾。旦起体凉，日晚即热，烦躁，寐不能安，食无味，小便赤黄、忽忽烦乱，细喘无力，腰疼，两足逆，手心常热。"这些骨蒸内热的描述，与慢性粒细胞性白血病早期症状相似。"其根在肾"言其病机，现代多数医家认为慢粒多由邪毒内伏、肾虚血瘀所致。同出一辙。

明代朱橚《普济方》对"热劳"、"急劳"记载尤详。"夫热劳者，由心肺实热伤于气血，气血不和，脏腑壅滞，积热在内，不能宣通之所致也。其候心神烦躁，面赤头痛，神思昏沉，多卧少起，或时盗汗，日渐羸瘦，故曰热劳。久而不瘥，热毒攻注骨髓则变成骨蒸也。"这些描述，与急性白血病的发热、全身骨痛、神昏、汗出、消瘦等合并感染的常见症状很相似。

清代唐容川之《血证论》，对各种血证病因病机、症状、治法论之甚详，在鼻衄条中，若鼻衄如涌泉者称"脑衄"，近似颅内出血。

建国后，尤其近十余年来，全国中医药及中西医结合工作者对白血病的中医临床与实验做了大量的研究工作。简言之，在病因病机上，多数学者认为与热毒痰瘀，正虚邪实。脏腑亏虚、伏气温病等有关。在治疗上，挖掘古方，推陈出新。《丹溪心法》的当归芦荟丸，1966 年中国医学科学院血液病研究所应用该方治疗慢粒，1974 年发现方中青黛为主要有效药物，1977 年从青黛中提取出有效成分靛玉红，用治慢粒有效率达 75% 以上，其疗效可靠。毒副作用少。近年砷剂用于治疗急性早幼粒细胞性白血病（M$_3$），取得世界瞩目的突破性成果。六神丸也被广泛用于急、慢性白血病的治疗。在中西医结合方面，多数医学主张辨证与辨病相结合，将化疗与中药，根据不同阶段辨证联合使用，减少化疗的毒副作用，减少机体对化疗的耐药性，增强化疗效果，减轻骨髓抑制增加白血病的缓解率、延长生存期，提高患者的生命质量等方面做了许多有意义的探索。

二、病因与病机

人类白血病的确切病因至今未明。许多因素被认为和白血病发病有关。病毒可能是主要因素。此外尚有遗传、放射、化学毒物或药物等因素。某些染色体的异常与白血病的发生有直接关系，染色体的断裂和易位可使癌基因的位置发生移动和被激活，染色体内基因结构的改变可直接引起细胞发生突变。免疫功能降低则可引起白血病的发生。上述理化、生物等外因，与遗传、免疫、体细胞突变等内因互相作用，引起骨髓和其他造血组织中，某些异常白细胞浸润性增生，导致贫血、出血、感染、肝脾淋巴结肿大等症状和体征。

祖国医学对白血病的发病机制，各地学者的认识也尚不一致。有认为因虚致病，或因病致虚，或虚实夹杂。人体精气内虚为内因，邪毒侵袭为外因。由于机体正气不足，邪毒侵袭，伤及营阴致骨髓受损而发病。目前中医对病因病机之认识持如下论点。

1. 热毒痰瘀论 认为本病因热毒致病，一般将致白血病的因素统称为"邪毒"，包括各种理化因素、生物因素等。其中热则包括温热、湿热、毒汁有热毒、温毒、瘀毒、风毒、湿毒等，另外还应包括火壅成毒、毒自内生之"火毒"、上述病因的病理产物痰和瘀。内外合毒，温热毒邪蕴积于内，日久化热伤及气阴，气血；毒邪深入，侵入营血，攻注骨髓、肝肾。使阴阳失调，骨髓造血功能障碍，出现白血病细胞显著增生的病理表现，出现壮热、口渴、衄血、发斑等热毒炽盛等症状。邪毒内蕴、加之七情内伤，热灼痰凝、气滞痰聚，渐成积证、瘰疬、恶核而见肝脾、淋巴结肿大等体征。

2. 虚实论 白血病患者多属正虚邪实，在虚实主次及其相互关系上，认为肾阴亏虚为本，火热蕴毒为标，其中包括痰凝和血瘀。邪正相争，热盛动血，以致气血耗伤，阴虚更甚。两者互为因果。

3. 脏腑亏虚论 《素问·评热病论》所说："邪之所凑、其气必虚。"若"正气内存，邪不可干"。由于患者先天不足，或后天失调，以致脏亏虚，精气内亏，气血不足，以致邪毒入侵，搏结郁蕴，正虚邪恋，阴精更亏，终必五脏俱损而发病。

4. 伏气温病论 认为精血亏虚为内因，温热毒邪为外，由于精气不足，温毒乘虚陷入，邪热内伏，当时未发。但毒蕴体内，累及脾肾，损伤气血阴精。一旦遇新感，引发伏邪，自内而发为伏气温病。

三、分型

1976 年英美法协作组（FAB）将急性白血病分为急性淋巴细胞白血病（ALL）和急性非淋巴细胞白血病（ANLL）两大类：

1. 急性淋巴细胞白血病的形态学分型 1980 年 9 月在苏州市召开了全国由血病分类分型经验交流讨论会，对急性淋巴细胞白血病（acute lymphoblastic leukemia）的分型标准提出如下建议：

第 1 型（L_1）：原始和幼稚淋巴细胞以小细胞（直径＜ 12μm）为主；核圆形，偶有凹陷和折叠，染色质较粗，结构较一致，核仁少而小，不清楚；胞浆少，轻或中度嗜碱。过氧化物酶或苏丹黑染色阳性的原始细胞一般不超过 3%。

第 2 型（L_2）：原始细胞和幼稚细胞以大细胞（直径可大于正常小细胞 2 倍以上，＞ 12μm）为主，核形不规则，凹陷和折叠可见。染色质较疏松，结构较不一致，核仁较清楚，一个或多个胞浆量常较多，轻或中度嗜减，有些细胞较深。

第 3 型（L_3）：似 Burkitt 型，原始和幼稚淋巴细胞大小较一致，以大细胞为主；核形较规则。染色质呈均匀细点状，核仁明显，一个或多个，呈小泡状；胞浆量较多，深蓝色，空泡常明显，呈蜂窝状。

近年来随着科学的发展，单克隆抗体技术、高分辨分带技术和分子生物学技术的应用，对急性淋巴细胞白血病又提出了免疫学分型和形态学、免疫学、细胞遗传学分型（MIC 分型）。可精确了解被测白血病细胞的分化发育阶段。有助于临床分型、鉴别诊断，判断预后、指导治疗及微量残留白血病细胞的检测等方面有重要意义。

2. 急性淋巴细胞白血病的形态学型　对急非淋白血病（acute·non-lymphocytic Leu-kemia，ANLL）的形态学分型提出以下诊断标准。

（1）原粒细胞的形态分为二型：Ⅰ型：典型原粒细胞、胞浆中无颗粒。Ⅱ型：有原粒细胞的持征，胞浆量较少，有少量细小颗粒。原单核细胞和原淋巴细胞的形态分型与原粒细胞类似。

（2）急性非淋巴细胞白血病分型：①急性粒细胞白血病未分化型（M_1）：骨髓中原粒细胞＞ 90%（非红系细胞），早幼粒细胞很少，中幼粒细胞以下阶段不见或罕见。②急性粒细胞白血病部分分化型（M_2）可分为以下两个亚型骨髓中原粒细胞为 30% ～ 90%（非红系细胞），单核细胞＜ 20%，早幼粒细胞以下阶段＞ 10%。M_{2b}：骨髓中原始及早幼粒细胞明显增多，以异常的中幼粒细胞增生为主，其胞核常有核仁，有明显的核浆发育不平衡，此类细胞＞ 30%。③急性颗粒增多的早幼粒细胞白血病（M_3）：骨髓中以颗粒增多的异常早幼粒细胞增生为主，＞ 30%（非红系细胞），其胞核大小不一，胞浆中有大小不等的颗粒。可分为二种亚型：（粗颗粒型）嗜苯胺蓝颗粒粗大，密集甚或融合。M_{3a}（细颗粒型）：嗜苯胺蓝颗粒密集而细小。④急性粒 - 单核细胞白血病（M_4）：按粒系和单核细胞系形态不同，可包括下列四种类型：M_{4a}：原始和早幼粒细胞增生为主，原、幼单核和单核细胞＞ 20%（非红系细胞），M_{4b}：原、幼稚单核细胞增生为主，原始和早幼粒细胞＞ 20%（非红系细胞）。M_{4C} 原始细胞既具粒细胞系，又具单核细胞系形态特征者＞ 30%（非红系细胞）。M_4E_0：除上述特点外，还有粗大而圆的嗜酸颗粒及着色较深的嗜碱颗粒，占 5% ～ 30%（非红系细胞）。⑤急性单核细胞白血病（M_5）：分为以下二种亚型：未分化型（M_{5a}）：骨髓中原单核Ⅰ型＋Ⅱ型（非红系细胞）≥ 80%，部分分化型（M_{5b}）：骨髓中原始和幼稚单核细胞（非红系细胞）

＞30%。原单核细胞（Ⅰ型＋Ⅱ型）＜80%。⑥红白血病（M_6）：骨髓中红细胞系＞50%，且带有形态学异常，骨髓非红细胞系原粒细胞（或原始＋幼稚单核细胞）Ⅰ型＋Ⅱ型＞30%，若血片中原粒细胞或原单核细胞＞5%，骨髓非红系细胞中原粒细胞或原始＋幼稚单核细胞＞20。⑦急性巨核细胞白血病外周血中有原巨核（小巨核）细胞；骨髓中原巨核细胞≥30%。原巨核细胞有电镜或单克隆抗体证实；骨髓细胞少，往往干抽，活检有原始和巨核细胞增多，网状纤维增加。

国外分型诊断标准：

法、美、英三国协作组于1976年提出了急性非淋巴细胞白血病的形态学诊断标准，1985年又提出了修改建议，现归纳于下。

1. M_1 原粒细胞（Ⅰ＋Ⅱ型）在非红系细胞中≥90%，此原粒细胞中至少有30%原粒细胞过氧化物酶或苏丹黑染色阳性，早幼粒细胞以下的各阶段粒细胞或单核细胞＜10%。

2. M_2 原粒细胞（Ⅰ＋Ⅱ型）在非红系细胞中占30%～89%，早幼粒细胞以下阶段至中性分叶核粒细胞＞10%，单核细胞＜20%，如有的早期粒细胞形态特点既不像原粒细胞Ⅰ型或Ⅱ型，也不像早幼粒细胞（正常的或多颗粒型），核染色质很细，有1或2个核仁，胞浆丰富，嗜碱性，有不等量的颗粒，有时颗粒聚集，这类细胞＞10%时，亦为此型。

3. M_3 骨髓中以多颗粒的早幼粒细胞为主。

4. M_4 有下列多种情况

（1）骨髓中非红系细胞中原始细胞＞30%，原粒细胞加早幼，中性中幼及其他中性粒细胞在30%～79%，不同成熟阶段的单核细胞（常为幼稚及成熟单核细胞）＞20%。

（2）骨髓象如上述，外周血中单核细胞系（包括原始、幼稚及单核细胞）＞$5×10^9/L$。

（3）外周血单核细胞系＜$5.0×10^9/L$，而血清溶菌酶以及细胞化学支持单核细胞系的细胞有显著数量者。

（4）骨髓象类似M_2，而单核细胞系＞20%，或血清溶菌酶超过正常（$11.5±4mg/L$）的3倍或尿溶菌酶超过正常（$2.5mmg/L$）的3倍。

（5）骨髓象类似M_2，而周血单核细胞＞$5×10^9/L$时亦可划分为M_4。

M_4E_0骨髓非红系细胞中嗜酸粒细胞＞5%，这些嗜酸粒细胞较异常，除有典型的嗜酸颗粒外，还有大的嗜碱（不成熟）颗粒，还可有不分叶的核，细胞化学染色氯乙酸酯酶及 PAS 染色明显阳性。

5. M_5 又分二种亚型

（1）M_{5a}：骨髓非红系细胞中原单核细胞Ⅰ＋Ⅱ型占＞80%。

（2）M_{5b}：骨髓非红系细胞中原单核细胞Ⅰ＋Ⅱ＜80%，其余为幼稚及成熟单核细胞等。

6. M_6 骨髓非红系细胞中原始细胞（原粒细胞或原单核细胞）Ⅰ＋Ⅱ型＞30%，红细胞系＞50%。

7. M_7 急性巨核细胞白血病：骨髓中原巨核细胞＞30%，如原始细胞呈未分化型，形态不能确定时，应作电镜血小板过氧化物酶活性检查，以证明其为巨核细胞系。如骨髓干抽，有骨髓纤维化，则需骨髓活体组织检查，用免疫酶标技术证实有原巨核细胞增多。

（一）诊断标准

1. 急性白血病的诊断标难

（1）发热：常由白血病本身或感染引起。

（2）贫血：进展迅速而明显。

（3）出血：主要是血小板减少或凝血因子缺陷引起，出血可遍及全身，以皮下、粘膜、口腔、鼻腔出血较多。严重可见内脏出血。

（4）肝脾及淋巴结肿大：以淋巴细胞型白血病较明显。

（5）骨、关节疼痛：胸骨压痛常见。

（6）血象：白细胞总数不一，病程晚期可明显增多，多出现幼稚细胞、血小板减少，红细胞及血红蛋白降低。

（7）骨髓增生明显或极度活跃，主要为白血病细胞，伴细胞成熟障碍，核浆发育不平衡；原始细胞 > 30% 有诊断价值。某些细胞浆内有特异性包涵体，Auer's 小体。红细胞和巨核细胞系均显著减少。

2. 慢性白血病的诊断标准　慢性白血病分馒性粒细胞性白血病（CGL）慢性淋巴细胞白血病（CLL）、慢性粒单细胞白血病（CMML）、慢性单核细胞白血病（CMOL）和红血病。其中较为常见的为 CGL 和 CLL。

（1）慢性粒细胞白血病：①相隔 24 小时的两次白细胞计数均在 30×10^9/L 以上，有认为在 15×10^9/L 以上。②血象呈典型的粒细胞左移，原 + 早幼粒 < 10%，淋巴细胞 < 15%。③骨髓象中粒细胞系以中间阶段增生为主，但原始 + 早幼粒细胞 < 15%，嗜碱性粒细胞增多。④碱性磷酸酶积分消失或低于 20 分，但需排除合并感染和应用激素等因素。⑤ Ph^1 染色体阳性，但阴性也不能完全排除诊断。⑥脾肿大，但脾不肿大的慢粒也存在。

（2）慢性淋巴细胞白血病：①白细胞增多 > 50×10^9/L，②成熟小淋巴细胞 > 80%，③骨髓淋巴细胞 > 50% 淋巴细胞有异型性；⑤ B 淋巴细胞为主，T 淋巴细胞少；⑥ PHA、ConA、PWM 转化率低；⑦淋巴结、肝脾肿大；⑧自身免疫性溶血性贫血（+）；⑨自身免疫性血小板减小性紫癜（+），⑩免疫缺陷证候群（+）。

（二）鉴别诊断

白血病应与下列疾病加以鉴别：

1. 再生障碍性贫血　少数白血病因血象中白细胞数减少，分类中未见原始、幼稚细胞，需与再生障碍性贫血、粒细胞缺乏症及特发性血小板减少性紫癜相鉴别，但根据骨髓象鉴别并不困难。

2. 传染性单核细增多症（传单）　传单也有发热、浅表淋巴结肿大、血象中有异常淋巴细胞，但传单无进行性贫血，一般也无血小板减少和出血，骨髓象中仅有少量异常淋巴细胞。偶见急淋与传单同时存在。有些巨细胞病毒感染、弓形体病、良性病毒感染也有发热、浅表淋巴结肿大，脾肿大，血象中并伴有异常淋巴细咆，必须根据临床表现的演变和骨髓象的检查进行鉴别。

3. 粒细胞块乏症（粒缺）　有时可与急性粒细胞白血病相混淆。在粒缺的恢复早期，骨髓象中原始和早幼粒细胞可增多，类似急性粒细胞白血病，但粒缺恢复后骨髓象也恢复正常，此外，粒缺症中一般无贫血和血小板减少。

4. 严重感染或其他肿瘤引起的类白血病反应　一般急性严重感染常无严重贫血，出血也不明显，除淋巴结结核外很少发生淋巴结肿大，骨髓象中即使有粒细胞增生或左移，但幼稚细胞的百分数不高，常无明显的原粒和早幼粒细胞增多。嗜碱性粒细胞绝对计数的增加有助于慢粒的诊断与鉴别诊断。若祛除病因类白血病反应可消失。

5. 骨髓纤维化　骨髓纤维化的白细胞总数和幼稚粒细胞的百分数较少，红细胞泪滴形较明显；中性粒细胞碱性磷酸酶的积分高低不一，白细胞高者积分常较高；骨穿常干抽，骨髓活检则可证实有骨髓纤维化及巨核细胞增多；脾穿刺涂片也可见幼红细胞和巨核细胞，类似于骨髓象。骨髓纤维化症有明显的脾肿大，血象中除幼红，幼粒细胞外，可见泪滴状红细胞；骨髓穿刺干抽、骨髓活检可确定诊断，以助鉴别。

6. 其他　白血病的脾肿大要与肝硬化、血吸虫病、黑热病、霍奇金病等引起的脾肿大相鉴别。发生脾梗死时，其腹痛类似急腹症。由于白血病的特殊血象、骨髓象与上述疾病的鉴别并不困难。

（三）辨证要点

1. 辨虚实，决标本　白血病为虚实夹杂性疾病，病情变化往往比较迅速，证型转化比较常见，并可在短期内发生，而且证型界限并不十分明显，应仔细辨证抓住主证。如因正气虚弱复感外邪而出现发热；因血热妄行或气不摄血而出现吐血、便血、尿血、肌衄、鼻衄等；因瘀血闭阻络脉而出现肢体剧痛等；这些都是虚实夹杂，标本兼病的情况，应加以辨别。

2. 辨外感与内伤发热　低热而无热毒病位可奄者，伴有五心烦热、盗汗、手足心热，常为阴虚内伤发热。若高热伴有明显的感染病灶如皮肤粘膜的疮疖、溃疡糜烂，咽部、肛周等部位的感染，有恶风寒者一般为外感发热。

3. 辨卫气营血各期　白血病一般传变迅速，一发病往往营血同病，或气营两燔、气血两燔，甚至气营血证俱在，应辨别清楚。

4. 辨病期　白血病不同的病期如初病、化疗后以及化疗后完全缓解时表现都不尽相同。初病一般表现为以邪实为主，夹有正虚；化疗后正虚比较明显，夹有实邪；完全缓解后，以正虚为主，但仍夹有热毒。而慢粒初中末三期也各有不同表现。一般说，初期正气未至大虚，邪气虽实而不甚，表现为脾积块较小，质地柔软，一般情况较好；中期正气渐衰，而邪气渐盛，表现为积块增大，质地较硬，倦怠乏力，低热多汗，发斑衄血，形体消瘦等；末期正气大虚而邪气实甚，表现为积块增大，面色萎黄，形体消瘦，或有肢体疼痛，高热或有出血证等。

（四）治疗原则

1. 化疗药的应用　达到早期、足量、联合、注意髓外白血病以及个体化的化疗原则。

2. 祛邪扶正，标本兼顾　中医治疗本病的原则，就是补其不足，损其有余，即扶正祛邪。扶正包括补气养血，调补阴阳。祛邪包括清热解毒、活血化瘀、化痰散结。一般来说，早期病人正盛邪实，应以祛邪为主，佐以扶正；病情进一步发展，出现壮热、口渴、出血等实证且正气尚足，则宜清热解毒、凉血止血、活血化瘀、软坚散结，即以祛邪为主的缓解期病人，因气血耗伤，多有明显虚象，宜扶正为主，用补气养血之品，调补阴阳，佐以清热解毒祛邪；恶化期病人，因邪实正虚，宜攻补兼施，或以扶正为主，佐以祛邪。

3. 善后调治 白血病完全缓解后，应注意继续化疗强化和巩固、维持治疗，以延长其缓解期，在此期间中医应以扶正为主，多以补气养血、益气养阴、补益脾肾法为主，但也应适当应用清热解毒等祛邪药物。

（五）辨证论治

结合全国血液病学者对白血病的分型与治疗情况，大致可分为两大方面。

1. 邪实证（以祛邪为主的治疗）

（1）热毒炽盛

1）证候：骤见壮热或汗出不退，畏热烦渴，口燥气粗，骨痛肢软，全身乏力、尿赤便秘，甚则神志昏糊，鼻衄齿衄发斑便血，苔黄舌红或淡红而干，脉弦数或沉数。此型多见于急性非淋巴细胞白血病（M_1、M_2 及 M_3）或慢性粒细胞白血病急性变，外周血和／或骨髓白血病原幼细胞异常增高，或伴继发感染。

2）治法：清营泄热、凉血解毒。

3）方药：清瘟败毒饮加减：水牛角、生石膏、生地、蒲公英、黄连，黄芩、山栀子、知母、赤芍、丹皮、麦冬、竹叶、玄参、青黛、连翘、大青叶、西洋参、甘草。

4）化裁：阳明热盛者，用白虎汤合黄连汤加减，气营两燔者，用清营汤为主方；邪陷心营者，用犀角地黄汤加大青叶、茜草、山豆根、白花蛇舌草、凤尾草、半枝莲、配合安宫牛黄丸或牛黄至宝丹早晚各服 1 粒；热迫血行者，加生侧柏叶、小蓟草、地榆、三七粉。

（2）湿热蕴毒

1）证候：发热起伏或延绵不退，胸闷心烦，纳少泛恶，或身目发黄，口不渴，便溏尿赤，神疲乏力，周身骨痛，肌肤紫瘢，甚则神志昏糊，或衄血便血，苔黄腻，脉濡数。此型多见于急性白血病各型或慢性粒细胞活动期，肝脾轻度肿大，不同程度贫血，外周血象和（或）骨髓象原始细胞增多或见各期幼稚细胞。

2）治法：清胆泄热，化湿降逆。

3）方药：黄芩清胆汤合甘露消毒丹加减：青蒿、藿香、茵陈、连翘、滑石、半夏、黄芩、石菖蒲、竹叶、枳实、白豆蔻、陈皮、甘草。

4）化裁：若湿热蒙窍，偏于热重者，选用黄连温胆汤合碧玉散加减，配合至宝丹早晚各服 1 粒；也有湿热熏蒸、入血动血者宜用犀角地黄汤合黄连解毒汤，加羚羊角粉、竹叶、鲜芦根、鲜石菖蒲、滑石、紫草、鲜侧柏叶、西洋参。

（3）痰热蕴毒

1）证候：身热不退，头面发疮，咽喉或齿龈红肿，心烦口苦，胸脘痞满，颈腋起核，肌肉酸胀，或发斑毒，苔黄腻，脉滑数。此型见于急性单核细胞白血病患者的齿龈、肌肤为白血病细胞浸润，伴头面、口咽感染，或为淋巴细胞白血病患者全身或局部淋巴结浸润。

2）治法：化痰散结、清热解毒。

3）方药：夏枯草、玄参、象贝、黄药子、连翘、生地、海藻、石膏、草河车、人中黄、黄连、生甘草、知母、大力子、升麻。

4）化裁：邪毒为甚，热入营分者，选用黄连解奉汤合化斑汤为主方，加入化痰散结之品，若见热入血分，邪陷心包者，也可配合安宫牛黄丸 1 粒，日服 2 次同用。本型选方中亦可加入大青叶、银花、丹皮、紫草、以增强清营凉血之功。

（4）痰瘀毒结

1）证候：面色灰暗，低热延绵，骨节疼痛，腹部症块，脘腹疼痛，皮肤瘀斑、紫瘢或结节，妇女月经失调，舌紫暗或有瘀斑。多见于急性粒细胞白血病、急性单核细胞白血病及慢性粒细胞白血病患者的骨髓、骨关节、皮肤及其他脏器被白血病细胞浸润，常伴肝脾肿大。

2）治法：活血化瘀解毒散结。

3）方药：桃红四物汤合犀角地黄汤加减：桃仁、当归尾、延胡索、红花、生地、玄参、赤芍、夏枯草、茜草根、丹皮、大青叶、急性子、水牛角、黄连、生大黄。

4）化裁：若慢性粒细胞白血病外周血见白细胞增高及各期幼稚粒细胞，脾肿大显著者，可用血府逐瘀汤合鳖甲煎丸，加急性子、黄药子、炙鳖甲、山豆根、生大黄、蛇莓，也可选用清热解毒中成药，如雄黄、青黛、牛黄解毒片、六神丸、梅花点舌丹1～2种吞服，服后根据内细胞高低调整用药剂量。

2. 正虚证 （以扶正为主，并结合脏腑亏虚分型治疗）

（1）气阴两虚

1）证候：证见面色无华，头晕乏力，自汗盗汗，时有低热，五心烦热，心悸失眠，可有衄血发斑，口咽干燥，口腔溃疡，颈项腋下肿核瘰疬，苔薄白或淡黄，舌淡暗而干，苔薄白或薄黄，脉细数或细弱。多见于急性白血病 M_2，病情进展缓慢，外周白细胞及幼稚细胞增高不显著，血小板减少，肝脾骨髓及其次器官浸润不明显，也可见于缓解期或慢性白血病（粒细胞或淋巴细胞白血病）早期。

2）治法：益气养阴、清热解毒。

3）方药：参芪地黄汤加减合三子封髓丹加减：黄芪、太子参、白术、云苓、天冬、生地、黄精、麦冬、半枝莲、玄参、旱莲草、枸杞子、丹皮、甘草、黄柏、砂仁、白花蛇舌草、小蓟、蒲公英。

4）化裁：根据骨髓及外周血白血病细胞浸润程度及浸润部位的辨病持点，可选加清热散结、活血化痰药，并配合抗白血病中成药，如六神丸。心悸失眠重者，加枣仁、远志以养血安神。纳呆食少明显者，加焦三仙健脾开胃。

（2）阴虚内热

1）证候：证见低热盗汗、五心烦热，升火烘热，口咽干燥，鼻衄齿衄，头晕乏力，腰酸耳鸣，大便干结，小溲黄赤，舌红苔薄，脉细数。多见于急性白血病各型诱导缓解期或慢性粒细胞白血病活动期。

2）治法：滋阴清热，补养肝肾。

3）方药：知柏地黄丸合清骨散加减：生地、熟地、地骨皮、青蒿、丹皮、玄参、山萸肉、知母、黄柏、银柴胡、胡黄连、茯苓、甘草。

4）化裁：偏重肝肾阴虚者，也可选用杞菊地黄汤、大补阴丸为主方，重用枸杞子、生地，常选加白花蛇舌草、半枝莲、急性子、黄药子清热散结。

（3）气血双亏

1）证候：头晕耳鸣，面色苍白，唇甲色淡，纳呆食少，心悸气促，少寐多梦，衄血发斑或脾脏肿大或颈腋肿核，舌质淡或有瘀斑，苔薄白，脉虚细弱。多见于老年患者及低增生性白血病严重贫血、血小板减少，或慢性白血病脾肿大或淋巴结肿大者。

2）治法：补气养血、化瘀消积。

3）方药：八珍汤合化积丸加减：黄芪、党参、当归、白术、熟地、茯苓、枸杞子、阿胶、白花蛇舌草、半枝莲、香附、三棱、莪术、茜草根、白芍、甘草。

4）化裁：心脾两虚明显者，也可选用归脾汤、人参养容汤。若出血不明显，巨脾者，加强化瘀散结或化痰治疗。有发热者，加金银花、连翘、大青叶清热解毒；出血者，加紫草、仙鹤草以凉血止血；失眠严重者，加酸枣仁、合欢皮、远志以养血安神。伴有痰瘀互结者，加生牡蛎、浙贝母、夏枯草、莪术等药以化痰散结、活血化瘀，

（六）其他疗法

1. 复方

（1）青黛散、片：由育黛、雄黄制成，两药比例为 9:1，诱导缓解剂童为每日 6～14g，多为每日 10g，分 3 次饭后眼；维持缓解剂量每日 3～5g，分 2～3 次服，主要用于治疗慢性粒细胞性白血病。

（2）当归龙荟丸：每日 10～20g，分 2～4 次服。用于治疗慢性粒细胞白血病。

（3）六神丸：每日 180 粒，分 3～4 次口眼，不能耐受者从小剂量每日 30 粒开始，能耐受者迅速增至每日 180 粒。可用急慢性白血病的治疗。

（4）梅花点舌丹：每日 30 粒，分 3 次吞服，可用于治疗慢性粒细胞白血病。

2. 单方

（1）青黛：用青黛或青黛胶囊每次用药 2～4g，每日 3 次口服，治疗慢性粒细胞白血病。

（2）靛玉红：从青黛中分离出靛玉红并进行了人工半合成、全合成。每日剂量一般 150～200mg，分 3～4 次口服，治疗慢性粒细胞白血病。

（3）异靛甲：为全合成腔玉红的类似物，每日 75～150mg，分 2～3 次饭后口服，治疗慢性粒细胞白血病。

（4）三尖杉：小剂量每日成人 1～4mg，儿童 0.05～0.1mg/kg 体重，连续静脉滴注，治疗急性非淋巴细胞白血病。

（5）癌灵一号：癌灵一号注射液，由砒石（内含三氧化二砷 1mg）、轻粉（内含氯化低汞 0.01mg）组成，每支 2.0mg。诱导缓解期 2～4mg，每日 2 次，肌肉注射 1～2 个月。治疗急性粒细胞白血病、急性早幼粒细胞白血病^

（6）蟾蜍：取 125g 重蟾蜍 15 只，剖腹去内脏洗净，加黄酒 1500ml，放入瓷罐中封闭，然后置于铝锅中加水，用火煮沸 2 小时，将药液过滤，即得。成人每次 15～30ml，每日 3 次，饭后服，儿童酌减。用于治疗急性淋巴细胞白血病疗效较好，急性早幼粒细胞白血病及急性单核细胞白血病疗效较差。各类白血病中骨髓增生低下型的疗效较好，增生活跃者则次之。

3. 食疗

（1）六神豆枣汤：红枣 5 枚，赤小豆 30g，黑豆 30g，红糖 25g，六神丸 40 粒。取赤小豆、黑豆、红枣煮汤调入红糖，送服六神丸。每日 1 剂，分 3 次服。

（2）蟾蜍蛋卵：鸡蛋 1 只，蟾蜍 1 只。将蟾蜍洗净剖开腹壁，放入鸡蛋用线缝合，加水煮沸 40 分钟，食鸡蛋每日 1 次，空腹食，连用 7 天。

（3）黄根猪骨汤：黄根 50g，猪骨 1200g，上二味以水煎，每日 1 剂分 4 次服。

（七）预后与转归

白血病的预后较差，现代化疗和骨髓移植使部分白血病患者可长期无病生存。但

儿童和青少年急性白血病患者在无治疗时只有几个月的生存期,在正规化疗治疗下已有极大改善,急性髓系白血病完全缓解率约60%,成人急性淋巴细胞白血病完全缓解率可达约70%,儿童急性淋巴细胞白血病完全缓解率可达90%,患者在完全缓解期大多无症状,常可正常工作和生活。但复发会造成治疗上的困难,主要由于白血病细胞耐药性的出现,复发可能性在第1个两年中最大,以后明显下降。急性白血病主要死亡原因为严重感染、脑出血等。慢性粒细胞白血病生存期一般为3~4年,急性变后中位生存期只有约4个月。

从中医的角度来看,白血病为正虚邪实的一类疾病,正虚为气血阴虚;邪实为热毒炽盛、痰瘀互结,涉及卫气营血各个阶段,病位在肾,深达骨髓,证候错综复杂。对正虚而言,正虚愈严重,预后愈差;对邪实而言,祛而不去者,预后较差。

(八)预防与调理

白血病病情凶险,变化多端。因此预防和调理就显得非常重要。其预防应慎用某些药物,如磺胺类、解热镇痛药、氯霉素、化疗药;减少接触苯、汽油、油漆、农药等化学物品;防御毒邪包括热毒、温毒、风毒疫疠不正之气,秽浊不洁的水、污染腐烂之食物以及电离辐射之损伤,另外要舒畅情志,劳逸结合,增强正气抗御病邪的能力。预防复发:白血病经过治疗后,临床表现、血象及骨髓象呈完全缓解。这时要乘胜追击,继续祛邪治疗,化疗巩固、维持治疗,中药以扶正固本为主,兼以清热解毒治疗,以恢复正气,增强体质,进一步巩固疗效,中西药配合能延长完全缓解时间和生存期。

化疗期间的饮食调理以高蛋白、多维生素为主,如牛奶、鸡蛋、鹅血、蘑菇、猴头菇、大枣、莲藕、菠菜、苹果、柑子、饴糖。

白血病患者在缓解期,生活上应注意多休息,生活有规律,避免去公共场所,以防感染疾病。冬季防寒,夏季防热,节制房事。饮食应注意卫生,宜吃富于营养的食物,如禽类、肉类、蛋类、牛乳及新鲜蔬菜水果,适当活动以增强体质,思想开朗,树立战胜疾病的信念,防止复发。

晚期白血病的饮食调理除上述食品外,尚可加香菇、甲鱼、海参、胎盘、穿山甲、桂圆肉、大枣、石榴等。

(九)研究进展

近十年来,中医和中西结合研究工作者,根据文献记载,多以审证推求其病因及发病机制,对虚实证候学特点及演变持有不同观点和见解,邪实有温热、热毒、湿热、痰毒、血瘀诸说;正虚有五脏亏损或稍气内虚的论说。怛在虚实之间相关方面有些一致的认识。临床观察与实验结果为证塑及治疗学研究提供客观依据,并在研究专方专药方面取得显著成效。

1. 病因病机

(1)虚实论:较多认为白血病患者多诚正虚邪实,在虚实主次及其相互关系上提出肾阴亏虚为本,火热蕴毒为标,邪正相争,热盛动血,以致气血耗伤,阴虚更甚。

(2)脏腑亏虚论:认为脏腑亏虚,气血不足邪毒内郁,搏结营血,结而成积为基本病机。根据邪毒盛衰趋势及正气强弱,有热毒搏结、正虚积成或邪毒内伏、郁而待发,久则阴精被灼,营血热炽,终必五脏俱损。

(3)伏气温病论:认为精气亏损为内因,温热邪毒为外因。由于精气不足,瘟毒乘虚陷入，伤及营血，毒入骨髓。或由于邪热内伏，毒未透发，久必累及脾肾，逐损阴精气血，一旦伏邪自内而出或新感引发则为伏气温病。

（4）热毒论：认为本病因热毒致病。温热毒邪深伏骨髓中，乃禀受先天胎毒，如正气不足，邪热乘虚侵入，内外热毒相合，依次可见邪实正虚，虚实夹杂，乃至毒盛正衰，而热毒消乏气血阴液贯穿本病始终。

2. 辨证治疗研究　中药复方配合化疗治疗白血病在提高缓解率、延长生存期、减少化疗毒副作用，治疗微小残留白血病等方面有一定优势。关于其辨证分型各地报道不一。

（1）急性白血病临床比较常见的证型有①热毒炽盛型，治宜清热解毒、清营凉血，方用清营汤及清瘟败毒饮加减。②肝火痰热型，治宜清肝泻火，化痰散结，方用当归龙荟丸加减。③瘀血停滞型，治宜活血通络，化瘀消斑，方用桃红四物汤加减。④阴虚血热型，治宜养阴清热、凉血止血，方用玉女煎、鳖甲煎丸化裁。⑤瘀血结癥型，治宜活血破瘀、消积散结，方用隔下逐瘀汤加减。⑥气血双亏型，治宜补气养血，益气健脾，方用八珍汤加味。⑦肝肾阴虚型，治宜滋补肝肾，方用一贯煎、六味地黄丸加减。脾肾阳虚型，治宜温肾健脾，方用四君子汤、右归饮加减。

临床研究表明，中药复方配合化疗治疗急性白血病，在提高缓解率和延长生存期等方面比单纯西医或中医药治疗有一定优势。急性白血病一般辨证分为热毒炽盛型、气阴两虚型、气血两虚型和痰瘀互结型。徐瑞荣等报道了中医辨证为气阴两虚、气血两虚和热毒炽盛型的急性非淋巴细胞白血病 50 例，以上三方加减配合化疗 HA 方案。结果 CR35 例，PR6 例，未缓解 9 例，总缓解率为 82%。鄢毅将 AL 分为三型，分别为热毒炽盛型，药用金银花、连翘、大青叶、蒲公英、白花蛇舌草、半枝莲、山豆根、板蓝根、水牛角粉、玄参、生地、赤芍、紫草、白茅根等气阴两虚型药用太子参、黄芪、白术、枸杞子、茯苓、黄精、天冬、麦冬、玄参、女贞子、旱莲草、蒲公英、半枝莲、白花蛇舌草、小蓟等。气血两虚型用药为黄芪、党参、白术、茯苓、当归、阿胶、枸杞子、补骨脂、何首乌、白花蛇舌草、小蓟、丹参、鸡血藤等。配合化疗治疗 AL35 例，CR 为 68.8%，PR 为 20.0%，总缓解率为 88.6% 与化疗对照组比有显著性差异，且生存期明显延长。

（2）慢性白血病辨证分型，各家认识基本一致，归纳起来大致可分为五型：①痰瘀内阻型；②血热毒盛型；③肝肾阴虚型；④脾肾阳虚型；⑤气血两虚型。

3. 中药单方和专药研究　中医药在应用单方和专药治疗白血病方面取得了显著成效。尤其是在治疗急性早幼粒细胞方面已有所突破。黄世林等以复方青黛片为主治疗急性早幼粒细胞白血病（APL）60 例，坚持用药 1 个月以上，完全缓解（CR）率达98.3%，无明显的骨髓抑制，治疗中无严重的出血及感染，无弥漫性血管内凝血发生。最近张鹏等报道了用癌灵Ⅰ号的主要成分 As_2O_3 注射液治疗 APL72 例，初治 30 例，CR 率为 73.3%，毒副作用少，无 1 例发生骨髓抑制，有效率为 90.0%；复发及难治者42 例，CR 率为 52.3%，有效率为 64.2%。与全反式维甲酸（ATRA）无交叉耐药性，细胞形态学研究表明 As_2O_3 注射液对 APL 有诱导分化作用，并有可能通过"原浆毒"作用诱导细胞凋亡，可作为一种较理想的诱导分化剂。唐由君等给白血病完全缓解后患者口服六神丸。通过对 275 例患者 3 年的观察，认为六神丸有较好的维持持续缓解，有抗白血病复发作用。

4. 实验研究 动物实验及体外白血病细胞株培养对中药复方、中成药、单味中药及其成分抗白血病机制进行了研究。

（1）中成药：周蔼祥等研究表明：青黄散对 L615、S180 细胞 DNA、RNA 均有不同程度的抑制，对正常小鼠 CFU-S、CFU-E 及骨髓有核细胞计数却无明显抑制。提出青黄散治疗白血病的机制之一可能是抑制白血病细胞 DNA、RNA 合成。高月、戴锡孟等研究发现梅花点舌丹可延长 L7212 白血病小鼠生存期，抑制骨髓白血病祖细胞 CFU-L，而提高 L7212 白血病小鼠和昆明种小鼠正常 CFU-GM 生长的作用，脾细胞移植生物学试验表明，该药能明显抑制白血病细胞，并降低 L7212 白血病小鼠非整倍体染色体细胞数，其对含有 4 条标记染色体的白血病细胞也有抑制作用。唐由君等研究发现六神丸、紫雷丹具有明显的抑制和杀伤 L1210 白血病小鼠白血病细胞，减轻白血病细胞对肝脾的浸润，有明显的抗腹腔炎症，减轻腹水形成的作用，以紫金锭尤著。发现紫金锭主要影响细胞周期的 S 期，六神丸还有增加骨髓巨核细胞的作用。六神丸、紫金锭都具有减缓血小板下降幅度的作用。同时发现犀黄九、紫金锭与诸补益及活血化瘀复方配伍具有明显的协同作用，延长生存期更为显著。

（2）中药复方的研究：山东中医学院附属医院对其抗白血病复方益气养阴方、补气益血方、清热解毒方进行了抗白血病机制研究。陈泽涛等对 L7212 白血病小鼠应用益气养阴方和补气养血方治疗，并与对照组比较发现两方可使其生存期明显提高（P ＜ 0.01，P ＜ 0.05），其生命延长率较低为 11.2% 和 7.5%，两方还能极显著降低血和骨髓白血病细胞百分比和绝对值，并用荧光偏振技术观察了两方对 L7212 白血病小鼠红细胞及淋巴细胞膜的流动性的影响。结果表明两方均可降低淋巴细胞膜的流动性，从而改善膜的结构和功能发挥抗白血病的作用，认为淋巴细胞膜流动性的异常可能对 A 血病的早期诊断有意义。徐瑞荣等观察了益气养阴方和补气养血方对 L7212 白血病小鼠粒单系祖细胞 CFU-GM 和白血病祖细胞 CFU-L 的影响，结果表明两方均能提高 CFU-GM 产率，益气养阴方组高子补气养血方组。益气养阴方可降低 CFU-L 集落产率，而补气养血方对 CFU-L 无影响，提示两方均能促进内血病状态下的骨髓正常造血功能，且益气养阴方可直接抑制白血病细胞。

另外在抗白血病耐药的研究方面也有新的发展。敖忠芳等用汉防己甲素逆转白血病细胞耐药，该药能明显增强柔红霉素及长春新碱的细胞毒性，而对正常 GFU-GM 无明显影响，与异搏定的耐药逆转效果相似，两者均为钙通道阻滞剂，临床使用前者更为安全。

近十年来的临床和实验研究证实，中医药无论单纯用药或者是配合化疗治疗白血病确有疗效，特别是在治疗急性早幼粒细胞白血病已获得了可喜进展，虽然所治急性白血病的类型还较单一，但已提示中药抗白血病具有巨大潜能。中西医结合疗法优于单纯化疗，已获得多数学者的赞同，但有些临床资料缺乏对照，统一中医辨证分型标准，加强基础实验研究，中医药治疗急性白血病肯定会上一个新台阶。

（赵 伟）

第七节 阵发性睡眠性血红蛋白尿

阵发性睡眠性血红蛋白尿（PNH）是由于联结细胞表面蛋白的糖化肌醇磷脂锚装

配缺陷引起的一种获得性克隆性血液病。表现为对补体敏感，由自体补体攻击红细胞，而使之溶血，出现溶血性黄疸，贫血，部分可至再生障碍性贫血，10%转变为白血病。中医归于黄疸中的阳黄或血疸之中。

本病为少见的血液病，1953年前，国际共报道162例，随着检测方法的进步，发病人数有所增加，仅天津血液病研究所报道有200例以上。

一、源流

PNH最先于1882年Strubing报道，我国最早见于1952年。中医无此病名，但就其证候，乃属于黄疸。

黄疸首见于公元前206年秦汉时期成书的《黄帝内经》中，在《素问平人气象论》"溺黄赤安卧者，黄疸。……目黄者曰黄疸"。在《灵枢论疾病诊尺篇》中描述了黄疸的表现，"身痛而色微黄，齿垢黄、爪甲上黄，黄疸也。安卧，小便黄赤，脉小而涩者，不嗜食。"

汉代张仲景在《金匮要略》中，将黄疸分为谷疸、酒疸、女劳疸及黑疸四种。隋代巢元方在《诸病源候论黄疸诸候》将黄疸分为二十八候，并立有《急黄候》一篇阐述了重症黄疸。宋代《圣济总录》分为九疸，元代以后，主张舍繁从简，罗天益在《卫生宝鉴发黄》中，将黄疸分为阳黄与阴黄两大类，为后代所沿用，1994年朱文锋在《内科疾病中医诊疗手册》中，将黄疸分为肝疸、胆疸与血疸，其中血疸包括西医的溶血性贫血，PNH归属其间。

二、病因与病机

本病为后天获得性血液病，病因至今不明，但发病机制已逐渐阐明，即细胞膜的糖化肌醇磷脂锚蛋白（PIG-A）异常，其异常来自位于X染色体短臂的PIG基因（XP22.1）完全或部分缺陷，表现为该基因有小插入缺失或点突变。这种细胞对补体特别敏感，活化补体破坏红细胞，因而产生血管内溶血，当人体每天的血红蛋白从红细胞溢出达43g时，临床出现溶血症状；当游离血红蛋白超过130mg时，小分子量（6.6～6.8万）血红蛋白从尿中排出，成酱油色尿，每当睡眠（无论昼夜）血pH变酸时，活化补体则PNH发作。

中医认为本病发作期为湿热内蕴，缓解期为脾肾两虚；病久者致气血双亏，当转变为白血病时，则系温热毒而内伏。

（一）湿热内蕴

湿热蕴久成毒，结于肝胆，郁于血分，胆液被迫外移，浸渍肌肤而发黄，下流于膀胱，使小便变黄成啤酒色。

（二）脾肾两虚

《灵枢经脉篇》载"脾所生病者，舌本痛，体不能动摇，食不下，烦心，心下急痛，溏，瘕泄，水闭，黄疸。""肾所生病者，口热舌干、咽肿上气，嗌干及痛，烦心心痛，黄疸肠澼。"说明黄疸与脾肾两脏有关。缓解期多有贫血症状，多数病人化验血红蛋白低于100g/L。中医认为脾土运化失调，使其精微不能生化为血。肾主骨而生髓，肾虚而髓难生，故致血虚。

（三）气血双亏

发作与缓解的交替，长达5～10年，个别至20余年。在久病者，终致气血双亏，出现贫血，由于正气虚弱，而易惹致并发症，如肝胆疾病，肾功能衰竭或栓塞。部分病例骨髓造血功能衰竭，呈现 PNH- 再生障碍性贫血综合征。

（四）毒邪内伏

少数病人，由于湿热蕴久，毒浸骨髓，温热毒邪内伏，在外邪引动之下，发为高热，热入营血，迫血妄行，而致出血，紫斑及衄血。

三、诊断与鉴别诊断

上海全国溶血性贫血专题学术会议订诊断标准。

（一）临床表现

符合 PNH。

（二）检查

酸化血清（HAM）、试验、糖水试验、蛇毒因子溶血试验、尿潜血（或尿含铁血黄素）。

（三）实验

符合下述一项者，即可诊断。

1. 二项以上阳性，

2. 一项阳性，但须：（1）2 次以上阳性，或 1 次但即时重复，操作正规，有阴性对照，结果可靠；（2）有溶血的其他直接或间接证据，或有 Hb 尿发作；（3）能除外其他溶血特别是 AIHA、G6PD 缺乏 Hb 尿等，（4）另贫血极重型血红蛋白＜29g/L，重型 30～59g/L，中型 60～80g/L，轻型≥90g/L。

3. 血红蛋白尿，频发，2 个月内发作 1 次，偶发，2 个月以上发作 1 次，不发，2 年不发作。

4. BM 增生极度活跃，粒 / 红＞1，明显活跃，粒 / 红 =1，活跃，粒 / 红 =2～3。

再障 PNH 综合征诊断标准：（1）无 Hb 尿发作，尿潜血（-）；（2）全血细胞减少；（3）骨髓增生障碍；（4）蔗糖溶血试验阳性；（5）HAM 试验常为（-）、偶尔可疑（+）或弱（+）；（6）ROUS 试验基本上（-）、偶可为弱阳性。

注意事项：（1）注意诱发原因；（2）每次注意血红蛋白尿发作后 Hb 降低程度，发作天数；（3）注意每次血红蛋白尿发作后血红蛋白降低程度，恢复到发作前所需时间；（4）多次重复上述诊断性试验；（5）多作网织红细胞绝对值计数（特别是发作前后的比较）尿含铁血黄素及尿潜血（持别是晨起第 1 次尿）试验；（6）作其他溶血栓查：如胆红素（总 / 直接）、血浆游离血红蛋白、血清结合珠蛋白等。（7）作 BM 检查：注意增生程度、粒 / 红比值、非造血细胞最好作 BM 动态观察及活检；（8）注意血清铁蛋白、叶酸。（9）有条件者，作 BFU-E、CFU-E、GM-CFU 检查及染色体检查；（10）出血、栓塞、胆结石等并发症；（11）注意试验误差，以及阴性阳性对照；（12）注意与"不典型再障"的鉴别及转化。

四、疗效标准

（一）近期痊愈

一年无 Hb 尿发作，不需输血，血象，网织红细胞恢复正常。

（二）近期缓介

一年无 Hb 尿，不需要输血，Hb 恢复正常。

（三）近期明显进步

病情分级之任何一种 2 级，如 Hb 升 2 级，Hb 尿发作少 2 级。

（四）近期进步

病情分级之任何一种进步 1 级或其他客观检查有进步。

（五）无效

无变化。

（观察期达 5 年以上，可除去近期字，判断治疗效果时，须排除病情的自然缓解）。

五、辨证治疗要点

（一）辨证黄疸的性质

一般从发病时间来辨别，阳黄起病迅速。阴黄起病缓慢；从黄疸色泽及临床症状辨别，阳黄黄色鲜明，眼巩膜多呈柠檬黄色，属热证实证。阴黄色暗晦，属虚证寒证。

（二）缓解期

进行脏腑辨证，分清脾肾两虚与久病致气血双虚。

（三）并发症

则本虚标实，虚实夹杂。

（四）治疗要点

发作期清热利湿，缓解期补益脾肾。

六、辨证分型治疗

（一）阳黄型

1. 证候：目身发黄，色泽鲜黄，如柠檬色。尿色深黄如酱油色，发作持续时间长短不等，从几天至 1～2 个月或更长，每次因上呼吸道感染，过度疲劳，药物或酸性食物，妇女月经期等而诱发。常伴有排尿不畅，腰酸，膀胱或尿道刺痛，少数病例可有发热，恶心，呕吐。苔薄腻，脉濡缓或弦滑。50% 的病人与 15% 儿童，以发作性血红蛋白尿起病。

2. 治法：清热利湿。

3. 方药：（1）茵陈蒿汤（茵陈、栀子、大黄）；（2）茵陈五苓散（茵陈、白术、桂枝、茯苓、泽泻）；（3）加减：气血两虚者，加当归补血汤。

方中茵陈清热化湿，栀子、大黄、清热，茯苓、泽泻、淡渗利湿，通利小便，白术健脾除湿，酌加桂枝，温经通阳，宣利气机，以化湿退黄。

（二）脾肾两虚型

1. 证候：疲乏无力、头昏、心悸、耳鸣、嗜酸、食欲减退、舌苔白舌体胖、边有齿痕、脉象沉细滑。缓解期短者数长者数月不等。约 10% 病例无发作期。

2. 治法：补益脾肾。

3. 方药：（1）四君子汤，党参、白术、茯冬、炙甘草。方义：党参补气健脾，由术、茯苓健脾益气去湿，炙甘草益脾和中，本方为补气，补血基本方。（2）六味地黄汤：熟地黄、山萸肉、山药、茯苓、丹皮、泽泻。方义：熟地滋补肾阴，山萸肉补肝肾兼收敛精气，山药补脾肾，泽泻去肾湿浊，使熟地滋而不腻，茯苓去湿，与山药搭配健脾，丹皮清肝肾虚火。为滋阴的基本方。

4. 加减：（1）腰酸加牛膝、仙灵脾、寄生；（2）气短、心悸加北芪；（3）小便尿少加车前子；（4）黄疸未退净加茵陈。

（三）气血双亏型

1. 证候：气短、心悸、全身乏力、消瘦、面色苍黄、精神不振、舌苔薄白或无苔、脉沉细。此乃病久虚损，往往由于正气虚弱，易遭外邪所侵，常伴发感染、栓塞和骨髓衰竭，如胆囊炎，胆石症，急性肾功能衰竭，成人病例中约 25%，儿童 58% 有骨髓增生减低，其中部分演变为 PNH- 再障贫血综合征，由于粒细胞减少而伴发感染，因血小板生成减少而致出血。长期输血，超过 20L 以上，还可发生输血性血色病。此时面色变为黄揭、牙龈、乳晕、脐褐色素沉着。

2. 治法：补气养血。

3. 方药：当归补血汤：北芪、当归。方义：黄芪补气，当归补血。

4. 加减：（1）合四君子汤，加熟地、白芍、川芎、仿"八珍汤"，加肉桂为"十全大补汤"，大补气血；（2）牙出血加小蓟，血余炭、藕节；（3）白细胞少加鸡血藤；（4）全血细胞少加仙灵脾、菟丝子、巴戟天、枸杞子、黄精。

（四）毒邪内伏型

1. 证候：壮热、烦操、口渴多汗、面赤头痛、口舌糜烂生疮出血（吐血、便血、尿血及紫癜）、舌质红、舌苔黄、脉大滑数，但沉候无力。化验见急性粒细胞，急性单核细胞型或红白血病的所见。

2. 治法：清热、凉血。

3. 方药：（1）犀角地黄汤：（犀角、生地、芍药、丹皮）；（2）清营汤：（犀角、生地、玄参、麦冬、丹参、黄连、金银花、连翘、竹叶心）。方义：犀角清热泻火、凉血止血、生地清热凉血、滋阴、赤芍凉血、犀角地黄汤治疗为热入血分的主方。加玄参清热凉血并养阴，麦冬养阴生津，竹叶心、金银花、连翘、黄连清热解毒，组成清营透热的清营汤，以治热入营分。

4. 加减：（1）犀牛为受保护动物，可用水牛角倍量代之；（2）外感发热，重用黄芩、栀子、金银花、野菊花、蒲公英；（3）咽痛加大青叶、板蓝根；（4）咳脓痰，加鱼腥草、开金锁（野荞麦根）；（5）热郁肠腑，重投黄连、黄芩；（6）高热不退，可加紫雪丹 2 ～ 3 次 / 日；（7）阴虚发热，低于 38℃，加石斛、鳖甲、知母、地骨皮、黄柏、天冬、麦冬、青蒿。

五、西医治疗

（一）伍用激素

发作期大多数伍用泼尼松，每日 30mg 内眼，至缓解期逐渐减至维持剂量，5 ～ 20mg/ 日内眼，达到痊愈标准时，方可停用。中药加小剂量泼尼松治疗 PNH 有效率为 83.7%，缓解率为 37.2%。

（二）输血

血红蛋白低于 60g/L，应输洗涤红细胞，以基本保证人体主要脏器的供氧。输全血，因同时输入补体，易引起溶血反应。

（三）骨髓移植

儿童（小于 10 岁）PNH，宜早期进行骨髓移植，有治愈报道。

（四）其他

1. 杨梅根皮提取物治疗 PNH58 例，有效率为 79.3%。
2. 转变为急性白血病者，可采用化疗，加中药治疗。

六、调养与护理

1. 勿过度疲劳，不做重体力劳动，不宜到外地旅游。
2. 防止感冒，一旦发生，及时治疗。
3. 饮食应偏碱，少吃酸性食物。
4. 发作期减少活动，宜卧床。
5. 常服小苏打 1g，每日 3 次，可减轻发作。
6. 激素不可骤停，以免反跳，应逐渐减过，长期维持。
7. 输血超过 100 次，应进行驱铁治疗，减少输血性血色病发生。

七、转归和预后

PNH 为慢性疾病，中数病程为 13 年，最长 27 年，但儿童患者中，有 31% 发作期死亡，缓解后大多数骨髓不正常，因此，儿童患病，预后较成人差。部分病例经多次发作后，引起骨髓造血功能低下，少数发展为 PNH- 再障贫血综合征，极少数转变为急性白血病，部分病例经治疗后，获得缓解。死因为肾功能衰竭，血管栓塞，肝胆疾病，再生障碍性贫血或白血病并发感染或出血。

（赵　伟）

第八节　脾功能亢进症

脾功能亢进症简称脾亢，是一种综合征，其特征为：外周血液中一种或多种细胞成分减少，而骨髓造血细胞相应增生，脾脏肿大，脾切除后血象恢复，症状缓解。根据临床表现，本病可归属为中医的积聚癥瘕、虚劳等范畴。

一、源流

据文献记载，早在 1866 年 Gretsel 和 1880 年 Bami 便认识到脾脏功能的过分加强可以导致某些疾病的发生，由此而产生的贫血和白细胞、血小板的减少，可以通过脾切除术而得到纠正。这在当时是一个很了不起的发现。1907 年 Chauffard 开始引用脾功能亢进来描述这类疾病的临床表现。此后，Dameshek 曾提出诊断脾功能亢进的 4 个条件：①外周血中缺乏一种或多种血细胞成分；②骨髓对其所缺乏的细胞成分呈相应的代偿性增生，例如血小板减少症的巨核细胞大量增生；③脾脏肿大；④脾切除后血象明显改善。应当说，这一概括基本上包含了脾功能亢进的临床特征，为其临床诊断提供了依据。但上述 4 条并不符合所有病例，如：①由于骨髓代偿性增生，一些病例可能并不出现外周血细胞的减少，如遗传性球形红细胞增多症患者，虽有红细胞寿命缩短而不出现贫血；②脾功能亢进患者亦可能出现骨髓增生减低的现象；③临床上原发性血小板减少性紫癜和自身免疫性溶血性贫血的患者，常常没有脾脏种大。

中医有关积聚和癥瘕的认识代有论述。《灵枢·五变篇》指出："人之善病肠中积聚者，何以候之？答曰：皮肤薄而不泽，肉不坚而淖泽，如此则肠胃恶，恶则邪气留止，积聚乃伤脾胃之间，寒温不次，邪气稍至，蓄积留止，大聚乃起。"《难经·五十五难》又说："故积者，五脏所生；聚者，六腑所成也。积阴气也，其始发有常处，其痛不离其部，上下有所终始，左右有所穷处；聚者，阳气也，其始发无根本，上下无所留止，其痛无常处，谓之聚。"《金匮要略·五脏风寒积聚病脉证并治》指出："积者，脏病也，终不移；聚者，腑病也，发作有时，展转痛移，为可治《景岳全书·积聚》又说积聚之病，凡饮食、血气、风寒之属，皆能致之，但曰积曰聚，当详辨也。盖积者，积垒之谓，由渐而成者也；聚者，聚散之谓，作止不常荐也这些论述对积聚的定义、性质、成因以及二者之间的联系与区别等都作了细致的讨论，为后世探讨积聚的理法方药提供了前提，迄今中医有关积聚的概念和诊断基本未能突破这些框架，只是在治疗方法和手段上不断有创新。近50年来，随着中西医结合的开展，配合西药以至外科手术的治疗，使积聚的治疗方法和疗效发生了本质的变化，提高到一个崭新的阶段。

此外，癥瘕也是属于积聚一类，与脾功能亢进相对应。巢元方《诸病源候论·症瘕候》写道："癥瘕者，皆由寒温不调，饮食不化，与脏器相搏结所生也。其病不动者，直名为癥，若病虽有结瘕而可推移者，名为癥瘕。瘕者假也，谓虚假可动也。"

二、病因与发病机制

脾功能亢进症可分为原发性和继发性两大类。

原发性脾亢是指基本疾病未能确定，但临床上具有脾功能亢进的一系列表现。主要包括原发性脾性增生、单纯脾性增生、非热带性特发性脾肿大、原发性脾性粒细胞减少、原发性脾性全血细胞减少，脾性贫血和脾性血小板减少等。由于病因不明确，很难确定该组疾病到底是同一病因引起的不同后果，或是相互无关的独立疾病。

继发性脾亢是指由于脾脏以外的疾病影响到脾脏，导致脾功能亢进，其原发疾病多数是已经诊断明确的。临床上以继发性脾亢更多见，包括急性感染性疾病（如传染性单核细胞增多症、感染性心内膜炎等）、慢性感染性疾病（如结核、布氏杆菌病、血吸虫病、疟疾和黑热病等）、炎症性肉芽肿（如 Felty 综合征、系统性红斑狼疮、结节病等）、充血性脾肿大（即门静脉高压，有肝内阻塞如门脉性肝硬化、坏死后肝硬化、胆汁性肝硬化、含铁血黄素沉着症等，以及肝外阻塞如门静脉或脾静脉外来压迫或血栓形成）、恶性肿瘤（如淋巴瘤、白血病、恶性组织细胞病及癌肿转移等）、慢性溶血性疾病（如遗传性球形红细胞增多症。自身免疫性溶血性贫血和海洋性贫血）、类脂质沉积症（如高雪氏病和尼曼－皮克病）、骨髓增生症（如真性红细胞增多症、慢性粒细胞白血病及骨髓纤维化）。

此外，还有一类称为隐匿性脾亢，即无论原发性脾亢或继发性脾亢，因骨髓代偿性增生足以补充所损耗的血细胞，周围血象并未显示出血细胞减少，而一旦发生感染或药物反应等导致骨髓造血功能受到抑制，就会引起全血或单一细胞减少症。

脾功能亢进的发病机制仍需进一步研究，但一般认为是由于血细胞在脾内被过度阻留，或者是因为免疫反应等因素导致脾的吞噬细胞的作用增强所致。

三、病因与病机

中医认为本病主要由于久病或大病耗损阴血和阳气，导致气血运行淤滞，气滞血瘀停于胁下；或因情志郁结，饮食劳倦，外邪内侵；或黄疸、疟疾等经久不愈，导致肝脾受损，脏腑失和，气机阻滞，瘀血内停，甚或兼痰湿凝滞，发为本病。

1. 情志郁结　情志抑郁则肝气不舒，脏腑失和，气机阻滞，脉络受阻，血行不畅，气滞血瘀，日积月累而成。诚如《金匮翼·积聚统论》所说："凡忧思郁怒。久不得解者，多成此疾。"

2. 饮食所伤　酒食不节，饥饱失度，损伤脾胃，脾失健运，不能转输水谷精微，则湿浊凝聚成痰，痰阻滞气机，血行不畅，脉络壅塞，痰浊与气血相搏结，乃成本病。《景岳全书·痢疾·论积垢》指出："饮食之滞，留蓄于中，或结聚成块，或胀满鞕痛，不化不行，有所阻隔者，乃为之积。"

3. 感受寒湿　寒湿内侵，脾阳不运，痰湿内聚，阻滞气机，气血瘀滞，留于胁下，发为本病。正如《灵枢·百病始生》所说："积之始生，得寒乃生。"亦有风寒侵袭，因饮食所伤，脾失健运，湿浊不化，凝聚生痰，风寒痰湿与气血互结，壅塞脉络，渐成本病。《景岳全书·积聚》就说："不知饮食之滞，非寒未必成积，而风寒之邪非食未必成形，故必以食遇寒，以寒遇食，或表邪未清，过于饮食，邪食相搏，而积斯成矣，亦有外感寒邪，复因情志内伤，气因寒遏，脉络不畅，阴血凝聚而成。如《灵枢·百病始生》说："卒然死中于寒，若内伤于忧怒，则气上逆，气上逆则六俞不通，温气不行，凝血蕴裹而不散，津液涩渗，著而不去，而积皆成矣。"

4. 它病转移　黄疸病后，或黄疸经久不退，湿邪留恋，阻滞气血；或久疟不愈，湿痰凝滞，脉络痹阻；或感染血吸虫，虫阻咏道，肝脾气血不畅，血络受阻，均可导致积聚的发生。

本病的病因虽有多种，但病机主要是气滞导致血瘀内结，至于湿热、风寒、痰浊，均是促成气滞血瘀的间接因素。本病的病机演变亦与正气有关。一般初病多实，久则多虚实夹杂，后期则正虚邪实。

三、鉴别诊断

脾肿大伴有一种或几种血细胞减少，也可以发生在与脾亢无关的疾病中，如系统性红斑狼疮。细胞不增多性白血病，慢性布氏杆菌病和亚急性细菌性心内膜炎，应注意鉴别。虽然有脾功能亢进存在，但血细胞减少可能并不由脾亢直接引起，而是由原发病导致，故切脾并不能使减少的血细胞恢复正常，如淋巴瘤合并骨髓浸润者。

四、辨证论治

脾亢多半是虚实夹杂，虚为主者，重在补虚，实为主者重在祛瘀。病急者多实，重在祛邪，病缓者多虚，重在补虚，原发性脾亢因原因不甚明确，可按中医辨证论治，随证加减。继发性脾亢则应同时治疗其原发病，亦即进行病因治疗。'

1. 气血两亏，瘀血阻滞

（1）证候：胁下痞块，固定不移，按之较硬，神疲乏力，面色苍白或萎黄，头晕眼花，鼻衄齿衄，食欲不振，肌肤甲错，舌质淡黯有瘀点，苔白，脉沉细或弦细。

（2）治法：益气补血，活血祛瘀。

（3）方药：归脾汤送服大黄䗪虫丸。

（4）方义：党参、黄芪、白术补气；当归、赤芍、川芎补血活血，炒谷芽、炒麦芽、木香健脾开胃；茯神、酸枣仁宁心安神；大黄䗪虫丸活血祛瘀。

（5）加减：血虚明显者加熟地、阿胶、丹参、龙眼肉等；出血明显者加仙鹤草、三七等；腹水者加牵牛子、陈葫芦、冬瓜仁等。

2. 阴血亏虚，瘀血阻滞

（1）证候：胁下痞块，形体消瘦，面红颧赤，唇红，手足心热，或衄血、齿衄、肌衄，舌质红少津，苔薄黄，脉细数。

（2）治法：滋阴养血，活血软坚。

（3）方药：六味地黄汤加减。

（4）方义：熟地、山茱萸、山药养肝补血；茯苓、泽泻、丹皮平泄三焦。内加生地、旱莲草阿胶珠、女贞子等滋阴养血；还可加入鳖甲、龟板、炮山甲等活血软坚而能敛阴。

（5）加减：兼气虚乏力者，加西洋参炖服；阴虚潮热甚者，加银柴胡、地骨皮等；衄血甚者加仙鹤草、白茅根等，胁下痞块明显者，送服鳖甲煎丸。

3. 脾肾阳虚，瘀血阴滞

（1）证候：胁下痞块，面色苍白或晦暗，手足不温，精神疲倦，腰膝酸软，腹胀肠鸣，大便溏泄，或有浮肿、腹水，舌质胖嫩，边有齿痕，苔白滑，脉沉迟或细涩。

（2）治法：温补脾肾，活血消痞。

（3）方药：偏脾虚者，方用软肝缩脾丸加减；

（4）方义：党参、白术补脾；当归、三棱、莪术、丹参、鸡内金活血消痞。偏肾虚者，方用右归丸加减。方中制附片、鹿角霜、仙灵脾补肾；党参、白术、黄芪、山药补脾，可送服鳖甲煎丸以活血消痞。

（5）加减：出血者加小蓟、生地、藕节等；腹水浮肿者，酌加牵牛子、茯苓等；血小板减少者，加六味地黄丸，紫癜灵和活髓片等。

....（赵 伟）

第十六章　感染性疾病的诊断、治疗与预防

第一节　感染病的诊断

一、概述

感染病与其他疾病的诊断要素基本相似，特殊性在于其有相应的病原体。及早做出正确诊断，可给疾病的有效治疗和预防控制提供依据。诊断主要从以下三方面资料进行综合分析

二、临床资料

临床表现是诊断的重要线索，但确诊常需结合其他资料综合分析判断最终得出结论。全面准确的临床资料来源于详实的病史采集和细致的查体及病情的发展。现分述如下：

（一）详实的病史采集

详实的病史采集包括询问起病诱因及发病时间，了解起病缓急，有无前驱症状，所有症状的起始时间、程度、性质及演变过程，尤其要弄清症状之间的主次关系，对诊断具有要的参考价值：

1. 以发热起病者，询问开始时间、发热程度和变化的规律，了解发热是否伴随发冷、出汗，其程度如何。如寒战、高热、大汗是疟疾的典型症状，畏寒、高热、无汗有患伤寒可能；

2. 以腹泻为主者，了解大便的次数、性状、量，是否伴有里急后重及腹痛，询问既往腹泻史及与此次发病的关系；

3. 以出疹为主者，出疹的时间、部位、顺序及伴随症状有助于诊断；

4. 有头痛、呕吐、神志改变等颅内压升高表现者应考虑中枢神经系统感染；

5. 以黄染或肝脾大为主者，应注意询问发热、乏力、消化道症状及大小便颜色的改变等，既往饮酒史，家族肝炎病史也有助于诊断及鉴别诊断。

（二）全面、细致的体格检查

体格检查（physical examination）对诊断至关重要。阳性体征要有详细的描述，同时要注意具有鉴别诊断价值的阴性体征。

感染病的临床表现可分为三大类。第一类为特征性表现，具有确诊意义。例如麻疹，根据早期的柯氏斑，上呼吸道卡他样症状和充血性斑丘疹，临床诊断基本确立。发热伴双侧腮腺的非化脓性肿痛，流行性腮腺炎也能确立。第二类为重要的临床表现。里有重要的诊断价值，一旦出现常高度怀疑某种感染病，但不能据以确诊。如脓血便伴里急后重要考虑细菌性痢疾（简称菌痢）尿频尿急尿痛则应考虑泌尿道感染。发热，有"三红"（颜面、颈、上胸部充血潮红），"三痛"（头痛、腰痛、眼眶痛）表现，腋

下有搔抓样出血点应高度怀疑肾综合征出血热。第三类为一般性表现，是多数感染病所共有的。如发热、头痛、全身不适、疲乏无力、食欲减低等感染中毒症状。

（三）病情发展的特点

感染病的病程发展有一定规律性，不少疾病的病程都有其特点，密切动态观察临床变化及病情演变经过，对于确诊有较大意义。如"寒战、高热、大汗"虽然不是疟疾所特有，如果为间日或三日发作，临床首先考虑疟疾的诊断。

感染病的临床表现是病原体和机体相互作用的结果。病原体的毒力、数量，感染途径以及人体的免疫功能状态的差异均可导致临床经过和表现的不同。不同病原体，或者非感染病侵犯同一系统、器官时也可有相似的甚至相同的临床表现，例如多种病毒引起的中枢神经系统感染均有类似的症状和体征，多种病原体引起的肠道感染以及溃疡性结肠炎、结肠癌等均可引起脓血便等。然而，细菌性痢疾起先常为水样或稀黏液便，后出现脓血便而粪便减少，常伴里急后重。

三、流行病学资料

流行病学资料（epidemiological data）包括发病季、地区、患者年龄、性别、职业、接触史、家庭或集体有无类似发病情况、旅居地区史等，对感染病的诊断有很大参考价值。既往病史和预防接种史有助于了解患者的免疫状况。有生食龟、肉、蟹及蝲蛄史，对于寄生虫病的诊断比较虚要。输血史，不良生活方式对经血液、体液为主要传播途径的疾病有一定的提示作用。旅行史的询问有助于旅行相关感染疾病的诊断。

（一）地区性

有些感染病呈世界性分布，如流感、菌痢，另一些则有严格的地区性，如日本血吸虫病流行于我国长江流域及其以南的 13 个省、市、自治区，与中间宿主钉螺的存在有关。如果从未到过该流行区域，即使患者临床表现相像，根据流行病学史可基本除外该病的诊断。2009 年甲型 H1N1 流感早期病例均为输入性病例，来自有疫情国家和地区足诊断的重要依据。登革热主要流行于两广、海南、台湾地区。所以了解自然疫源地、地方性感染病的分布，对于诊断颇为重要。

（二）季节性

肠道感染病主要在夏秋季流行，呼吸道感染病主要发生在冬春季，虫媒传染病则在复季高发。如流行性脑脊髓膜炎（简称流脑）的流行季节为 11 月至次年 4 月；在我国北方地区，乙型脑炎季节性非常明显，为 7、8、9 三个月，如果在冬春季发生的脑炎病人，基本上可以排除乙型脑炎。疟疾虽然也由蚊虫传播，有一定季节性，但不十分严格，因为它有长潜伏期及复发的特点。

（三）患者特性

各种感染病好发人群的分布与性别、年龄、职业等有关。麻疹、流行性腮腺炎、流脑等多见于儿童，血吸虫病多见于农民、渔民。布鲁同菌病常见于牧民、饲养员和兽医，皮革加工行业的从业人员。森林脑炎以林区执勤部队、森林勘探员、林业工人居多。儿童手卫生习惯差，肠道感染居多。

预防接种史对于诊断也很重要。有些疫苗全程正规接种后发病的可能性比较小，如白喉疫苗、麻疹疫苗、脊髓灰质炎疫苗等。有些疫苗的免疫效果不持久，如霍乱疫苗、伤寒疫苗、出血热疫苗、肺炎链球菌及流感嗜血杆菌疫苗，即使接种，仍有发病可能。有些疫苗具有型特异性，多种血清型无交叉免疫，如流感疫苗，接种后仍可发生其他型别感染。

三、实验室检查

实验室检查包括一般实验室检查、病原学检查（显微镜检、培养）、免疫学检查、分子生物学检查等。常规检查为诊断提供初步线索，生化及血清学检查提供重要依据，病原学检查可最终确诊。病原体培养结果阳性时，药敏试验时指导临床医师调整治疗方案。多数病原体通过革兰染色和需氧条件培养可鉴别。

（一）一般实验室检查

包括血液、尿液、粪便常规检查及生化检查。

1. 血常规　白细胞总数及分类在感染病的诊断中具有参考价值。细菌感染白细胞总数和中性粒细胞比例增高，但伤寒减少，布鲁司菌病常减少或正常。多数病毒性疾病白细胞总数减少或正常、淋巴细胞比例相对升高，但肾综合征出血热、乙型脑炎病例白细胞总数明显增高，增高程度和病情轻重密切相关。寄生虫病白细胞总数正常或减少，嗜酸性粒细胞常增多，可提供诊断线索。

2. 尿常规　泌尿系感染时尿常规检测有重要意义。肾综合征出血热患者尿中有蛋白、红细胞、包涵体，特别是出现膜状物时有较特异的诊断意义。胆红素、尿胆原的检测有助于黄疸的鉴别。

3. 粪常规　细菌感染引起的腹泻，粪便中可检见红、白细胞、脓细胞及吞噬细胞。而病毒所致腹泻以粪便形态异常为主，常查不出血细胞。检查出寄生虫卵对肠道寄生虫病有确珍意义。

4. 生化检查　可以初步判定感染主要累及的器官及损伤程度，评价病原体及产物对机体的影响。

（二）病原学检查

标本采集注意事项：

（1）采集标本时应注意无菌操作，尽量避免或最大限度减少污染；

（2）根据病原体在不同病程患者体内的分布和排出部位，采集不同标本。怀疑败血症时应在体温上升过程中有明显畏寒、寒战时采血，以提高阳性检出率。疟原虫的最佳检测时间应在体温的高峰期或稍后一点时间；

（3）采集标本尽量在抗病原体药物应用之前；

（4）尽可能采集病变明显部位的材料。例如细菌性痢疾患者取其有脓血或黏液的粪便，肺结核病人取其干酪样痰液等。

标本送检注意事项：

（1）标本采集后尽快送检。如脑膜炎奈瑟菌和一些厌氧菌标本；

（2）送检标本过程中，多数可冷藏运送。粪便标本中含杂菌多，常置于甘油缓盐水保存液中；

（3）送检标本的化验单上应注明来源和目的，使实验室能正确选用相应的培养基和适宜的培养环境。

1. 直接显微镜检查　包括直接涂片、革兰染色、吉姆萨染色和其他特殊染色法、直接或间接免疫荧光染色、电子显微镜。

（1）直接镜检（direct microscopic examination） 包括粪便的原虫和寄生虫，阴道分泌物检测，尿液的细菌和脓细胞检测。许多病原体有特殊的形态学表现，如疟原虫、真菌等。无菌部位查见细菌具有诊断价值，如急性泌尿道感染的患者尿液中中可见细菌和白细胞。病毒也可经无染色技术在电子显微镜下直接检测，标本离心富集后用重金属溶液重悬，重金属盐可以充满病毒以外的区域，提供一个致密的电子背景使病毒显示出来。适用于有特殊形态的病毒，如痘病毒、疱疹病毒、轮状病毒、萼状病毒等（图16-1）。

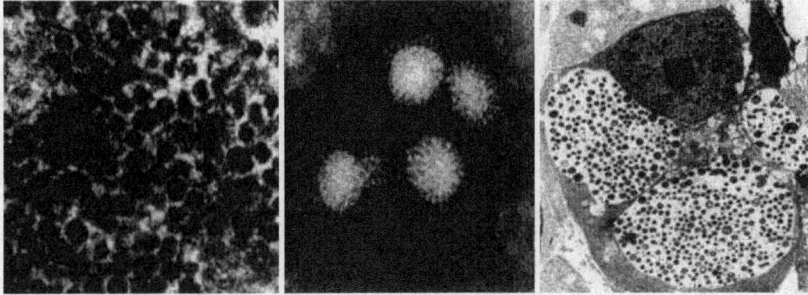

图 16-1 三种病原体的电镜图
A.SARS 冠状病毒；B. 甲型流感病；C. 衣原体

（2）涂片染色镜检（smear staining） 革兰染色可区分革兰阳性或阴性细菌。革兰染色的敏感性较低，约每毫升 10000 个细菌才能被检测出。多用于无菌体液（脑脊液、腹水、胸水），痰标本，各部位的脓液标本及尿液标本。

脑膜炎患者的脑脊液和瘀点刺破涂片，常可见到在细胞内的革兰阴性肾形双球菌。金黄色葡萄球菌肠炎选取大便黏液部分涂片，经革兰染色，显微镜检查可见成堆的大请革兰阳性球菌。白喉患者咽部假膜涂片中可见典型的杆菌，可有异染颗粒。淋病患者尿道分泌物中可见细胞内革兰染色阴性的双球菌。结核患者痰液直接或浓集后涂片抗酸染色检出结核杆菌有诊断意义。怀疑疟疾、黑热病和丝虫病，吉姆萨染色不仅能明确病原体，而且可通过不同的形态学特点判定感染种类（图 16-2）。

其他染色包括吖啶橙、墨汁染色等。墨汁染色多用于脑脊液中的新型隐球菌检测。

2. 病原体分离与培养病原体分离与培养（isolation and culture of pathogens） 较直接显微镜检查复杂、耗时，但更准确，值得推广。是今后发展的趋势。除病毒、衣原体和立克次体外，多数病原体都用无生命的培养基培养和分离。培养分离病原体后需进一步鉴定。培养基的种类很多，可根据不同的病原体加以选用：

（1）营养培养基 有利于数量较少、比较脆弱的病原体生长繁殖。如脑膜炎双球菌、流感嗜血杆菌、脆弱类杆菌。

（2）选择培养基 用于鉴定存在于混合微生物中的病原体。选择性培养基中包含化学物质、染料（甲紫）、抗生素混合物等，能抑制人体定植菌的生长，有利于病原体的繁殖。

（3）显示培养基 对多种在选择培养基上生长的混合菌落进行鉴定。多数也是选择性培养，由于培养的局限性、敏感性及时间长，大多数情况下可根据其他检查开始经验性治疗，后根据培养结果进行调整。

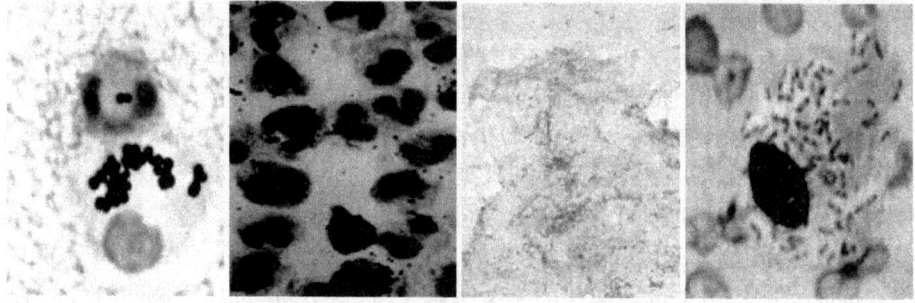

图 16-2　四种病原体的特殊染色

a.金黄色葡萄球菌革兰染色；b.淋球菌革兰染色；c.结核分枝杆菌抗酸染色；d.黑热病利
杜小体 Giemsa 染色

3. 免疫学检查

免疫学检查应用已知的抗原或抗体，检测血清或体液中的相应抗体或抗原，是最常用的免疫学检测方法。对于病原体的特异性体液免疫及细胞免疫的检测，既有助于诊断，也有助于判断感染者的免疫状况。

（1）特异性抗体检测　又称血清学检查。由于免疫学技术的发展，血清学诊断方法不断推陈出新，目前检测方法较多。

1）凝集试验　分直接凝集和间接凝集试验：直接凝集是指细菌、螺旋体等颗粒抗原，在适当条件下直接与相应抗体结合而出现的凝集现象，如伤寒、副伤寒和斑疹伤寒的肥达、外斐反应等；间接凝集试验是将病原体的可溶性抗原吸附到红细胞或其他载体上，后再与相应抗体（患者血清）发生凝集，又称为被动凝集试验。

被动凝集试验据载体的种类可分为：

①正向间接凝集试验　将已知抗原吸附到载体上，检测标本中是否存在相应抗体。常用于钩端螺旋体病、流行性脑脊髓膜炎、囊虫病的诊断；

②间接凝集抑制试验　先将被检查标本与已知抗原孵育，后加被抗原致敏的载体。若标本已存在抗体并与已知抗原形成复合物，则不出现凝集，否则相反。此试验多用于病毒类疾病的诊断；

③协同凝集试验　金葡菌胞壁上有葡萄球菌 A 蛋白（SPA）成分，能与 Ig 的 Fc 片段结合。当标本中抗体与已知抗原结合时，使 Fc 片段显露，通过与 SPA 联结发生细菌凝集为阳性。由于提高了检测的敏感性，已用于多种传染病诊断。

2）沉淀试验：可溶性抗原与相应抗体在溶液或凝胶中形成抗原－抗体复合物，比例适当，产生可见不溶性沉淀，称沉淀反应。此试验分为玻管沉淀与琼脂板沉淀。此法已很少用于临床诊断。

3）补体结合试验　系利用抗原抗体复合物可结合补体而抑制溶血反应的原理实施的。用于病毒性疾病的诊断。

4）中和试验　将标本加入组织培养板或注入典胚、动物体内，测标本中有无抗体减低或抑制病毒的致病力。

5）放射免疫测定　利用放射性同位素标记抗原与非标记抗原对相应抗体竞争性结合，检测标本中抗体的含量。此法灵敏度高，但受放射性核素衰变的影响，定量检测有局限性。

6）酶联免疫吸附试验（EIJSA） 将有显示系统的酶联结到特异抗体或第二、第二抗抗体上，然后与被检标本作用，如有相应抗原，与酶联结抗体结合后，加底物产生显色反应。KUSA 已演变成许多种方法，广泛用于各种感染病的诊断。

7）蛋白印迹法 蛋白印迹法指将微生物蛋白用十二烷基硫酸钠聚丙烯酰胺凝胶电泳（SDS-PAGK）分离，并转移至硝酸纤维膜，膜上的蛋白条带与稀释后的患者血清相互作用，其特异性的抗体与蛋白结合，可用酶标的抗体检出。这种抗体结合可用于疾病的诊断及确定疾病的分期。现用于莱姆病的诊断及 HIV 感染的血清转化检测。

（2）抗原检测 用于抗体检测的免疫学试验方法均可用抗原检测。另外尚有皮肤试验（如囊虫等寄生虫病的皮肤试验）、T 细胞亚群检测。

4. 分子生物学技术的应用

分子生物学技术由于具有特异性强、灵敏性高的优点，现已广泛用于传染病的研究和诊断。目前常用的技术包括基因扩增、基因克隆与序列分析、酶切分析等方法，使得细菌及病毒的鉴定、耐药基因的检测、分子流行病学调查变得更加准确、简便和快速。

（1）基因扩增 多聚酶链反应（PCR）是利用 DNA 的半保留复制及碱基互补配对原则，以 DNA 片段为模板，在体外扩增出大量需要的 DNA 序列，其拷贝数可达十亿个，扩增的序列可通过多种方法检测，如产物的大小、测序及分子杂交等；

1）不同的核酸扩增技术（NAAT） NAAT 以 PCR 为基础发展建立，通过不同的反应程序扩增目的片段。应用逆转录酶将病毒 RNA 逆转录为互补 DNA，是病毒 RNA 常用的扩增方式，已用于多种病毒感染病的诊断，如 HIV、巨细胞病毒及某些不能被培养的病毒（如 HCV）。NAAT 已成为检测感染宿主或带菌者病原的一种高敏感性的方法。

实时多聚酶链反应（Keal-time PCK）的建立是 NAAT 的一项巨大进步，在许多细菌和病毒等的病原诊断中，已替代经典的 PCR 方法。Keal-lime PCR 是一种在 PCK 反应体系中加入荧光基团利用荧光信号积累，实时检测整个 PCR 过程，最后通过标准曲线对未知模板进行定量分析的方法，能可靠地定量被检样本中 DNA 和 RNA 的含量。与常规的 PCK 相比，Keal-time PCK 操作简单，更加快速，而且只用一个封闭的管，降低了交叉污染，有很高的敏感性和特异性。

2）基因芯片（gene chip） 又称 DNA 微阵列或 DNA 芯片，是一种高通量分析方法，在一次实验中能够平行检测和分析成千上万个基因由于探针的位置与序列是已知的，故可以快速准确鉴定未知样品的序列，特别适合现代传染病快速控制与诊断的需要。

对于多数病原体，NAAT 的敏感性优于常规培养方法，提高了诊断效率。如衣原体的诊断，NAAT 可对非侵袭性的标本如尿液进行有效筛选，快速的阳性检测可用来选择合适的培养样本，也有助于微生物学家确定微生物的易感性。

3）分子扩增方法（molecular amplification method）的应用

①对于生长缓慢或不能培养的病原体的检测 NAAT 主要优势在于无需对微生物进行培养。尤其当病原体为病毒时，组织培养要求复杂，费用昂贵，且病毒生长缓慢，多数难以培养。结核杆菌需要数周的培养，NAAT 可在一天内进行诊断。

②易感性的检测 药物耐药的分子基础目前已逐渐被了解。一些微生物的基因产生对抗微生物制剂的抗性，如 IHV 及 HBV 对抗病毒药的耐药性。高丰度的 DNA 芯片一次能够识别微生物耐药的多个相关基因。

③评价疗效 扩增技术还可用于评价对治疗的早期反应，如评估抗结核治疗的疗效；可通过 PCK 法对血清中病毒载罱进行连续定量，评估 HIV、HBV、HCV 的抗病

毒效果。

（2）限制性片段长度多态性分析　限制性片段长度多态性（restriction fragment length polymor- phiSm，KFLP）技术的原理是基于限制性核酸内切酶消化核酸以及标记的 DNA 探针能与任何序列相似的片段杂交，通过片段长度的变异检测多态件。目前，在诊断病原微生物上运用最多的是 PCR-RFLP，该方法是用 PCR 扩增特异性基因组序列，然后将扩增的序列为模板进行 RFLP 技术分析，常用于病原体量少或很难培养条件下的检测鉴定。例如，HBV 病毒变异位点可通过特异性 PCR-RFLP 来检测，为后续的抗病毒治疗提供依据。

5. 特殊检查

（1）内镜检查（endoscopy examination）　乙状结肠镜和纤维肠镜常用来诊断及鉴别慢性腹泻，腹腔镜可检查肝胆病变。纤维胃镜可确定肝硬化食道静脉曲张与出血。

（2）影像检查（imaging examination）　超声波常协助诊断阿米巴肝脓肿。X 线检查常有助于诊断肺吸虫病，伤寒肠穿孔及做各种鉴别诊断。计算机断层扫描（CT）和磁共振（MRI）对化脓性脑膜炎并脑脓肿及脑疼虫病有一定诊断价值，也可在肝、胆、脾、脑等疾患时做鉴别检查。

3. 活体组织病理检查（living tissue pathology examination）　肝穿刺组织、直肠黏膜活检组织都可行病理检查。某些疾病的局部组织活检可行病理诊断，如旋毛虫病、肺吸虫病和猪囊虫病的皮下结节，发热待查肿大的淋巴结等。侵袭性真菌的确诊有赖于活体组织的检查。

感染病的诊断流程见图 16-3。

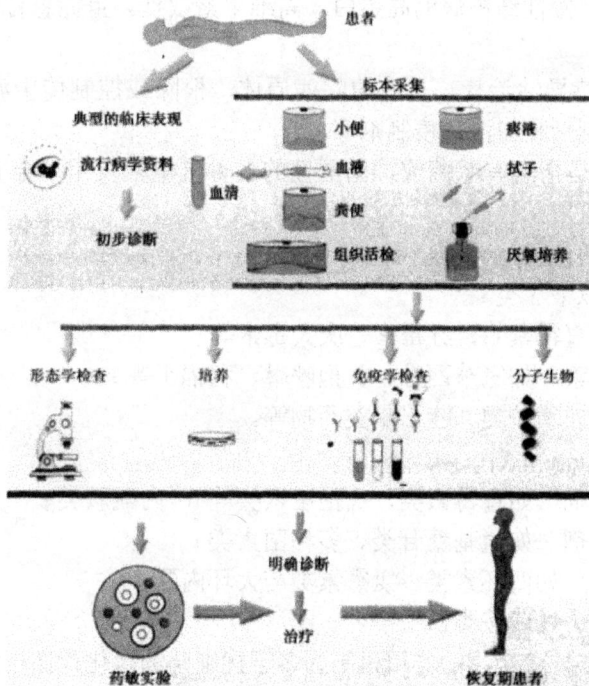

图 16-3　感染病诊断流程图

（李慧敏）

第二节　感染病的治疗

一、治疗原则

感染病的发生、发展和转归是机体与病原体相互作用的结果。有关感染病的治疗中病原治疗是首要措施，但治疗应坚持综合治疗的原则，坚持治疗、护理与预防并重，病原治疗与对症支持治疗并重的原则。

机体、病原体、药物之间的相互关系及三方的实际情况决定抗感染治疗难易程度。心理因素在 1 疾病的治疗中也发挥着重要作用。必须考虑各方面因素，设计综合性个体化治疗方案。

二、治疗方法

（一）一般治疗

一般治疗主要也括以下 3 个方面：

1. 消毒隔离　消毒是通过物理、化学和生物学的方法，消除或杀灭体外环境中病原微生物的方法。应根据病原体和感染途径的不同制订相应消毒隔离措施。

2. 护理　良好的基础护理，特别是对于危重症患者，是防止并发症，降低病死率，提高治愈率不可缺少的手段。

3. 饮食　饮食要保证热量供给、补充营养素，增加抗病能力。根据病情可给予流质、半流质、普食等。有些疾病需要特殊饮食，如伤寒的无渣、高能量、高维生素易消化流食或半流食，慢性结核病的高蛋白、高维生素饮食。重症患者需鼻饲。

（二）病原治疗

病原治疗也称特异性治疗，具有清除病原体，根除或控制传染源的目的。常用药物有抗生素、化学制剂和血清免疫制剂等。

1. 抗菌药物　是指具有杀菌或抑菌活性的各种抗生素及化学合成抗菌药。主要供全身应用，部分也可用于局部。

（1）抗菌药物的分类

按来源可分为以下 3 类：

1）抗生素　如青霉素 G、红霉素、庆大霉素等；

2）半合成抗生素　如氨苄西林、头孢唑啉、利福平等；

3）化学制剂　如磺胺类、喹诺酮类药物等。

按作用可分为以下四类：

1）繁殖期杀菌剂　如青霉素类、头孢菌素类等 β- 内酰胺类；

2）静止期杀菌剂　如氨基糖苷类、多粘菌素类；

3）速效抑菌剂　如四环素类、氯霉素类与大环内酯类；

4）慢效抑菌剂　如磺胺类。

（2）作用机制　抗菌药物的作用机制为多干扰细菌的生化代谢过程，包括：

1）抑制细菌细胞壁合成　包括青霉素类和头孢菌素类；

2）影响细胞膜的通透性　如多粘菌素和短杆菌素；

3）抑制蛋白质合成　包括福霉素类、氨基糖苷类、四环素类和氯霉素；

4）抑制核酸代谢 包括萘啶酸和二氯基吖啶；

5）抗叶酸代谢 如氨甲蝶呤。

（3）抗菌药物的使用原则 合理选用抗菌药是重要而复杂的问题。涉及被感染的机体、抗菌药和致病菌三者间的相互作用。应及早确立病原学诊断，熟悉选用药物的适应证、抗菌活性、药代动力学和不良反应。应根据患者的生理、病理、免疫等状态，并结合中国颁布的《抗菌药物临床应用指导原则》合理用药。

2. 抗病毒药物 对病毒感染的治疗至今未获得突破性进展，缺乏专属性强的药物。现有的抗病毒药只是病毒抑制剂，不能直接清除病毒。但随着病毒分子生物学和病毒宿主细胞相互作用的深入研究，抗病毒药将有新的发展。

（1）抗病毒药物的分类：按病毒类型可分为以下三类：

1）广谱抗病毒药物 利巴韦林、干扰素（IKN-a）；

2）抗 RNA 病毒药物 奥司他韦、金刚烷胺；

3）抗 DNA 病毒药物 阿糖腺苷、阿昔洛韦。

按作用可分为以下五类：

1）抗流感病毒及呼吸道病毒药物 如盐酸金刚烷胺、奥司他韦；

2）抗疱疹病毒药物 如阿昔洛韦；

3）抗巨细胞病毒药物 如羟甲基阿昔洛韦；

4）抗肝炎病毒药物 如干扰素类和和核苷类似物（NUCs）等；

5）抗人类免疫缺陷病毒药物 如叠氮胸苷、双脱氯胸苷。

（2）抗病毒药物的作用机制

1）与病毒竞争细胞表面受体，阻止病毒的吸附如肝素或带阴电荷的多糖；

2）阻碍病毒入胞脱壳，如金刚烷胺能抑制流感病毒的脱壳而预防流感；

3）阻碍病毒生物合成，如干扰 DNA 聚合酶，阻抑 RNA 聚合酶的活性及蛋白质的合成。此外，某些药物可被病毒基因编码的酶（如胸苷激酶）磷酸化，该磷酸化合物为病毒 DNA 聚合酶的底物，二者结合发挥抑制酶的作用，阻止病毒 DNA 的合成，如阿昔洛韦；

4）增强宿主抗病能力的物质，如 IFN-α 能激活宿主细胞的某些酶，降解病毒的RNA，抑制蛋白的合成。

3. 抗真菌药物 由于抗生素、激素和免疫抑制剂的大量应用，肿瘤患者的放疗、化疗，艾滋病患者的增加以及人口老龄化等原因导致免疫系统功能低下者增多，真菌感染也随之增加。目前常用的抗真菌药物的分类及机制如下：

（1）氮唑类 第一代、第二代咪唑类代表药物有咪康唑和酮康唑，三唑类代表药物有氟康唑、伊曲康唑、伏立康唑等，抑制真菌药物，高度选择性抑制真菌的细胞色素 P450，导致真菌细胞损失正常的留醇。氟立康唑用于治疗曲霉、镰刀菌、足放线病菌以及耐药念珠菌（现已改称假丝酵母菌）所引起的严重感染。

（2）棘白菌素类化合物 由天然微生物中提取出的新型脂肽类抗真菌药物，通过抑制 β-1, 3-D- 葡聚糖合成酶，使细胞生长周期停滞，细胞壁完整性被破坏，导致细胞溶解。由于人体细胞缺乏细胞壁，棘白菌素对人体细胞没有毒性，是迄今为止安全性最高的抗真菌药物。棘白菌素类药物对念珠菌有杀菌活性，对曲霉为抑菌作用，对新型隐球菌、毛孢子菌属无效。临床常用药物有卡泊芬净、米卡芬净、阿尼芬净。

（3）多烯类抗生素　多烯类抗真菌药物能与麦角固醇形成复合物并分裂真菌原生质膜而导致膜的渗透件增强，使其细胞质内容物泄漏，最终导致真菌细胞死亡。代表药物有两性霉素 B。抗真菌活性谱广，属杀真菌剂，是侵袭性深部真菌感染的首选药物，但具有显著的神经、血液、肝及肾毒性。

（4）烯丙胺类化合物　可逆地抑制角鲨烯环氯酶，从而导致细胞内角鲨烯的累积，进而阻碍新的固醇合成并且降低了膜麦角固醇的浓度。其代表性的化合物是特比萘芬。

（5）嘧啶类化合物　为时间依赖性抗真菌药物。代表药物为氟胞嘧啶。

4. 抗原虫及蠕虫药物　主要包括甲硝唑，氯喹、吡喹酮、乙胺嗪和阿苯达唑等。

5. 血清免疫制剂　包括各种抗毒素，是应用细菌的外毒素、类毒素或其他毒物免疫动物后获得的，中和体内相应的毒素，如破伤风抗毒素，肉毒抗毒素，抗狂犬病血清等。恢复期患者血清常用于严重病毒感染病的治疗，如 SARS 及甲型 H1N1 流感。

（三）对症治疗

对症治疗的目的在于降低消耗、减轻损伤、减少痛苦、调节各系统功能及保护重要脏器。例如高热时采取物理降温，戴冰帽保护脑实质，抽搐时镇静，颅内压升高时脱水，心力衰竭时强心治疗，严重毒血症时给糖皮质激素等。使患者度过危险期，为进一步治疗赢得时间，促进康复。

（四）支持治疗

目的在于维持机体内环境的稳定，提高机体的抗感染能力。包括基础、营养、器官功能支持治疗等。

1. 基础支持治疗　根据各种感染病的不同阶段采取合畔的饮食，补充营养，维持水、电解质平衡，输注新鲜血浆、凝血因子等，增强患者体质和免疫功能。

2. 营养支持　最大限度地保证机体的能量需求以及细胞代谢所需的物质。维持组织、器官的结构及功能。营养支持包括肠道内营养和肠道外营养。一般应首选肠内营养，有利于门静脉循环、肠动力和肠道激素分泌，也对肠屏障有保护作用。对于肠内营养耐受较差者，可用肠外营养补充其不足，联合使用肠内营养及肠外营养。主要营养素包括碳水化合物、脂肪乳剂、氨基酸、维生素和微量元素。

3. 器官支持治疗　感染病可对组织、器官的功能产生影响。通过针对病原体的治疗和一般对症支持治疗，大多数很快康复。重症感染时，相应感染组织器官的功能存在障碍，进一步可导致多器官功能障碍综合征（multiple organ dysfunction syndrome，MODS），包括急性肾衰竭（ARF）、心力衰揭、肝衰竭、凝血功能紊乱、急性呼吸衰竭及脑损伤等。器官支持治疗目的在于提供暂时的功能替代以维持正常的生理活动。

支持治疗常用的技术包括：

（1）血液净化技术　本技术不但可清除小分子的毒素，还可清除部分中大分子的炎症介质，在全身炎症反应综合征（SIRS）/脓毒症（sepsis）和 MODS 治疗中起到免疫调节的作用。高容量血液滤过（HVHF）更加拓宽了血液滤过的应用范围，不仅仅是单纯的肾脏替代，已具有多器官支持的功能

（2）人工肝支持技术　是目前治疗肝衰竭不可或缺的重要手段之一，其原理是藉助机械、化学或生物反应装置，暂时辅助或部分代替严重病变的肝脏功能，清除体内各种有害物质，为肝细胞再生，自体肝脏功能恢复或肝移植争取时间

（3）呼吸支持技术　是针对各种原因导致的呼吸功能不全或衰竭而采取的系列治

疗，主要包括氧气治疗、人工气道的建立与管理、机械通气技术、气道净化技术、气溶胶吸入技术等

（五）免疫治疗

机体的免疫状态常常对疾病的转归起重要作用。低下的免疫力可使感染蔓延，易继发感染。过强的免疫可导致组织损伤。多数情况下，感染会削弱免疫功能，造成免疫系统的紊乱。目前免疫治疗尚难统一分类，主要包括以下几个方面：

细胞因子类：细胞因子是机体免疫细胞和一些非免疫细胞产生的一组具有广泛生物活性的肽类调节因子，包括白细胞介素类（irterleukin，ILs）、细胞集落刺激因子（CSF）、IFN-α、小分子免疫肽（如转移因子、胸腺素）等。大多数细胞因子除作用于成熟的免疫细胞，参与免疫应答的调节外，还具有促进骨髓干细胞增殖、分化及促进 T 细胞在胸腺内发育的作用。

1. 干扰素 IFN-α 是一组具有特殊功能的糖蛋白。能与细胞表面相应受体结合，诱导细胞产生抗病毒蛋白，抑制病毒复制。聚乙二醇干扰素（PEG-IFN），是第二代干扰素，系 IFN-α 与惰性分子聚乙二醇（PEG）的结合物，分子量增大，可在体内较长期维持有效的血药浓度，目前主要用于治疗乙型肝炎和丙型肝炎。

2. 胸腺素类 胸腺素是主要由动物胸腺上皮细胞和内分泌细胞分泌的一类多肽和蛋白质激素的总称，主要作用是促进前 T 细胞及离开胸腺后的 T 细胞进一步分化，成熟并执行抗感染、抗肿瘤等免疫功能。

3. 免疫球蛋白 免疫球蛋白是由脾、淋巴结和其他淋巴组织内的浆细胞所产生的具有抗体活性或化学结构上与抗体相似的球蛋白。其应用范围广泛，作为一种被动免疫疗法，通常用于严重病毒或细菌感染的治疗。

4. 免疫抑制剂 感染过程中，中性粒细胞的浸润及大最炎性介质的释放，引起组织的严重损伤。免疫抑制药物可抑制炎症反应的强度，减轻反应痛状。临床应用较多的是糖皮质激素。应掌握其适应证和疗程，注意与抗菌药物合用，以免感染扩散。

（六）心理治疗

心理因素与感染病之间的关系，尚未被人们所普遍重视。心理障碍影响免疫功能，一般认为是通过心理 - 神经 - 内分泌 - 免疫的复杂网络而产生作用。神经 - 内分泌 - 免疫三大系统可通过神经介质、激素和细胞因子传递信息，形成整体调节网络。精神刺激直接作用于大脑皮质后，传导至下丘脑、垂体，直接或间接经末梢的效应激素作用于免疫系统。心理障碍使机体免疫功能下降，病原微生物容易侵入并致病。同时，患感染病后又存在一定的心理因素，如急性起病者由于短时期内还没有完全接受患 病的事实，感染后机体的不适和痛苦又可使患者产生焦虑、烦躁、沮丧的情绪，甚至对治疗产生抵触。慢性感染者特别是一柙病诲感染病如艾滋病、慢性乙型和丙型肝炎，由于病程长，治疗费用较大，社会歧视等因素对治疗丧失信心，产生悲观情绪，影响治疗效果。

《黄帝内经》提出的"精神不进，志意不治，故病不可愈"的论点说明心理因素的重要地位。现代医学对疾病状态下的心理治疗提出了更高的要求。

（七）中医中药

中医学对感染病病因的论述基于"风、寒、暑、湿、燥、火"六淫学说，辨证论治是治疗的总原则，整体调整是指导思想。在治疗感染病方面积累了丰富的经验，前人留下了数以万计治疗各种感染病的方剂及大量记载有关药物功能作用的文献，有许

多在两千年来一直被广泛运用。现代大量的药理实验证明：中药治疗感染病往往有一些综合性的作用，不仅是对病原体有一定的抑制或杀灭作用，而且有解热镇痛、减轻病理损害、调整免疫功能、改善血液运行、清除毒素等方面的综合性作用。

中医药学在我国几千年的文明史中起了重要的作用，在诊治感染病方面，中医药学有其鲜明的特色和独到的优势，应进一步重视、挖掘和研究这些宝藏。

（八）康复治疗

某些感染病，如病毒性脑炎、脊髓灰质炎等可引起后遗症，需要采取针灸治疗、理疗、高压氧治疗等康复治疗，以促进机体恢复。

·· （李慧敏）

第三节 感染病的预防

一、概述

随着经济全球化和人员流动的增多，加快了感染病的传播和蔓延，从而使感染病的预防工作成为一项长期艰巨的任务。感染病的预防（prevention）是感染病工作的一项重要任务，应将经常性的预防措施和在感染病发生后所采取的预防措施相结合，也就是经常与突击相结合的原则。预防感染病的目的是为了控制和消灭感染病，达到保护人民的健康，保证社会安定。所有的一切预防措施都是针对感染病流行的三个基本环节，对这三个环节必须同时采取综合预防措施，以达到取长补短、相辅相成的目，但又要根据不同病种的特点和具体情况，针对传播的主导环节抓住主要环节，采取重点措施加紧预防，达到综合措施与重点措施相结合的目的，预防感染病继续传播。

二、感染病的预防策略

感染病只有在正确的预防策略指导下，采取科学的预防措施，才能达到预防的效果。预防策略是着眼于全局的政策方针，同时根据各种感染病具体情况所制订的。其主要预防策略如下：

（一）树立预防观念

自新中国成立以来，预防为主是我国卫生工作四大方针（其他三条是医疗体系为工农兵服务、中西医相结合、卫生工作与群众运动相结合）中的第一条，历史的经验和实践充分证明了这一点，这也是在感染病防治工作中必须遵循的主要原则。树立预防观念，开展预防各种感染病的健康教育，提高人们防病知识，提高全民健康水平。进而可以改变人们的不良卫生习惯和行为，切断感染病的传播途径。

（二）依靠法制管理

当今社会国内外均是依靠法制管理控制感染病的发生及流行。我国于 2004 年 12 月 1 日颁布的新《中华人民共和国传染病防治法》及国务院于 2003 年 5 月 7 日公布的《突发公共卫生事件应急条例》标志着我国感染病防治从行政管理走上了法制管理的轨道。从而为感染病的预防工作提供了有力的保障。

（三）建立预防保健网络

基层预防保健组织是预防工作的第一线，许多感染病防治措施如计划免疫、感染病管理、健康教育等工作都落实到基层。基层组织必须把预防保健工作放在首位，从而充分发挥各级疾病预防控制机构的作用，是做好感染病预防工作的基础。

（四）加强国际合作

人类在同感染病的较量上，最终体现在人类多大程度上能够认识疾病和控制疾病，从而能够战胜疾病。通过加强国际卫生项目的合作，从而增强各国对感染病的控制能力，是在全球消除感染病的重要途径。

三、感染病的预防措施

感染病的预防策略娃着眼于全局的政策方针，而预防措施则是预防感染病的具体手段。预防措施是在感染病未发病或暴发流行前经常性采取的措施，通过落实这些措施，使感染病不发生或少发生、防患于未然。其主要预防措施如下：

（一）管理传染源

管理传染源是感染病预防的基本措施，其包括严格执行感染病报告制度，对有感染性的患者进行隔离和治疗，对病原携带者进行隔离教育和治疗，对接触者进行检疫和预防，对感染动物进行处理等措施。

1. 我国法定传染病的分类　早期发现传染源是预防感染病传播的重要措施。感染病报告制度是早期发现感染病的重要措施，需要严格遵守。当感染病已经做出诊断后，必须及时向有关防疫部门报告，使防疫部门能及时掌握疫情进行登记，并作必要的流行病学调查和防疫措施。我围于 2004 年 12 月 1 日颁布的新《中华人民共和国传染病防治法》，根据传染病的危害程度和应采取的监督、监测、管理措施，参照国际上统一分类标准，结合我国的实际情况，将全国发病率较高、流行面较大、危害严重的传染病列为法定管理的传染病，并根据其传播方式、速度及其对人类危害程度的不同，分为甲、乙、丙三类，实行分类管理。

我国法定传染病的分类：

（1）甲类传染病　鼠疫和霍乱；

（2）乙类传染病　感染性非典型肺炎（注：即 SARS）、艾滋病、病毒性肝炎、脊髓灰质炎、人感染高致病性禽流感、麻疹、流行性出血热（注：即肾综合征出血热）、狂犬病、流行性乙型脑炎、登革热、炭疽、细菌性和阿米巴性痢疾、肺结核、伤寒和副伤寒、流行性脑脊髓膜炎、百日咳、白喉、新生儿破伤风、猩红热、布鲁菌病（注：即布鲁司菌病）、淋病、梅毒、钩端螺旋体病、血吸虫病、疟疾、甲型 H1N1 流感（原称人感染猪流感）；

（3）丙类传染病　流行性感冒、流行性腮腺炎、风疹、急性出血性结膜炎、麻风病、流行性和地方性斑疹伤寒、黑热病、包虫病、丝虫病，除霍乱、细菌性和阿米巴性痢疾、伤寒和副伤寒以外的感染性腹泻病、手足口病。

对甲类传染病发生后报告疫情的时限，对病人、病原携带者的隔离、治疗方式以及对疫点、疫区的处理等，均要求强制执行；对乙类传染病要严格按照有关规定和防治方案进行预防和控制；对丙类传染病要按国务院卫生行政部门规定的监测管理方法进行管理。

同时对纳入乙类传染病中的感染性非典型肺炎（即 SARS）、炭疽中的肺炭疽、人感染高致病性禽流感以及甲型 H1N1 流感采取中类传染病的预防、控制措施。其他乙类传染病和突发原因不明的传染病需要采取甲类传染病的预防、控制措施的，由国务院卫生行政部门及时报经国务院批准后予以公布和实施。

上述以外的其他传染病，根据其暴发、流行情况和危害程度，需要列入乙类、丙类传染病的，由国务院卫生行政部门决定并予以公布。

传染病疫情报告力求迅速，各级医务人员、检验人员或卫生防疫工作人员等发现上述传染病的病人，疑似病人或病原携带者时，必须迅速、准确地填写传染病报告卡向上级卫生防疫机构报告，使防疫部门能及时掌握疫情，做出判断，制订消灭疫情的策略和具体措施。

2. 报告时限　关于报佐时限，责任报告单位和责任疫情报告人发现甲类传染病和乙类传染病中的肺炭疽、感染性非典型肺炎、脊髓灰质炎、人感染高致病性禽流感以及甲型 H1N1 流感的病人或疑似病人时，或发现其他传染病和不明原因疾病暴发时，应于 2 小时内将传染病报告卡通过网络报告；未实行网络直报的责任报告单位应于 2 小时内以最快的通讯方式向当地接级疾病预防控制机构报告，并于 2 小时内寄送出传染病报告卡。对其他乙、丙类传染病病人、疑似病人和规定报告的传染病病原携带者在诊断后，实行网络直报的责任报告单位应于 24 小时内进行网络报告；未实行网络直报的责任报告单位应于 24 小时内寄送出传染病报告卡。

对被传染病病原体污染的场所、物品以及医疗废物，必须依照法律、法规的规定实施消毒和无害化处理。对患者和病原体携带者实施必要的管理与积极的治疗，特别是对食品制作供销人员，炊事员，保育员作定期带菌检查，及时发现，及时治疗和调换工作。尽可能在人群中检出病原携带者，进行治疗、教育、调整工作岗位和随访观察。对病原接触者，须进行医学观察、留观、集体检疫，必要时进行药物预防或预防接种。

对被感染的动物传染源，可采取消灭的方法，但对有经济价值的野生动物及家畜，应隔离治疗，必要时宰杀，并加以消毒，无经济价值的野生动物发动群众予以捕杀。

（二）切断传播途径

切断传播途径是预防感染病继续传播的有效措施。由于各种感染病的传播途径不同，故采用切断传播途径的措施也各不相同。对于消化道感染病、虫媒感染病以及许多寄生虫病来说，切断传播途径通常足起主导作用的预防措施。肠道感染病由于病原体从肠道排出，应对作好床边隔离，吐泻物消毒，加强饮食卫生及个人卫生习惯。经昆虫媒介传播的疾病，可根据不同媒介昆虫的生态习性特点采取不同的杀虫办法，采用药物杀虫、防虫、驱虫。呼吸道感染病可通过采取消毒空气、戴口罩、通风等措施。

消毒是切断传播途径的革要措施。消毒（disinfection）指用化学、物理、生物的方法消除和杀灭环境中致病微生物的一种措施。狭义的消毒是指消火污染环境的病原体而言；广义的消毒则包括了消灭传播媒介在内。消毒可分为预防性消毒及疫源地消毒两大类。预防性消毒是指饮水消毒、空气消毒，乳品消毒等；疫源地消毒即对现有或曾有传染源的疫源地进行消毒，目的是杀灭由传染源排出的病原体。疫源地消毒又可分为随时消毒与终末消毒。随时消毒指疫源地有传染源存在时，随时对其排泄物、分泌物进行消毒。终末消毒指传染源已迁走后（住院、死亡、痊愈等），对疫源地进行一次彻底消毒，以消除遗留在外界环境中的病原体。而消毒方法有物理消毒法和化学消毒法两种，可以根据不同的感染病选择采用。

（三）保护易感人群

在感染病发生时，保护场感人群使其不受传染，也是感染病预防的重点措施之一。其主要包括特异性和非特异性两个方面。非特异性措施包括改善营养、锻炼身体和提高生活水平等增强体质，提高人群抵抗力，可提高机体的非特异性免疫力。何起关键作用的还是通过预防接种的特异性措施提高人群的主动或被动特异性免疫力。有重点有计划的预防接种，接种各种疫苗以后可使机体对于相应的病毒、衣原体、细菌和螺旋体等感染具有特异性主动免疫能力。同时加入适量的佐剂，如氢氧化铝，可提高人群接种疫苗的免疫效果。

（四）预防接种

预防接种对感染病的控制和消灭起着关键性作用。预防接种又称人工免疫，是通过将生物制品接种到人体内，使机体产生对感染病的特异性免疫力，以提高个体和群体免疫水平，预防感染病的发生与流行。预防接种的目的是使人体产生特异性免疫力，提高人群免疫水平，阻断感染病的传播。预防接种是目前最经济、最有效的预防措。

1. 预防接种的种类

（1）人工主动免疫 有计划地将免疫原性物质如疫苗、荫苗、类毒素等接种人体，使机体自行产生特异性免疫。接种后免疫力在 1～4 周内出现，一般可持续数月至数年。人工主动免疫制剂主要有下列几种：

1）减毒活疫苗 由免疫原性强而毒力弱的活菌株经人工培养而成的制品称减毒活疫苗，如卡介苗；由减毒的活病毒或立克次体制成的减毒活疫苗，如结核、鼠疫、脊髓灰质炎、麻疹活疫苗等。减毒活疫苗的优点是能在机体内繁殖，长时间刺激机体产生抗体，接种量小，接种次数少。但由于不加防腐剂，当被污染时杂菌易生长。一般必须冷冻保存；

2）灭活疫苗 将免疫原性强的细菌或病毒等灭活后制成，如百日咳菌苗等。优点是不需减毒，生产过程较简单，含防腐剂，不易有杂菌生长，易于保存；缺点是免疫效果差，接种量大，亦有将菌体成分提出而制成的多糖体菌苗，如流行性脑脊髓膜炎球菌多糖体菌苗。其免疫效果较一般菌苗为好，不良反应较少；

3）类毒素 将细菌毒素以甲醛去毒，成为无毒而仍保留免疫原性的制剂，如白喉类毒素，破伤风类毒素等。在类毒素中加入磷酸铝等吸附 剂制成精制类毒素。此种类毒素注入人体后，吸收慢，刺激人体产生抗毒素时间长，可减少注射次数和剂量，免疫效果好；

4）合成肽疫苗 又称抗原肽疫苗，是根据有效免疫原的氨基酸序列设计和合成的免疫原性多肽，以期用具有免疫原性最小的肽来激发有效的特异性免疫应答，合成肽分子较小一般用脂质体运送到抗原呈递细胞；

5）结合疫苗 是将细菌荚膜多糖的水解物化学连接到某一种载体上，使其成为 T 细胞依赖性抗原，载体蛋白有破伤风、白喉类毒素等，又称为多糖-蛋白质偶联疫苗；

6）核酸疫苗 是近年发展起来的一种新型疫苗，利用基因工程技术研制，它的发展被称为"第三次疫苗革命"。核酸疫苗包括 DNA 疫苗和 RNA 疫苗，目前研究最多的是 DNA 疫苗，所以一般泛指的核酸疫苗是 DNA 疫苗。核酸疫苗能引起长期有效的免疫反应，同时其制作简单、经济安全、易于贮存运输等优点已日益引起广泛重视。

（2）人工被动免疫 以含抗体的血清或制剂如注射抗毒血清、丙种球蛋白等接种人体，使机体获得现成的抗体而受到保护。注射后免疫力迅速出现，但抗体的半衰期短，一般不超过 1 个月，主要是在有疫情时紧急需要而应用。人工被动免疫制剂主要有下列几种：

1）免疫血清　用毒素免疫动物后取得含有特异性抗体血清称抗毒素。主要用于治疗，有时也可作预防用；

2）免疫球蛋白　由人血液或胎盘提取的丙种球蛋白制成。可作为麻疹、甲型肝炎等特殊需要的预防接种用。但不能预防所有感染病，更不能作为万能治疗制剂滥用。

（3）被动主动免疫　有疫情时用于保护婴幼儿及体弱接触者的一种免疫方法，兼有被动及主动免疫的长处，使机体迅速获得自身特异性抗体，产生持久的免疫力，但只能用于少数感染病。如可在肌内注射白喉抗毒素的同时接种精制吸附白喉类毒素。

2. 预防接种的反应、处理及禁忌

（1）一般反应　在接种疫苗后，由于疫苗本身所固有的生物学特性引起，不会造成机体损伤，只对机体造成一过性的生理反应称为一般反应。一般反应属正常反应，其按发生部位可分为全身性反应和局部性反应。接种局部反应可有炎症反应，有时附近淋巴结肿痛，一般在接种后 24 小时内出现；全身反应有体温升高、头昏、恶心、呕吐、腹泻，一般持续 1～2 日。一般反应不需处理，适当休息即可。

（2）异常反应　在同时接种某种疫苗的人群中，异常反应只在个别受种者中发生，其程度比较严重必须得到及时诊治，可能造成组织器官损害、功能障碍、残疾甚至死亡等。目前常见的异常反应主要有以下几种：

1）局部化脓　主要分为细菌性化脓感染与无菌性脓肿，前者在疫苗分装时导致病菌污染，或因注射器、接种局部消毒不严所致。后者多因接种含有吸附剂疫苗，或注射部位选择不正确，注射过浅，剂量过大等；处理方法：早期均可用热敷，每日 3～5 次，每次 20 分钟。化脓性脓肿可用抗生素治疗。无菌性脓肿切忌切开排脓，可用注射器抽脓；

2）晕厥　接种者由于精神过度紧张和恐惧心理而造成暂时件脑贫血，引起短时间失去知觉和行动能力的现象在空腹、过度疲劳、接种场所空气污浊等情况下易发生，多数在接种时或接种后数分钟发生，轻者有心慌、恶心、手足发冷、发麻等，经短时间即可恢复正常。严電者面色苍白、恶心、呕吐、心跳缓慢、脉搏无力、血压下降伴失去知觉，数十秒至数分钟清醒。处理方法：患者平卧、头部放低，注意保暖，口服糖水，亦可按压人中等穴位。如仍未见好转者应送医院抢救治疗；

3）过敏性休克　在接种时或接种后数秒钟至数分钟内发生，也有少数延至 30 分钟或 1～2 小时发作。突然感到全身发痒、胸闷、气急、烦躁、面色苍白、出冷汗、四肢发凉、血压下降、心率减慢、脉细或无。如不及时抢救，死亡常发生于抗原进入机体后 15～20 分钟。死亡原因多为窒息和末梢循环衰竭。处理方法为止患者平卧、头部放低，注意保暖，立即肌肉内注射 1：1000 肾上腺素 0.5～1.0ml，同时肌肉内注射苯海拉明 25～50mg。呼吸衰竭者可肌内注射尼可刹米 250mg，并吸入氧气；

4）过敏性皮疹　各种疫苗接种后均可使一些过敏体质的人发生过敏性皮疹，常在接种后数小时或数日发生，多少不一，大小不等，色淡或深红，周围呈苍白色。处理方法：给抗过敏药物，如苯海拉明，每次 25～50mg，每日 2～3 次；

5）急性精神反应　为精神或心理因素所致，较少见，最常见表现为急性休克性反应和癔病性发作，这类病人最大特点是临床表现与主观症状和客观体征不符，而且意识不丧失。各种症状常在患者注意力转移或进入睡眠后明显减轻，预后一般良好。处理方法：患者一般不需特殊治疗，大多数用针灸、暗示疗法即可恢复，严重者可给些镇静剂；

6）其他 其他的一些异常反应还包括急性弛缓性麻痹、臂丛神经炎、淋巴结炎、脑膜炎及甘髓炎等。

（3）预防接种事故 由于生物制品质量不合格或在接种实施过程中消毒及无菌操作不严密引起，实质上应不属于预防接种反应范围。预防接种所引起的异常反应或接种事故，必须由鉴定委员会确认，任何医疗单位或个人均不得出具相关的诊断证明。

（4）接种的禁忌证 发热特别是高热的患者；各种感染病患者及恢复期患者；各种器质性疾病患者包括循环、消化、泌尿系统疾病等；有过敏史者；孕妇及哺乳期母亲；年老及过度体弱者等都不予接种。

....（李慧敏）

第十七章　抗感染药物

第一节　抗感染药物的分类及特点

临床常用抗感染药物类别主要有 β- 内酰胺类、氨基糖苷类、四环素类、氯霉素类、大环内酯类、林可霉素类、多肽类抗生素、化学合成抗菌药、抗结核药物、抗真菌药、抗病毒药等，其抗菌活性和抗菌谱各有不同。

一、β- 内酰胺类

β- 内酰胺类抗菌药物具有抗菌活性强、毒性低的优点，主要不良反应是引起变态反应和二重感染。临床使用广泛，耐药性也较普遍。本类抗菌药物通过侧链的改变可形成不同抗菌谱和抗菌作用的抗生素。青霉素类已从抗革兰阳性窄谱品种发展到广谱的品种，头孢菌素类的头孢烯类从第一代向第四代发展，头霉烯和氧头霉烯的发展已使头孢菌素从抗需氧菌到抗需氧兼抗厌氧菌的双重广谱，碳青霉烯的开发则是吸取了青霉素和头孢菌素结构的双重优点，单环菌素的诞生为临床提供了低毒抗革兰阴性需氧菌感染的新武器。β- 内酰胺类抗生素可分为两大类，见表 17-1。

表 17-1　β- 内酰胺抗生素的分类

化学分类	代表性药物		
并环 β- 内酰胺	青霉烷类 青霉烯类 头孢菌素类 头霉烯类	青霉烷类 氧青霉烷类 青霉烷砜类 碳青霉烯类 头孢烯类头 霉烯类	青霉素 克拉维酸 舒巴坦 亚胺培南 头孢唑啉 头孢美唑、氯氧头孢
单环 β- 内酰胺	单环菌素类	单环菌酰胺	氨曲南

（一）青霉素类

青霉素是一类高效低毒的抗生素，具有杀菌活性强、全身分布好、毒性低、对敏感菌的疗效高等优点。青霉素类抗生素是治疗敏感的 G^+ 球菌和杆菌、G^- 球菌及螺旋体所致感染的首选药。青霉素类抗生素的临床应用仍在继续扩展，如新品种哌拉西林抗菌谱广，对包括绿脓杆菌在内的各种革兰阴性杆菌具有很强的抗菌作用。

根据抗菌谱的不同可分为 5 组：①作用于革兰阳性菌的青霉素。②耐酶青霉素。③一般广谱青霉素。④对假单胞菌有活性的广谱青霉素。⑤主要作用于革兰阴性菌的青霉素。常用青霉素类分类见表 17-2。

（二）头孢菌素类

头孢菌素类抗生素为一族半合成抗生素，具有抗菌作用强、临床疗效高、毒性低、过敏反应少等优点。头孢菌素根据抗菌谱和抗菌活性可分为四代。

表 17-2 青霉素类的分类

作用分类		化学分类	代表性药物（商品名）
窄谱青霉素	作用于革兰阳性菌	苄青霉素类 苯氧青霉素类 异恶唑青霉素类	青霉素（青霉素 G）青霉素 V（青霉素 V 钾） 氯唑西林（邻氯青霉素）
	作用于革兰阴性菌	脒基青霉素 甲氧基青霉素	美西林（氮脒基青霉素） 替莫西林（羧噻吩甲氧青霉素）
广谱青霉素	作用于革兰阴性菌	氨基青霉素	氨苄西林（安比西林） 阿莫西林（羟氨苄青霉素） 仑氨西林
	作用于绿脓杆菌	羧基青霉素 磺基青霉素 脲基青霉素	羧苄西林（羧苄青霉素） 替卡西林（羧噻吩青霉素） 磺苄西林（磺苄青霉素） 哌拉西林（氧派嗪青霉素） 阿洛西林（阿乐新） 美洛西林（磺唑氨苄青霉素） 福米西林 匹罗西林 氨基酸型青霉素 阿扑西林

1. **第一代** 主要作用于革兰阳性菌，对革兰阴性菌产生的 β- 内酰胺酶不稳定。第一代头孢菌素难以透过血脑屏障，对肾脏有一定毒性。代表药物有头孢噻吩、头孢唑啉、头孢氨苄等。

2. **第二代** 对革兰阳性菌的作用相当或稍弱于第一代，对革兰阴性菌的作用强于第一代，对（β- 酰胺酶较稳定，肾毒性小。代表药物有头孢呋辛、头孢盂多、头孢替安等。

3. **第三代** 对革兰阳性菌较第一、二代差，但对革兰阴性菌，包括肠杆菌科细菌作用突出；对 P- 内酰胺酶稳定；某些第三代头孢菌素对绿脓杆菌等假单胞菌有良好的抗菌活性；能透过血脑屏障，为治疗革兰阴性菌脑膜炎的选用药。基本无肾毒性。代表药物有头孢唑肟、头孢曲松、头孢拉定、头孢甲肟、头孢哌酮等。

4. **第四代** 对革兰阳性菌、阴性菌、厌氧菌显示广谱抗菌活性，对 β- 内酰胺酶高度稳定，可用于治疗对第三代头孢菌素耐药的细菌感染。代表药物有头孢匹罗、头孢吡肟等。

（三）其他 β- 内酰胺类

1. **碳青酶稀类** 该类药物对青霉素结合蛋白（penicillin binding proteins，PBPs）亲和力强，具有抗菌谱广、抗菌作用强、耐酶且稳定、无交叉耐药性等特点，主要用于 G+ 和 G- 需氧菌和厌氧菌，以及 MRSA（耐甲氧西林金黄色葡萄球菌）所致的各种严重感染。代表药物有美罗培南、亚安培南等。

2. **头孢霉素类** 该类抗菌药对 β- 内酰胺酶稳定性强于头孢菌素，抗菌谱广，对厌氧菌有高效。代表药物有头孢西丁、头孢米诺等。

3. **β- 内酰胺酶抑制剂及复方制剂** β- 内酰胺酶抑制剂可与 β- 内酰胺酶不可逆结合而使酶失活，与内酰胺类抗生素联合应用或组成复方制剂使用，可增强后者的药效。常见的复方制剂有氨苄西林 - 舒巴坦、头孢哌酮 - 舒巴坦、哌拉西林 - 他唑巴坦等。

二、氨基糖苷类

氨基糖苷类抗生素具有以下共同特点：抗菌谱广，对葡萄球菌属、需氧革兰阴性杆菌均具有良好的抗菌活性，某些品种对结核分枝杆菌及其他分枝杆菌属亦有作用，细菌对不同品种之间有部分或完全性交叉耐药，胃肠道吸收差，肌内注射后大部分经肾脏以原形排出，与人的血清蛋白结合率低，低于10%，具有不同程度肾毒性和耳毒性。氨基糖苷类抗生素包括两大类，一类为天然来源，由链霉菌和小单胞菌产生，如链霉素、卡那霉素、新霉素、庆大霉素等；一类为半合成品，如奈替米星、阿米卡星、依替米星等，本类药物的新品种对氨基糖苷类耐药菌耐甲氧西林金黄色葡萄球菌（MRSA）、耐甲氧西林表皮葡萄球菌（MRSE）也有较好抗菌活性，耳、肾毒性较低。

三、四环素类、氯霉素类

四环素类和氯霉素类抗生素均属于广谱抗生素，对革兰阳性菌和阴性菌均具有快速抑菌作角，对立克次体、支原体和衣原体具有较强抑制作用。本类药物包括金霉素、土霉素、四环素和地美环素（去甲金霉素）4种，以及多西环素（强力霉素）、美他环素（甲烯土霉素）和米诺环素（美满霉素）等半合成四环素。四环素类抗生素不良反应有消化道反应、肝损害、肾损害，影响牙齿和骨骼发育，孕妇、哺乳期妇女及8岁以下儿童禁用。因其不良反应问题比较突出，已不作为临床治疗细菌性感染的首选药物。

氯霉素可能对造血系统产生严重毒性作用，一般不作为首选药物使用，耐药菌诱发的严重感染、严重立克次体感染可作为备选药。

四、大环内酯类、林可霉素类、多肽类抗生素

1. 大环内酯类　是一类口服吸收的抗生素，疗效肯定，无严重不良反应，常用作需氧革兰阳性菌、革兰阴性菌和厌氧球菌等感染的首选药，以及对β-内酰胺类抗生素过敏患者的替代品。第一代药物主要是红霉素。第二代半合成大环内酯类抗生素，第二代的代表药物有克拉霉素和阿奇霉素，具有良好抗生素后效应，与第一代相比增加和提高了对革兰阴性菌的抗菌活性。

2. 林可霉素类　抗生素包括林可霉素和克林霉素，最主要特点是对各类厌氧菌有强大抗菌作用，对革兰阳性需氧菌有显著活性。此类抗生素毒性低，耐药性发生慢，对骨组织渗透性较好，骨中浓度为血中浓度的33%，是治疗慢性骨髓炎的有效药物。长期用药可引起二重感染和伪膜性肠炎。临床主要用于急、慢性骨髓炎及厌氧菌感染，不宜长期用药和预防用药。

3. 多肽类抗生素　包括万古霉素类、多黏菌素类和杆菌肽类，此类抗生素毒性较大，不宜作为首选药。多黏菌素属窄谱抗生素，只对某些G^-杆菌有强大抗菌活性，如铜绿假单胞菌、大肠埃希菌等。万古霉素对G^+菌有强大杀菌作用，尤其是MRSA、MRSE。

五、化学合成抗菌药

1. 喹诺酮类　此类抗菌药可分为3代，第一、二代已很少使用，现在临床多应用的是第三代氟喹诺酮类，如诺氟沙星（氟哌酸）、氧氟沙星、环丙沙星、加替沙星、莫西沙星等氟喹诺酮类属广谱杀菌药，血药浓度较高，在组织和体液中分布广，与其他抗菌药物间无交叉耐药，不易产生耐药性。环丙沙星、氟罗沙星、洛美沙星容易诱发

光敏反应，应在避光条件下保存和应用。

2. 磺胺类　属广谱抑菌药，分为肠道易吸收类、肠道难吸收类和外用磺胺类。肠道易吸收类磺胺药用于全身感染，肠道难吸收类则用于肠道感染，外用磺胺类可作为皮肤黏膜感染的外用药物。由于抗生素和喹诺酮类药物的快速发展，细菌对磺胺类的耐药性和不良反应成为突出问题，临床应用受到明显限制。

3. 硝基咪唑类　抗厌氧菌谱广，对厌氧菌菌体穿透性较强，具有抗滴虫和抗阿米巴原虫的作用，不易产生耐药。常用硝基咪唑类有甲硝唑、替硝唑等。主要不良反应为胃肠道反应、口中异味。

六、抗结核药物

抗结核药特点有：①能预防耐药菌株的产生，如异烟肼、利福平等。②能迅速杀灭痰液中的结核杆菌，如异烟肼、乙胺丁醇等。③能消除病灶中的结核杆菌，减少复发，如利福平或异烟肼。

临床上把疗效高、不良反应较少、患者较易耐受的药物称为第一线抗结核药物，包括异烟肼、利福平、乙胺丁醇、链霉素、吡嗪酰胺等，多用于初治病例；将毒性较大、疗效较差的称为第二线抗结核药，如对氨基水杨酸、氨硫脲、卡那霉素等，用于复治病例；疗效较好、不良反应相对较小的新一代抗结核药，如利福喷汀、利福定和司帕沙星等。规范化治疗结核常联合用药，以避免严重不良反应，增强疗效，防止或延缓耐药性的产生。

七、抗真菌药及抗病毒药

（一）抗真菌药

分为抗生素类抗真菌药、唑类抗真菌药和丙烯胺类抗真菌药类 2 抗生素类抗真菌药物中两性霉素 B 抗真菌活性最强，是唯一可用于治疗深部和皮下真菌感染的多烯类药物，制霉菌素只限于局部应用治疗浅表真菌感染，非多烯类灰黄霉素主要用于各种皮肤癣菌的治疗。唑类抗真菌药分为咪唑类和三唑类，咪唑类包括酮康唑、氟康唑等，是治疗深部真菌感染的首选药；三唑类毒性较小，抗菌活性较高，是抗真菌药物中最有发展前途的一类。

（二）抗病毒药

包括抗反转录病毒感染药（抗 HIV 药）和抗非反转录病毒感染药（治疗疱疹病毒、流感病毒、肝炎病毒等）。抗 HIV 药有齐多夫定、扎西他滨、同坦夫定等，抗疱疹病毒药有阿昔洛韦、阿糖腺苷、更昔洛韦、环胞苷等，常用的其他抗病毒药有：利巴韦林、金刚烷胺、干扰素等。

（李慧敏）

第二节　抗菌药物的合理应用

国家卫生部颁布的《抗菌药物临床应用指导原则》为临床医生合理应用抗菌药物提供了依据，合理应用抗菌药物是提高疗效、降低药物不良反应发生率、减少或减缓细菌耐药性发生、控制医院感染发病率的关键措施。

一、抗菌药物治疗应用基本原则

（一）抗菌药物使用应有明确的适应证

诊断为细菌性感染者方有指征应用抗菌药物，病毒性感染不用抗菌药物。无细菌感染及发热原因不明者，不应轻易地使用抗菌药。

（二）尽早查明感染病原菌

根据病原菌种类及细菌药物敏感试验结果选用抗菌药物。

（三）综合考虑药物及患者各方面的因素选择抗菌药物

1. 根据病原体的敏感性选择感染病原菌未明确时首先按照疾病的主要病原菌的一般规律选药，然后根据病原学检查及药敏试验结果有针对性的选药。

2. 根据抗菌药物的体内分布特点选择中枢神经系统感染选择易通过血脑屏障的药物；肠道感染选择口服难吸收且肠壁血药浓度高的药物；泌尿系感染选择经肾排泄的抗菌药物；骨组织感染选择骨组织中浓度较高的红霉素、环丙沙星等；胆道感染选择青霉素、头孢菌素等在胆汁中浓度高的抗菌药。

3. 根据患者生理、病理、免疫等特点选择 （1）年龄：新生儿体内酶系统发育不成熟，且肾功能发育不全，应避免应用肾毒性明显的氨基糖苷类、多黏菌素类、呋喃类、四环素及氯霉素；老年人肝、肾功能减退，药物易蓄积，应采用低治疗剂量，尽量避免肾毒性大的药物。（2）孕妇：孕期选用抗菌药物应考虑药物对胎盘屏障的通透性和不良反应对胎儿及母体的影响。某些抗菌药可透过胎盘屏障对胎儿产生严重不良反应，如氨基糖苷类可致胎儿耳、肾功能损伤，氟喹诺酮类可致软骨发育障碍。（3）肝、肾功能状态：肝功能损害或肝病患者应避免应用或慎用在肝中浓度高或在肝内代谢、经肝胆系统排泄或具有肝毒性的抗菌药；肾功能损害时，应延长抗菌药物给药时间间隔或减少用量。（4）过敏体质：抗菌药物常引起过敏反应，甚至发生严重的剥脱性皮炎、过敏性休克等。选用抗菌药物前应了解患者既往过敏史，必须进行皮肤敏感试验。

（四）抗菌药物的剂量、疗程与用法

1. 剂量 按照各种抗菌药物的治疗剂量范围给药，但肝、肾功能不全患者给药剂量应个体化，以保证安全用药。治疗重症感染和抗菌药物不易达到的部位感染，抗菌药物剂量宜较大。

2. 疗程 抗菌药物的疗程依感染性质而定，一般急性感染应在体温正常、症状消退后72～96h停药，易迁延的急、慢性感染应根据情况适当延长疗程。急性感染用药后48～72h临床效果不显著，可考虑更换抗菌药或调整剂量。

3. 给药途径 轻症感染应选用口服给药；重症感染、全身性感染首先采取静脉途径给药，病情好转应及早转为口服给药；局部给药仅限于少数情况，如血液供应较少的部位、中枢神经系统感染时鞘内注射抗菌药治疗、眼科感染的局部用药等。

4. 给药次数 根据药代动力学和药效学相结合的原则选择给药时间间隔，以保证稳定的血药浓度。半衰期短的药物，如β-内酰胺类、红霉素等，应每日多次给药；喹诺酮类、氨基糖苷类等浓度依赖性抗菌药可每日1次给药。

（五）抗菌药物的联合用药

1. 联合用药的目的扩大抗菌谱；发挥协同作用提高疗效；防止产生耐药性；减少

单一用药剂量，减少不良反应。

2. 联合应用抗菌药物的配伍 目前认为抗菌药物对细菌的作用性质可分为四类，见表 17-3。

表 17-3　抗菌药物对细菌的作用性质分类

分　　类	代表性抗菌药物
Ⅰ类繁殖期杀菌剂（只杀死繁殖期细菌）	青霉素类、头孢菌素类、亚胺硫霉素、胺曲南、万古霉素、磷霉素、利福霉素、喹诺酮类
Ⅱ类静止期杀菌剂（也杀死部分静止态细菌）	氨基糖苷类、多黏菌素类
Ⅲ类快效抑菌剂（高浓度下也能杀菌）	四环素类、大环内酯类、氯霉素、甲砜霉素、林可霉素、氯林可霉素、呋喃类、新生霉素
Ⅳ类慢效抑菌剂（专起抑菌作用）	磺胺类、卷曲霉素、紫霉素

3. 联合用药适用于以下几种情况：（1）病原菌尚未查明的严重感染；（2）单一抗菌药不能控制的混合感染；（3）单一抗菌药不能有效控制的败血症等重症感染；（4）需长程治疗，病原菌易产生耐药的感染，如结核病；（5）由于药物协同抗菌作用，联用时可将毒性大的抗菌药物剂量减少。

4. 联合用药注意事项：（1）通常用两药联合，一般不超过 3 种。（2）短期（1 周内）用药，耐药菌出现机会少。（3）不要配伍使用对同一器官有毒性作用的药物。（4）配伍时不应发生理化反应。

二、抗菌药物预防应用原则

（一）内科及儿科预防用药

1. 用于预防一种或两种特定病原菌入侵体内引起的感染。

2. 长期预防应用抗菌药物可产生耐药性与菌群失调，故预防用药疗程越短越好。

3. 如患者的免疫缺陷一时不可逆转或原发病不易治愈，则不宜预防用药。

4. 病毒性疾病、昏迷、休克、心力衰竭、肿瘤、应用糖皮质激素的患者不宜常规预防用药。

（二）外科手术预防用药

1. 外科手术预防用药的目的是预防术后手术部位感染、清洁 - 污染手术或污染手术后手术部位感染及术后可能发生的全身性感染。应根据手术也可能污染病原菌有针对性地选择抗菌药进行预防。

2. 清洁手术除患者免疫功能低下等特殊情况外，一般不需预防用抗菌药；清洁 - 污染手术时可能污染手术也引起感染，需预防用抗菌药；污染手术需预防使用抗菌药物。

3. 应在手术前 0.5 ～ 2h 或麻醉诱导时给药，使手术切口暴露时局部组织中达到足以杀灭手术过程中入侵切口细菌的药物浓度；结、直肠手术术前 1d 分次给予口服肠道不吸收抗菌药物预防。如果手术时间超过 3h，或失血量大（＞ 1500mL），术中应追加给药 1 次。预防用药的时间要短，总的预防时间不超过 24h，个别情况可延长至 48h，长时间预防用药不但不能降低感染率，反而增加抗菌药的不良反应，使细菌产生耐药性。

（三）预防性用药的注意事项

1. 长期预防应用抗菌药物可产生耐药性与菌群失调，故预防用药疗程越短越好。

2. 预防用药最好是杀菌剂，且不良反应小的药物。

3. 如患者的免疫缺陷一时不可逆或原发病不易治愈，则不宜预防用药。

三、抗菌药物应用的管理

1. 健全管理制度各医疗机构应建立、健全抗菌药物临床合理应用管理制度，将抗菌药物合理使用纳入医疗质量和综合目标管理考核体系。

2. 加强监督检查建立和完善药事管理专业委员会，制订本机构抗菌药物合理应用管理规定和奖惩措施，定期与不定期进行监督检查。

3. 实施分级管理各医疗机构应结合本机构实际情况，根据抗菌药特点、临床疗效、细菌耐药、不良反应及当地社会经济状况、药品价格等因素，将抗菌药物划分为非限制使用、限制使用与特殊使用三类进行分级管理。

4. 监测不良反应加强抗菌药物使用中的不良反应监测，及时发现并妥善处理。

5. 控制使用率医院感染管理规范规定医院抗菌药物使用率应力争低于 50%。

6. 增加病原学鉴定和药敏试验抗菌药物治疗前，应留取标本进行病原学鉴定和药敏试验，感染病例的病原学送检率力争达到 70% 以上。

（李慧敏）

第三节　细菌耐药及其对策

细菌耐药性又称抗药性，指细菌与药物多次接触后，对药物的敏感性下降甚至消失，致使药物对耐药菌的疗效降低或无效，为临床感染性疾病的治疗带来困难。

一、细菌耐药分类

1. 固有耐药由细菌染色体基因决定并代代相传，在人类应用抗菌药物之前已存在，是细菌的基本特性之一。如沙雷菌属、变形杆菌属对多黏菌素耐药即为固有耐药。

2. 获得性耐药指细菌在接触抗菌药物后，改变代谢途径，使本身具有抵抗抗菌药物而不被杀灭的能力。获得性耐药是由于自发性染色体突变，或获得了染色体外的遗传物质如质粒或转座子而产生的。

二、细菌耐药机制

1. 产生灭活酶细菌产生特殊的灭活酶使抗菌药物失活或结构改变而产生耐药。

2. 细胞膜通透性改变细菌细胞膜发生改变，使细胞膜对抗菌药物的通透性降低。

3. 作用靶位改变抗菌药物作用的靶位点发生突变或被修饰，使之亲和力下降，与抗菌药物的结合不紧密，或使抗菌药物难以发挥效能。

4. 形成生物被膜细菌菌膜的形成使抗菌药物无法进入胞内。

三、针对细菌耐药的对策

1. 合理使用抗菌药物，降低抗菌药物选择压力细菌获得耐药性与抗菌药物使用密切相关，因此抗菌药物合理应用在细菌耐药的预防中有重要作用。

（1）严格掌握抗菌药物治疗和预防应用的指征，避免盲目应用抗菌药物。

（2）掌握致病菌对各类抗菌药物敏感程度，尽可能明确诊断或采集标本后再进行抗菌治疗，待细菌培养及药敏结果出来后再作调整，不随意使用广谱抗菌药物，不随意联合用药。

（3）应用药代动力学和药效动力学原理设计给药方案，应用足够的药量与疗程，避免小剂量或长期用药，减小或关闭细菌突变选择窗口。

（4）开展细菌耐药性监测，及时公布细菌耐药信息以指导临床医生正确选择抗菌药物。

（5）加强抗菌药物管理，防止因农牧业抗菌药物的滥用而导致细菌对医用抗菌药物产生耐药性传给人类。

2. 严格执行消毒隔离制度，防止耐药菌交叉感染医院内耐药菌，特别是多重耐药菌在患者之间的传递，主要是通过医务人员的手进行传播的。因此，医务人员在执行各项操作前后应认真执行卫生洗手和手消毒，定期对密切接触患者的医生、护士、护工进行带菌情况检查，发现耐药菌携带者及时隔离。

3. 加强抗菌药物管理，开发新的抗菌药物临床上制订合理的给药方案和高效、长效、低剂量、低毒、稳定、廉价、口服有效的新剂型是抗菌药物开发研究的主要方向，抗菌药物是世界上发展最快品种最多的药物，临床评价要着重于抗菌谱、抗菌力、抗药性、药代动力学特性、不良反应，根据临床耐药菌的变迁不断开发新的抗菌药物。

···（李慧敏）

第十八章　感染内科常见疾病

第一节　肺炎链球菌感染

一、基础知识

肺炎链球菌系链球菌属，是一种革兰阳性、有荚膜的球菌，呈链状排列，在血琼脂培养基上可引起甲型溶血反应。几乎所有的临床致病菌株都有多糖荚膜，已确定的荚膜有 90 多种。本菌广泛分布于自然界，可引起中耳炎、鼻窦炎、脑膜炎、肺炎、心内膜炎、腹膜炎、败血症等。老年人、婴幼儿及免疫力低下者易感，病死率高。

二、流行病学

肺炎链球菌寄居在 5%～10% 的健康成人和 20%～40% 健康儿童的鼻咽部，成人中的定植菌常能持续生存 4～6 周，甚至 6 个月以上。细菌通过直接接触或飞沫传播。在拥挤及通风不良的环境中易于传播。

肺炎链球菌是儿童与成人社区获得性肺炎的最重要致病细菌，同时也是引起中耳炎、副鼻窦炎、脑膜炎的主要致病菌。在美国，每年由肺炎链球菌引起的肺炎有 40 万～50 万人，成年人及 70 岁以上老人的肺炎链球菌性肺炎年发病率分别约为 20/10 万和 280/10 万，病死率为 5%～10%；大约有 25% 的肺炎链球菌性肺炎患者发展为菌血症，菌血症的感染率在 2 岁以下的婴儿中最高，55 岁时降到最低，其后发病率重新开始上升。50 岁以上菌血症患者的病死率约为 28%；肺炎链球菌性脑膜炎的年发病率为 1.1/10 万，病死率为 1%（儿童为 6%，成人为 30%）。

定植在鼻咽部的肺炎链球菌，可蔓延至邻近区域（例如，鼻窦）或被吸入细支气管或肺泡，而引起感染，或经血源播散至脑膜、关节和其他部位引起感染。感染的危险因素包括暴露增加、存在呼吸道炎性损伤、机体损伤、抗体产生缺陷、脾功能缺陷等，另外还有其他多因素条件（例如，婴儿或老年，慢性病及住院治疗，酗酒、营养不良、HIV 感染、糖皮质激素治疗、肝硬化、肾功能不全、糖尿病、贫血、冠状动脉疾病、疲劳和紧张状态）可致感染。脾缺失是造成暴发性肺炎链球菌性疾病的因素。

三、临床特征

1. 中耳炎和鼻窦炎　急性中耳炎及急性鼻窦炎患者耳或鼻分泌物中常可分离出肺炎链球菌。

2. 肺炎　患者常有发热、咳嗽、咳痰，恶心、呕吐或腹泻等症状。急性起病，寒战、高热、咳嗽、血痰等典型表现目前已不常见。查体主要见发热、呼吸急促、心动过速、幻觉及焦虑，口唇鼻周可有疱疹。早期肺部体征不明显，实变期体征典型，肺部叩诊呈浊音，语颤增强，可闻及支气管管状呼吸音或湿啰音。胸腔积液常见，可表现为叩诊浊音、呼吸音减弱和语颤消失等体征。患者有意识障碍时应警惕脑膜炎的出现。约 2% 病例并发脓胸。常见并发症还有化脓性心包炎、急性心内膜炎、心肌炎、关节炎等。

胸部 X 线片上的典型表现为气腔实变；约一半患者为多叶病变。外周血白细胞增多，中性粒细胞占 80% ～ 90%，可见核左移及中毒颗粒。年老体弱者白细胞计数可能不高，但中性粒细胞计数偏高。若痰涂片见到成对或链状排列的革兰染色阳性球菌，则强烈提示肺炎链球菌性肺炎，其在白细胞内则意义更大。痰液、支气管肺泡灌洗液培养可确定病原菌，比痰涂片染色对鉴别肺炎链球菌感染更敏感。约 25% 的病例血培养阳性。有条件的实验室可测定肺炎链球菌的荚膜多糖抗体，阳性率高。PCR 检测肺炎链球菌特异性 DNA，可提高阳性率，但易出现假阳性。

脑膜炎肺炎链球菌是成人脑膜炎最常见的原因。感染可来自鼻窦炎、中耳炎、乳突炎等的直接扩散或菌血症播散。肺炎链球菌也是复发性脑膜炎最常见原因。临床表现为在原发病的基础上出现高热、头痛、呕吐、嗜睡、抽搐、昏迷及颈项强直，克氏征、布氏征阳性等颅内高压和脑膜刺激征的表现。皮肤黏膜上有时可出现细小的出血点。约一半患者出现脑神经损伤。常见并发症有硬脑膜下积液、积脓或脑积水，脑脓肿，脑神经损害等。

CSF 检查发现，脑脊液细胞增多，白细胞计数常为（1 ～ 5）×10⁹/L，中性粒细胞为主，蛋白含量升高〔1.0 ～ 5.0g/L（100 ～ 500mg/dl）〕，葡萄糖含量下降〔1.7mmol/L（< 30mg/dl）〕。未使用抗生素时，脑脊液涂片或细菌培养可见到病原体。PCR 技术可用于检测肺炎链球菌特异性 DNA。

其他综合征肺炎链球菌通常可通过血源播散到身体各部位，引起肺炎链球菌性心内膜炎、心包炎、化脓性关节炎、骨髓炎、腹膜炎、输卵管炎、硬膜外和脑的脓肿及蜂窝织炎，主要见于免疫缺陷者、老年人、婴幼儿及慢性呼吸道和肝肾等疾病患者中。病原常来自肺部，偶尔来自其他隐性病灶。

四、诊断

诊断主要结合临床感染的症状、体征及辅助检查结果。PCR 技术为肺炎链球菌的鉴定诊断提供了帮助，确诊有赖于从相应感染灶的标本中培养分离出肺炎链球菌。

五、治疗

青霉素曾是治疗的基石，但在过去的二十年中，其耐药性在逐渐增加。其他抗生素也同样存在耐药性的问题。在美国，约 20% 的肺炎链球菌菌株对青霉素中度敏感，15% 耐药。国内报道对青霉素不敏感的肺炎链球菌在成人患者中占 11% ～ 15%，小儿患者中占 30% ～ 50%，其中多数为株。大多数对青霉素中度敏感的菌株对头孢曲松、头孢噻肟、头孢吡肟和头孢泊肟敏感，耐青霉素肺炎链球菌对头孢菌素类也常耐药。在美国约 1/4 的肺炎链球菌菌株对大环内酯类耐药，然而，90% 以上的菌株对克林霉素保持敏感。国内报道，大部分菌株对红霉素、克林霉素耐药，耐药率达 76% ～ 94%。新型喹诺酮类对肺炎链球菌反应极好，但随着这类药物的广泛应用，其耐药性也逐渐显现。最令人担忧的是，40% 肺炎链球菌呈现多药耐药表型。由耐药肺炎链球菌引起的感染仍可选用一线抗菌药 β- 内酰胺类）治疗，应优化剂量选择以覆盖敏感菌株。大环内酯类不再单独用于治疗，但可与 β- 内酰胺类联合以覆盖胞内细菌。酮内酯类抗菌药可备选择，近期在美国，泰利霉素因其毒副作用而被限制使用。所谓的呼吸氟喹诺酮类因其广谱性及方便性备受关注。对于多药耐药的肺炎链球菌可考虑给予酮内酯类和氟喹诺酮类抗菌药。

1. 肺炎　对于诊断明确者，应尽早开始抗生素治疗，不必等待细菌培养结果。轻症患者可口服用药，重症患者选用静脉用药，待临床表现显著改善并能口服时改用口服药。总疗程根据病情而定，一般为 7 ～ 14 天或热退后 5 天。青霉素类、头孢菌素类和其他 β- 内酰胺类、红霉素、克林霉素等，应一日多次给药，氟喹诺酮类一日给药一次。对青霉素敏感或中度耐药的菌株，推荐使用 β- 内酰胺类抗生素，如阿莫西林（1g，q8h），青霉素（3 ～ 4μU，q4h），氨苄西林（1 ～ 2g，q6h），头孢曲松（lg，ql2 ～ 24h）。对青霉素中介及耐药的菌株选用氟喹诺酮类（例如，加替沙星 400mg/d），克林霉素为 90% 以上的病例提供了适当的治疗，多西环素、阿奇霉素或克拉霉素可能对 75% 的病例有效。由高度耐药的肺炎链球菌引起的肺炎，可选用万古霉素（500mg，q6h）或一种喹诺酮类联合一种三代头孢菌素治疗。

2. 脑膜炎　尽早开始抗感染经验治疗，获知药敏试验结果后，根据经验治疗的疗效和药敏试验结果调整用药。尽量避免鞘内给药，以免发生抽搐等不良反应。开始治疗应包括头孢曲松（1 ～ 2g，ql2h）加万古霉素（500mg，q6h；1g，ql2h）。两药同时选用是因为头孢菌素似乎对大多数病例都有效，且能很好地渗入脑脊液，同时，万古霉素覆盖所有菌株（包括那些青霉素和头孢菌素耐药的菌株），但显示不可预知的脑脊液渗透。若头孢曲松敏感，则停用万古霉素；若对头孢曲松耐药，则两药均要继续使用。推荐持续治疗至体温恢复正常后 10 ～ 14 天。

六、预后

接受治疗较早的轻型患者，一般在 24 ～ 48 小时内体温下降；但病情严重的患者，特别是具有预后不良因素的患者，往往需 4 天或 4 天以上才能退热。社区获得性肺炎的总死亡率为 10%，其中肺炎链球菌肺炎约占 85%。预后不良的因素为：年龄过小或过老，特别是 1 岁以下及 60 岁以上；血培养阳性；病变范围超过 1 叶；周围血白细胞计数 $< 6 \times 10^9/L$；有其他疾病存在（如肝硬化、心力衰竭、免疫抑制、低白蛋白血症、脾切除或脾功能丧失、尿毒症）；某些血清型（尤其是第 3 型和第 8 型）的病原体以及发生肺外并发症（如脑膜炎或心内膜炎）。

七、预防

包括注意预防上呼吸道感染，加强耐寒锻炼；避免淋雨受寒、醉酒、过度疲劳等诱因；必要时注射肺炎链球菌多糖疫苗，国外认为其保护作用的有效率达 50% ～ 100%，在 55 岁以下的人群中，85% 以上人群的保护期多 5 年，但是保护浓度及持续时间随着年龄的增长逐渐下降。适用人群包括 2 岁以上，对肺炎链球菌感染的严重并发症有风险的患者（例如，脾缺失患者、年龄大于 65 岁、脑脊液漏、糖尿病、酒精中毒、肝硬化、慢性肾功能不全、慢性肺病或进展性心血管疾病患者）；免疫力低下的患者，例如多发性骨髓瘤或 HIV 感染；在遗传学上风险增强的患者；居住在疾病易于暴发流行的环境中的患者。有关疫苗再接种的建议不太统一，大多数专家建议至少在初次接种后 5 年复种一次。

（李慧敏）

第二节　葡萄球菌感染

葡萄球菌感染是葡萄球菌引起的感染。葡萄球菌为革兰染色阳性球菌，葡萄球菌属，因其排列如葡萄串状而得名。在自然界中分布广泛，绝大多数不致病，仅少数引起人和动物的化脓性感染。其中金黄色葡萄球菌、表皮葡萄球菌、腐生葡萄球菌为常见致病菌。主要引起疖、痈、毛囊炎、肺炎、脑脓肿、肝脓肿、化脓性骨髓炎及伤口感染等。

二、流行病学

葡萄球菌存在于 20% ～ 30% 的健康成人的鼻腔里和皮肤上，通常无害。当皮肤破损时细菌可进入机体引起感染。表皮葡萄球菌和腐生葡萄球菌主要寄居于皮肤表面，而金黄色葡萄球菌则主要定居在鼻前庭黏膜、会阴部、新生儿脐带残端等部位。金黄色葡萄球菌既是医院内感染的一个重要原因，也是社区获得性感染的病因。耐甲氧西林金葡菌（MRSA）在医院内常见，并在社区环境中逐渐流行。社区获得性 MRSA 菌株对非 β- 内酰胺类抗生素保持敏感，而医院内感染的菌株常常对多数抗生素耐药。葡萄球菌的易感者包括新生儿、哺乳期妇女、有慢性病的患者（特别是肺部疾患、糖尿病和癌症）、器官移植、假体或其他异物、烧伤、慢性皮肤疾病、手术切口、糖尿病以及血管内导管留置的患者，以及使用皮质类固醇、接受放射治疗、免疫抑制药物或抗癌治疗而免疫系统被抑制的人。易感患可从自身其他带菌部位或医院工作人员获得病原菌。经工作人员的手是最普遍的传播方式，但也可经空气传播。感染多为散发，也可呈流行性甚至暴发。

三、临床特征

葡萄球菌能引起身体任何部位的感染，其症状视感染的部位而定。葡萄球菌除可引起皮肤软组织局部感染外，还能通过血液播散并引起各脏器的脓肿（如肺）以及骨的感染（骨髓炎）和心内膜、心瓣膜的感染（心内膜炎感染的严重程度不同，可以很轻，也可很重，甚至危及生命。

1. 皮肤感染　葡萄球菌易感染皮肤，产生包裹性积脓，如脓肿和脓疱（疖和痈），如脓未被清除可发生进一步的皮肤感染，重者可发生中毒性表皮坏死溶解和鳞状皮肤综合征，导致大块脱皮。葡萄球菌亦可在皮下扩散引起筋膜炎。新生儿葡萄球菌皮肤感染，常常发生在出生后 6 周内。最常见的感染部位是腋下、腹股沟或颈部皮肤皱褶处哺乳的母亲可以在分娩后 1 ～ 4 周发生葡萄球菌乳腺感染（乳腺炎）和脓肿。此种感染往往是在哺乳时由受染婴儿传染到母亲的乳房。

2. 肺炎　葡萄球菌肺炎大多继发于病毒性肺部感染后或由血行播散所致。患者起病多急骤，有高热、寒战、胸痛，大量脓痰，痰中带血丝或呈粉红色乳状。病情严重者可早期出现周围循环衰竭。院内感染病例起病稍缓慢，但亦有高热、脓痰等。肺部

X 线显示肺段或肺叶实变，或呈小叶样浸润，其中有单个或多发的液气囊腔。肺脓肿可以溃破而引起气胸、脓胸或脓气胸，有时还伴发化脓性心包炎、胸膜炎等。

3. **败血症** 葡萄球菌是败血症常见的致病菌，常由身体其他部位的葡萄球菌感染发展而来，亦可来自污染的静脉用器械如导管或其他异物。葡萄球菌败血症是严重烧伤患者常见的一种死亡原因。典型的败血症病例表现为持续高热，有时伴有休克，可见瘀点、皮疹等。表皮葡萄球菌和其他凝固酶阴性的葡萄球菌，已成为日益增多的与导管和其他异物相关的医院菌血症的主要原因。也是体弱患者的发病率（特别是长期住院者）和死亡率上升的重要原因。

4. **心内膜炎** 心内膜炎多继发于葡萄球菌败血症、人工心脏瓣膜置换术后、静脉输液或药瘾者，或导尿、拔牙、起搏器装置后。预后不良，死亡率高达 20% ～ 40%。静脉药物成瘾者相关性心内膜炎患者表现为高热、中毒症状、胸膜炎性胸痛、咳脓痰有时带血，胸部 X 线片可显示脓毒性栓塞的表现。自体瓣膜心内膜炎患者趋于老年，预后更差，并发症的发病率更高，包括周围栓塞、心功能失代偿及迁徙播散。人工瓣膜心内膜炎早期者常暴发起病，晚期以亚急性表现常见，临床表现为术后发热、新杂音出现、脾大或周围栓塞征，血培养同一种细菌阳性结果至少两次，可诊断本病。

5. **骨髓炎** 葡萄球菌性骨髓炎多见于儿童。老年人也能发生，特别是在有较深的皮肤溃疡（压疮）时。表现为寒战、发热和骨痛，继之出现皮肤红肿，关节周围感染常导致关节积液，引起化脓性关节炎。白细胞计数常 > 15×10^9/L，血培养常阳性。两周内 X 线片变化不明显，骨质疏松和骨皮质反应的显现时间甚至更长，放射性核素骨扫描则较早出现异常。

6. **肠道感染** 肠道的葡萄球菌感染常由污染食物中的金黄色葡萄球菌引起，其由被定植的食物操作者带入食物，然后在载体食物中产生毒素。起病迅速，于进食污染食物后 1 ～ 6 小时内发病，常呈暴发。主要表现为恶心、呕吐、腹胀、腹痛及腹泻等胃肠道症状，可发生脱水、低血压等，病程多呈自限性。

7. **中毒性休克综合征（TSS）** 葡萄球菌性 TSS 的患者可能没有葡萄球菌感染的临床表现。由产生的肠毒素或 TSS-1 引起，表现为高热、肌痛、低血压、累及掌心和足底的弥漫性红斑皮疹伴脱屑，多系统受累，例如，肝脏（胆红素和氨基转移酶水平 > 2 倍正常值）、血液（血小板计数 < 100×10^9/L）肾脏（血尿素氮或肌酐多 2 倍正常值）、黏膜（阴道、口咽部或结膜）充血，胃肠道（发病时呕吐或腹泻）、肌肉（肌痛或血清肌酸磷酸激酶多 2 倍正常值）、中枢神经系统症状（定向力障碍或意识改变）。

四、诊断

葡萄球菌感染的诊断主要依据临床症状、体征及实验室检查。从感染病灶或相应感染部位获取的临床标本（如血、脓液、痰液、尿液、粪便、脑脊液及其他分泌物）中培养或分离出相应病原菌有助于临床诊断。有条件的实验室可做抗溶血素和抗杀白细胞抗体的检测，有助于隐匿性金黄色葡萄球菌感染的诊断。

五、治疗

如已有脓肿形成则须切开引流。与导管、人工装置等相关的感染，首先要去除相关异物。抗生素的选择有赖于感染的部位、疾病的严重性及药物的有效性。

对金黄色葡萄球菌感染的抗生素治疗时间常需适当延长，尤其是对在治疗开始后48～96小时血培养仍然阳性、社区获得性感染、未去除感染灶、出现皮肤感染及栓塞现象的病例。由于多重耐药菌菌株流行，抗生素的选择越来越困难。对甲氧西林敏感的金黄色葡萄球菌宜选苯唑西林、氯唑西林，对甲氧西林耐药的金黄色葡萄球菌宜选万古霉素。虽然对青霉素敏感的菌群不到5%，但若菌株敏感时，青霉素仍然是首选用药。耐青霉素酶青霉素，如萘夫西林或一代头孢菌素类，对耐青霉素菌株高度有效。医院环境中MRSA的发生率很高，且菌株对万古霉素中度或完全耐药。通常，万古霉素比β-内酰胺类抗生素杀菌作用小，只有当有绝对适应证时才使用。新型抗葡萄球菌药物中，奎奴普丁/达福普汀对所有菌株均有杀菌活性，包括那些对万古霉素中度敏感者，但对耐红霉素或克林霉素的菌株抑菌；利奈唑胺是剂，尚未明确对深部感染有效，例如骨髓炎；达托霉素是杀菌剂，已被FDA批准用于复杂性皮肤感染。除β-内酰胺类抗生素或万古霉素外，其他供选方案还包括喹诺酮类、甲氧苄啶-磺胺甲𫫇唑、米诺环素，但这些药物抗菌活性通常较低。

对非复杂性皮肤软组织感染，通常给予口服抗生素已足够。对心内膜炎，可选用一种β-内酰胺类抗生素联合庆大霉素和利福平，如果是MRSA感染，推荐使用万古霉素（lg，ql2h），疗程4～6周。环丙沙星加利福平的组合已被成功应用于人工关节感染，尤其在无法去除异物时。中毒性休克综合征重要的是去除月经栓或其他填充物，感染部位的清创术等，抗生素的作用不明确，但仍推荐使用克林霉素/半合成青霉素组合。

(李慧敏)

第三节 脓毒血症和感染中毒性休克

严重脓毒血症（继发于感染的急性器官功能障碍）与感染性休克（伴有经过液体复苏仍然难以逆转低血压的严重脓毒血症）是重要的健康问题，每年在世界各地导致几百万人死亡。与多发性创伤、急性心梗、脑卒中相似，早期适当的治疗可能影响转归，脓毒血症是指感染以及感染的全身表现。严重脓毒血症是指脓毒血症以及由此导致的器官功能不全或组织灌注不足。脓毒血症介导的低血压是指无其他导致低血压的原因，收缩压＜90mmHg或平均动脉压＜70mmHg或收缩压下降＞40mmHg。感染性休克是指脓毒血症介导的经过液体复苏仍然难以逆转的持续性低血压。脓毒血症介导的组织灌注不足是指存在感染性休克的患者出现乳酸堆积（血乳酸浓度多4mmol/L）或少尿的表现。

一、严重脓毒血症的治疗

（一）早期复苏

1. 确定存在组织灌注不足时应该尽早而不是延迟至患者入住ICU以后进行复苏，在进行早期复苏的最初6小时内，由脓毒血症导致的组织低灌注复苏目标包括：中心静脉压（CVP）：8～12cmH$_2$O；平均动脉压（MAP）≥65mmHg；尿量多0.5ml/（kg·h）；中心静脉（上腔静脉）或混合静脉氧饱和度分别≥70%或≥65%。

2. 在最初 6 小时复苏过程中，虽然经过液体复苏 CVP 已经达到了目标，但是对应的 $ScVO_2$ 与 SVO_2 没有达到 70% 或 65%，可输注浓缩红细胞达到血细胞比容 ≥ 30%，同时应用多巴酚丁胺（最大剂量为 20μg/（kg.min））达到治疗目标。

（二）诊断

1. 病原学诊断十分重要　应用抗生素之前至少采集二份血培养标本：一份经皮穿刺采集，另一份在留置 48 小时以上的血管内置管处采集。其他包括尿液、脑脊液、伤口、呼吸道分泌物或其他体液也可能是潜在的感染灶，亦应在应用抗生素之前尽量采集培养标本。

2. 及时进行影像学检查　明确潜在的感染病灶。由于患者病情不稳定无法进行有创检查或无法转运出 ICU 进行检查时，床旁超声是有效的方法。

（三）抗生素治疗

应用抗生素治疗之前留取适当的标本进行细菌学培养，尽早静脉使用抗生素进行治疗。最初的经验性治疗包括一种或者多种抗生素覆盖可能的病原微生物（细菌和（或）真菌），同时每天进行评价以达到理想的临床治疗效果，防止细菌耐药的产生，减少毒副反应。对已知或者怀疑患者是假单胞菌属感染引起的严重脓毒症，建议采取联合治疗方案。对中性粒细胞减少症患者采取经验性的联合治疗方案。对于严重脓毒症患者在进行经验性治疗时，联合治疗不超过 3 ~ 5 天。一旦明确病原体则应该选择特异性治疗。

（四）病因治疗

对于需要外科紧急处理的特定解剖部位感染要在症状出现 6 小时以内尽快诊断或排除诊断，例如坏死性筋膜炎、弥漫性腹膜炎、胆管炎、肠梗塞。应该采用对生理损伤最小的有效干预措施，例如对脓肿进行经皮引流而不是外科引流。及时拔除可能成为严重脓毒症或脓毒症休克感染灶的血管内器械。

（五）液体疗法

应用胶体或晶体液进行液体复苏，目前没有证据显示某种液体疗效优于其他种类液体，但是有证据显示使用胶体液可以降低死亡率 P=0.09h 液体复苏的初始治疗目标是使 CVP 至少达到 $8cmH_2O$，机械通气患者需达到 $12cmH_2O$。持续补液直到血流动力学（例如动脉压、心率、尿量）得到改善。对于血容量不足的患者进行液体冲击治疗时，最初的 30 分钟内至少用 1000ml 的晶体液或 300 ~ 500ml 的胶体液。当心脏充盈压（CVP 或者肺动脉楔压）增加而血流动力学未改善时，应该降低补液速度。

（六）血管升压类药物

即使低血容量情况尚未得到纠正，亦应使用血管加压类药物以保证低血压时的血流灌注，保持平均动脉压为 65mmHg。去甲肾上腺素应该逐渐加量至 MAP 达到 65mmHg，才能维持组织灌注。在制定 MAP 治疗目标时应该考虑到患者是否存在其他并发症。以去甲肾上腺素或多巴胺作为纠正脓毒症休克时低血压的首选血管加压类药物，在建立中心静脉通路后应尽早给药。目前不推荐将肾上腺素、抗利尿激素作为脓毒症休克的首选血管加压药物，而在脓毒症时如果去甲肾上腺素或多巴胺效果不明显时可以将肾上腺素作为选择的药物。目前不推荐将小剂量多巴胺作为肾脏保护药物使用。一项大型的随机临床试验和 Meta 分析比较了小剂量多巴胺和安慰剂的作用，没有发现差异。应用血管升压药物的患者在条件允许情况下应该尽早建立动脉通路。休克状态时，动脉导管测血压更准确，数据可重复分析，这些连续监测的数据有助于制定下一步的治疗方案。

（七）心肌收缩性治疗

当心脏充盈压升高，心输出量降低，从而提示心肌功能障碍时，应该首选静脉滴注多巴酚丁胺。如果没有监测心输出量，治疗时要联合使用一种心肌收缩药／血管加压药，如去甲肾上腺素或多巴胺。在能够监测心输出量时，可以单独使用一种血管加压药如去甲肾上腺素以达到目标升压效果。有两个有关 ICU 重症患者的大型前瞻性临床实验研究，发现使用多巴酚丁胺将严重脓毒症患者的氧输送提高到超常水平并没有益处。

（八）肾上腺糖皮质激素

对于脓毒症休克患者是否使用肾上腺糖皮质激素，目前建议对于液体复苏和血管加压药治疗血压不升时应用。法国的多中心、随机对照试验显示：肾上腺功能不全患者在血管加压药治疗不敏感的脓毒症休克时，应用肾上腺皮质激素可以明显逆转休克，降低死亡率，而欧洲的多中心试验对于皮质激素治疗则未显示降低死亡率益处。可能由于法国入选的患者是血压对于加压药治疗不敏感者，而欧洲的试验则未考虑血压对于加压药治疗的反应。由于皮质激素应用的不良反应显而易见，专家们在对液体复苏和血管加压药治疗不敏感的脓毒症患者的应用选择上有很大争议，对液体复苏和血管加压药治疗敏感的患者倾向于不用。对于脓毒症患者，如果无禁忌证则尽量采用皮质醇而不用地塞米松。当不再需要血管升压类药物时，应该停用皮质醇治疗。严重脓毒症或脓毒症休克患者每日皮质醇用量不大于 300mg，随机前瞻临床试验和荟萃分析显示：对于严重脓毒症或脓毒症休克患者，大剂量皮质醇疗法是无效或有害的。对于无休克的脓毒症患者，不应该使用皮质激素。

（九）重组人类活化蛋白 C（rhAPC）

脓毒症诱导的器官功能不全伴有高死亡危险的临床评估患者（大多数 APA CHED Ⅱ ≥ 25 或多器官功能不全），如果没有禁忌证，可以接受 rhAPC。低死亡危险的严重脓毒症患者（大多数 APA CHEH ＜ 20 或一个器官衰竭），不接受 rhAPC。关于 rhAPC 在成人患者中的应用是基于两个随机对照试验 PROWESS 和 ADDRESS。更多安全性信息来自 EN-HANCE 研究，提示早期给予 rhAPC 与较好预后有关。

（十）血液制品

一旦发现成人患者组织低灌注难以纠正，如心肌缺血、严重低氧血症、急性出血、发绀型心脏病或乳酸酸中毒，目前推荐当血红蛋白低于 7.0g/dl 时可以输注红细胞，使血红蛋白维持在 7.0 ～ 9.0g/dl。脓毒症患者红细胞输注送但通常不增加氧消耗。严重脓毒症贫血时，不推荐使用促红细胞生成素作为特殊治疗，但有其他可接受的原因如肾衰竭导致红细胞生成障碍时可应用。如果凝血实验正常，没有出血倾向，不建议用新鲜冷冻血浆。当血小板计数 ＜ $5×10^9$/L，无论是否存在出血倾向，均推荐输注血小板。

二、严重脓毒症的支持治疗

1. 脓毒症诱导的急性肺损伤（ALI）／急性呼吸窘迫综合征（ARDS）的机械通气

ALI/ARDS 患者进行机械通气时潮气量设定按预测体重 6ml/kg，监测患者吸气末平台压，将机械通气患者的最初平台压高限设置为在 $30cmH_2O$。几个多中心随机试验评价了通过限制潮气量来降低吸气压的效果，其中规模最大的一个试验证明：与潮气量 12ml/kg 相比，应用低潮气量（6ml/kg）来限制平台压在 30cmH$_2$O 以下，可以降低 9%ALI/ARDS 患者死亡率。针对 ALI 患者的肺保护策略的应用已被试验支持，并得到临床医生的广泛认可，但是开始潮气量的准确选择需要考虑以下几个因素，如平台压、PEEP 值的大小、胸腹腔的顺应性等。目前建议 ALI/ARDS 患者应该避免高平台压、高潮气量的通气。患者最初 1～2 小时的潮气量应当设置为 6ml/kg 从而使吸气末平台压控制在 30cmH$_2$O 以下。如果潮气量为 6ml/kg 平台压仍然高于 30cmH$_2$O，那么可将潮气量降低到 4ml/kg。如无禁忌证，机械通气的患者应保持半卧位，床头抬高 30°～45° 以防止误吸和呼吸机相关肺炎的发生。

2. 脓毒症患者镇静、麻醉和神经肌肉阻断　机械通气危重患者需要镇静时，应当进行麻醉记录并制定麻醉目标。目前推荐间歇注射镇静或者连续点滴镇静剂达到预定终点，然后每日中断或减少镇静剂使患者清醒再点滴药物，此策略可以降低患者的机械通气时间。脓毒症患者应尽量避免使用神经肌肉阻滞剂（NMBA），因为停药后神经肌肉阻断持续时间较长。如果病情需要，无论是间断推注还是持续点滴，均应采用 4 小时序列监护阻滞程度。NBMA 常被用于危重患者，但是没有证据表明应用 NBMA 可以降低患者死亡率。NBMA 的主要作用是帮助机械通气，适当的应用可以改善胸廓的顺应性，减小呼吸对抗以及气道峰压。NBMA 的应用和肌病以及神经病变存在相关性已在一些研究中得到证实，同时应用 NBMA 和激素更易诱发，但其机制尚不明确。仅在有明确指征时使用，如适当的镇静和镇痛后仍不能达到安全插管或通气。

3. 血糖控制　脓毒症合并高血糖患者，应静脉使用胰岛素治疗来控制血糖在 150mg/dl 以下，用床旁快速检验方法监测末梢血糖水平，如果血糖值较低，应当谨慎处理，因为动脉或血浆的血糖值可能比检测到的数值更低。一项在心脏外科 ICU 进行的大型随机单中心研究显示，强化静脉胰岛素治疗（Leuven 方案），将血糖控制在 80～110mg/dl，可减少 ICU 死亡率（所有患者死亡率相对下降 43%，绝对下降 3.4%；入住 ICU 大于 5 天的患者，相对和绝对降低 48% 和 9.6%）。对减少器官功能障碍及入住 ICU 时间（中位数为 15～12 天）也有类似效果。一个大样本研究（n=7049）发现，降低平均血糖水平与减少血糖波动同样重要。

4. 肾脏替代治疗　对重症脓毒症合并急性肾衰竭患者，持续肾脏替代治疗与间断血液透析是等效的。对血流动力学不稳定的脓毒症患者，持续替代治疗可以更方便地管理液体平衡。关于两种方法的血流动力学耐受性问题，目前没有证据支持持续替代治疗有更好的耐受性。

5. 碳酸氢盐治疗　对于低灌注导致的高乳酸血症患者，当 PH 值 ≥ 7.15 时不提倡使用碳酸氢钠来改善血流动力学。目前尚无证据支持使用碳酸氢钠治疗低灌注可导致败血症合并高乳酸血症。碳酸氢盐可能会加重水钠负荷、增加血乳酸和 PCO$_2$、减少血清离子钙，但这些参数与预后的关系尚不确定。

6. 预防深静脉血栓形成　严重脓毒症预防深静脉血（DVT）可以使用低剂量普通肝素（UFH）2～3 次 / 日或每日使用低分子肝素（LMWH），禁忌证包括血小板减少、严重的凝血功能障碍、活动性出血、近期脑出血等。肝素禁忌证患者推荐使用器械预防措施，如逐渐加压袜或间歇压迫器。对高危患者，如严重败血症、深静脉血栓史、创伤或外科手术者，推荐药物和机械方法联合预防。对非常高危患者，推荐使用低分子肝素而非普通肝素，因为在其他高危患者中已经证明低分子肝素更有优势。由于

ICU 患者存在 DVT 风险，有证据显示 ICU 患者普遍进行 DVT 预防是有益的，尚无任何证据表明，重症脓毒症患者与一般 ICU 患者在这方面有区别。使用 LMWH 或 UFH 是等效的。最近一项 Meta 分析发现一日 3 次 UFH 的效果更好，而一日 2 次 UFH 出血较少。实践中要综合考虑静脉血栓和出血的风险。低分子量肝素费用较高但是注射频率较少。中至重度肾功能不全患者倾向于使用 UFH 而非 LMWH。机械方法（ICD 和 GCS）可在抗凝不当或抗凝风险高的患者中使用。高危患者使用 LMWH 优于 UFH。接受肝素治疗的患者应进行监测，以发现肝素诱发的血小板减少（HIT）。

　　7. 应激性溃疡（SUP）的防治　重症脓毒症患者可以使用 H_2 受体阻滞剂或质子泵抑制剂 PPI 预防应激性溃疡导致的上消化道出血，但要考虑到胃内 pH 值升高可能增加呼吸机相关性肺炎的风险。尽管没有针对重症脓毒症的研究，但在一般 ICU 患者预防应激性溃疡致上消化道出血的收益研究中，有 20% ~ 25% 合并脓毒症，因此也适用于重症脓毒症及脓毒症休克患者。Cook 等进行的 1200 人的试验和一项 Meta 分析表明，H_2 受体阻滞剂产生的抑酸效果比硫糖铝的预防效果更好。二项研究支持 H_2 受体阻滞剂与 PPI 是等效的。

　　8. 选择性肠道净化（SDD）　目前对 SDD 问题分歧较大，但是综述文献的经验结果显示，预防性使用选择性肠道净化（肠内非吸收性抗生素和短疗程静脉抗生素），可减少感染（主要是肺炎）以及重症及创伤患者的总死亡率，而不增加革兰阴性菌的耐药风险。对两个前瞻性盲法研究进行分组分析显示，选择性肠道净化可以降低 ICU 中已确诊原发感染患者的院内感染，并可能降低其死亡率。没有重症脓毒症或脓毒症休克患者使用 SDD 的研究。SDD 的主要作用在于预防呼吸机相关性肺炎，在减少 VAP 方面，我们还需要对 SDD 与非抗菌干预如呼吸机干预体系进行比较，对比单独或联合使用这两种方法的实际效果。尽管肠内万古霉素在强化治疗中是安全的，但仍有可能出现耐药的革兰阳性菌感染。

（李慧敏）

第四节　腹腔感染

　　腹内感染包括原发性、继发性腹膜炎及腹膜腔内、腹内脏器脓肿。

一、原发性腹膜炎

　　原发性腹膜炎（PBP）是指不存在腹内脏器的穿孔及不存在腹内感染的原发病灶如脓肿、急性胰腺炎、急性胆道感染等情况下腹腔积液的感染，最常见于肝硬化和腹腔积液患者，也可见于其他疾病（如腹内恶性肿瘤等）。据报道腹水患者原发性腹膜炎的发病率为 7% ~ 30%，腹腔穿刺仍是其诊断的主要手段，腹水中多形核白细胞计数 > $250/mm^3$，且细菌培养只得到一种细菌，如果培养得到多种细菌，应怀疑是否为继发性腹膜炎。目前以应用头孢三代抗生素或口服喹诺酮类药物为主，有原发性腹膜炎发作的患者应长期预防性应用抗感染药物。

　　1. 发病机制　细菌转位是原发性腹膜炎发病的主要机制，细菌转位的路径是从肠腔到肠系膜淋巴结后进入血流或到达肠腔外的其他部位。肠腔内细菌过度生长；由于门脉高压引起血流淤滞,肠壁的屏障功能受损,肠道的蠕动功能减弱,肠壁黏膜的器质性和功能性改变;局部调理功能减退导致网状内皮系统功能减退,局部的免疫功能受损,以上各种因素导致细菌转位的发生。最近还检测到转位细菌的代谢产物,如革兰阴性菌的脂多糖、革兰阳性菌的肽聚糖及细菌的 DNA,而且与肿瘤坏死因子、IL-6、IL-1 等炎症因子高水平有关,炎症反应的过度激活导致肾功能损伤及休克,使生存率下降。

2. 临床表现　原发性腹膜炎患者常见的症状、体征有发热、腹部弥漫性压痛、反跳痛、呕吐、尿量减少、肠梗阻等,大约 10% 的患者无明显的症状。

3. 诊断　行腹腔穿刺腹水检查为确诊原发性腹膜炎的唯一途径。最近 British Societyof Gastroenterology(BSG)指南强调肝硬化腹水患者原发性腹膜炎早期的诊断与治疗,使住院患者的死亡率明显下降,建议所有肝硬化腹水住院的患者及有神志改变、肾功能损伤、不明原因白细胞升高的患者等腹膜感染征象的患者;不明原因的临床症状恶化、并发肝性脑病或食管 – 胃底静脉曲张破裂出血等并发症、首次发作腹水及肝硬化腹水多次住院的患者(每次住院都要进行腹腔穿刺检查)都应进行腹腔穿刺检查。纤维蛋白溶解、DIC 的患者是腹腔穿刺的禁忌证。测定腹水中白蛋白的含量,计算血清、腹水白蛋白梯度,若是门脉高压存在的一个特征。如果在临床症状、体征方面提示原发性腹膜炎,且腹水中培养出单一细菌,治疗后见效迅速,可以不再进行腹腔穿刺复查。如果疑为继发性腹膜炎或细菌培养为单一细菌且为中性粒细胞不增多型,需要 48 小时后再次进行腹腔穿刺进行复查。由于近半数并发原发性腹膜炎的肝硬化患者可伴有菌血症,出现原发性腹膜炎的症状,因此进行血培养或尿培养也是必要的。胸部 X 线检查发现肝硬化患者并发胸腔积液,即使没有并发腹水,也应进行胸腔穿刺抽胸水完善常规、培养等检查。

腹水中多形核白细胞计数 > 250/mm³,在没有原发性感染灶的情况下,高度提示原发性腹膜炎。对于腹水中红细胞的计数 > 10000/mm³ 的患者,应校正后得出腹水中多形核白细胞的准确数值,从检测到的实际数值中每 250 个红细胞减去 1 个白细胞。有些学者主张应用腹水中总白细胞计数来诊断原发性腹膜炎,建议总白细胞数 > 500/mm³,提示原发性腹膜炎。腹水标本培养亦是诊断原发性腹膜炎的重要手标本量不少于 10ml,腹穿抽液后立即床旁接种于需氧和厌氧两种培养瓶,使培养的阳性率由 40% ~ 50% 提高到 80% 以上。

细菌性腹水是指腹水中有细菌生长,但缺乏炎症反应,腹水中多形核白细胞计数 < 250/rmn³,细菌培养为阳性,可能表现出感染的症状和体征。诊断为细菌性腹水的患者应在第一次腹穿后 3 天再次行腹穿进行复查。如果第二次腹穿标本中多形核白细胞计数 > 250/mm³,应按原发性腹膜炎进行治疗;如果腹水中多形核白细胞计数 < 250/mm³,细菌培养仍为阳性,也应按原发性腹膜炎进行治疗;如果腹水中多形核白细胞计数 < 250/mm³,细菌培养转为阴性,可以不进行治疗。

培养阴性的中性粒细胞增多性腹水(CNNA),是指腹水中多形核白细胞计数 > 250/mm³,细菌培养阴性,因为腹水培养有 20% 的培养失败,导致假阴性,如果患者患有原发性腹膜炎仍需要抗感染治疗。

从腹水中分离出来的微生物常见的有,大肠杆菌(70%),克雷伯杆菌(10%),变形杆菌、粪肠球菌(均为 4%),假单胞菌(2%),其他(6%)。1 年内原发性腹膜炎的复发率为 50%～70%，与复发有关的危险因素有肝功能差（Child-Pugh 评分较差）、腹水中蛋白的浓度较低。尽管肠道内以厌氧菌为主，由于其穿过肠道黏膜的能力较弱且肠壁及其周围组织的高氧状态，原发性腹膜炎较少由厌氧的致病微生物引起。为减少原发性腹膜炎的复发长期预防性应用抗微生物药物的患者，增加了革兰阳性菌致病的几率。

4. 治疗　大肠杆菌及其他的大肠菌类如克雷伯杆菌、链球菌、肠球菌等是最常见的致病微生物，经验性的抗感染治疗应选择对这些细菌敏感的抗感染药物。第三代头孢菌素类抗生素由于抗菌谱广（98% 的致病微生物对头孢噻肟钠敏感）、安全性高，成为治疗的首选。在这一类抗生素中最常用的是头孢噻肟钠，尽管其他的该类药物如头孢三嗪噻肟、头孢噻甲羧肟有相似的疗效。对于怀疑原发性腹膜炎且未出现呕吐的患者口服应用氟喹诺酮类药物也是一个合理的选择。在治疗原发性腹膜炎方面没有证据表明头孢菌素类药物比其他的药物有更好的疗效。头孢菌素类药物 5 天的短疗程和 10 天的长疗程有相似的治愈率，所以推荐短疗程治疗。

头孢菌素类药物有 75%～90% 的有效率，与氨基糖苷类药物相比较少引起肾功能损伤，较少引起细菌耐药，包括喹诺酮类药物及青霉素类药物。

原发性腹膜炎的患者易发展为肝肾综合征，细菌易位及细菌毒素的释放，使大量炎症因子及血管舒张因子释放，血流动力学异常进一步加剧。血管舒张及有效循环血容量减少，进一步加重已经有功能损害的肾脏的负担。原发性腹膜炎的患者出现肾功能损伤时预后较差，因此扩充血容量联合抗感染治疗是合理的。白蛋白能够吸附、转运毒素，并提高腹水中调理素的功能，同时扩充血容量。第一次给予头孢噻蒋钠时，给予白蛋白 1.5g/kg，第三天给予白蛋白 1.0g/kg。

5. 预防　原发性腹膜炎患者在 1 年内有 40%～70% 的复发率，需长期应用抗微生物药物，对于有肝硬化的高危患者，预防性应用比有明确的并发症后再应用有更好的经济学效益。肝硬化（无论有无腹水）及静脉曲张破裂出血的患者有并发原发性腹膜炎的危险性，都应预防性应用抗感染药物，多项研究证实短疗程应用抗微生物药物有确切的疗效，且不仅能够预防包括原发性腹膜炎在内的感染，还能提高静脉曲张破裂出血患者的生存率，静脉途径和口服途径应用抗感染药物可达到相同的疗效。新的喹诺酮类药物成为预防性应用药物的首选，因为它不但能从肠腔中清除需氧的革兰阴性杆菌，还可能有免疫调节功能，如刺激白细胞的杀菌功能、减少细菌对肠黏膜表面的黏附。

肝硬化腹水且有如下情况的患者，腹水中蛋白较低（＜10g/L）、肝脏功能较差、既往未并发过原发性腹膜炎，长期应用抗生物药物对于预防原发性腹膜炎是有效的，尽管总体的感染和生存率未得到改变。

长期预防性应用抗微生物药物易筛选出耐药菌及需延长抗微生物药物的疗程，亦是医生所担心的问题，因此也需要严格控制预防性应用抗微生物药物的指征，不断更换预防性应用抗微生物药物的种类也许是一种防止耐药的一种方式。

二、继发性腹膜炎

继发性腹膜炎多是需氧菌与厌氧菌的混合感染，特别是当细菌来源于结肠时。继发性腹膜炎多是由于化学性的刺激（如胃溃疡穿孔）或细菌性的污染（如阑尾炎穿孔）。

1. **临床特征** 起始症状可能是局部的或模糊的，取决于开始受累的器官。一旦感染蔓延至腹膜腔，疼痛进行性加重，患者往往屈膝平卧，不能动，以免牵张腹膜腔的痛觉神经纤维。咳嗽或打喷嚏都可引起严重尖锐的腹部疼痛。患者多有典型的随意或不随意的前腹壁肌肉的防卫反应、触痛（通常有反跳痛）及发热。

2. **诊断和治疗** 腹水中的白细胞计数较高且有下列情况者需要考虑继发性腹膜炎，抗微生物治疗效果差：标本培养出 2 种或多种微生物；腹水中葡萄糖的浓度 > 2.78mmol/L，蛋白 > 10g/L，腹水中乳酸脱氢酶的水平 > 225U/L 或高于正常的血清水平。一旦怀疑继发性腹膜炎在继续进行抗感染治疗的同时，立即手术治疗。抗微生物药物的选择应针对需氧的革兰阴性杆菌和厌氧菌，例如青霉素 /β- 内酰胺酶抑制剂的混合制剂，ICU 住院的危重病患者应用亚胺培南或联合用药如氨苄青霉素、甲硝唑及环丙氟沙星三者联合应用。通常需要手术治疗。

三、腹膜腔脓肿

脓肿的形成在未被治疗的腹膜炎患者是作为病情的进展，同时也是宿主局限感染的防御性反应。绝大多数脓肿的感染来源于结肠。脆弱拟杆菌仅占结肠正常菌群的 0.5%，但却是从腹内脓肿和血液中分离出来的最常见的厌氧菌。CT 检查有助于腹膜腔内脓肿的诊断，有较高的阳性率。超声检查有助于右上腹部、肾脏周围及盆腔脓肿的诊断。铟标记的白细胞及镓可聚集到脓肿中，且肠道能吸收镓，所以可行扫描协助脓肿的诊断。有时需要行剖腹探查确定脓肿的诊断。

四、肝脓肿

肝脓肿占腹内脏器脓肿的一半以上，其最常见的病因为：胆道疾病（致病微生物为需氧的革兰阴性杆菌、肠球菌），其次为邻近部位感染病灶的直接蔓延（为需氧菌与厌氧菌的混合感染）和血源性播散引起（单一细菌导致的脓毒血症，致病菌通常是葡萄球菌或链球菌）。患者多有发热、食欲减退、体重减轻、恶心、呕吐等症状，但仅有 50% 有右上腹部的定位症状或体征，如疼痛、触痛、肝大及黄疸。约 70% 的患者出现血清碱性磷酸酶升高，中性粒细胞升高也是普遍的。约 1/3 的患者有菌血症。阿米巴肝脓肿并不少见，95% 以上的阿米巴肝脓肿患者阿米巴血清学检查阳性。引流仍是主要的治疗措施，但长疗程的抗微生物药物治疗也能取得较好的疗效。多发的或较大的脓肿、合并相关疾病（如胆道方面的疾病）不宜进行经皮引流。出现下列情况时提示经皮引流失败，脓肿引流物阻塞猪尾状引流管，4 ～ 7 天后对治疗仍无反应。

五、脾脓肿

脾脓肿多见于感染的血源性播散（如心内膜炎患者）。约 50% 的患者有腹痛或脾肿大，约 25% 的患者有定位于左上腹部的腹痛。发热、中性粒细胞升高普遍存在。胸部 X 线检查可见左侧胸膜浸润或胸腔积液。脾脓肿最常见的致病菌为链球菌，其次为金黄色葡萄球菌。在有尿道疾病的革兰阴性杆菌也可引起脾脓肿，在有镰状细胞性疾病的患者，沙门菌也可引起脾脓肿，往往在患者死后通过尸检获得诊断。脾脓肿如得不到治疗通常是非常危险的。尽管经皮引流也能取得较好的治疗效果，但大多数患者接受脾切除术治疗及抗微生物药物的辅助治疗。

六、肾脓肿

75% 以上的肾脓肿或肾周脓肿是由于上行性感染所致，发生之前患者常患有肾盂肾炎。肾实质的脓肿可破溃到肾周。肾结石是造成肾脓肿或肾周脓肿的最重要的危险因素，它能造成局部尿流梗阻。其他的危险因素包括，尿道畸形，泌尿系统手术史，创伤及糖尿病。大肠杆菌、变形杆菌（与磷酸铵镁结石有关）及克雷伯杆菌是最常见的致病微生物。临床症状多为非特异性，包括腰痛、腹痛及发热。在出现下列情况时应考虑肾脓肿或肾周脓肿的诊断：肾盂肾炎患者治疗 4～5 天后仍持续发热；已知有肾结石的患者，尿培养获得多种病原微生物的混合菌落；在尿培养阴性的患者出现了发热与脓尿。治疗措施包括引流和针对培养获得的病原微生物敏感的抗微生物药物治疗。通常经皮引流可获得较好的疗效。

（李慧敏）

第五节　梅　毒

一、基础知识

梅毒（syphilis）是由梅毒螺旋体引起的一种性传播疾病，可侵犯全身的各器官，产生多种多样的症状和体征。梅毒分为获得性梅毒和先天性梅毒 2 种。获得性梅毒主要通过性交传染，也可通过血液和检查器械等传染；先天性梅毒是梅毒螺旋体由母亲通过胎盘感染胎儿。梅毒从病期上又可分为早期梅毒和晚期梅毒，早期梅毒有传染性，晚期梅毒无传染性。

二、流行病学

（一）流行病学现状

梅毒的起源尚不清楚，梅毒在全球已经有数百年的流行史。据世界卫生组织估计，全球每年新感染的梅毒患者约有 1200 万例，每年新增的先天梅毒估计超过 100 万例。自 1996 年以来，梅毒发病率在欧盟许多国家重新出现增长。在美国，2000 年以来获得性梅毒再次增多，2004 年发病率为 0.8/10 万。在先天性梅毒方面，1991 年以来发病率下降了 92%，2004 年发病率为 8.8/10 万活产儿。

新中国成立前我国梅毒曾十分猖獗，新中国成立后，由于政府采取了封闭妓院等政策，梅毒发病率迅速下降，1964 年，我国宣布在大陆基本消灭梅毒。对外开放以来，梅毒又开始出现，1993 年后呈现大幅度上升。2005 年全国性病控制中心统计，我国梅毒人数达 11 万例，发病率达 5.7/10 万，为 1993 年的 56 倍。1988-2007 年间发病率年均上升 29.8%，其中 1988～1990 年间发病率水平为（0.12～0.23）/10 万；1991～2000 年间水平为（0.16～6.43）/10 万；2001～2007 年间水平为（6.11～17.16）/10 万。2001～2007 年间的平均报告发病率是 1991～2000 年间的 4 倍，是 1988～1990 年间的 52 倍。此外，不同地区梅毒发病率和增长速度相差较大，而性别比例有缩小趋势，男女之比由 1988 年的 2∶1 缩小至 2000 年的 1∶1，并在以后的数年中一直保持该水平，2007 年的男女发病率之比为 0.9∶1。一个严重的问题是先天性梅毒的发病率增长快，由 1991 年的 0.01/10 万活产儿上升到 2007 年的 50.3/10 万活产儿，发病率年均增长 70.3%，2001 ～ 2006 年间的平均报告发病率是 1991 ～ 2000 年间的 32 倍。

（二）病因学

梅毒的病原体为苍白螺旋体，密螺旋体属。菌体细长、柔软、弯曲呈螺旋状，是运动活泼的单细胞微生物。菌体长 6 ～ 15μm，直径为 0.1 ～ 0.2μm，有 6 ～ 14 个螺旋，透明不易染色。梅毒螺旋体的抵抗力极弱，在体外不易生存，对干燥、热、冷尤为敏感。离体后干燥 1 ～ 2 小时即可死亡，在血液中 4℃ 经 3 天可死亡，加热 40℃ 3 小时即死亡。对化学消毒剂敏感，如 1% ～ 2% 石炭酸中数分钟死亡。肥皂水能立即将其杀死。对青霉素、四环素等均敏感。

梅毒的传染源是梅毒患者，其传染方式主要是接触传染（获得性梅毒）和垂直传染（先天性梅毒）。对于获得性梅毒，性接触是最主要的传播途径，约 95% 是通过性接触而传染；少数可通过间接途径传染，如接触被患者分泌物污染的物品、接吻、哺乳、文身、血液传染等，梅毒螺旋体通过皮肤黏膜上小的伤口侵入人体，然后到达局部淋巴系统，通过血液传播到全身。先天性梅毒是孕期感染梅毒的孕妇通过胎盘感染胎儿的。机体感染梅毒螺旋体后所产生的体液免疫对机体没有保护功能，保护性免疫为细胞免疫。

三、临床表现

根据传染途径的不同梅毒可分为获得性梅毒与先天性梅毒；根据其病期又可分为早期梅毒和晚期梅毒。

（一）获得性梅毒

通过性关系传播的梅毒，包括早期梅毒和晚期梅毒。早期梅毒病期在 2 年以内，包括一期梅毒（硬下疳）、二期梅毒和早期潜伏梅毒。晚期梅毒病期在 2 年以上，有皮肤黏膜梅毒、骨、眼梅毒、心血管梅毒、神经梅毒和晚期潜伏梅毒等。

1. 一期梅毒主要症状为硬下疳，出现在感染后 2 ～ 4 周，开始时为丘疹或米粒大小红斑，后隆起，形成硬结，很快破溃糜烂，有浆液性渗出。大部分发生于生殖器部位，男性多在阴茎包皮、冠状沟、系带或龟头上，同性恋男性常见于肛门、肛管或直肠，女性多在大、小阴唇或子宫颈、乳房，个别发生舌部损害。患者大多伴腹股沟淋巴结肿大，无压痛也不破溃。

硬下疳的特点：①触诊有软骨样硬度；②无疼痛及压痛（无继发感染时）；③损害数目通常仅为 1 个，直径 1 ～ 2cm 大小，圆形或椭圆形；④损害表面清洁，境界清楚。不经治疗，经 3 ～ 4 周自然消失，不留瘢痕。

2. 二期梅毒感染后在 2 年以内发病者，一般发生在感染后 7 ～ 10 周或硬下疳出现后 6 ～ 8 周。出现全身各系统表现，包括皮肤和黏膜损害、全身淋巴结肿大、脱发，以及关节、眼、神经系统病变等。往往有低热、全身不适、淋巴结肿大、关节酸痛等前驱症状。

（1）皮肤损害：大多广泛对称分布，发展和消退均缓慢，客观症状明显而主观症状轻微，破坏性小。可为不同表现的皮疹（如：斑疹、斑丘疹、丘疹鳞屑性梅毒疹、毛囊疹、雅司样疹、脓疱疹、蛎壳状疹等）以及肛门外生殖器部位的扁平湿疣（由扁平湿丘疹融合而形成，稍高出皮面，表面潮湿糜烂）。

（2）梅毒性脱发：为小而分散的斑片状脱发，呈虫蚀状，主要发生于颞颥部及后枕部。

（3）黏膜损害：口唇和颊内侧的黏膜斑（黏膜红肿、糜烂、上覆灰白色渗出物）。

（4）骨损害：可发生骨膜炎、关节炎等。出现四肢长骨和大关节疼痛，晚上和休息时较重，白天及活动时较轻。

（5）眼梅毒：少见，可发生虹膜炎、虹膜睫状体炎、脉络膜炎、视神经炎和视网膜炎等。

未经治疗或治疗不彻底的患者，可在症状消失后的 2 年内再发生症状，称为二期复发梅毒。

3. 三期梅毒（晚期梅毒）　30%～40% 未经治疗的梅毒患者可在 2 年后进展为晚期梅毒，出现树胶肿性梅毒、心血管梅毒和神经梅毒等。由于诊疗水平的提高，三期梅毒目前已经很少见。

（1）皮肤黏膜表现：主要为树胶肿（皮下结节，中心软化，发生溃疡，排出树胶样或血性脓液），结节性梅毒疹（多发性皮下小结节）。其破坏性大，愈后有萎缩性瘢痕。

（2）骨关节梅毒：可为骨膜炎，或为树胶肿性骨炎。可形成死骨及皮肤溃疡。

（3）心血管梅毒：多发生在感染后 10～30 年，有梅毒性单纯主动脉炎（主动脉扩张，自觉胸骨后不适感或疼痛，或阵发性呼吸困难）、梅毒性主动脉瓣闭锁不全（血液不能有效地输出，使心脏扩大，出现脉压增加，水冲脉，严重时发生充血性心力衰竭，导致死亡）、梅毒性主动脉瘤（常见于升主动脉，瘤体对胸骨产生压迫甚至隆起，压迫周围器官引起相应的症状和体征，如果血管瘤突然破裂可引起死亡）。

（4）神经梅毒：各期梅毒（包括早期梅毒和晚期梅毒）都可能侵犯中枢神经系统，发生神经梅毒。大多数患者是在感染后，没有得到及时、有效的治疗，或者机体的免疫力低下，而发生神经梅毒。神经梅毒可分为 3 类，即无症状神经梅毒、脑膜血管梅毒和脑实质梅毒。

1）无症状神经梅毒：指脑脊液有异常变化，无因梅毒所致的神经症状与体征。

2）脑膜血管梅毒：累及脑膜、脑血管和脊髓。可出现颅内压增高及脑神经麻搏的症状，如，头痛、呕吐、视觉异常、感觉异常、四肢肌肉萎缩、四肢及躯干感觉丧失。

3）脑实质梅毒：累及脑实质，引起神经元及轴索的变性。典型的临床表现为麻痹性痴呆、脊髓痨和视神经萎缩。患者出现精神异常、共济失调、耳聋及失明等。

4）潜伏梅毒（隐性梅毒）有梅毒感染史，但目前无任何梅毒的临床症状和体征，仅梅毒血清学试验阳性，没有其他可引起梅毒血清学试验阳性的疾病存在，脑脊液检查正常。感染后 2 年之内的为早期潜伏梅毒，2 年之后为晚期潜伏梅毒。

（二）胎传梅毒（先天梅毒）

通过母亲胎盘传播的梅毒。早期先天梅毒发病年龄小于 2 岁，晚期先天梅毒发病年龄大于 2 岁。

1. 早期先天梅毒（2 岁以内）　患儿一般出生为低体重，消瘦、形似小老头，早期最常见的为梅毒性鼻炎，因流涕、鼻塞导致呼吸与吸乳困难。皮疹多见于掌跖、口周、臀部等处，为深红色斑，有时有脓疱，破溃后形成糜烂、大片脱屑，口周可形成放射状皲裂，有特异性。梅毒性喉炎可造成声音嘶哑，表现为失音性啼哭。可有骨炎与骨膜炎。还可有口腔黏膜斑、贫血及肝、脾、淋巴结肿大等。

2. 晚期先天梅毒（2 岁以上）临床表现大致与后天三期梅毒的表现相同。以实质性角膜炎、哈钦森（Hutchinson）齿、马鞍鼻、神经性耳聋等为较常见体征，还可出现皮肤、黏膜树胶肿及骨膜炎等。

3. 先天潜伏梅毒　表现同获得性潜伏梅毒，但感染源于母体。

四、辅助检查

1. 组织及体液中梅毒螺旋体的检查　有暗视野显微镜检查、免疫荧光染色或直接荧光抗体试验、银染色等，最易查到梅毒螺旋体的皮损有硬下疳、扁平湿疣和梅毒黏膜斑，其他皮损不易查到。

2. 梅毒血清试验　分为两类：①非螺旋体抗原血清试验：包括性病研究实验室试验（VDRL）、血清不加热的反应素玻片试验（USR）及快速血浆反应素环状卡片试验（RPR），这类试验可进行定量（滴度）分析，敏感性高但特异性低，可出现生物学假阳性，一般作为筛选试验，这类试验的优点是可根据抗体滴度的变化判断疗效、复发及再感染。②螺旋体抗原血清试验：主要有荧光螺旋体抗体吸收试验（FTA-ABS）和梅毒螺旋体血凝试验（TPHA）、酶联免疫吸附试验（ELISA）、免疫印迹试验、多聚酶链反应（PCR）等，这类试验敏感性和特异性均高，一旦阳性，则不管治疗与否或疾病是否活动，通常终生保持阳性，主要作为确诊试验，不能用于疗效、复发和再感染的观察。

一些感染性疾病如结核、传染性单核细胞增多症、自身免疫性疾病如红斑狼疮可有梅毒血清的阳性反应，称为梅毒血清生物学假阳性，应当予以注意。

3. IgM 型抗体检测　由于 IgM 型抗体出现早，敏感性和特异性高，不能通过胎盘，可随体内梅毒螺旋体消失而消失，所以可用于确诊先天性梅毒、一期梅毒，对梅毒的治愈、复发和再感染的判断有意义。

4. 其他　除上述检查外，神经梅毒还可进行脑脊液检查如细胞计数（白细胞计数 10×10^6/L）、蛋白定量（总蛋白量 > 500mg/L）和脑脊液梅毒血清学试验（VDRL 或 FTA-ABS 阳性）检测等。

五、诊断

梅毒的诊断主要根据有不洁性接触史、相应的临床表现和实验室检查综合判断。其中实验室检查很重要，常常为确诊手段。当临床或实验室检查不吻合时，咨询临床经验丰富的专科医师十分重要。

六、治疗

（一）治疗原则

早期发现、早期治疗、正规用药、定期复查。力争达到临床和血清学都治愈。对传染源及其性伴侣，应动员接受检查或治疗。治疗期间禁止性生活。

（二）治疗方案

1. 早期梅毒（包括一期梅毒、二期梅毒、早期潜伏梅毒）

（1）青霉素：普鲁卡因青霉素 G80 万 U/d，肌注，连续 10-15 天；或苄星青霉素 G240 万 U/ 次，分两侧臀部肌注，每周 1 次，共 2～3 次。

（2）对青霉素过敏者：口服四环素 500mg，4 次 / 天，连服 15 天，总量 30g（孕妇、儿童、肝功能不全者禁用）；或口服红霉素 500mg，4 次 / 天，连服 15 天。或强力霉素

100mg，2 次 / 天，连服 15 天。美国 CDC 推荐头孢三嗪作为青霉素过敏的早期梅毒的二线治疗药物。具体方案为：头孢曲松 1g，肌内注射，1 次 / 天，连用 8 ～ 10 天。

2. 晚期梅毒（包括二期复发梅毒）

（1）青霉素：普鲁卡因青霉素 G：80 万 U/d，肌注，连续 20 天为一疗程，也可考虑给第二个疗程，疗程间休药 2 周。或节星青霉素 G240 万 U，1 次 / 周，肌注，共 3 次。

（2）对青霉素过敏者：选用四环素、红霉素、强力霉素，剂量同早期梅毒治疗，但须口服 30 天。

3. 心血管梅毒　应住院治疗，如有心力衰竭，应予以控制后，再开始驱梅治疗。

（1）青霉素：为避免吉 - 海反应，青霉素注射前一天口服泼尼松，10mg，2 次 / 天，连服 3 天。水剂青霉素 G 从小剂量开始，逐渐增加剂量。首日 10 万 U，1 次 / 天，肌注；次日，10 万 U，2 次 / 天，肌注；第三天 20 万 U，2 次 / 天，肌注；自第四天用普鲁卡因青霉素 G，80 万 U/d，肌注，连续 15 天为一疗程，共 2 个疗程（或更多），疗程间休药 2 周。不能用苄星青霉素。

（2）对青霉素过敏者：选用四环素、红霉素、强力霉素，剂量同晚期梅毒治疗。

4. 神经梅毒　应住院治疗，为避免吉 - 海反应，青霉素注射前一天口服泼尼松，10mg，2 次 / 天，连服 3 天。

（1）水剂青霉素 G300 万 ～ 400 万 U/ 次，静脉滴注，4 小 B 寸 / 次，10-14 天为一疗程，间隔 2 周，重复 1 个疗程或接着再用苄星青霉素 G240 万 U，肌注，1 次 / 周，共 3 周。或普鲁卡因青霉素 G240 万 U/d，肌注，同时口服丙磺舒，每次 0.5g，4 次 / 天，共 10 ～ 14 天，接着再用苄星青霉素 G，240 万 U，肌注，1 次 / 周，共 3 周。

（2）青霉素过敏者，选用四环素、红霉素、强力霉素，剂量同晚期梅毒治疗。美国 CDC 推荐头孢曲松 2g，肌注或静脉滴注，1 次 / 天，连续 10 ～ 14 天，作为青霉素过敏的神经梅毒的二线治疗药物。

5. 妊娠梅毒

（1）普鲁卡因青霉素 G80 万 U/d，肌注，连续 10 天。妊娠初 3 个月治疗 1 个疗程，妊娠末 3 个月治疗 1 个疗程。

（2）青霉素过敏者只选用红霉素（禁用四环素），服法及剂量同非妊娠期患者，妊娠初 3 个月与妊娠末 3 个月各进行一疗程，但其所生婴儿应该用青霉素补治。

3. 先天梅毒

（1）早期先天梅毒（2 岁以内）：如无条件检查脑脊液者，可按脑脊液异常者治疗。脑脊液异常者：水剂青霉素 G，10 万 ～ 15 万 U/（kg·d），出生后 7 天以内的新生儿，以每次 5 万 U/（kg·d），静脉注射每 12 小时 1 次；出生 7 天以后的婴儿每 8 小时 1 次，直至总疗程 10 ～ 14 日。或普鲁卡因青霉素 G，5 万 U/（kg·d），肌注，每日 1 次，疗程 10 ～ 14 天。脑脊液正常者：苄星青霉素 G，5 万 U/（kg·d），分两侧臀部 1 次肌注。

（2）晚期先天梅毒（2 岁以上）：对较大儿童的青霉素用量，不超过成人同期患者的治疗用量。青霉素：水剂青霉素 G，205 ～ 30 万 U/（kg·d），每 4 ～ 6 小时 1 次，静滴或肌注，疗程 10 ～ 14 天。或普鲁卡因青霉素 G，5 万 U/（kg·d），肌注，疗程 10 ～ 14 天。可给予第二个疗程。8 岁以下儿童禁用四环素。

（三）随访与复治

梅毒在充分治疗后应随访 2 ～ 3 年。第一年内每 3 个月复查一次，以后每半年复查一次，包括临床和血清复查，一期梅毒治疗后 1 年内和二期梅毒治疗后 2 年内，非螺旋体抗原血清试验应转为阴性，但有 2%～10% 不转阴。如发现血清复发（血清反应由阴性转为阳性，或滴度升高 4 倍）或症状复发，应按晚期梅毒治疗。早期梅毒患者治疗 3 个月后，梅毒血清抗体如不能下降 4 个滴度，应视为治疗失败，应考虑复治，同时应做神经系统及脑脊液检查，以便早期发现神经梅毒。

晚期梅毒与晚期潜伏梅毒治疗后血清固定，需随访 3 年。心血管梅毒及神经梅毒应由有关专科医生随访终生。妊娠梅毒治疗后，在分娩前应每月检查一次梅毒血清反应，分娩后按一般梅毒病例进行随访。

七、预后

早期梅毒经充分足量治疗，大约 90% 早期患者可以达到根治，下推期治愈率可达 100%。晚期梅毒出现骨、关节、心血管及神经系统损害，预后较差。先天梅毒和妊娠梅毒经正规驱梅治疗后预后良好。潜伏梅毒未经治疗者，1/3 的患者持续隐性感染，1/3 可发展为晚期显性梅毒，应积极治疗。

（李慧敏）

第六节　感染性腹泻

一、概述

感染性腹泻（也称急性胃肠炎）系指各种病原体肠道感染而引起的腹泻。病原体主要包括细菌、病毒、寄生虫和真菌等。发病机制为毒素和（或）病原体直接侵犯胃肠道黏膜而致病。其临床表现均可有腹痛、腹泻，并可有发热、恶心、呕吐等症状。传播途径大致相同，主要为"病从口入"，即粪-口传播，少数由个体接触传播和（或）呼吸道飞沫传播（诸如病毒等），但是仍然有些病例病原体的实际传播途径不明了。各种腹泻处理原则相似，但不同病原体引起的腹泻，在流行病学、发病机制、临床表现及治疗上又有不同特点。有的为炎症性腹泻，指病原体侵袭肠上皮细胞，引起炎症而导致的腹泻，往往引起下消化道（结肠）的急性炎症，常伴有发热，粪便多为黏液便或脓血便，粪镜检有红、白细胞。有的为分泌性腹泻（非炎症性腹泻），指病原体刺激肠上皮细胞或分泌肠毒素，引起肠液分泌增多和（或）吸收障碍而导致的腹泻，多见于上消化道（小肠），患者大多不伴发热，粪便多为稀水便，粪镜检很少见红、白细胞，最后确诊须依赖病原学检查。

表 18-1　常见肠道感染的病原体及发病机制

肠道感染	病因	发病机制	常见病原体
非炎症性（分泌性）	病毒	累及小肠绒毛等	诸如病毒和人相关性杯状病毒、轮状病毒、星状病毒、肠腺病毒等
非炎症性（分泌性）	细菌	肠毒素	产毒素性大肠杆菌、霍乱弧菌、肠聚集性大肠杆菌、金黄色葡萄球菌、蜡样芽胞杆菌、产气荚膜梭状芽胞杆菌、"非霍乱弧菌、气单胞菌
	原虫	累及小肠黏膜	蓝氏贾第鞭毛虫、隐孢子虫、等孢子球虫、圆孢子球虫、微孢子球虫

二、病原/危险因素

在发达国家，病毒感染被认为是急性胃肠炎最常见的病因，尤其在暴发性腹泻事件中，90% 为病毒感染引起。但成人散发性腹泻常见病原还包括空肠弯曲杆菌、沙门菌、致贺菌、大肠杆菌、耶尔森菌、原虫，还有约半数腹泻患者的病原尚未明确。在我国，总体上居首位的是志贺菌及轮状病毒（儿童），其次是肠致焊性大肠杆菌、空肠弯曲菌及沙门菌、非 01/ 非 0139 群霍乱弧菌，其他还有致泻性弧菌和小肠结肠炎耶尔森菌，近年来发现诺如病毒感染占较大比例。在旅行者腹泻中，约 50% 由细菌引起，如产毒素大肠杆菌、沙门菌、志贺菌、空肠弯曲杆菌、弧菌、肠聚集性大肠杆菌、耶尔森菌、气单胞菌等。

腹泻主要受地理位置、食品卫生、环境卫生、供水卫生和季节等因素的影响，同时感染后是否发病与患者机体防御能力、病原体的毒力密切相关。另外，腹泻发病过程中还有一个重要变量是病原体的感染剂量或者说是使正常个体产生疾病症状所需的病菌数。

三、流行病学

（一）发病率

感染性腹泻为全球发病率和死亡率较高的疾病之一，排名第二。据估计，1996 年全世界发生腹泻病例约 40 亿例，导致 250 万人死亡，随着口服补液治疗措施的实施，目前全球因腹泻而死亡的人数降至 150 万。美国每年发生肠道感染性疾病的发病率约为 0.44 次/人。最近英国一社区研究报道，每 100 人年发病 19 人，其中每 100 人中 3.3 人须就诊普通医生。两个报道均来自人口基础研究，包括成人和儿童。在发展中国家成人腹泻的发病率还不十分清楚，因为在这些国家还没有大样本的调查研究。我国卫生部防疫司（现疾病控制司）曾组织全国 20 个省、市人户调查，经分析发现我国每年有 8.36 亿人次患腹泻，年发病率约为 0.7 次/人，其中 5 岁以下小儿有 3 亿人次，年发病率为 1.9 次/人。旅游性腹泻的流行病学尚不十分清楚，去发展中国家旅游者发生旅游性腹泻的发病率较高，但发病率随旅游地理位置和季节有很大的差异。

（二）流行病学史

感染性腹泻一年四季均可发病，一般夏秋季多发，有不洁饮食（水）和（或）与腹泻患者、腹泻动物、带菌动物接触史；有去不发达地区旅游史；有机体免疫缺陷史；近期有使用抗生素、胃酸抑制剂等用药史。如为食物源性则常为集体发病及有共进可疑食物史。某些沙门菌（如鼠伤寒沙门菌等）、肠致病性大肠杆菌（EPEC）、诺如病毒（Norovirus）、轮状病毒（Rotavirus）和柯萨奇病毒（Coxsackie virus）等感染可在医院产房婴儿室、儿科病房、托幼机构、养老院、学校、宾馆饭店等处发生暴发或流行。

四、临床诊断思维

在感染性腹泻临床诊断过程中，流行病学史、临床表现、体格检查及粪病原学检查具有同等重要的临床意义。详细的流行病学史可为临床诊断提供非常重要的线索，如最近进食情况（海产品、常易引起腹泻的食物来源，如野餐等）、旅游史（提示旅游性腹泻可能）、抗生素应用史（提示抗生素相关性肠炎可能）、多人同食同病（提示食物中毒可能）、存在机体免疫缺陷（真菌性、巨细胞性、寄生虫性肠炎可能）等等。

1. 详细的病史询问

（1）发热：炎症性腹泻多见，且热度往往较高。

（2）腹泻特征：粪便性状〔水样便、黏液和（或）脓血便〕、颜色〔轮状病毒和腺病毒感染，便一般为水样陶土色和（或）黄色；霍乱为米汤水样便；贾第鞭毛虫的腹泻经常是水样、绿色伴少量未消化食物〕、气味〔志贺菌属感染几乎无味；霍乱和致病性大肠杆菌（EPEC）感染呈鱼腥味；贾第鞭毛虫属感染呈恶臭；沙门菌属感染呈"臭鸡蛋"味〕、量（量大时提示轮状病毒、产毒素大肠杆菌、霍乱、隐孢子虫或条件致病菌所致）和频率（志贺菌属感染量少而频率多）。

（3）呕吐：持续呕吐多见轮状病毒、诺如病毒、肠腺病毒（Enter aladeno virus）感染等。

（4）腹痛：大多数腹泻均伴有腹部痉挛性疼痛，因此对鉴别哪一种致病病原体意义不大。里急后重或左下腹痉挛性痛是乙状结肠和直肠炎的特征，也是志贺菌属和溶组织阿米巴等病原体感染的重要线索。

2. 关于体格检查　尤其应注意中毒征象、精神状态（中毒性菌痢、STEC）、脱水体征和提示性腹部体征。

3. 实验室检查　对鉴别炎症性和非炎症性感染性腹泻目前尚无特别理想的指标，随着对感染性腹泻认识的不断深入，目前对经典的实验室检查有了新的认识，同时相对理想新的检测指标也在不断地被发现。炎症性腹泻大部分病原为细菌，作为细菌性感染性腹泻，粪便细菌培养仍然是"金标准"，但由于耗时较长而不能及时指导治疗，故对腹泻患者应常规进行粪便标本的肉眼外观（如便标本中肉眼可见黏液和血便，提示是一个炎症过程）和显微镜下检查。粪涂片显微镜下可见红、白细胞提示炎性腹泻。几项研究对粪便白细胞涂片的实验价值进行了评价，提出其预测疾病的价值不十分明确，有待继续讨论，可能由于粪便白细胞标本易变性，随着检查时间的延迟其价值逐渐减低。另外作为粪便中有无白细胞的标志性检测，粪便中乳铁蛋白检测则更灵敏，也不受时间限制。近来有研究发现，对细菌性感染性腹泻的诊断，粪便中（calprctectin）的检测较粪中乳铁蛋白检测和尿潜血试验更敏感、更特异。对于轮状病毒、诺如病毒等病毒性腹泻可用 EIA 法检测抗原或 RT-PCR 检测核酸。如怀疑寄生虫可选择粪涂片找虫卵或卵囊。但最后是否需进行粪便培养和选择何种相应的检测还应根据具体临床情况而定。

五、治疗

1. 治疗原则　预防纠正脱水、继续饮食、合理用药、预防传播。

（1）补液：不管是成人或儿童急性腹泻，补充丢失的液体和电解质仍然是主要治疗措施。根据患者脱水程度来选择口服或（和）静脉补液。对于口服利尿剂患者，提醒其在腹泻期间应停用利尿药。

（2）饮食：疾病控制中心建议儿童在腹泻期间仍可进食流质或半流质，同时没必要禁食脂肪，因为没有脂肪的饮食很难提供足够的能量，并且脂肪可以减弱肠蠕动。以前禁食 24 小时措施是不合理的。

（3）益生菌：一些益生菌对预防和治疗各种腹泻均有益，一些发酵乳制品如酸奶等可缩短有症状的病程。

（4）锌：WHO 建议儿童从腹泻发病开始 2 周补锌治疗。

（5）药物治疗：由于病毒性腹泻是急性自限性疾病，无药物治疗。

1）抗生素：只有被疑似或确诊为某些细菌、寄生虫感染或重症腹泻患者才使用抗生素治疗。美国感染学会（IDSA）在 WHO 指南基础上进行修改并推出了感染性腹泻处理指南。

表 18-2　感染性腹泻抗生素治疗指南

病原体	正常免疫患者	免疫缺陷患者
志贺菌	甲氧苄氨嘧啶 - 磺胺甲基异噁唑（TMP-SMZ，160mg 和 800mg，bid，3 天）；氟喹诺酮（环丙沙星 500mg，bid，3 天）（A-I），左氧氟沙星 500mg，qd，1-3 天；头孢曲松钠；阿奇霉素	7～10 天
非伤寒沙门菌	常规不推荐（E-I），但如重症或患者＜6 岁或＞50 岁或有假体、瓣膜病变、严重动脉粥样硬化、肿瘤或尿毒症，可用 TMP-SMZ 或氟喹诺酮，bid，5～7 天（B-III）；头孢曲松钠 100mg/（kg·d）分 1～2 次	14 天（复发患者应延长）
弯曲杆菌	红霉素，500mg，bid3～5 天（B-II），阿奇霉素 500mg，qd	同前（但需延长疗程），注意耐药
大肠杆菌	一般不用，病情重者如下	
产毒素性	TMP-SMZ（160mg 和 800mg，bid，3 天）；氟喹诺酮（环丙沙星 500mgbid，3 天）；若氟沙星 400mg，bid；左氧氟沙星 500mg，qd，1-3 天（A-I）	同前（B-II）
致病性	同上（B-II）	同前（B-II）
侵袭性	同上（B-II）	
聚集性	不明（C-III）	认为同产毒素性大肠杆菌，用氟喹诺酮（B-I）
肠出血性（STEC）	避免抗动力药（E-II）；抗生素作用未明，建议避免使用（C-II）	同前（C-III）
气单胞菌 / 毗邻单胞菌	TMP-SMZ（160mg 和 800mg，bid，3 天）；氟喹诺酮（环丙沙星 500mgbid，3 天）（A-I）	同前（B-III）
耶尔森菌	常用（C-II）；重症感染或免疫缺陷者接受抗生素治疗的患者，用多西环素、氨基糖苷类、TMP-SMZ 或氟喹诺酮（B-III）；重症及肠外感染疗程延长	多西环素、氨基糖苷类（联合）或 TMP-SMZ 或氟喹诺酮（B-III）
霍乱弧菌 01/0139	最重要补液。多西环素（300mg 单剂量）；氟喹诺酮（单剂量）（A-I）；红霉素（12.5mg/kg 最大量 500mg，po.3 天）；TMP-SMZ（160mg 和 800mg，bid，3 天）或阿奇霉素（20mg/kg 最大量 lg，po 单剂量）；非霍乱弧菌重症者同上	同前（B-III）
艰难梭菌	停用抗生素（B-II）；甲硝唑（250mgqid 或 500mgtid）10 天（A-I）；偶用万古霉素	同前（B-III）
寄生虫		
贾第鞭毛虫	甲硝唑（500mg，tid）7～10 天（A-I）	同前（B-III）

续表

病原体	正常免疫患者	免疫缺陷患者
隐孢子虫	免疫缺陷者如为重症感染，可考虑用巴龙霉素 500mg，tid，7 天（C-III）	如需要，巴龙霉素 500mgtid，14～18 天（B-I）；AIDS 患者还应进行高活性抗逆转录病毒疗法,包括蛋白酶抑制剂（A-II）
等孢子球虫	TMP-SMZ（160mg 和 800mg, bid, 7-10 天）（B-III）	AIDS 患者，确诊服 TMP-SMZ（160mg 和 800mg，qid7～10 天），后改 TMP-SMZ 一周 2 次或磺胺邻二甲氧嘧啶（500mg）加乙胺嘧啶（25mg）一周 1 次（0A-I）
圆孢子虫	TMP-SMZ（160mg 和 800mg, bid，7 天）（A-I）	确诊者 TMP-SMZ（160mg 和 800mgqid, 10 天），后改 TMP-SMZ 一周 2 次（A-I）

2）抗动力药：洛哌丁胺常被用于改善腹泻症状，机制为减低胃肠道动力，但它会透过血脑屏障。超剂量可引起便秘或显著减慢粪便的排出。重症肠炎或合并发热者、儿童腹泻不推荐使用。

3）次水杨酸铋：为三价铋和水杨酸的络合物，不溶于水，被推荐使用于轻 - 中度腹泻。

4）止吐药：对于呕吐明显患者，止吐药可能有益。单剂量昂丹司琼具有一定临床意义，能减少静脉补液量、减少住院率和减轻恶心呕吐症状，但发现甲氧氯普胺无益。

目前关于感染性腹泻处理强有力的循证不多，不同地区、不同程度腹泻，其口服补液、静脉补液、抗生素、抗动力药、抗分泌药、微生态制剂等的应用及其效果没有特别明确的共识。

六、各种感染性腹泻病

（一）非炎症性腹泻

1. 霍乱与弧菌感染。

2. 旅行者腹泻　去亚洲、非洲、中美洲、南美洲旅游的人们中，约有 20%～50% 的旅行者会有出现突然上腹痉挛性疼痛、食欲减退、水样便和发热的经历。发病往往开始于旅游后的 3～5 天内，往往与进食被污染的食物和水有关，病程一般持续 1～5 天，最常见原因为产肠毒素大肠杆菌（ETEC）（一般曾旅游至中美洲、非洲和中东地区）和弯曲菌（一般曾旅游至亚洲）感染。一般不提倡口服抗生素预防，因为①感染后一般治疗效果很好；②如长时间服抗生素可出现抗生素相关性不良反应；③广谱抗生素可促进耐药菌的产生。以前建议预防性应用碱式水杨酸铋〔每 30～60 分钟 2 粒（525mg），直至 8 粒〕，但是此方法依从性不好，同时易导致年轻患者水杨酸中毒。目前有一种更新的药物叫利福昔明（Refaximin），与安慰剂相比有效，并对肠道菌群影响很小，也就说产生耐药菌的可能性很小。一旦发病通常只需补液，但如需要也可予以 1～3 天的氟喹诺酮（对于儿童和去泰国旅游者予以阿奇霉素）治疗，这样可以缩短腹泻病程至 24～36 小时。抗动力药（如洛哌丁胺，开始 4mg，随后每次稀便后加服 2mg，24 小时最多不超过 16mg）能控制腹街症状。

3. 细菌性食物中毒　常暴发并可发现共同食物来源的证据。

（1）金黄色葡萄球菌：在室温下（如野餐等）食物易感染而产生肠毒素致病。潜伏期为 1～6 小时。恶心为首发症状，症状包括持续腹泻、恶心、呕吐和上腹痉挛性疼痛，一般无发热。发病持续时间一般小于 12 小时。

（2）蜡样芽胞杆菌：一般无发热，通常 6～24 小时症状会消失。

1）呕吐型：临床表现如同金黄色葡萄球菌食物中毒，与污染的油炸食物有关。

2）腹泻型：潜伏期几分钟至 16 小时，症状有腹泻、上腹寝挛性疼痛，无呕吐。

产气荚膜梭状芽胞杆菌：以耐热的芽胞形式存在于未煮熟的肉类、禽肉类和豆荚中，潜伏期为 8～14 小时，主要症状为严重的腹部痉挛性疼痛和腹泻，病程约 24 小时，无呕吐和发热。

4. 诺如病毒和人相关性杯状病毒 这些病毒是引起旅行者腹泻和各年龄段病毒性胃肠炎患者的主要病原，同时可引起世界流行，秋冬季节流行较多。贝壳类生物通过过滤聚集了许多病毒成为特殊的危险因素。很少的病毒感染量就可以引起感染。因此，尽管粪－口传播是主要传播方式，但空气、污染物接触、人与人间的接触也可以引起传染。

（1）临床表现：平均潜伏期 24 小时（12～72 小时），随后突然出现恶心、呕吐、腹泻和（或）腹痛，症状可持续。粪便为稀水样，无血、黏液和白细胞。病程一般持续 12～60 小时。

（2）诊断：ELISA 方法检测粪便中病毒抗原及 RT-PCR 方法检测粪便中诺如病毒核酸。

（3）治疗：仅需支持治疗。

5. 轮状病毒 轮状病毒为儿童病毒性胃肠炎最常见病原，轮状病毒分 A、B、C 三组，其中感染儿童的主要为 A 组，成人为 B、C 组。其中患儿年龄大部分均小于 3～5 岁。再感染者病情一般轻微。在感染的第一周，患者粪便内有大量病毒排出，并且传播方式有两种，粪－口传播和人－人传播。发病高峰在寒冷的秋冬季节。在发达和发展中国家，轮状病毒感染均较常见。

（1）临床表现：潜伏期 1～3 天。发病突然，呕吐常先于腹泻（粪便稀水样，无血和白细胞），并且约 1/3 患者有发热。这些症状通常 3～7 天内缓解，但威胁生命的重度脱水症状较其他类型的胃肠炎更常见。

（2）诊断：酶免疫分析法（EIAs）或病毒 RNA 检测技术，如 PCR 能检测粪便中的轮状病毒核酸。

（3）治疗：仅需支持治疗，应避免使用抗动力药。

（4）预防：轮状病毒疫苗新近被美国食品药品管理局（FDA）撤回，原因可能与肠套叠有关。

6. 贾第鞭毛虫。

7. 隐孢子虫 隐孢子虫病是由于摄食隐孢子虫卵囊而致病，卵囊被吞食后在小肠内出胞成包囊，进入小肠细胞，最后又形成卵囊随粪便排出。各种隐孢子虫无所不在，并感染多种宿主。小牛是人类的传染源之一，许多散发病例经常报道有农场动物接触史，因而许多感染是由动物向人类传播的结果，还有一种粪－口途径是导致人－人间传播的方式，如密切接触者、日托中心和医院内的暴发。男性同性恋性行中也可传播。隐孢子虫感染在旅行者腹泻的鉴别诊断中变的尤为重要，可通过水源性污染而传播，此方式较常见。常规含氯消毒剂不能杀灭卵囊。

（1）临床表现：潜伏期为 0～7 天。临床表现有无症状感染或非血性水样便，偶尔有腹痛、恶心、食欲减退、发热和（或）体重减轻，病程持续 1～2 周。

免疫功能低下者，尤其 HIV 感染患者，病变易慢性化并易引起严重脱水、体重减轻和消耗症状，同时还可以引起胆道感染。

（2）诊断：反复多次粪便标本检查隐孢子虫卵囊（直径 4～5μm，较其他大部分寄生虫更小）。改良抗酸染色法、免疫荧光技术和酶免疫分析法可提高诊断。

（3）治疗：目前没有好的治疗方法，但抗逆转录酶病毒药物能提高机体免疫状态，同时合用抗腹泻药和支持治疗，包括液体和电解质的补充。巴龙霉素（500～750mg 每天 4 次）部分有效。硝唑尼特被允许用于儿童的治疗。

（二）炎症性腹泻

1. 沙门菌感染。

2. 志贺菌痢疾和肠出血性大肠杆菌（EHEC）感染。

3. 弯曲菌

（1）病原学：是一种形态呈弧形或 S 形的革兰阴性细菌，弯曲菌属目前包含 15 个菌种，对人类致病的主要是空肠弯曲菌、结肠弯曲菌和胎儿弯曲菌的胎儿亚种，前两者引起人类急性腹泻，后者在免疫功能低下时可引起败血症、脑膜炎等。

（2）流行病学：在发达国家（如美国），弯曲菌是引起细菌性胃肠炎中最常见的细菌，大部分病例均由空肠弯曲菌感染引起。弯曲菌是许多肉食动物和家庭宠物胃肠道内最常见的共栖菌。在美国，由于摄食被弯曲菌污染的禽肉而发病的患者占 50%～70%。传染人类方式主要通过的或未煮熟的食品或直接接触被感染动物。人感染后 2～3 周内可从粪便中排菌而成为传染源之一。人群普遍易感，在儿童中有高的发病率，也可引起旅游者腹泻。

（3）临床表现：

1）胃肠炎：平均潜伏期 2～4 天（1～7 天）。病情轻重不一，可无症状，也可表现为严重的小肠结肠炎，大多数患者发病开始出现前驱症状：发热、头痛、肌痛和（或）全身不适。随后 12～24 小时内出现腹泻（黏液脓血便）、痉挛性腹痛和发热。大部分患者病程自限，但 10%～20% 患者病程持续 1 周以上并常易与炎症性肠病混淆。

2）肠外感染：在免疫功能低下者中，其他种类弯曲菌（如胎儿弯曲菌）也可引起相似的症状或没有一个主要部位，而是长期复发性的系统性病变表现。当细菌播散多个脏器，尤其血管内，此时可能为暴发型。孕妇感染弯曲菌可引起胎儿宫内死亡。

3）并发症：① AIDS 和免疫功能低下患者感染后病情重、病程长，易播散。②局部化脓性的并发症（如胆囊炎、阑尾炎、脑膜炎等）。③ HLA-B27 表型患者可见反应性关节炎。④格林－巴利综合征（20%～40% 患者与弯曲菌感染有关）、溶血尿毒综合征、多发神经炎等。

（4）诊断：依靠对粪便、血和其他标本进行弯曲菌培养，阳性可以确诊。培养时采用特殊培养基和（或）特殊条件及技术（如在 42℃ 环境下孵育）。

（5）治疗

1）补充液体和电解质。

2）避免应用抗动力药，因为此药可能会延长有症状期，同时可能与中毒性巨结肠发生有关。

抗生素治疗有益患者不到一半，但伴有发热、血便和（或）严重腹泻、病程持续 1

周以上或症状越来越重者显示有益。①红霉素（250mg，qid，治疗 5～7 天）或新的大环内酯类。②环丙沙星（500mg，bid）或其他氟喹诺酮类药物，治 5～7 天（尽管目前耐药正在增多）。

4. 耶尔森菌

（1）病原学：小肠结肠炎耶尔森菌和假结核耶尔森菌是无动力革兰阴性杆菌，前者感染后最常见的表现是腹泻（小肠炎或小肠结肠炎），但常有其他表现，包括腹痛、败血症、关节炎及结节性红斑。

（2）流行病学：在美国和欧洲都发现感染具有季节聚集趋势，一般在秋季和冬季较多。主要通过粪－口传播，还可通过输注被污染的血制品传染。可以散发，也可暴发流行。猪是小肠结肠炎耶尔森菌的主要储存宿主。

（3）临床表现：此菌感染可导致多种症状，取决于患者的年龄和身体状况。儿童最容易被感染，最常见的表现为小肠结肠炎，临床特点是腹泻、低热及腹痛。一般为自限性腹泻，病程持续平均约 2 周（尤其多见于小肠结肠炎耶尔森菌感染）。另外肠系膜淋巴结炎和回肠末端炎与急性阑尾炎很相似（多见于假结核耶尔森菌感染）。在一些如慢性肝病、恶性肿瘤、糖尿病和其他一些伴有基础疾病的患者，耶尔森菌感染后可出现败血症和迁徙性局部感染。HLA-B27 阳性患者反应性关节炎与此感染有关。

（4）诊断：此杆菌存在粪便中几乎可达 1 个月左右；细菌培养需特殊条件。

（5）治疗：耶尔森菌感染性腹泻一般不推荐应用抗生素，仅用于重症感染者或自身免疫功能低下者；主张支持治疗。

5. 阿米巴病。

6. 艰难梭菌相关性腹泻（CDAD）。

（1）病原学：艰难梭菌（Clostridium difficile）为革兰阳性厌氧菌，寄居肠道后其芽孢不断生长繁殖，并且分泌毒素 A（一种肠毒素）和毒素 B（细胞毒素），引起腹泻和假膜性肠炎。其孢子可以数月长期存活在医院周围环境物体的表面和医院内未经正规消毒人员的手上。

（2）流行病学：CDAD 是与艰难梭菌相疾病，大部分在院内被诊断。此病几乎特征性的与抗生素的应用有关，实际上所有抗生素应用均可能有 CDAD 的风险。主要由于抗生素引起肠道菌群平衡失调并导致艰难梭菌过度繁殖。较常见的抗生素有林可霉素、氨苄西林、头孢菌素等。易感人群中以 50 岁以上者为多。腹部手术后的患者及重症监护治疗病房（ICU）中的住院患者也有罹患 CDAD 的高危险性。在一个患者中，其冀便中艰难梭菌的数量可达 10^5～10^8/g，足可引起一间病房甚至医院环境的污染。

（3）临床表现：腹泻是主要的临床表现，每天腹泻频率可高达 20 次，粪便通常为软便或稀水便，无血便，同时伴有特殊气味。另外，发热、腹痛和白细胞增多常见。对于无法解释白细胞增多，尤其伴有肠动力减弱表现患者，应进行 CDAD 的评估。CDAD 可以发展为暴发和中毒性巨结肠或肠梗阻。当怀疑有肠穿孔或病变经内科处理效果不佳时常应采取外科手术切除。这种情况下外科死亡率将超过 50%。

（4）诊断：假如临床怀疑 CDAD，需要进行粪便检查以确诊。粪便中产毒素的艰难梭菌培养是最敏感的；毒素检测具有特异性。然而，检测至少需要 48 小时。酶联免疫分析法和乳胶凝集试验检测毒素 A 或毒素 A、B 与细菌培养或细胞培养细胞毒素检测法相比，敏感性和特异性均较低，但更快捷。

（5）治疗：假如可能，应尽量停用刺激性的抗生素。推荐用甲硝唑（250～500mg每日3次，治疗10天），既有效又经济。口服治疗更合适。口服万古霉素有效，但价格贵，而且易增加耐万古霉素肠球菌的发生率。为预防院内更多 CDAD 病例的发生，需要制订控制感染和限制抗生素不合理应用的策略。资料显示有 15%～25% 病例可复发，并对这些病例需立即予以同样疗程的甲硝唑治疗。对于那些持续腹泻的病例，万古霉素（125mg，每日4次）和利福平（300mg，每日2次）联合治疗10天是更好的选择。

（李慧敏）

第七节　病毒性肝炎

一、概述

病毒性肝炎是我国法定乙类传染病，传染性强，发病率高，部分患者可演变成慢性，并可发展为肝硬化和肝癌，对人民健康危害极大。因此，病毒性肝炎的监管非常重要。

二、病毒性肝炎的预防

病毒性肝炎的预防应从3个方面入手，即管理传染源、切断传播途径、保护易感人群。

1. 管理传染源　应做好①报告和登记，各级医务人员应依照中华人民共和国传染病防治法，对肝炎病例作传染病报告。②隔离和消毒，肝炎患者可住院或留家隔离治疗，对其居住和活动场所应尽早进行终末消毒。基层卫生防疫机构应对肝炎病例进行个案流行病学调查。③有关行业人员肝炎患者的管理。④托幼机构儿童肝炎患者的管理，托幼机构发现急性病毒性肝炎患者后，应对接触者进行医学观察。⑤献血员管理。⑥ HBsAg 携带者及抗 -HCV 阳性者的管理。

2. 切断传播途径　应提高个人卫生水平；加强饮食、饮水、环境卫生管理；加强托幼机构卫生管理；各服务行业用具应做好消毒处理；防止医源性传播；各级综合医院应建立肝炎专科门诊。有关医务人员应相对固定；阻断母婴传播；加强血液制品的管理；加强对娱乐服务场所的管理，坚决遏制卖淫嫖娼、吸毒贩毒等丑恶活动。

3. 保护易感人群　有以下措施：①甲型肝炎疫苗。②人血丙种免疫球蛋白主要用于接触甲型肝炎患者的易感儿童。③乙型肝炎疫苗。④乙型肝炎免疫球蛋白，主要用于母婴传播的阻断，还可用于意外事故的被动免疫。

三、病毒性肝炎监管指南

对病毒性肝炎进行监管其主要目的在于：通过对感染者进行调查，对接触者进行预防接种或其他的预防性干预措施，以预防进一步的传播，避免暴发流行。

（一）甲型肝炎

建议对甲型肝炎高危人群进行暴露前预防接种，即药物滥用者、男性同性恋者、去甲肝流行国家旅游者、有职业暴露危险者（如从事甲型肝炎病毒研究的实验室工作人员）及慢性肝病患者。对报告病例进行研究，了解其特征及传染源，监测总体及特异年龄群甲型肝炎发病率的变化，从而对甲肝疫苗的有效性进行评价。及时地使甲肝接触者接受有效的预防措施，防止甲肝的传播。根据美国的指南，建议对年龄 12～23 月龄的儿童进行常规的甲型肝炎疫苗的预防接种，期望能够进一步降低甲型肝炎的发病率。

（二）乙型肝炎

根据我国《慢性乙型肝炎防治指南》，应进行①乙型肝炎疫苗预防。②传播途径预防：大力推广安全注射，对医疗器具应严格消毒。进行正确的性教育，对 HBsAg 阳性的孕妇，应尽量减少新生儿暴露于母血的机会。③意外暴露 HBV 后预防。④对患者和携带者的管理：各级医务人员诊断急：性或慢性乙型肝炎患者时，应及时向当地疾控中心报告。建议对患者的家庭成员及其他密切接触者进行血清学检测，并对易感者接种疫苗。对急性或慢性乙型肝炎患者，可根据其病情确定是否住院或在家治疗。患者用过的医疗器械及用具应严格消毒，尤其应加强对带血污染物的消毒处理。对慢性 HBV 携带者及 HBsAg 携带者，除不能献血和国家法律规定不能从事的特殊职业（如服兵役等）外，可照常生活、学习和工作，但要加强随访。

根据 2007 年美国肝病学会乙肝实践指南，对以下人群应该进行 HBV 感染检测：出生于高流行区的人、男同性恋、注射过毒品者、透析患者、HIV 感染者、孕妇、乙肝患者的家庭成员以及和乙肝感染者有过性接触的人，血清学阴性者应该接种疫苗。HBsAg 阳性的儿童和成人，可以参与所有活动，不应被拒绝进入日托或学校，也不应与其他孩子隔离。

对于慢性 HBV 感染者乙肝病毒传播的辅导和预防建议：应该告知携带者防止 HBV 的传播；与携带者有性接触和生活接触的 HBV 血清学标志阴性的人，应该进行乙肝病毒免疫接种；HBV 感染母亲的新生儿在出生后应该接受 HBIG 和乙肝疫苗的接种，并且应该完成推荐的系列接种；有 HBV 持续感染危险者，比如 HBsAg 阳性母亲所产的婴儿、卫生保健工作者、透析的患者、携带者的性伴侣应该检测对免疫接种的应答；携带者母亲所产婴儿 9～15 个月应该进行预防接种后的检测，其他人在最后一次注射后 1～2 个月进行；血透的慢性患者中对疫苗有应答者推荐每年进行一次随访检测；建议乙肝病毒携带者戒酒或者限制酒精的摄入；仅抗 HBc 阳性、来自低流行区的没有 HBV 感染危险因素者应进行全程的乙肝疫苗接种。

卫生部发布了《2006～2010 年全国乙型病毒性肝炎防治规划》，以科学、规范和有效开展全国乙型病毒性肝炎防治工作。其提出的防治策略与主要措施有：强化乙肝疫苗预防接种，对儿童进行乙肝疫苗免疫是国家控制重大传染病乙肝的主要策略；控制乙肝病毒传播，所有医疗卫生机构和单位要采取严格措施，杜绝乙肝病毒经血途径的传播；依法加强准入和监管，规范诊疗服务行为；建立健全乙肝监测系统，包括开展血清流行病学调查、建立完善全国乙肝常规疫情监测系统、重点人群乙肝感染状况监测、新生儿首针及时接种率及全程接种率监测；加强宣传教育，增强全民乙肝防治意识；加强卫生监督执法。

（三）丙型肝炎

根据《丙型肝炎防治指南》，①目前尚无有效疫苗可预防丙型肝炎。②严格筛选献血员，严格执行《中华人民共和国献血法》，通过检测血清抗 -HCV、ALT 严格筛选献血员。应发展 HCV 抗原的检测方法，提高对窗口期感染者的检出率。③经皮肤和黏膜途径传播的预防，推行安全注射。对牙科器械、内镜等医疗器具应严格消毒。医务人员接触患者血液及体液时应戴手套。对静脉吸毒者进行心理咨询和安全教育，劝其戒毒。不共用剃须刀及牙具等，理发用具、穿刺和文身等用具应严格消毒。④性传播的预防，对有性乱史者应定期检查，加强管理。建议 HCV 感染者在性交时使用安全套。对青少年应进行正确的性教育。⑤母婴传播的预防，减少新生儿暴露于母血的机会。

总之，病毒性肝炎的监管要贯彻预防为主的方针，对甲、戊型肝炎以切断粪-口途径为主；对乙、丁型肝炎以接种乙型肝炎疫苗为主；丙型肝炎则以控制肠道外传播途径为主。要力争早发现、早诊断、早隔离、早报告、早治疗、早处防疫点，防止流行，提高疗效。要做好易感人群的保护，减少发病。

······（李慧敏）

第十九章　骨科常见疾病

第一节　骨与关节创伤反应

机体组织一旦遭受严重创伤后，不仅引起机体局部的损害和功能障碍，而且可通过神经、内分泌及体液系统而导致全身性反应。机体的这种全身性反应，本质上是机体针对创伤损害因子的一种防御功能，是企图恢复机体内环境稳定的病理生理过程。这些创伤反应有多种，彼此间相互关联，相互影响，并常波及远离损伤处的组织及器官；反应的强烈程度与损伤的严重程度、损伤性质、部位及周围环境有直接关系。

创伤反应包括神经－内分泌系统反应、代谢和血循环反应等，但各种创伤反应相互之间有紧密的内在联系而且互为因果，不应孤立看待。

一、神经－内分泌系统反应

如前所述，机体在严重创伤后的全身反应，主要是机体对创伤损害的一种防御功能，其主要是通过神经－内分泌系统反应来实现的。

机体在创伤刺激下，除了由创伤部位及血管壁血压和血容量感受体受刺激，产生上行性冲动传送到中枢神经系统，通过高级神经活动，反射性刺激交感神经系统，从而激发和调节内分泌器官功能，产生神经－内分泌腺活动，另外，创伤后引起的恐惧、疼痛等强烈神经冲动亦可以产生原发性或神经源性休克。通过神经反射并可激发心血管对缺血的反应，从神经源性休克转变为低血容量性休克。另外，出血、感染等都可引起神经生理反射反应，诱发出反射弧，激发下丘脑反应活动和最终的神经、内分泌和代谢等变化。

内分泌系统在创伤反应中的作用，是调节体内各器官与各种物质之间的平衡，使机体适应创伤反应导致的环境变化，以达到内环境新的平衡。内分泌系统的变化与调节，既受神经系统控制，也受体液成分变化的影响，以前者为主，神经系统通过神经释放神经冲动、刺激内分泌系统释出内分泌激素，后者再引起体液成分的变化，从而调节内环境的平衡。三者密切相关，相互牵连又相互制约。

内分泌系统分泌的激素通过血循环系统，传递到远离创伤部位的组织。这些组织内有效应器，一般认为组织效应器其实为激素受体，与激素结合后，首先作用于细胞膜内的腺苷酸环化酶（AC），继而再作用于细胞内三磷酸腺苷，生成环化磷酸腺苷（cAMP），cAMP 在组织细胞内可激活一系列特异酶系统和生化反应，因而产生各种生理效应。

通常认为内分泌系统所接受的中枢神经系统的指令来自于下丘脑及中脑的中枢。创伤后体内的原发内分泌反应最主要的有 3 个系统，即：

（1）有下丘脑－垂体系统。

（2）交感神经－肾上腺髓质系统。

（3）肾素－血管紧张素－醛固酮系统。

二、创伤后其他内分泌方面的变化

创伤后体内除上述三个主要内分泌系统的变化外，还有其他内分泌方面的改变，主要有：

1. 甲状腺

创伤后甲状腺素浓度迅速上升，蛋白质分解代谢和脂肪氧化增加都与甲状腺的作用有关。组织利用甲状腺素的量增加，体内游离状态的微量甲状腺素可以进入细胞内，有利于代谢。进入细胞内的甲状腺素对增加氨基酸合成蛋白有重要作用，这一过程在伤后即可开始。

2. 胰岛素

创伤和低血容量性休克时，胰岛素分泌量减少，其减少量与创伤的严重程度有关。胰岛素分泌受到抑制，可能是肾上腺素和去甲肾上腺素的作用。如上所述，创伤内分泌反应十分复杂，且各部位之间相互关联、相互影响，并无明确的分界。

三、创伤后代谢反应

创伤后能量代谢显著增加，有人报告多发性骨折患者的能量消耗，可比正常增加25%，其同样亦是一种防御功能的反映，机体发生的系列复杂的生化变化，包括蛋白质、糖类、脂肪、水、电解质和维生素等。这些变化与神经和内分泌活动密切相关，而且又相互影响。

（一）蛋白质代谢

伤后数日内蛋白质分解代谢增加，出现负氮平衡，尿氮（主要是尿素）排出量增加。研究表明，创伤后尿素氮的排出量要高于正常情况下局部组织所能供给的蛋白质量。说明蛋白质代谢增加是一种全身性代谢反应。负氮平衡为创伤后全身组织处于分解状态所致，这种分解主要来源于肌肉。另外，血浆蛋白分解也是导致氮负平衡的原因之一，创伤后大约20%的尿氮来自血浆蛋白的分解代谢。此外，创伤局部由于损伤组织和血块的吸收，是氮的另一来源。

伤后禁食或饥饿虽然可以丧失一部分氮，但不是主要原因。因此，一味用增加饮食摄入的方法来企图纠正创伤引起的负氮平衡往往难以奏效。但由于低血容量和缺氧能加速细胞内分解代谢，所以迅速恢复血容量是减少蛋白质分解的重要方法。

创伤后，主要氨基酸的排泄也有增加。当白蛋白分解率增加，人血白蛋白含量下降时，即使大量输入氨基酸也不能有效制止创伤所致的蛋白质代谢率增加。外源性蛋白质的分解可为三羧酸循环暂时提供糖的中间产物或前体物质，以补充由于糖缺乏、肝糖原供应消耗所引起的糖代谢不足。另一方面，创伤后某些蛋白质如血浆纤维蛋白、球蛋白 α_1 和 α_2 反而增加，说明创伤期间肝脏可以使合成代谢增加。

（二）糖代谢

糖的代谢变化是创伤后主要的代谢改变。机体遭受创伤后，多伴有血糖的急剧升高，出现高血糖症，尿糖也随之升高，亦有人称之为创伤性糖尿病，其升高速度与创伤程度密切关联。创伤后血糖升高的原因主要有：

（1）肾上腺髓质分泌儿茶酚胺增加，后者可使肝糖原和肌糖原分解增加。

（2）肾上腺激素有抗胰岛素的作用以及创伤后机体对葡萄糖利用率降低。

（3）创伤后糖原异生作用加强，这一过程并不因高血糖症或注射葡萄糖而受到抑制。

（4）儿茶酚胺抑制胰岛素分泌并导致血清葡萄糖增高也是原因之一。

总之，高血糖症是机体对创伤的重要代谢反应，糖异生增强的意义在于维持血糖在较高水平，为主要器官和创面提供营养和能源。但糖异生增强是以消耗体内蛋白和能源储存为代价的。由于外周蛋白质分解和脂肪利用加强，导致肌肉消瘦，尿氮排出增加，体重减轻。目前对糖代谢变化对机体的影响尽管研究较多，但尚不十分清楚。

（三）脂肪代谢

创伤后的分解代谢阶段，体内脂肪溶解补充机体消耗的能量，是能量的主要来源，约占热量的 80%。故严重创伤后所需的脂肪氧化远远超过一般手术以及禁食状态机体的氧化水平。创伤中后期，氧化丧失量减少，患者开始进食，体内脂肪消耗也明显减少，并逐渐恢复。

（四）水、电解质与维生素代谢

1. 水代谢

创伤早期由于排尿、出汗、呼吸加快、发热，加之有部分水从体内丢失及创面渗出。同时胃肠道运动和吸收功能减退，故只有静脉输液，才是外源性水进入体内的有效途径。

2. 电解质代谢

血钙降低和血钾升高是创伤或大手术后常见的现象。血钠下降可能由于水潴留，钠被稀释所致。故在伤后早期，试图提高血钠浓度的有效途径是提高胶体渗透压。血钾升高可能为细胞破坏释出钾离子，也可能因血 pH 变化而引起。但只要肾脏排泄功能正常，血钾一般不会持续升高。

3. 维生素代谢

创伤后可出现维生素 C 显著潴留的现象，说明创伤修复很需要维生素 C，另外，创伤后维生素 B_1 和烟酸自尿内排出量减少，说明这类维生素在修复时亦很重要，应及时予以补充。

⋯⋯⋯⋯⋯⋯⋯⋯⋯⋯⋯⋯⋯⋯⋯⋯⋯⋯⋯⋯⋯⋯⋯⋯⋯（王 磊）

第二节 脂肪栓塞综合征

创伤后脂肪栓塞综合征是严重创伤（特别是长管状骨骨折）后，以意识障碍、皮肤淤斑、进行性低氧血症、呼吸窘迫为特征的综合征。创伤后脂肪栓塞是骨折引起的严重并发症，也可发生于其他大手术、严重感染、脂肪代谢紊乱、减压病等。骨折死亡病理检查表明，其发病率高达 90% ～ 100%，应引起高度重视。目前在各类骨折中，平均发生率为 7% 左右，死亡率为 8%。如与创伤性休克、感染等并发，死亡率高达 50% ～ 62%。

一、病因

（一）原发因素

1. 骨折

主要发生在脂肪含量丰富的长骨骨折，尤以股骨干为主的多发性骨折发病率最高。闭合性骨折为 30%，开放性骨折仅为 2%。

2. 骨科手术

在髋和膝的人工关节置换术中，由于髓内压骤升，可导致脂肪滴进入静脉。有报道发生率为 6.8% ～ 8%。

3. 软组织损伤

各类手术累及脂肪含量丰富的软组织时均可发生脂肪栓塞综合征。但远远低于骨折后的发生率。

4. 其他原因

烧伤、酒精中毒、感染及糖尿病合并高脂血症、胶原性疾病，但发生极为罕见。

（二）继发因素

1. 休克

低血容量和低血压提供了脂肪滴在微循环滞留并形成栓子的机会。

2. 弥散性血管内凝血（DIC）

常与脂肪栓塞并存。DIC 必然加重脂肪栓塞的病理改变，但脂肪栓塞综合征是否一定会导致 DIC，尚不能肯定。

3. 感染

特别是革兰阴性杆菌败血症可加重或诱发脂肪栓塞综合征。

二、病理生理

（一）脂肪栓子的来源

1. 血管外源

这是创伤后脂肪栓塞综合征的主要来源。骨折后局部骨骼损伤破裂，脂肪细胞释出脂肪滴，通过静脉系统入肺，在肺毛细血管中不能滤过者，形成肺脂肪栓塞；在肺毛细血管能滤过者，经血液循环散布全身到脑、眼、肾、皮下等处。

2. 血管内源

创伤后机体的应激反应，使血内脂类的稳定性发生改变。在正常情况下，脂肪在血中成为 0.5 ～ 1.25μm 直径的乳糜微粒，其中的中性三酸甘油酯与蛋白和磷脂结合，血内稳定的肝素成分使它们不产生聚集。在损伤情况下，乳糜微粒乳剂形态的稳定性消失，微粒可产生融合，形成直径 10 ～ 20μm 的大脂肪滴，足以阻塞肺毛细血管。

（二）脂肪栓塞形成时间及转移途径

1. 形成时间

一般在创伤后 24 小时内发生明显的肺脂肪栓塞，1 ～ 2 天后栓子数量减少，至第 5 天可以明显从肺内消失。这是由于机体在应激状态中动员体内脂肪，在局部脂酶的作用下，使含有脂肪的栓子水解产生甘油与游离脂肪酸，使栓子逐渐从肺中消失。

2. 循环途径

脂肪栓子转移可经以下四种途径：

（1）栓子经右心到肺，未滤过者形成肺栓塞，滤过者进入大循环；部分栓子还可通过因肺循环受阻而开放的动、静脉交通支进入大循环，引起脑、心、肾、肝等的栓塞。

（2）在胸腔、腹腔压力增高时，肺静脉栓子可不经心脏而经 Batson 脊椎静脉丛直接入脑致脑静脉栓塞，但较少发生。

（3）先天性心脏畸形患者，因种种原因右心压力高于左心时，栓子可通过房室间隔缺损或未闭的动脉导管等异常通道，由右心直接进入大循环，或经肺——支气管前毛细血管的交通支进入体循环，引起脑及其他器官的栓塞。这种栓塞被命名为反常栓塞。

（4）进入体循环的栓子，极少量可经肾小球滤过排出。

（三）关于脂肪栓塞的机械和化学学说

1. 机械学说

骨折后发生脂肪栓塞必须三种情况同时并存：

（1）脊髓或软组织的脂肪细胞必须破裂；

（2）静脉系统必须有裂口；

（3）脊髓腔的压力必须暂时高于静脉压。

损伤后的脊髓或局部软组织的脂肪滴由破裂的静脉进入体循环，机械性地栓塞于小血管和毛细血管，形成脂肪栓塞。而肺栓塞主要表现为肺间质的"化学性"炎症反应和肺血管机械性梗阻，引起类似肺梗死的病变，低氧血症和急性肺心病致急性右心衰竭。

2. 化学学说

创伤后应激反应通过交感神经系统的神经——体液效应，释放大量儿茶酚胺，使肺及脂肪组织内的脂酶活性升高，作用于含中性脂肪的栓子并水解产生甘油及游离脂肪酸，造成过多的脂酸在肺内积累，其毒性作用会导致以水肿、出血、不张和纤维蛋白沉积为特点的肺病变——化学性肺炎。此时，由于栓子被水解，肺机械性梗死已降为次要矛盾，上升为主要矛盾的是肺通气/血流比例失调出现的气体弥散障碍，最终导致低氧血症、呼吸窘迫综合征。

（四）脂肪栓塞的器官分布因素

脂肪栓子进入主动脉后，其在各个器官的分布取决于两个因素：当时心排出血液的分布情况和各器官血流供应的生理特点。由此决定脂肪栓塞累及脏器的程度及发生几率，依次排列为肺、脑、心、肾、肝。肝由于门脉系统供血且血流丰富，故伤害机会大大减少。

三、临床分型

脂肪栓塞综合征的发病年龄自婴儿至 80 岁老人均有报道，但以青壮年居多。

（一）暴发型脂肪栓塞

伤后短时间清醒，很快进入昏迷，常伴有全身痉挛、四肢抽搐等症状。往往于伤后即刻或 12～24 小时内突然死亡。有类似右心衰竭和肺梗死的表现。由于皮下点状出血及肺部 X 线病变表现尚未出现而极难诊断，常由尸检证实。

（二）非典型脂肪栓塞（或不完全脂肪栓塞症候群）

在创伤骨折后 1～6 天，出现低热、心动过速、呼吸加快等非特异症状，仅有轻度至中度的低氧血症，其他临床症状及实验室阳性指标均未出现，经妥善处理大多数自愈，仅有少数发展为脂肪栓塞综合征。由于患者缺乏明显症状而容易漏诊。

（三）典型脂肪栓塞（或完全脂肪栓塞症候群）

伤后潜伏期为 12～24 小时，多于 48 小时内出现高热、昏迷、心跳及呼吸加快、皮下点状出血等典型症状。

四、临床表现

（一）呼吸系统

胸闷、胸痛、咳嗽、气促等肺炎、肺不张、肺梗死症状；发绀、呼吸困难进行性加重等肺水肿、呼吸窘迫综合征症状。肺脂肪栓塞具有典型的 X 线表现，胸片肺脏呈"云雾状"或"暴风雪状"影像。要注意再灌流损伤和肺栓塞损伤的区别：再灌流损伤导致的肺水肿和呼吸衰竭，常伴有两肺广布湿啰音和血性泡沫痰；而脂肪栓塞引起的呼吸困难是以肺小动脉痉挛引起肺动脉高压为特点。

（二）神经系统

脑脂肪栓塞多呈弥漫性，因此极少出现定位体征，可有斜视、双侧瞳孔不等大、偏瘫体征及尿崩症出现。主要表现为烦躁不安、谵妄、朦胧、嗜睡、昏迷等进行性意识障碍，并伴有头痛、头晕、呕吐、尿失禁、抽搐、痉挛、去大脑强直、体温调节障碍（高热）等脑缺氧和自主神经功能紊乱症状。意识障碍持续时间可数小时至数天不等，清醒后尚遗留不同程度的失语、反应迟钝、痴呆、精神分裂或变态人格，重症者可于数日内死亡。要注意创伤性休克被纠正且神志清醒后，再次出现颅脑创伤以外的脑症状，常表明脑脂肪栓塞的存在，但应与颅内血肿鉴别诊断。脑脂肪栓塞可引起脑电图典型改变，表现为正常节律消失，代之以弥散性高波幅多形 θ 波和 δ 波，于额颞部更为明显。

（三）循环系统

常表现为脉搏突然增快（每分钟增加 20～100 次），继而心律不齐、心音遥远、血压骤降并伴有心绞痛，心电图表现为 Q-T 间期延长，S-T 段电压低，T 波低平、倒置、束支传导阻滞及心律紊乱等心肌缺血性改变。要注意肺动脉高压及冠状循环脂肪栓塞引起的心率、心律变化和低血容量性休克引起的变化的区别。

（四）泌尿系统

肾脂肪栓塞时可在尿内检出直径 10～20μm 的脂肪滴（在血液及痰液中也能检出）。由于脂肪比重小而具有悬浮性，故应留取终末尿提高阳性率。严重的肾脂肪栓塞可引起肾衰竭。

（五）发热和出血点

这是诊断脂肪栓塞综合征的两个重要依据。发热多在 38℃ 以上，发生在创伤后 48 小时内，并与脑症状同时出现。凡超出创伤应激和创伤后感染范围的难以解释的突发性高热，常提示有脂肪栓塞发生。出血点多在伤后 24～72 小时或 7～8 天内发生。但出现率不一，最低 20%，最高 50% 以上。多出现于肩、颈、前胸、腋、腹、前大腿等部位皮肤，尤以下眼睑结合膜和眼底为显见。出血点呈针尖大小，形圆，色红，且逐渐变色。持续几小时或数天后消失，不融合成片，可呈一过性或分批出现。

五、诊断标准

（一）主要指标

1. 点状出血。

2. 呼吸道症状及胸片。

3. 头部外伤以外的脑症状。

（二）次要指标

1. 动脉血氧分压低于 8.0 kPa。

2. 血红蛋白低于 100 g/L。

（三）参考指标

1. 脉搏＞ 120 次 /min。

2. 体温＞ 38℃。

3. 血小板减少。

4. 血中有脂肪滴并伴有血脂肪酸升高和血清脂酶升高。

5. 血沉＞ 70 mm/h。

6. 尿中出现脂肪滴。

上述指标中，如主要指标超过 2 项或仅 1 项，而次要或参考指标超过 4 项即可确诊。如无主要指标成立，仅有次要指标 1 项或参考指标超过 4 项者应疑为非典型脂肪栓塞。

六、急救处理

（一）一般治疗

1. 纠正休克

恢复呼吸、循环功能，有效地纠正微循环缺血缺氧以维护肺、脑、心、肾等的功能。有效地止血、包扎，防止、减少脂肪滴的入血机会。

2. 履行正确的骨折处理原则

在骨折患者搬运和复位的过程中，强调有效的制动和轻柔的操作，以防止局部脂肪滴不断和再次入血的机会。骨折肢体肿胀期应抬高患肢、持续牵引。股骨干骨折的早期血气分析大多偏于低值，7 天后逐渐稳定，因此不能急于手法复位，以免引起暴发型脂肪栓塞发作。骨折后切开复位及有效的内固定，可减少或杜绝脂肪栓塞的发生。

3. 抑肽酶的预防使用

可降低创伤后的一过性高脂血症，防止创伤后血液的高凝状态，并能够稳定血压。

（二）脂肪栓塞的治疗

治疗重点应放在提高动脉血氧，使患者能安然渡过急性期。

1. 纠正休克

在休克未纠正前应妥善固定骨折伤肢，切忌进行整复。扩容时应警惕再灌注损伤。

2. 支持呼吸

按 Murray 意见，每个病例均按轻、重两型治疗方案进行。

（1）轻型

轻型为心动过速、发热与动脉血氧降低，但无意识障碍与肺水肿 X 线表现。治疗方案为经鼻导管或面罩给氧，维持动脉血氧于 9.31 kPa 以上。每日做动脉血气分析 3 ～ 4 次，每日摄 X 线胸片 1 张，直至不需再吸氧为止。如鼻管或面罩给氧不能维持动脉血氧于 9.31 kPa 以上，或出现肺水肿 X 线表现者则应再列入重型处理。

（2）重型

列入重型的应有意识改变（往往为第一出现症状）与动脉血氧低于 6.65 kPa。早期不一定有肺水肿 X 线表现，数小时后再发生。重型的病死率高。治疗原则为提高动脉血氧，务必维持于 7.98 kPa 以上。可按下述要点使用机械性辅助呼吸：

①镇静剂：地西泮 10 ～ 15 mg 或吗啡 10 ～ 15 mg 静脉注射，或合用。

②插管：有气囊的气管内插管。

③呼吸：用容量控制呼吸器，频率 12 次 /min，潮气量 1L。

④呼气末期正压：控制在 0.98 kPa。

⑤给氧：吸入 40% 氧最为合适。

⑥利尿剂：依他尼酸 50 mg 或呋塞米 40 mg 静脉注射。

⑦目标：维持 $PaO_2 >$ 7.98 kPa。

Murray 认为液体积聚于肺泡壁与肺泡内可以使肺泡，动脉氧递减度下降。容量控制辅助呼吸辅以呼气末期加压可以抑制肺水肿形成，还可使原已形成的肺水肿减轻，Ashbaµgh 等的动物实验已证实了这一点。

如治疗后 4 日仍需控制呼吸，应做气管切开，插入有囊的气管插管以防损伤声带。动脉血氧已恢复正常而患者仍处于昏迷状态，提示有外伤后脑水肿或脑脂肪栓塞。Gossling 主张最先应试用 50% 氧气面罩给氧。如果能维持动脉血氧于 9.31 kPa，而无 CO_2 滞留和明显呼吸率增加，单纯吸氧和间歇性正压呼吸已经足够。

已有呼吸衰竭者上法已不能奏效，应采用持续性机械性辅助呼吸。Gossling 认为，使用辅助呼吸时，肺泡内压力不可超过 0.34 kPa，高于此水平，气体即进入间质内，在此种情况下最好用容量循环呼吸器。如果动脉血氧低于 7.98 kPa，Gossling 亦主张于呼气末期时正压给氧，但如果肺内出现炎症过程时，正压终末呼吸辅助的压力应减少 0.196 kPa。

辅助呼吸时间应尽量缩短以防止出现肺部感染并发症。应该从呼吸器应用中寻找呼吸功能已恢复的指标。

3. 液体

为了减少肺内液体的堆积，最初 24 小时内入水量应限制在每日 20 ～ 25 ml/kg 体重（即成人为 1000 ～ 1500 ml/24 h）。钠的进入量也应限制，可用 5% 葡萄糖水或 5% 葡萄糖和 0.85% 氯化钠混合液。

4. 利尿剂

用利尿剂处理肺水肿。依他尼酸与呋塞米可改变血管内渗透压，使肺水肿液回收。临床上应用利尿剂后亦常见到动脉血氧提高。使用利尿剂者必须维持收缩压在 10.64 kPa 以上才有效。血容量不足病例在大量利尿后会突然产生低血压，这类病例应给氯化钙以增加心输出量，或给全血、血细胞以恢复血容量，晶体液亦宜少给以防肺水肿复发。Murray 推荐首次剂量依他尼酸 50 mg 或呋塞米 40 mg 静脉注射，如无改变或仍有肺水肿可隔 12 小时重复一次。

5. 皮质激素

Petey 和 Fischer 认为大量应用皮质激素可以改善对辅助呼吸的反应。使用的剂量可以与脓毒性休克的治疗相似，甲泼尼龙每日 30 mg/kg 体重。激素具有抗炎症性能，它还有抗血小板黏附作用。激素可以减轻脑水肿，但对肺水肿的改善不能起主要作用，控制肺水肿主要依赖控制呼吸与快速利尿。

6. 其他治疗方法

大多数作者不主张静脉内应用乙醇、肝素、右旋糖酐 40 治疗脂肪栓塞。

乙醇具有抑制脂蛋白——脂酶的作用，可以降低血中游离脂肪酸的含量，但动物实验和临床应用结果并不能说明其有效。

肝素的作用比较复杂，它可以降低血中乳糜微粒的数量，但小剂量肝素反可激活脂蛋白脂酶，使血中游离脂肪酸含量上升。脂肪栓子直径为 0～40μm，没有证据可以证实肝素能廓清如此大粒的脂肪。而游离脂肪酸的释放反可引起一系列连锁反应。由于临床上与药理学有冲突，故不宜用肝素来治疗脂肪栓塞综合征。

右旋糖酐 40 可以减少红细胞凝集，降低血液黏度与降低血容量。在低血容量情况下使用右旋糖酐 40 可以引起急性肾衰竭，不宜用于治疗脂肪栓塞综合征。

7. 有肺部感染时，使用敏感抗生素。

8. 有充血性心力衰竭者使用洋地黄类药物，并治疗心律失常。

9. 支气管痉挛有呼吸道阻力时可用支气管扩张剂。

$\cdots\cdots\cdots\cdots\cdots\cdots\cdots\cdots\cdots\cdots\cdots\cdots\cdots\cdots\cdots\cdots\cdots$（王　磊）

第三节　骨筋膜室综合征

一、定义

筋膜间室综合征是发生在特定的筋膜间室内，由于各种原因引起筋膜间室内压升高导致筋膜间室内血运障碍，从而出现的一系列综合征。此综合征表现为肌肉坏死和神经坏死等。

二、常见病因

1. 血管损伤后缺血再灌注　血管损伤后，由于筋膜间室内组织缺氧毛细血管基底膜通透性增高，胶体液自血管内流向血管外。再通后在短期内有大量液体自血管内流到组织间隙，使筋膜间室内压力迅速上升，导致筋膜间室综合征的发生。

2. 出血。

3. 水肿。

4. 筋膜间室先天性缺陷。

三、诊断

诊断筋膜间室综合征有 3 个要点：①始终保持警惕的头脑。②依靠物理检查得到诊断。③依靠软组织测压仪。

（一）早期诊断指标

1. 与创伤不相称的疼痛

提示筋膜间室综合征即将发生，护理记录显示患者多次要求服用止疼药。

2. 压痛明显

筋膜间室压力升高，压痛明显。但必须十分注意的是有些时候深筋膜间室肿胀并不十分明显，容易漏诊。另外，有些时候触诊不易分清压痛是由骨折引起亦由室内压升高引起，鉴别方法是在非骨折部位的筋膜间室远侧端按压仍有剧烈压痛，提示为筋膜间室压升高。

3. 手指（脚趾）被动牵拉痛

此指标事实上反映了肌肉肿胀和局部缺血（有些骨折患者没有筋膜间室综合征也可有不同程度的牵拉痛）。被动牵拉痛是即将发生筋膜间室综合征的一个可靠指标。

以上 3 项是筋膜间室综合征即将发生或早期的表现，据此可以建立一个及时的诊断。

4. 注意事项

（1）外周神经损伤可妨碍筋膜间室综合征的诊断。

（2）休克或多发性损伤：①多发性损伤特别是同时有脑外伤患者和休克患者出现意识障碍，影响对疼痛的感觉而影响筋膜间室综合征的诊断；此外，这种患者早期应用气管插管、麻醉药也影响病情的评价。②这类患者可在舒张压较低情况下发生筋膜间室综合征，这时就要应用筋膜间室测压计监测室内压。

（3）四肢远端动脉搏动与红白反应：在发生筋膜间室综合征时筋膜室压力的升高并不能达到完全阻断静脉所需的静脉压，只造成了动静脉的短路。因此，四肢远端动脉搏动可触及红血反应存在。

（4）开放性损伤：复杂的开放性损伤并不能排除发生筋膜间室综合征的可能性，有 6% ~ 9% 的开放性胫骨骨折发生了筋膜间室综合征，筋膜间室综合征的发生与室内软组织损伤程度呈正相关。

（5）打击伤：打击伤患者开始叙述无明显疼痛，查体：肌肉软瘫，斑片状感觉缺失，这类创伤应以测压计连续监测，以防延迟诊断。

（二）筋膜间室测压计的应用

理论上，对每一个四肢远端骨折都进行压力测定对诊断筋膜间室综合征都是有益的。但在实际操作中并不能做到。对一个有明显筋膜间室综合征的早期症状和体征就不需测压而直接行切开减张。相反，如果患者只间室紧张，而缺少其他征象或有不寻常的无痛，就应当使用测压仪。具体来说有以下情况：①休克或多发损伤或合并脑外伤或有药瘾患者。②打击伤。③深筋膜间室的检查。④不能确诊筋膜间室综合征的可疑病例。⑤血管再通和观察筋膜间室切开减张术的疗效。

五、治疗

（一）一般治疗

去除肢体的覆盖物（石膏、绷带、衣物等）。抬高患肢至心脏水平。

（二）手术治疗

切开减张术就是要切开全部的已发生筋膜间室综合征或将要发生的筋膜间室，将皮肤、脂肪、筋膜全部切开，其中任何一层也不缝合。

1. 手的筋膜间室综合征

手的筋膜间室综合征是少见的。它常发生于挤压伤和腕部骨折，发生于掌骨间隙，需行背侧沿长轴切开术。

2. 前臂的筋膜间室综合征

（1）掌侧 Herry 切口：皮肤切口自肘窝一直延续到过腕横韧带。筋膜的切开自肘窝上 1 ~ 2cm 至过腕横韧带。将桡侧腕屈肌和桡动脉拉向尺侧，肱桡肌和桡神经浅支拉向尺侧。因为前臂筋膜间室综合征大多涉及前臂深室，将深部各个肌肉——指深肌、拇长深肌等深室肌肉上覆盖的深筋膜切开是必要的。如果神经肿胀严重，应行神经松解术。

（2）掌侧尺侧切口：自肘窝以近至腕过腕横韧带，切开后自尺侧腕屈肌与指浅屈肌之间进入，在指浅屈肌深面自桡侧向尺侧有尺神经和尺动脉，一定要小心分离和保护。然后深层筋膜打开。如果需要，在腕部松解正中神经和尺神经。

（3）背侧途径：掌侧切开减张后，就要判断是否需要行背侧切开减张术。测定筋膜间室内压就十分重要。如果背侧间室压力仍高，就需行切开减压。从外上髁至腕背侧行切开术。自尺侧腕伸肌和伸指总肌之间进入。

3. 小腿的筋膜间室综合征

（1）经腓骨周围途径：近端自腓骨小头，远端在踝关节平行腓骨切开。切开皮肤皮下后，其向两侧回缩，就会显露前侧肌群和外侧肌群的间隔，在筋膜隔前 1cm 切开前室，筋膜隔后 1cm 切开外室；向后稍分离就可看到由浅筋膜覆盖的后室，行筋膜切开。将腓侧间室拉向前方，后侧浅间室拉向后方，就暴露了后侧深间室，从腓骨后方到达骨间膜，切开骨间膜减压后侧深室。在切口上方必须十分小心，腓总神经有损伤的可能，特别是在损伤后，解剖关系有可能改变。

（2）内、外侧切口减压：内外侧切口间必须相距 8cm，切口长度自膝至踝。在前外侧间室与外侧间室之间作第 1 个切口；第 2 个切口在胫骨后缘后 2cm。2 个切口操作简单。它的缺点是有 2 个切口，有时对创伤患者不适合，尤其是有骨、血管神经外露。

4. 大腿的筋膜间室综合征

它常发生在闭合穿钉时，严重程度与损伤程度和大腿软组织损伤程度有关。在闭合穿钉时过度牵引使筋膜间室体积缩小。筋膜间室综合征在闭合穿钉时发生在股四头肌和内侧肌群。为哪个间室减压可以应用测压表。股四头肌间室受累，就行前外侧口减张，沿全长切开阔筋膜和股外侧肌筋膜，通过分开肌间隔就进入危险的间室。

5. 足的筋膜间室综合征

如果没有及时诊治，将形成爪形趾，这常发生在跟骨骨折、Lisfrance 骨折和足的较重的钝性伤中。在临床上，诊断往往不十分明确，很难区分局部压痛或肌紧张痛。同样牵拉痛也不再是一个可靠指标。因此诊断必须依靠测压表。因为没有一个正常的足部压力可用，临床上怀疑的患者就要行切开术。足的筋膜包括内室、外室、中间室和骨间室。背侧切口暴露骨间室，内侧切口暴露深屈肌。

（三）筋膜间室切开后骨折的处理

根据需要行钢板、绞锁钉或外固定。应选择对肢体破坏小、周围条件允许的技术因此，如果有条件提倡应用绞锁钉。

....（王 磊）

第四节 挤压综合征

挤压综合征通常是指四肢或躯干肌肉丰富的部位，受外部重物的长时间挤压或长期固定体位的自压，而造成的肌肉组织的缺血性坏死，出现以肢体肿胀、肌红蛋白尿及高血钾为特点的急性肾衰竭。

一、病因病理

（一）病因

挤压综合征多见于地震、战争时的空袭、房屋倒塌而造成肢体受压。平常时期散在发生，多见于矿井、建筑工程的塌方事故，车祸，高位断肢再植后，一氧化碳中毒或安眠药过量等情况下，亦可因患者在神志不清或昏迷状态中，被动体位造成的自压等。

（二）病理

1. 肌肉缺血坏死

当肌肉组织长时间受压解除后，局部血液循环重建。肌肉坏死后的肌红蛋白、各种离子、酸性代谢产物、血管活性物质以及组织毒素等有害物质释放入血。当肢体解除压力后，这些物质通过循环再建或侧支循环进入体循环，加重创伤后机体的周身反应，造成肾脏损害，引发急性肾衰竭。

2. 肾缺血

挤压综合征造成肾缺血的原因，主要是有效循环血容量不足和持久性低血压。血容量不足及低血压的原因是：肢体被挤压后发生局部营养障碍，毛细血管通透性增强而血液外漏到组织间隙；再加之解除压力后的酸性代谢产物释放入血，使机体处于酸中毒状态，造成大量微循环的开放，血液进入微循环。因血容量不足和低血压，导致肾血流量明显减少而发生肾缺血。再者就是在严重创伤后，通过应激反应和体液因素，造成血管活性物质（如肾上腺素、去甲肾上腺素、5-羟色胺、组胺、血管紧张素、肾素、乳酸）等的释放，使肾脏微血管发生强烈而持久的反射性痉挛收缩导致肾缺血。

3. 肾衰竭

肾衰竭的主要原因是：①释放入血的坏死的肌红蛋白进入肾脏后对肾小球滤过膜的毒性作用和机械性梗死作用；②肾缺血而引起的肾组织广泛的损伤、破坏、坏死；③休克抢救时间过久的肾脏不可逆性破坏。

二、诊断

（一）病史

患者有严重创伤史或创伤后肢体受长时间挤压史。

（二）临床表现

1. 局部表现

表现为受伤后四肢肿胀。一般在外部压力解除后，即出现受压部位肿胀，并逐渐加重。此外可见皮肤有压痕，皮肤变硬，张力增强，皮下淤血，在受压皮肤周围可有水疱形成。有的伤肢外观可无明显改变，甚至还能自如活动，常被忽视而漏诊，并因未限制活动而使伤情发展。随后，伤部迅速肿胀，不断加剧，皮肤变硬，皮下淤血。肿胀肢体影响循环，则肢体远端变冷，甚至坏死。

2. 周身反应

在未出现急性肾功能不全时，周身症状可不明显。出现肾衰竭后，其症状及经过与一般急性肾衰竭相似。

（1）休克与血压：部分患者早期可不出现休克，或休克期短暂而未发现。部分患者则因大量血液成分进入组织间隙，或有开放伤口失血较多，在解除外部压力后数小时内，即出现持久性低血压甚至休克。

（2）肌红蛋白尿：发现肌红蛋白尿是诊断挤压综合征的一个重要依据，也是与单纯创伤后急性肾衰的重要区别点。测定尿肌红蛋白，可用"滤纸盐析法"，当条件不允许时，可先进行尿的镜检及尿潜血试验（联苯胺试验）。若尿中的红细胞少，而潜血试验阳性时，则应高度怀疑肌红蛋白尿。此时可取患者血 $1 \sim 2$ ml，沉淀后，如血清色泽正常，没有溶血，则说明尿潜血系由肌红蛋白所致。尿的肌红蛋白测定在不同时间，所得的检查结果可以不同，有"一过性"的特点。患者在伤肢解除压力后24小时内，出现棕红色或褐色尿，或自述"血尿"。肌红蛋白在血中和尿中的浓度于肢体解除压力后12小时达到高峰，其后逐渐下降。经过 $1 \sim 2$ 天后，尿色可自行转清，此时尿肌红蛋白试验可呈阴性反应，但应考虑到肌红蛋白血症，它可因循环因素而呈"潮式"现象，也可因肌红蛋白阻塞肾小管而在尿中不能检出。

（3）高血钾症及心脏问题：挤压综合征因有大量肌肉坏死而血中释出大量的钾，加上肾衰竭排钾困难，在少尿期，血钾可以迅速上升，甚至24小时升到致命水平。高血钾同时伴有血磷、血镁增高及血钙降低，加重对心肌抑制和毒性作用。因此，会造成严重的心脏功能紊乱或严重心律失常及心肌中毒死亡。

（4）酸中毒：肌肉缺血坏死后，有大量磷酸根、硫酸根和乳酸等酸性代谢产物质释放入血，使体内 pH 值降低，发生代谢性酸中毒。患者可有呼吸深大，神志不清，烦躁不安，恶心等表现，此时应注意了解血中二氧化碳结合力，非蛋白氮与尿素氮的变化情况，详细记录每天入水量和尿量，随时测尿比重，若尿比重低于 1.018 以下时，是诊断的重要指标。

（5）其他检验：如测定天门冬酸氨基转移酶（AST）、肌酸激酶（CK）等肌肉缺血坏死所释出的酶，以便了解肌肉坏死程度及其规律；检查血红蛋白、红细胞计数、红细胞比积，以估计失血、血浆成分的丢失、贫血等；测定血小板，出、凝血时间，可提示机体凝血、纤溶机制的异常；测定白细胞计数以提示有无感染存在等。

（三）临床分级

伤后肌肉缺血坏死的容量达到一定的程度时，才会出现典型的临床表现。因此按伤情转复、骨筋膜室肌群受累的容量和相应的化验检查结果的不同，将挤压综合征分为三级：

Ⅰ级：肌红蛋白尿试验阳性，肌酸激酶（CK）增高，而无肾衰竭等周身反应。

Ⅱ级：肌红蛋白试验阳性，CK 明显升高，血肌酐和尿素氮增高；少尿，低血压等有效循环血容量丢失症状。

Ⅲ级：肌红蛋白尿试验阳性，CK 明显增高，少尿或尿闭，休克，代谢性酸中毒以及高血钾症。

Ⅰ级到Ⅲ级的共同点：即均有肌红蛋白尿，这对早期发现和诊断挤压综合征十分重要。

Ⅰ级没有肾衰，有人把Ⅰ级叫做骨筋膜室综合征，并将其和挤压综合征视为一个系列的疾病。

（四）诊断

早期发现，早期诊断是降低挤压综合征的死亡率很重要的一点。诊断主要通过创伤后肢体挤压病史、肌红蛋白尿的出现、典型的周身反应、体检和伤肢检查、尿液检查阳性结果等即可确定诊断。

三、预防和治疗

（一）现场急救处理

（1）地震或战时出现大批患者的情况下，抢救人员应迅速进入现场，抓紧一切时间、积极抢救患者，力争早期解除重物的外部压力，减少本病发生的机会。

（2）伤肢应制动，尤其对尚能行动的患者，要说明活动的危险性，尽量减少伤肢活动。也不应按摩、热敷或抬高伤肢。

（3）伤肢应暴露在凉爽的空气中（冬季要防冻伤），或用凉水降低伤肢温度。

（4）如挤压的伤肢有开放伤及活动出血者应止血，但避免应用"加压绷带"，更不应该用止血带（有大血管断裂时例外）。

（二）早期预防措施

1. 在转运途中或野战医院

于检伤分类后，对受压超过 45 ～ 60 分钟以上的患者，或不论时间长短者，可一律用碱性饮料，用 8 g 碳酸氢钠溶于 1 000 ～ 2 000 ml 水中，再加适量糖及食盐饮用，既可利尿，又可碱化尿液，防止肌红蛋白在肾小管中沉淀。对不能进食者，可用 5% 碳酸氢钠 150 ～ 300ml 静脉滴注。

2. 纠正血容量丢失，防治休克

由于受压肢体在解除压力后迅速肿胀，致使有效血容量减少，要及时补充液体、纠正血容量不足以防止休克，增加肾血流量，预防肾血管痉挛，减少肾缺血、缺氧的机会，所用液体有低分子右旋糖酐和等渗盐水，有条件时也可输血浆或全血。

（三）伤肢处理

1. 截肢的适应证

（1）肢体受严重的长时间挤压伤后，患肢无血运或有严重血运障碍，估计即使能保留肢体也确无功能者。

（2）由于患肢的毒素吸收所致的全身中毒症状，经过减张等处置并不能缓解，且有逐渐加重的趋势者。

（3）伤肢合并有特异性感染（如气性坏疽）。

2. 减张术

（1）适应证：有明确致伤原因、尿潜血或肌红蛋白试验阳性，不论受伤时间长短，不论伤肢远端有无脉搏，凡有 1 个以上肌肉间隔区受累，局部有明显肿胀，张力高或局部有水疱发生及有相应运动感觉障碍者。

（2）操作要求：应当切开每一个受累的骨筋膜室，从上到下充分暴露肌肉，因此皮肤切口也应与筋膜一致，通常沿肢体纵轴方向切开减张。

（3）切开后处理：①发现有坏死肌肉组织，必须彻底切除，否则将容易造成继发感染，往往需再次手术治疗，不利伤肢的愈合；②若坏死肌肉范围广，一次切除骨与关节对机体损伤过大，可分期切除；③切开术后用敷料包扎，不可加压；④若伤口过大，而局部又无感染者，可以缝合伤口，内置引流条；不能自行愈合时，应植皮；⑤手术操作、换药和护理，必需严格无菌操作；⑥伤口渗液量过多，应适当输血及补充血浆，以利伤口早日愈合。护理：密切观察伤口变化，每天测体温 4 次，做白细胞计数，伤口分泌物培养，及时选用适当抗生素。警惕继发脓毒感染。在肢体切开后，伤肢可稍行抬高。

（王 磊）

第五节　锁骨骨折

一、解剖

锁骨是上肢与躯干的连接和支撑装置，呈"S"形。近端与胸骨柄形成胸锁关节，远端与肩峰形成肩锁关节，外侧有喙锁韧带固定锁骨。

二、病因与分类

锁骨骨折好发于青少年，多为间接暴力引起。常见的受伤机制是侧方摔倒，肩部着地，力传导至锁骨，发生斜形骨折。也可因手或肘部着地，上臂外展，暴力经肩部传导至锁骨，发生斜形或横形骨折。直接暴力常由胸上方撞击锁骨，导致粉碎性骨折，但较少见。若移位明显，可引起臂丛神经及锁骨下血管损伤。

据暴力作用的大小、方向等，骨折多发生在锁骨中段。锁骨中段骨折后，由于胸锁乳突肌的牵拉，近折端可向上后移位，远折端则由于上肢的重力作用及胸大肌上部肌束的牵拉，使骨折远端向前下移位，并有重叠移位。锁骨外端骨折常因肩部的重力作用，使骨折远端向下移位，近折端则向上移位，移位程度较大者，应怀疑喙锁韧带损伤。

锁骨外侧骨折可以分为3型：Ⅰ型，常因直接暴力引起，多为移位不明显的骨折，常规前后位X线片有时不能发现骨折；Ⅱ型，骨折近端因胸锁乳突肌牵拉而向上移位，常合并喙锁韧带损伤；Ⅲ型，主要表现为锁骨远端粉碎性骨折，可合并有肩锁关节脱位，喙锁韧带完整。

儿童锁骨骨折多为青枝骨折，成人多为斜形、粉碎性骨折。锁骨发生开放性骨折的机会很小。

三、临床表现与诊断

锁骨位于皮下，位置表浅，骨折后，出现肿胀、淤斑，肩关节活动使疼痛加重。患者常用健手托住肘部，减少由于肩部活动引起的骨折端移动所导致的疼痛，头部向患侧偏斜，以减轻因胸锁乳突肌牵拉骨折端活动而导致的疼痛。检查时，可扪及骨折端，有局限性压痛，有骨擦感。根据物理检查和症状，可对锁骨骨折作出正确诊断。无移位或儿童的青枝骨折，单靠物理检查有时难以作出正确诊断，应拍上胸部的正位X线片辅助诊断。

锁骨部有臂丛神经及锁骨下血管经过，若暴力作用强大，骨折移位明显，局部肿胀严重，还应仔细检查上肢的神经功能及血供情况，以便对锁骨骨折合并神经、血管损伤作出正确诊断。

四、治疗

儿童的青枝骨折及成人的无移位骨折可不作特殊治疗，仅用三角巾悬吊患肢3～6周即可开始活动。有移位的中段骨折，采用手法复位，横形"8"字绷带固定。

1. 手法复位

（1）复位方法：患者坐位。骨折部局部麻醉。术者在患者背后，用膝顶住患者背部，两手握住患者上臂使肩向后、上、外牵拉，患者挺胸即可达到复位。也可在前方，同时由另一术者用拇指和食指捏住骨折的近、远端进行复位。

（2）固定方法：复位成功后，术者维持复位姿势，另一助手将棉垫分别放在两侧腋窝，在骨折处放一薄垫，经肩一背一肩，用无弹力绷带作横"8"字固定，然后用胶布条作横"8"字加强固定。

固定后应严密观察双上肢血液循环及感觉运动功能变化，若出现肢体肿胀、麻木，表示固定过紧，应及时放松固定。术后1周左右，由于骨折处肿胀消退，或因绷带张力降低，常使固定的绷带松弛而导致再移位，因此复位2周内应经常检查固定是否可靠，及时调整固定的松紧度。由于锁骨的功能主要是支撑上肢，若复位不良，只要骨折愈合，多不影响功能。

2. 手术切开复位

有以下情况时可考虑行切开复位内固定：

（1）患者不能忍受"8"字绷带固定的痛苦。

（2）复位后再移位，影响外观。

（3）合并神经、血管损伤。

（4）陈旧骨折不愈合。

（5）开放性骨折。

（6）锁骨外端骨折，合并喙锁韧带断裂。

切开复位时，应根据骨折部位、骨折类型及移位情况选择钢板、螺丝钉或克氏针固定。由于骨折部位与臂丛和锁骨下血管十分贴近，因此推荐使用震荡性钻头以避免损伤这些重要结构。采用刀砍形切口以达到美观的皮肤愈合，操作时分别显露骨折的远近端。只有在开放性骨折或处理锁骨下动静脉和臂丛时，为迁就开放创口而采用平行于锁骨长轴的切口。根据骨折的形态以及楔形骨折块的位置，将钢板置于锁骨的前方或上方。将钢板置于前方可避免损伤锁骨下血管结构的风险而可使用较长的螺钉，但可能对臂丛神经造成一定的损伤风险。螺旋形骨折或短斜形骨折较易复位并可用巾钳临时固定。可使用7孔或8孔的3.5 mm钢板固定骨折。若可能，应使用单独的拉力螺钉固定楔形骨折块。尽管固定较困难，更粉碎的骨折应使用较长的钢板。对于复杂的粉碎性骨折来讲，钢板应作为桥接使用，而不宜对每个骨折块进行过度的剥离。只有存在骨缺损或死骨时才进行植骨。合并喙锁韧带损伤时，在骨折切开复位的同时，应修复喙锁韧带。

（王　磊）

第六节　肱骨外科颈骨折

一、病因

多因间接暴力作用发生骨折，一般分内收骨折与外展骨折两种类型。有时可合并肱骨大结节撕脱骨折或肩关节脱位。

二、临床表现及诊断

1. 外伤史。

2. 肩部疼痛，肿胀，活动障碍。肱骨上端压痛。

3. X 线正侧位片可明确骨折，并可了解骨折为内收型或外展型。

三、治疗

（一）非手术疗法

1. 裂纹骨折

用三角巾悬吊伤肢 2 ～ 3 周，早期行肩关节功能锻炼。

2. 外展骨折

多为嵌插骨折，不需整复。可用三角巾悬吊伤肢 3 周，然后练习活动。移位明显者可先牵引复位再按上述处理。

（二）手术疗法

对手法复位不成功者，或不能维持整复效果者，可行手术切开复位内固定。多用克氏针、端钩钢板固定，术后三角巾悬吊 3 周，早期活动。

（王　磊）

第七节　肱骨干骨折

一、解剖

肱骨外科颈下 1 ～ 2 cm 至肱骨髁上 2 cm 段内的骨折称为肱骨干骨折。在肱骨干中、下 1/3 段后外侧有桡神经沟，由臂丛神经后束发出的桡神经由内后方紧贴骨面斜向外前方进入前臂，此处骨折容易发生桡神经损伤。致伤因素可能是骨折端直接撞击，也可以由于外侧肌间隔的卡压所致。

二、病因与分类

肱骨干骨折可由直接暴力或间接暴力引起。直接暴力常由外侧打击肱骨干中份，致横形或粉碎性骨折。间接暴力常由于手部着地或肘部着地，力向上传导，加上身体倾倒所产生的剪式应力，导致中、下 1/3 骨折。有时因投掷运动或"掰腕"，也可导致中、下 1/3 骨折，多为斜形或螺旋形骨折。

骨折端的移位取决于外力作用的大小、方向以及骨折的部位和肌肉牵拉方向等。在三角肌止点以上的骨折，近折端受三角肌、背阔肌、大圆肌的牵拉而向内向前移位，远折端因三角肌、喙肱肌、肱三头肌、肱二头肌的牵拉而向外向近端移位。当骨折线位于三角肌止点以下时，近折端由于三角肌的牵拉而向前、外移位；远折端因肱二头肌、肱三头肌的牵拉而向近端移位。无论骨折发生在哪一段，在体弱患者，由于肢体的重量作用或不恰当外固定物的重量，可引起骨折端分离移位或旋转畸形。肱骨干下 1/3 骨折的移位方向与暴力作用的方向、前臂和肘关节所处的位置有关，大多数有成角、短缩及旋转畸形。

三、临床表现与诊断

上臂出现疼痛、肿胀、畸形、皮下淤斑、上肢活动障碍。检查可发现假关节活动，骨摩擦感，骨传导音减弱或消失。X 线片可确定骨折的类型、移位方向。若合并桡神经损伤，可出现垂腕，各手指掌指关节不能背伸，拇指不能伸，手指桡侧两个半指皮肤感觉减退或消失。

四、治疗

大多数肱骨干横形或短斜形骨折可采用非手术治疗。

1. 手法复位外固定

局部麻醉或臂丛神经阻滞麻醉。助手握住前臂，在屈肘 90° 位，沿肱骨干纵轴持续牵引，矫正重叠、成角畸形。术者用双手握住骨折端，按骨折移位的相反方向，进行手法复位，X 线摄片确定骨折的对位、对线情况。复位成功后，减少牵引力，维持复位，可选择小夹板固定，用 4 块合适长度的小夹板分别置于上臂前、外、后、内侧捆扎固定。屈肘 90° 位用三角巾悬吊。成人固定 6 ～ 8 周，儿童固定 4 ～ 6 周。

若复位后有轻度成角，可考虑采用加压垫固定法，一块放在成角处，另两块放在相对侧的近、远端，形成三点挤压力，在垫外捆扎小夹板固定。应用此法要注意捆扎不宜过紧，以免加压压迫引起皮肤坏死，甚至引起神经血管压迫，应慎用。

对于复位后比较稳定的骨折，可用 "U" 形石膏固定。若为中、下份长斜形或长螺旋形骨折，手法复位后不稳定，可采用上肢悬吊石膏固定，但有可能因重量过大而导致骨折端分离，宜采用轻质石膏，并在固定期严密观察骨折对位对线情况。

2. 切开复位内固定

有以下情况可考虑手术治疗：

（1）反复手法复位失败，骨折端对位对线不良，估计愈合后影响功能。

（2）骨折有分离移位，或骨折端有软组织嵌入。

（3）合并神经血管损伤。

（4）陈旧骨折不愈合。

（5）影响功能及外形的畸形愈合。

（6）同一肢体或其他部位有多发骨折。

（7）8 ～ 12 h 内污染不重的开放性骨折。

手术方法：在臂丛阻滞麻醉或是高位硬膜外麻醉下手术。在肱二头肌、肱三头肌间作切口，沿肌间隙暴露骨折端。在直视下尽可能达到解剖对位。用加压钢板螺丝钉内固定，也可用加压髓内针固定。术后不用外固定，可早期进行功能锻炼。

肱骨干下 1/3 骨折对骨的血液循环破坏较大，若再加上手术操作，易导致骨折不愈合。对于有桡神经损伤的患者，术中应探查神经，若完全断裂，可一期修复桡神经。若为挫伤，神经连续性存在，则切开神经外膜，减轻神经继发性病理改变。

3. 康复治疗

无论是手法复位外固定，还是切开复位内固定，术后均应早期进行功能锻炼。复位术后抬高患肢，主动练习手指屈伸活动。2 ～ 4 周后，开始主动的腕、肘关节屈伸活动和肩关节的外展、内收活动。但活动度不宜过大，逐渐增加活动量和活动频率。6 ～ 8 周后加大活动量，并作肩关节旋转活动。在锻炼过程中，要随时检查骨折对位、对线及愈合情况。骨折完全愈合后去除外固定。内固定可在半年以后取出，若无不适也可不必取出。

（王　磊）

第八节　髋部骨折

一、髋臼骨折

髋臼骨折是严重的关节内骨折，在诊断和治疗方面仍存在许多分歧，易产生创伤性髋关节炎、股骨头缺血性坏死、髋关节强直和早期髋关节退变等并发症。

（一）解剖构成

居于髂前上棘和坐骨结节连线中间，是半球形凹窝，臼顶大部分偏前，前缘低，后缘高，开口斜向前、外、下方。髋臼周缘高起，镶有一圈软骨的盂唇，加深了髋臼的深度。髋臼分三部：①前柱由耻骨上支的臼部构成，上至髂前下棘，下部为闭孔的上界，高起的臼缘称为前唇，其下缘为前壁；②后柱由坐骨支的臼部构成，向上延伸至髂骨后下部及坐骨切迹，该处有坐骨神经及臀上血管神经末梢穿出，下部为闭孔的后上界，高起的臼缘称为后唇，其下为后壁；③臼顶由髂骨下部构成，横跨于前后柱之间，是髋臼的主要负重区。臼下方的切棘，附着股骨头圆韧带。

（二）损伤机制

髋臼骨折由驱使股骨头滑出髋臼或突入骨盆的暴力所致。因此，任何髋臼骨折都应怀疑合并股骨头和关节囊韧带的损伤。髋臼骨折的类型取决于受伤时股骨头的位置以及暴力的大小、方向和作用速度。暴力通常被施加于以下四个部位：

1. 屈曲的膝关节前部

即"仪表板损伤"，根据下肢所处的不同收展位置产生不同形式的髋臼后部损伤。股骨内收位时可能仅造成股骨头脱位，而不损伤髋臼或仅有髋臼后唇骨折。股骨轻度外展或中立位时，造成髋臼后壁骨折或合并后脱位。股骨外展大于 $10° \sim 15°$ 时，后柱常被破坏。髋关节屈曲角度增大，髋臼后下壁骨折，并可累及坐骨结节上极。若髋屈曲小于 $90°$，骨折常出现在髋臼后上方。此外，仪表板损伤时，髌骨、后交叉韧带、半月板、胫骨髁亦可同时受损，值得注意。

2. 股骨大转子外侧部

一般说来，股骨头外旋导致髋臼前部骨折，内旋导致髋臼后部骨折，股骨外展位时导致髋臼外上部骨折。作用于大转子的暴力几乎可产生所有类型的髋臼骨折。

3. 足底部

如高空坠落及伸膝位时发生的交通事故，该类骨折常致髋臼顶部负重区破坏，预后不良。

4. 腰骶区后部

很少见，受伤时髋关节固定于屈曲位，股骨头成为一个"铁砧"，暴力从后方直接作用于腰骶部，主要产生髋臼后损伤。

（三）分类

髋臼骨折分类的目的主要有两个：①对不同类型骨折采取不同的治疗方法进行比较；②了解伤情作出正确处置，并评价其预后。髋臼骨折分类方法很多，如 Aufin，Watson，Jones，Tile，Harn's，Muller 分类等。目前常采用的为 Row-Lowell 分类和 Lefournel 分类。

1. Row-Lowell 分类

以保守治疗为指导思想，将髋臼骨折分为 4 型：

（1）Ⅰ型：线性无移位骨折。①单骨折线；②"T"形骨折。

（2）Ⅱ型：后部骨折。①后唇小骨折；②移位的大骨折。

（3）Ⅲ型：内壁骨折，内壁骨盆内移位，臼顶保持正常。①轻度内移；②中度内移；③重度内移。

（4）Ⅳ：臼顶和爆裂骨折，以上不同的组合形式累及髋臼多个部位。①无明显移位，与股骨头关系正常的臼顶骨折；②移位的臼顶骨折；③整个髋臼完全毁损。

2. Lefournel 分类

以手术治疗为基础，明确髋臼骨折的确切部位和范围，以便采取正确的显露、复位和内固定技术。分为单一骨折和复合骨折两大类 10 种类型。前者指髋臼的一个柱或壁的部分或全部骨折，即后壁、后柱、前壁、前柱以及横行骨折；后者指 2 个以上单一骨折的组合，如"T"形骨折，后柱伴后壁、横行伴后壁、前柱伴后半横行骨折，以及双柱骨折。AO 采用 Lefournel 分类，仅略作调整，分为 A、B、C 三组：

三组：

（1）A 型：骨折仅波及髋臼的一个柱，另一柱完整。a. A1：各种类型的后壁骨折。b. A2：各种类型的后柱骨折。c. A3：前壁和前柱骨折。

（2）B 型：髋臼横行骨折，顶部仍与髂骨成一体。a. B1：横行骨折或加后壁骨折。b. B2：各种类型的"T"形骨折。c. B3：前壁或前柱骨折加后半侧横行骨折。

（3）C 型：骨折波及前后两柱，所有关节内骨折块包括臼顶部，均与其余完整的髂骨不相连。a. C1：前柱骨折线延伸至髂骨嵴。b. C2：前柱骨折线延伸至髂骨前缘。c. C3：骨折线波及骶髂关节。

（四）影像学检查

髋臼骨折是骨盆骨折的一部分，因此需摄骨盆前后位、入口位和出口位片，以及患髋前后位、闭孔斜位及髂翼位片，如有条件 CT 应列为常规检查并行三维重建。患髋前后位片注意观察：①髂耻线；该线断裂提示前柱骨折；②髂坐线，后柱骨折时此线中断；③"V"形泪点；④髋臼顶；⑤髋臼前唇；⑥髋臼后唇。

闭孔斜位显示：①整个闭孔；②整个前柱；③髋臼后唇；④髋臼上方髂骨轮廓内缘，双柱骨柱位于髋臼上方时可出现"靴刺征"。

髂翼位显示：①后柱；②髋臼前唇；③整个髂骨翼和髂嵴。

CT 检查适于观察：①髋臼壁骨折；②关节内骨折片；③骨折边缘的压缩骨折片和软骨片；④粉碎性骨折；⑤脱位；⑥骶髂关节。

（五）诊断

明确的外伤史，体征方面髋部疼痛和肿胀压痛，主动及被动活动髋关节功能障碍，X 线检查可确诊并分型。

（六）治疗

治疗目的是使股骨头回位到髋臼顶负重区之下，并恢复臼顶关节面的平整，恢复髋关节功能，减少并发症，一般遵循以下治疗原则：

1. 髋臼严重骨折伴多发损伤

以抢救生命为本。髋臼骨折可先作急救固定，留待以后处理。

2. 髋臼骨折合并股骨头脱位

应尽早复位，恢复股骨头与髋臼顶部的解剖关系，此为影响预后的重要因素。

3. 以下骨折类型可行保守治疗

包括绝大部分前壁或前柱骨折，后壁骨折块占后壁 20% 以下，髋臼顶部骨折无移位或移位在 3mm 以下，髋臼横行骨折以及髋臼窝严重粉碎性骨折。可行股骨髁上牵引为主，强调早期锻炼，关节可通过自身模造获得较满意效果。

4. 以下骨折类型为手术适应证

（1）髋臼骨折伴股骨头后脱位或中心性脱位，手法复位或牵引复位不成功。

（2）髋臼负重顶骨折，如横行骨折，"T" 形骨折，前柱伴后半横行骨折或双柱骨折，关节面骨折移位大于 3mm 者。

（3）髋臼内有碎折片，影响股骨头复位后达到与髋臼成同心圆，并可造成股骨头软骨机械性损伤者。

（4）股骨头后脱位伴后柱骨折，手法整复后，后脱位已还纳，但后柱骨折未见复位者。

（5）后壁骨折块大于 40%。

（6）髋臼后壁骨折伴坐骨神经症状，髋臼骨折伴股骨头或股骨颈骨折，股骨干骨折行内固定治疗者，或伴有同侧膝部髌骨及（或）韧带损伤，需行手术治者。

5. 手术时机

以伤后 3 周内为好，但股骨头脱位不能复位或复位后不稳定是急诊手术的指征，对不同类型的骨折，一般采用如下相应入路：A1，Kocher-Langenbeck 入路；A2，Kocher-Langenbeck 或外侧直切口；A3，髂腹股沟入路；B1，Kocher-Langenbeck 入路或外侧直切口；B2，Kocher-Langenbeck 入路，若估计相当困难，则使用延长的髂股入路；B3，髂腹股沟入路；C1，髂腹股沟入路，若后柱损伤较复杂，则选用延长的髂股入路；C2，Kocher-Langenbeck 入路或延长的髂股入路；C3，延长的髂股入路。

二、股骨颈骨折

股骨颈骨折是指由股骨头下，至股骨颈基底部之间的骨折。因骨折线多数在关节囊内，又称为股骨颈囊内骨折。在老年人最为常见，由于解剖的特点，骨折部位常承受较大的剪切应力，影响内固定效果，易出现骨折不愈合，不愈合率可达 10% ～ 20%。骨折后供血阻断，不仅影响骨折愈合，还可能发生股骨头缺血坏死，发生率为 20% ～ 40%。

（一）发病机制与分类

1. 发病机制

主要由于扭转应力使股骨颈抵于髋臼后缘，因杠杆作用而引起。因多发生于骨质疏松的老年人，往往在滑倒于平地即可发生。而青壮年不存在骨质疏松，股骨颈十分坚强，需强大外力才能导致股骨颈骨折，如交通事故或高处坠落等。一旦骨折后，骨折移位、血运的破坏均较严重。

2. 分类

（1）按骨折线方向：主要是以骨折线的倾斜度反应骨折承受的剪力大小。Pauwels 提出的以骨盆为标志的测量法，后 Linton 提出的以股骨干纵轴垂线为标志的测量法，现以 Linten 法更为常用。在内旋位抵销股骨颈的前倾角后进行测量较为准确。上述垂线与骨折线之间的夹角为 Linton 角。角度小于 30° 为 I 型，最稳定；角度在 30° ～ 50°

为 II 型，稳定性次之；角度大于 50° 为III型，最不稳定。

（2）按骨折部位：a. 头下型：骨折线行经头下。b. 经颈型：骨折线全部通过股骨颈。c. 基底型：骨折线位于股骨颈基底部。

（3）按骨折段之间关系：a. 外展型：两断端之间呈外展关系，股骨头处于相对内收位，远骨折端正嵌插于股骨头内，位置稳定，愈合率高。b. 中间型：两断端呈外展嵌插关系，但在 X 线侧位片显示股骨头向后倾倒，骨折线前方有裂隙。c. 内收型：两骨折端完全错位，愈合率最低。

（4）按骨折错位程度（Garden 分类法）：a. I 型：不全骨折。b. II 型：完全骨折，但无错位。c.III型：骨折部分错位，股骨头外展，股骨颈轻度上移并外旋。d. IV型：骨折完全错位，股骨颈明显上移并外旋。

（二）诊断

患髋疼痛，不能站立，患肢呈内收、外旋、屈曲与短缩畸形，大粗隆上移，髋关节前方压痛，叩击大粗隆与足跟可引起疼痛。

X 线检查可确定诊断及类型。但在外展嵌顿无移位的骨折，患者有时仍能步行，畸形亦不明显，易漏诊。因此对老年人伤后诉髋部疼痛，活动受限者，应首先想到骨折的可能性，可行 X 线摄片检查，如 X 线片未显示骨折，而临床仍有怀疑时。应卧床休息观察。2 周后再拍片复查，此时如确有骨折，由于骨折局部吸收，则骨折线清晰可见。

（三）治疗

1. 无错位型骨折

对外展型、中间型与 Garden I 、II 型骨折，一般采用患胶皮牵引或骨牵引。保持患肢中立外展位，时间为 4～6 周。因早期有错位的可能，近来已趋向于早期内固定疗法。

2. 错位型骨折

应做复位骨内固定手术，施行手术时间越早，骨折愈合率越高，同时可降低各种并发症的出现，内固定方法很多，可归纳为：

（1）三翼钉内固定：Smith-Peterson 首次创用以来，使股骨颈骨折疗效显著提高，但目前已较少使用。

（2）多针内固定：常用三枚以上带螺纹的 Steimann 针在不同的平面与角度穿入，效果较为理想。其优点是其强度较三翼钉高一倍而所占的总面积比三翼钉小，且操作简便，不切开皮肤，经皮穿针，因而减少了创伤及感染的机会。

（3）滑动式固定：由固定钉与一带柄的套筒组成，固定钉可在套筒内活动。当骨折吸收时，固定钉可在套筒内滑动缩短，这样就可以保持骨折端的密切接触。术后早期负重可使骨折端更紧密的嵌插，有利于愈合。

（4）加压螺纹钉固定：用一枚较粗的螺纹钉，其前端的螺纹通过骨折线进入骨折近端，可起到加压使骨折端紧密对合的作用。

（5）有孔螺纹钉固定：与加压螺纹钉原理相似，但钉较细，一般需同时用三枚固定，这样可控制旋转。

3. 股骨颈骨折不愈合的治疗

（1）不愈合的因素：①年龄越高，愈合率越低；②骨折错位越严重，愈合越因难；

③股骨颈后方出现蝶形或粉碎骨片，往往被收缩塌陷，成为不稳定不愈合的因素；④复位不佳或内固定手术的错误，不能达到骨折的稳定性，增加了不愈合的机会。

（2）截骨术：适应证为股骨头无缺血坏死，股骨颈无明显吸收，骨折能复位，股骨头内收不受限。通过截骨可矫正下肢的承重线，消除剪式应力，增加臀肌张力，恢复髋部功能。截骨同时可做内固定及植骨术，以促进愈合。a. 粗隆内移截骨术：MeMurray 首先使用，又称麦氏截骨术。由大粗隆下斜向小粗隆上截断股骨，将截骨远端推向内侧，托住近端及股骨头。截骨部位用钢板固定，辅以牵引，或髋"人"字石膏固定。b. 粗隆间楔形截骨术：以 Pauwels 改向截骨术为代表。术前应设计好截骨所需的角度，于粗隆间做基底向外的楔形截骨，恢复臀中肌张力，使剪应力转变为压应力，以促进愈合。c. 粗隆下嵌插截骨术：我国孟继懋设计创用，又称孟氏截骨术。由大粗隆顶点斜向下至小粗隆下方，截断股骨，先保留少部分内侧骨皮质勿截断，内收牵引患肢使远端下移，在用单钩向远端拉紧大粗隆的同时，将患肢外展，此时内侧骨皮质被折断，将截骨远段外侧尖端向上插入大粗隆松质骨内，完成手术。术后可用特制的钢板内固定或用髋"人"字石膏固定至骨愈合。此方法优点是操作简便，愈合率高，肢体短缩少，关节功能恢复快，截骨的角度有调整的余地。

（3）植骨术：需先行骨折复位和内固定。a. 游离植骨：在腓骨或髂骨取条状骨，在与内固定物平行的大粗隆部钻隧道孔植入。亦有用松质骨植于骨折处。b. 肌蒂骨瓣植骨：患者俯卧位，后切口，由股方肌附着处凿下 4cm×1.5cm×1cm 的骨块，连同股方肌附着部的骨瓣翻开。骨折复位内固定后，在股骨颈后方，股骨头内凿深约 2cm 隧道，将带肌蒂骨瓣近端插入股骨头，远端用螺丝钉固定于股骨颈基底部。保持股方肌不扭转，无张力。另外也有应用缝匠肌髂骨瓣移植。

（4）人工股骨头置换术：主要用于股骨颈骨折不愈合或股骨头缺血坏死者，近来也用于高龄新鲜头下型股骨颈骨折。其优点是可早期使用伤肢，不存在骨折不愈合的问题。但有一定的并发症，如感染、松动、下沉、穿入骨盆等缺点。时间越长，并发症越多，且不适合青壮年。近年来新技术、新材料以及手术操作的不断提高，并发症越来越少，应用也越来越广泛。

三、股骨粗隆部骨折

系指由股骨颈基底至小粗隆水平以上部位的骨折。包括粗隆间、大粗隆、小粗隆骨折，最常见者为粗隆间骨折。多见于老年人。由于粗隆部血供丰富，极少发生骨折不愈合或股骨头坏死。预后较股骨颈骨折为佳。

（一）粗隆间骨折

1. 分类

多由间接外力引起。因粗隆部受到内翻及向前成角的复合应力造成。常引起髋内翻畸形和以小粗隆为支点嵌压，形成小粗隆蝶形骨折，也有人认为系髂腰肌牵拉所致。直接外力引起者很少见。可分为 3 类。

（1）骨折线由大粗隆斜向内下达小粗隆者为稳定型，较多见。反之骨折线由大粗隆下，斜向内上达小粗隆以上者，为不稳定型，易发生髋内翻。

（2）股骨内侧骨皮质未粉碎，能够支持近骨折端的股骨距者为稳定型。如内侧骨皮质粉碎，常合并有一包括小粗隆在内的内侧骨折块，为不稳定型。

（3）凡伤后即有髋内翻畸形者，为不稳定型。且原始髋内翻畸形愈严重，经治疗后，愈后易遗髋内翻畸形。反之，原始无髋内翻畸形者，为稳定型，后遗髋内翻畸形大为减少。这种分类方法对估计预后与指导治疗，更具有实际意义。

2. 诊断

临床表现与股骨颈骨折大致相同，但局部压缩与功能障碍更为明显，因系关节囊外骨折，在髋外侧逐渐出现淤血斑。患肢外旋、短缩畸形常较明显。X 线检查可明确诊断。

3. 治疗

（1）牵引治疗：适用于各种类型的骨折。只要患肢能耐受长时间的牵引和卧床即可。以 Russell 骨牵引较为合适。在牵引期间，应注意防止内收和内旋。一般牵引 8 ～ 12 周，如原始错位严重，牵引时间应延长。这种方法在国外报道死亡率较高，但国内死亡率较低，因而仍较广泛地应用。

（2）手术治疗：近年来倾向于采用切开复位内固定方法。特别是对老年患者，或不能耐受长期卧床的患者，更为适用。术后可早期离床活动，减少合并证，降低死亡率，防止髋内翻畸形的发生。常用内固定方法。a. 钉板固定：一般多使用 130° ～ 150° 钉板。对于不稳定者，则应用 150° 钉板，因钉的承重方向接近于股骨头所承受的压缩合力方向，可使钉承受的内翻应力减至最少程度，故固定较稳固。我们采用 AO 所推荐的动力髋螺钉（DSH）技术能较好地固定，可早期承重促进愈合。b. 髓内固定：是近年来发展的新技术，其固定效果更为可靠，且更接近生物力学的要求。髓内钉的形式有 Kuntscher 钉、Ender 钉、Gamma 钉等。还有髓内钉加钉联合内固定，如 Zickel 内固定装置。c. 钉板与骨胶治疗：对老年患者，有严重骨质疏松者，有人报告于股骨外侧肌嵴下约 3cm 处开窗，用刮匙经此窗刮出部分股骨头、颈与粗隆部松质骨，挤入骨胶随即打入 130° 钉板。术后可早期活动，并扶拐行走。

牵引治疗后，髋臼内翻畸形发生率均为 30%。轻度内翻对功能无影响者，不再行治疗。但对青壮年，髋内翻影响劳动者，应行截骨术矫正畸形。

二、大粗隆骨折

单独大粗隆骨折少见。因臀中、小肌强烈收缩，或下肢极度内收时，可发生撕脱骨折。常为上 2/3 不全骨折。如为直接打击，多造成粉碎骨折。由于附着在大粗隆上的外展肌多保持完整，移位不大。

（一）诊断

伤后局部疼痛、肿胀及皮下淤血斑，压痛明显，有时可触知骨擦感摄 X 线片，可以明确诊断。

（二）治疗

患肢保持外展位卧床 2 ～ 3 周即可。有移位者可行螺钉内固定术。

三、小粗隆骨折

罕见。偶因髂腰肌强烈收缩而将小粗隆撕脱。例如青年运动员，在强烈运动时可发生。伤后髋内侧有疼痛及压痛，功能障碍不明显。X 线片可确诊。

卧床休息数日，不需其他处理。预后佳。严重者，屈髋固定，直到骨折临床愈合。

（王 磊）

第九节　股骨颈骨折

股骨颈骨折多发生于中、老年人，特别是移位骨折愈合缓慢，不愈合及股骨头缺血性坏死是常见的并发症。

一、解剖

（一）股骨头、颈部的几何形状及结构

股骨头、颈在股骨上端呈弯曲状，与股骨干呈平均127°（110°～140°）的颈干角，并向前旋转呈12°～15°的前倾角。若颈干角＞127°为髋外翻；若＜127°为髋内翻。股骨颈的纵轴，又是以髋关节为支点，构成躯干与下肢杠杆的力臂，载荷最大。在股骨上端，这种弯曲扭曲的几何形状，是难以对抗来自躯干的重力加载。但在骨的结构上，股骨上端内侧面的骨密质明显增厚，形成股骨矩。在冠状面上，股骨矩位于股骨颈内侧的中1/3区，骨小梁排列致密呈放射状向上延伸直达股骨头区的软骨下层，成为股骨颈内负重的顶梁柱，从而消除了股骨上端弯曲而扭曲的形状，将股骨头承受的重力呈垂直方向，通过股骨矩传达到股骨上，增强了股骨上端的抗压强度。在股骨颈的后外侧面，是股骨上端颈干角的张力区，骨密质较薄，对抗张力的强度低。但骨内也有一组骨小梁，起自大转子区，伸向股骨头的内侧与股骨矩相对应，从而增强了对抗张力的强度。

（二）股骨头的血供

股骨头的血供主要来自下列3组动脉：①股骨头圆韧带内小凹动脉，为股骨头凹附近骨质血供，在老年人此动脉多已闭塞。②股骨干滋养动脉升支，沿股骨颈进入股骨头。③旋骨内、外侧动脉的分支，支配股骨头绝大部分血供。由股动脉和股深动脉发出的旋股内、外侧动脉，在股骨颈关节囊外形成基底动脉环，再发出数条分支，穿过关节囊在骨膜的深层沿股骨颈上行，分布到股骨头支配血供。在动脉环的内外侧和后侧（属旋股内侧动脉）分别发出骺外侧动脉、干骺端上下侧动脉进入股骨头。其中骺外侧动脉支配股骨头4/5～2/3区域的血供，是股骨头最主要的血管。

髋关节囊完全将股骨头、颈包裹在其内，故股骨颈骨折被称为关节囊内骨折。股骨头被关节软骨覆盖，血供完全来自颈端。移位骨折将损害股骨头的血供，与股骨颈骨折不愈合和股骨头缺血性坏死的发生密切相关。

儿童、青壮年和老年股骨颈骨折的特点：青壮年造成股骨颈骨折的暴力大，移位骨折多，软组织损伤重，骨折后血液循环障碍严重而影响愈合。儿童因有骨骺生长板存在，骨折后可出现骨骺早期闭合，下肢可发生短缩及髋内翻畸形。老年骨折，因骨质疏松，强度降低，影响到骨折固定；此外也因有骨髓萎缩，组织干细胞减少，成骨能力降低，影响骨折愈合。

二、病因与分类

股骨颈骨折多由间接暴力损伤引起。在承受体重下，股骨上端受到瞬间扭转暴力的冲击损伤而发生骨折，直接暴力损伤极少见。中、老年人股骨颈的强度低，轻微的暴力可致骨折，多发生在行走不慎跌倒时发生，间接暴力产生的扭转暴力传导至股骨

颈而导致骨折。

（一）按 X 线片显示骨折线部位分类

（1）股骨头下骨折：骨折线位于股骨头下，进入股骨头的营养血管遭受损伤，血管供应中断，仅残存小凹动脉的少量供血，股骨头缺血性坏死率很高。

（2）经股骨颈骨折：骨折线位于股骨颈中部，股骨干发出的滋养动脉升支受损伤，血液供应减少，常发生股骨头缺血性坏死或骨折不愈合。

（3）股骨颈基底骨折：骨折线位于股骨颈与大、小转子间连线处，为关节外骨折，基底动脉环未受破坏，股骨头、颈血运良好，骨折容易愈合。此型归类在转子间骨折更合适。

（二）按 X 线正位片 Pauwells 角分类

（该角测量是指远端骨折线与两侧髂峰连线的夹角）

（1）内收骨折：Pauwells 角＞ 50°。

（2）外展骨折：Pauwells 角＜ 30°。

这种分类仅代表骨折承受暴力和移位程度上的区别。如暴力继续存在，或再接受移位应力，则外展骨折也可再移位，转换成内收骨折，所以这种分类的临床意义不大。

（三）按骨折移位程度分类

Garden Ⅰ型：不完全骨折，股骨颈尚有部分骨皮质未折断。Garden Ⅱ型：完全骨折，但无移位。Garden Ⅲ型：完全骨折，仅有部分移位，并有部分骨折断端嵌插。Garden Ⅳ型：完全骨折，完全移位，关节囊和滑膜破坏严重。Garden Ⅰ型和Ⅱ型骨折为非移位骨折，骨折近端血运良好，骨折容易愈合。Garden Ⅲ型和Ⅳ型骨折为移位骨折，骨折端血运不良，或完全中断，骨折不易愈合。这种分类是对骨折近段血供的判断，临床应用意义较大。

三、临床表现与诊断

伤后髋部疼痛，下肢活动受限，不能站立和行走。个别患者伤后仍可行走，数天后出现髋部疼痛，渐加重而不能站立及行走，常见因为受伤后一开始为稳定骨折，以后发展为不稳定骨折。检查见下肢呈轻度外旋畸形（一般为40°～60°）。因骨折位于关节囊内，骨折远端失去了关节囊和髂股韧带的稳定作用，因附着于大转子的臀中肌、臀小肌和臀大肌及附着于小转子的髂腰肌和内收肌群的共同牵拉，而发生外旋畸形。若外旋角度达 90°，应怀疑股骨转子间骨折。患肢功能不全或完全丧失，有纵轴叩击痛和腹股沟韧带中点下方压痛。测量患肢关节可发现有短缩畸形，Bryant 三角底边较健侧缩短。外展嵌插骨折，仅诉局部疼痛，尚可屈伸关节和步行，易被忽略，或被粗暴检查加大骨折移位。一般 X 线检查即可确定诊断。如有外伤史、髋痛症状，或 X 线检查显示不清时，则可能有嵌插骨折存在，骨折线隐匿，应作 CT 检查，不可轻易否定骨折存在。

四、治疗

根据患者的年龄及骨折的特点和类型，选择不同的治疗方法。

（一）非手术治疗

对于无移位、外展或外展嵌插等稳定型骨折及股骨颈基底骨折，年龄过大且全身情况差或合并心、肺及肝肾功能障碍者，可保守治疗，将患肢置于轻度外展位上牵引制动，防止内收，穿防旋鞋控制伤肢外旋，并不使患者侧卧。3 个月后待骨折基本愈合，可逐渐挂腋拐不负重活动；6 个月骨折坚固愈合时，可负重活动。但长期卧床易发生一系列并发症，如呼吸功能不全、肺感染及泌尿系感染、下肢深静脉血栓、压疮等，这些常威胁着老年人的生命。此外，在治疗过程中，部分外展骨折可转变成内收骨折，影响骨折愈合。近来不少学者主张早期采用经皮穿针内固定治疗较为安全。

（二）手术治疗

手术指征：①内收型骨折和有移位骨折。②头下型骨折，股骨头缺血性坏死率高，高龄患者不宜长期卧床者。③青壮年及儿童股骨颈骨折，要求达到解剖复位。④陈旧性股骨颈骨折及骨折不愈合，股骨头缺血坏死或并发髋关节骨关节炎。

1. 骨折内固定

内固定不仅能达到骨折稳定，促进愈合，而且方便早期护理，方便患者早期离床活动，以达到减少并发症的目的。

2. 人工关节置换

适用于老年新鲜移位和陈旧性股骨颈骨折，股骨头缺血性坏死合并髋关节骨关节炎。特别是 65 岁以上老年人，术后早期即能离床活动，对减少骨折并发症、提高生活质量有积极意义。可行单纯人工股骨头置换术或全髋关节置换术。

3. 带血管的骨瓣植骨内固定

适用于青壮年股骨颈新鲜移位和陈旧性股骨颈骨折，能提高骨折愈合率和降低股骨头缺血坏死率。常用的有缝匠肌蒂髂骨瓣植骨术和旋髂深动脉髂骨瓣植骨术。

4. 儿童股骨颈骨折的治疗

儿童股骨颈骨折因有骨骺生长板存在，不能采用粗的针或螺钉内固定，以免损伤骨骺而发生早期闭合。一般采用手法复位，在 X 线透视引导下，用 2～3 枚细克氏针经皮穿针内固定骨折。术后患肢轻度外展内旋位用皮牵引或单侧髋"人"字石膏固定直至骨折愈合。

（王　磊）

第十节　股骨干骨折

一、概述

股骨干骨折系指小粗隆下 2～5cm 至股骨髁上 2～5cm 的股骨骨折，占全身骨折的 6%，男性多于女性，约 2.8∶1。10 岁以下儿童多见，约占总数的 1/2。股骨干骨折多由强大暴力所造成，主要是直接外力，如汽车撞击、重物砸压、碾压或火器伤等，骨折多为粉碎、蝶形或近似横形，故骨折断端移位明显，软组织损伤也较严重。因间接外力致伤者如高处坠落、机器绞伤所发生的骨折多为斜形或螺旋形。旋转性暴力所引起的骨折多见于儿童，可发生斜形、螺旋形或青枝骨折。骨折发生的部位以股骨干中下 1/3 交界处为最多，上 1/3 或下 1/3 次之。骨折端因受暴力作用的方向，肌群的收缩，下肢本身重力的牵拉和不适当的搬运与手法整复，可能发生各种不同的移位。

股骨上 1/3 骨折后，近端受髂腰肌、臀中肌、臀小肌和髋关节外旋诸肌的牵拉而屈曲、外旋和外展，而远端则受内收肌的牵拉而向上、向后、向内移位，导致向外成角和缩短畸形；股骨中 1/3 骨折后，其畸形主要是按暴力的撞击方向而成角，远端又因受内收肌的牵拉而向外成角；股骨下 1/3 骨折端受腓肠肌的牵拉而向后倾倒，远侧骨折端可压迫或刺激腘动脉、腘静脉和坐骨神经。

二、诊断思路

（一）病史要点

多数伤者均有较严重的外伤史，合并多发伤、内脏伤及休克者较常见。注意骨折的同时不能忘记其他部位的损伤，尤其注意基本生命体征的变化。股骨骨折部疼痛比较剧烈，可见大腿的成角、短缩畸形，常有骨折断端的异常活动。股骨干骨折可合并坐骨神经、股动脉损伤，有时可同时存在股骨远端骨折、股骨颈骨折、转子间骨折以及髋关节脱位。

（二）查体要点

患者不愿移动患肢，股骨骨折部压痛、肿胀、畸形、骨擦音、肢体短缩及功能障碍非常显著，有的局部可出现大血肿、皮肤剥脱、开放伤及出血。全身系统检查必不可少，髋部、背部、骨盆部的疼痛往往提示这些部位的合并伤。单纯股骨干骨折失血一般为 600 ～ 800ml，患者存在低血容量性休克时应排除其他部位出血的可能。在患肢临时固定前应检查膝关节，膝关节肿胀、压痛提示膝关节韧带损伤或骨折。神经功能支配和血管情况在伤后应立即检查，注意伤肢有无神经和血管的损伤。

（三）辅助检查

1. 常规检查

股骨正侧位 X 线片可显示骨折部位、类型和移位方向，且投照范围应包括骨折远近侧关节，这有助于治疗方案的制定，注意摄股骨近端 X 线片，股骨颈骨折或转子间骨折有 30% 的漏诊率，疑有膝关节周围损伤的加摄膝关节正侧位 X 线片。

2. 特殊检查

对于轻微外力引起的骨折，可予 CT 扫描，以排除病理性骨折可能。对伤肢怀疑有血管损伤，应行 B 型超声检查或血管造影。疑有髋关节和膝关节合并伤的患者，必要时 CT 和 MRI 检查，明确有无关节及韧带损伤，有坐骨神经症状者行神经电生理检查。

（四）诊断标准

（1）患者有明确的外伤史。

（2）大腿局部疼痛比较剧烈，可见大腿的成角、短缩畸形，骨折断端常有异常活动。

（3）正侧位 X 线片示显示骨折部位、类型和移位方向。

（4）怀疑有血管损伤，应行 B 型超声检查或血管造影。

（5）坐骨神经损伤者行神经电生理检查。

三、治疗

（一）保守治疗

股骨骨折，如有合并伤，必须优先处理，如贻误诊断或处理不当，常造成患者死亡。由于股骨骨折常有周围软组织严重挫伤，如急救输送时未妥善固定，骨折端反复活动刺伤软组织（肌肉、神经、血管），特别是股动、静脉，腘动、静脉的破裂可引起大出血，因此，观察和治疗休克是治疗股骨骨折重要的一环，不可忽略。股骨干骨折因周围有强大的肌肉牵拉，手法复位后用石膏或小夹板外固定均不能维持骨折对位。因此，股骨干完全骨折不论何种类型，皆为不稳定性骨折，必须用持续牵引，维持一段时间后再用外固定。常用牵引方法有：

1. 悬吊牵引法

用于 4 ～ 5 岁以内儿童，将双下肢用皮肤牵引向上悬吊，牵引重量约 1 ～ 2kg，要保持臀部离开床面，利用体重作对抗牵引。3 ～ 4 周经摄 X 线片有骨痂形成后，去掉牵引，开始在床上活动患肢，5 ～ 6 周后负重。对儿童股骨干骨折要求对线良好，对位要求达功能复位即可，不强求解剖复位，如成角不超过 10°，重叠不超过 2cm，以后功能一般不受影响。在牵引时，除保持臀部离开床面外，并应注意观察足部的血液循环及包扎的松紧程度，及时调整，以防足趾缺血坏死。

2. 滑动皮肤牵引法（Russell 牵引法）

适用于 5 ～ 12 岁儿童。在膝下放软枕使膝部屈曲，用宽布带在膝关节后方向上牵引，同时，小腿行皮肤牵引，使两个方向的合力与股骨干纵轴成一直线，合力的牵引力为牵引重力的两倍，有时亦可将患肢放在托马斯架及 Pearson 连接架上，进行滑动牵引。牵引前可行手法复位，或利用牵引复位。

3. 平衡牵引法

用于青少年及成人股骨干骨折，在胫骨结节处穿针，如有伤口可在股骨髁部穿针，患肢安放在托马斯架上作平衡牵引，有复位及固定两种作用。可先手法复位小夹板维持，然后维持重量持续牵引（维持重量为体重 1/10），或直接用牵引复位（复位重量为体重 1/7）复位后改为维持重量。根据骨折移位情况决定肢体位置：上 1/3 骨折应屈髋 40° ～ 50°，外展约 20°，适当屈曲膝关节；中 1/3 骨折屈髋屈膝约 20°，并按成角情况调整外展角度；下 1/3 骨折时，膝部屈曲约 60° ～ 80°，以便腓肠肌松弛，纠正远侧骨端向后移位。牵引后 24 ～ 48h 要摄床边 X 线片，了解骨折对位情况，同时，每日多次测量患侧肢体长度，并加以记录，以资参考。要根据 X 线片及患侧肢体长度测量情况，及时调整肢体位置、牵引重量和角度，要防止牵引不够或过度牵引，在牵引时还应注意观察穿针部位有无感染，注意肢体保温，教会患者锻炼躯体、上肢、患肢关节和肌肉的方法。

使用平衡牵引，患者较舒适，牵引期间能活动髋、膝和踝关节，擦澡和大小便较方便，一般牵引 4 ～ 6 周，经摄 X 线片有骨痂形成后，可改用髋人字石膏固定 4 ～ 8 周。在牵引中可同时应用小夹板固定，纠正成角，去除牵引后也可用小夹板外固定，但要经常复查以防骨折移位或成角。

（二）手术方法

1. 手术时机和适应证

手术时间一般选择伤后的 3 ～ 7 天，便于及早发现术前并发症，尤其脂肪栓塞综合征的发生。但有研究发现伤后 10 ～ 14 天手术的患者骨折愈合快。近年来由于外科技术提高和医疗器械的改善，手术适应证有所放宽。具体的手术适应证有：①牵引失败；②软组织嵌入骨折端；③合并重要神经、血管损伤，需手术探查者，可同时行开放复位内固定；④骨折畸形愈合或不愈合者。

2. 常用手术方法

（1）股骨上 1/3 或中上 1/3 骨折：多采用顺行股骨髓内钉固定，交锁髓内钉适用于股骨干小转子以下至膝关节 9cm 以上的各种类型闭合骨折，包括严重长节段粉碎性骨折、三段或以上的多节段骨折。此法具有术后不用外固定及早期下床活动的优点。鱼口状髓内钉兼有动力加压和静力加压的作用，临床应用中取得了较好的疗效。过去用开放式打入髓内针的方法，近十年来已广泛使用 C 形臂 X 线透视，仅在穿钉处做小切口，不显露骨折端闭合穿钉。闭合法较开放损伤小，出血少，不破坏骨折端的血供，有利于骨折愈合。

（2）股骨中下 1/3 骨折：传统方法是采用 8～10 孔接骨板固定及髋人字石膏固定。目前，多采用加压钢板、锁定加压钢板（LCP）以及逆行股骨髓内钉固定。加压钢板有多种类型，20 世纪 60 年代开始应用加压器的加压钢板固定，其后出现动力加压钢板（DCP）、LCP 等。逆行交锁髓内钉应选择距膝关节间隙 20cm 以内的股骨髁上及髁间骨折，还可用于股骨干合并股骨颈骨折、多发骨折以及合并同侧胫腓骨和胫骨平台骨折。

（3）陈旧性骨折畸形愈合或不愈合的治疗：开放复位，选用适当的内固定，并应常规植骨以利骨折愈合。

四、预后评价

股骨干骨折大部分愈合良好，骨折延迟愈合或骨不连发生率低，愈合后多数患者功能恢复正常。

五、最新进展

Krettek 等提出了微创接骨板（MIPO）技术，避免直接暴露骨折部位，保留骨折周围组织，为加快骨折愈合创造了条件。经皮插入钢板内固定手术属于关节外骨折的微创（MIPO）技术，利用骨折间接复位技术，在骨折两端切一小口，从肌下插入钢板并经皮拧入锁定螺钉，由于跨过骨折部位的接骨板相对较长，螺钉固定的密集程度明显较低，与接骨板接触未被螺钉穿过的骨干相对较长，因而，每单位面积上分配的应力相应减少；同样，没有螺钉固定的接骨板也相对较长，避免了接骨板应力集中。此外，MIPO 技术所达到的是一种弹性固定，骨折块间一定程度的微动促进了骨折的愈合。患者创伤小、恢复快，并可早期功能锻炼，有效地避免了膝关节僵直，虽不能早期负重，仍是一种满意的治疗方法。LCLCP 主要用于小转子 6cm 以下至髁上 6cm 以上的股骨干骨折，而 LISS 的适应证与逆行髓内钉非常的接近，同时，LISS 和 LC-LCP 的锁定螺钉已将骨质承载的力量转移到接骨板上，锁定固定螺钉可通过双皮质和锁定螺钉之间非平行固定的方法，改善了骨质疏松骨折的受力和负荷，因此，它们对骨质疏松性骨折治疗方面表现出良好的特性。近年来国外的研究表明 LISS 和 LCP 对开放性粉碎性骨折具有良好的内支架支撑作用，同时，由于螺钉固定处远离骨折端，不干扰骨折端血供，临床内固定感染率显著下降。此外，对于青少年患者采用 LC-LCP 治疗股骨干骨折也可取得良好的疗效，并且避免了对患者骨骺的损伤。

....（王 磊）

第十一节 股骨远端骨折

一、概述

股骨远端骨折所指范围，尚无明确规定，一般认为膝关节上 7～9cm 内或股骨远侧 1/3 的骨折。本节讨论重点为股骨髁上骨折和股骨髁间骨折，股骨远端骨折占所有股骨骨折的 6%。大多数是高能量损伤的年轻人和骨质疏松的老年人，可同时合并其他部位损伤。股骨远端皮质薄、髓腔大，呈松质骨样复杂的三维解剖结构，其解剖轴与重力轴之间、与下端关节面之间存在着生理性夹角，约 6°。股骨干远端为股骨髁，外侧髁比内侧髁宽大，内侧髁较狭窄，其所处的位置较低。股骨两髁关节面于前方联合，形成一矢状位凹陷，即髁面，当膝伸直时，以容纳髌骨。在股骨两髁间有一深凹，为髁间窝，膝交叉韧带经过其中间，前交叉韧带附着于外髁内侧后部，而后交叉韧带附着于股骨内髁外侧的前部。附着在股骨远端上的肌腱、韧带和关节囊组成了一个复杂的应力传导系统，维持着膝关节的功能和稳定。股骨髁解剖上的薄弱点在髁间窝，三角形的髌骨如同楔子指向髁间窝，易将两髁分开，股骨远端骨折及其软组织损伤将破坏这一结构和系统，若治疗不当将造成膝关节畸形和伸屈功能障碍以及其他并发症。

二、诊断思路

（一）病史要点

股骨远端骨折常发生于年轻人和老年妇女。在青年人中，这类骨折为高能量损伤所致，多见于车祸、机器伤和高处坠落等事故，常为开放性和粉碎性骨折，波及膝关节，严重影响下肢的负重和膝关节功能；而老年人由于骨质疏松，在跌倒时膝关节处于屈曲位而致股骨远端骨折，年轻患者常合并其他部位的损伤，严重者可合并休克。在接诊中应仔细诊查，有无重要脏器以及其他肢体损伤，尤其注意同侧股骨颈骨折、股骨转子间骨折、胫腓骨骨折以及膝关节周围的损伤。股骨髁周围有关节囊、韧带、肌肉及肌腱附着，骨折块受这些组织的牵拉不易复位，复位后难以维持。股骨远端后方有腘动脉及坐骨神经，严重骨折时，可造成其损伤。因此，对于怀疑合并神经血管损伤的患者需进一步详细检查。

（二）查体要点

伤后主要表现为大腿远端肿胀、疼痛，大腿短缩、向后成角畸形。波及关节时，关节腔明显积血，浮髌试验阳性，前后交叉韧带损伤时，抽屉试验可阳性。

（三）辅助检查

1. 常规检查

股骨远端常规前后位和侧位 X 线片，观察股骨远端骨折的情况并指导分类。摄片时最好适当予以下肢牵引，纠正股骨下端成角、短缩和旋转移位，有助于看清骨折情况。多排螺旋 CT 扫描和二维、三维图像重建能明确骨折的详细情况，对手术方案的制定很有帮助。膝关节 MRI 可以确定关节、韧带及半月板损伤。

2. 特殊检查

怀疑血管损伤，多普勒超声检查必不可少，对超声检查后仍然不能明确或开放性损伤的患者可行血管造影；怀疑有神经损伤的患者行神经电生理检查。

（四）诊断标准

（1）患肢有明显外伤史。

（2）膝上出现明显肿胀，股骨髁增宽，可见成角、短缩和旋转畸形。做膝关节主动及被动活动时，可听到骨擦音。

（3）可出现肢体远端血管和神经损伤体征。血管损伤后膝以下皮温下降，肤色苍白，足背动脉搏动减弱或消失，神经损伤后小腿感觉减退或消失，踝关节不能主动背伸等。

（4）X线片观察骨折范围及移位，必要时CT扫描和MRI检查，明确骨折和韧带损伤的详细情况。

（五）分型

目前多使用Muller分型，依据骨折部位及程度分为3类9型，有利于确定骨折治疗及判定其预后。

（六）鉴别诊断

股骨远端病理性骨折：轻微外力引起的骨折，既往有肿瘤、骨髓炎等病史，X线片发现骨折局部存在骨质破坏，CT或MRI可见骨质破坏的详细情况以及有无软组织受累。

三、治疗

（一）保守治疗

对于无明显移位的MullerA型骨折或儿童的股骨远段青枝骨折，可长腿石膏固定在屈曲20°位，6周后开始逐渐功能锻炼。

（二）手术治疗

1. 手术适应证

任何移位的关节内骨折，合并血管损伤的骨折，同侧存在胫骨干或胫骨平台骨折，双侧股骨骨折，多发性骨折，病理性骨折，同时，有膝关节韧带断裂，不稳定的关节外骨折。由于股骨远端骨折邻近膝关节，坚强固定，早期功能锻炼有助于减少下肢骨折并发症的发生，最大限度地恢复膝关节的功能。目前观点认为，除非嵌顿的无移位关节外股骨远端骨折或不能耐受手术的患者外，都应采取手术治疗，才能最大限度降低膝关节的病损程度。

2. 手术方法

（1）95°角钢板固定：宽大的钢板可提供较好的固定，并能抵抗弯曲及扭转应力，适用于股骨髁上骨折，缺点是操作不易，由于它的弯柄部与钢板连为一体，角度固定，插入后就不能改变位置，且插入髁的方向难以掌握，易造成髁部内外翻畸形。此外，钉板的打入可引起髁间骨折的分离。

（2）双加压"L"形钢板，主要是在95°角钢板的横板内加一螺孔，可放入螺栓，对股骨髁间和胫骨平台起横向加压作用，对国人较小的骨骼来说，减少了附加拉力螺钉的风险。

（3）AO动力髁螺钉（DCS）：应用AO动力髁螺钉在技术上比角钢板更容易，因为钢板与螺钉是单独部件，可在矢状面上调整。另外，螺钉插入松质骨允许骨折端轻微活动，刺激骨痂生长，但对于严重骨质疏松的患者，建议先将骨水泥注入钉道以加强稳定性。

（4）GSH 逆行带锁髓内钉固定：逆行髓内钉固定，比钢板获得更接近生物学的固定，是均分负荷型，且手术时间短、出血少、周围软组织保护好，可早期行 CPM 功能锻炼。缺点是关节入口可引起髌股关节炎及膝关节僵直，骨折部位感染则可导致化脓性关节炎，髓内钉的尖端易产生应力集中致骨折，对于延伸至峡部的骨折、髁关节面严重粉碎者，要慎重使用。

（5）股骨下端解剖钢板：这种钢板主要优点在于贴合髁部解剖形态的钢板远端多孔设计，便于在髁间粉碎性骨折时，多方向、多点和多枚拉力螺钉的固定选择，手术易于操作。手术暴露广、创伤大是其缺点。

（6）股骨下端 LISS 钢板：LISS 钢板是符合微创外科原则的一种新型内固定系统，其形状与骨的解剖轮廓一致。一般在不暴露骨折区域的情况下，经皮插入钢板并完成锁定螺钉的固定。LISS 的稳定性依赖于螺钉与钢板组合锁定后的成角稳定性，其特有的锁定固定有利于股骨远端骨折复位后更好地维持固定。

（7）外固定支架加有限内固定：对于开放性骨折污染严重时，常首选外固定支架加有限内固定。由于只有外固定支架钢针和少数螺钉与骨骼接触，所以骨折感染率低，感染时亦可得到有效控制，具有手术操作快、软组织剥离少和方便换药等优点。缺点是针道渗出和感染，股四头肌粘连导致膝关节活动受限。

四、预后评价

股骨远端骨折愈合后多并发膝关节活动障碍、僵硬、成角畸形、创伤性关节炎等，骨折延迟愈合或骨不连的发生率低。

五、最新进展

因股骨远端骨折靠近膝关节，易损伤股中间肌及股前滑动机构，极易发生膝关节的活动障碍和僵硬。手术中尽量避免干扰膝关节，应用坚强内固定，如 GSH 逆行交锁髓内钉和 LISS 钢板，早期镇痛下进行膝关节的功能锻炼，有助于膝关节功能的恢复。

（王　磊）

第十二节　髌骨骨折

一、病因与分类

暴力直接作用于髌骨，如跌倒时直接跪地，髌骨直接撞击地面，发生骨折。由于肌肉的强大牵拉力，如跌倒时，为了防止倒地，股四头肌剧烈收缩以维持身体稳定，将髌骨撕裂。直接暴力常致髌骨粉碎骨折；肌肉牵拉暴力常致髌骨横形骨折。根据受伤时的姿势，骨折可发生在髌骨上极、髌骨中份和髌骨下极。髌骨骨折导致髌骨软骨面损伤，同时，也使相对的股骨髌骨的软骨损伤。由于软骨的再生能力极低，即使修复髌骨以后，也可以出现髌股关节创伤性关节炎。随着髌骨骨折分离移位的程度不同，髌骨腱膜和关节囊也有不同程度的损伤，若修复不好，将严重影响伸膝功能。

二、临床表现与诊断

髌骨骨折多发生于青壮年。受伤后，膝前方肿胀，淤斑，膝关节不能活动。检查可发现髌骨前方压痛，受伤早期可扪及骨折分离出现的凹陷，挤压髌骨疼痛加重。由于关节内积血，可出现浮髌试验阳性。髌骨骨折应拍摄前后位、侧位及轴位X线片。横形骨折在侧位X线片上最清楚，而垂直型骨折、骨软骨骨折及关节面不平在轴位X线片上观察。有时需要对比观察对侧膝关节的X线片，以便将急性髌骨骨折与二分髌骨鉴别开来。二分髌骨是由于髌骨上外侧部分未融合所致，一般为双侧。

三、治疗

（一）非手术治疗

无移位的髌骨骨折采用非手术方法治疗。患肢伸膝位或轻度屈膝位夹板固定，早期膝部用冰袋冷敷。为防止软组织损伤，加压包扎，减少局部出血，冰袋不应直接与皮肤接触。偶尔可因疼痛而使膝关节主动伸直受限，可在无菌的条件下抽出关节腔积血，随后关节腔内注射利多卡因以缓解疼痛。如果不肯定开放伤口是否与关节相通，可用生理盐水试验进行鉴别。在无菌条件下，用18号针头的50 ml注射器穿刺抽吸膝关节，并在针头原来位置将50 ml无菌生理盐水注入关节腔内，如果盐水由伤口内流出，则说明骨折是开放性的。骨折移位较小、关节面不平整较轻且伸膝支持带完整的闭合性骨折，保持膝关节伸直位，用石膏托或下肢支架固定4～6周，即可开始股四头肌等长收缩。6周后开始作膝关节主动屈伸活动练习。

（二）手术治疗

1. 治疗目的

恢复关节面的外形，修复伸膝装置并确切固定，以允许早期活动。皮肤正常时，应尽快施行手术治疗。延迟手术可影响患者的康复，并对患者的预后产生一定程度的不利影响。如果皮肤存在挫伤或裂伤，最好是在接诊后立即或稍后很快施行急诊手术。一旦裂伤或擦伤部位出现浅层感染，手术必须延迟7～10 d，直至手术伤口被污染的危险减至最小。

有移位的横形骨折，如果移位在0.5 cm以内，可采用非手术疗法。在治疗的过程中，应随时观察骨折端移位情况，若外固定不当，或过多、过早地进行股四头肌收缩，可加重分离移位。超过0.5 cm的分离移位应手术治疗，采用切开复位张力带钢丝固定，或钢丝捆扎固定。若为髌骨上极或下极骨折，骨折块较大，仍可以采取上述方法固定。若骨折块太小，可予以切除，用钢丝缝合重建髌韧带，术后伸直位固定4～6周。髌骨的粉碎骨折如果关节面不平整，均应行手术治疗，恢复关节面的平整，复位后用钢丝环绕捆扎固定。术后膝关节固定伸直位6～8周，开始功能锻炼。对于严重粉碎骨折，无法恢复髌骨软骨面完整时，可摘除髌骨，修复韧带及关节，术后3～4周开始进行功能锻炼。

2. 手术方法

髌前横弧形切口，长约12 cm，弧顶部朝向远侧骨折块，此切口可提供足够的显露，以便进行骨折复位及修复伸肌扩张部和滑膜的破裂。此外，也可采用正中纵形切口或髌旁外侧切口，特别是在粉碎性骨折或预期将来需行关节置换时更宜选择这样的切口。如果皮肤有严重挫伤，应尽可能避开或切除小的挫伤区，因为该部位皮肤缝合无明显困难。将皮肤及皮下组织向远、近侧牵开，显露髌骨前面的全貌、股四头肌和髌腱。如果骨折块明显移位，意味着有伸肌扩张部的撕裂，必须仔细地探察内侧和外侧。去除所有小的游离骨折块，检查关节内面，尤其是髌股沟部位有无软骨骨折。行关节内彻底冲洗，以去除血凝块和小的碎骨块。用大的巾钳或合适的持骨钳将骨折块解剖复位，然后根据各外科医生所熟悉的内固定方法将骨折固定。骨折复位固定后检查关节面，确保骨折解剖复位。由靠近的末端向关节的中线仔细地用间断缝合方法来修复滑膜、破裂的关节囊及伸膝装置。

3. 复位和固定

具体方法如下：

（1）张力带钢丝：当膝关节屈曲时将骨折端张力转变成压力。术中可通过两种方法进行复位和固定。第一种是先用复位钳行骨折复位，然后用两枚克氏针固定：先沿髌骨纵轴打入一枚克氏针，第二枚平行于第一枚穿过复位的骨块，但检查钻入克氏针是否在正确方向和正确位置上比较困难。第二种方法，可以从骨折处逆行穿入克氏针，在复位前，将克氏针的顶端剪成针形。骨折复位后用点状复位钳固定，再将克氏针穿过对侧的骨块（若骨密度较高，在钻入克氏针前应先钻孔）。克氏针较理想的位置应在髌骨的中央，距髌骨前面约 5 mm，克氏针应更接近关节面。无论如何不能违反张力带原则。然后，用足够长度的环扎钢丝尽可能接近骨边缘套扎穿出的克氏针端。环扎钢丝呈 "O" 或 "8" 字形，钢丝应尽可能地靠近骨。应用大弯针对穿钢丝有帮助，"O" 形环扎钢丝有较强的对抗力，但如钢丝太靠近髌骨的边缘，钢丝可能滑入支持带内，这样就失去了张力带的作用。所以，有些作者更主张用 "8" 字钢丝，尽管钢丝对下方的组织有压迫。环扎钢丝的尾结应打在内或外侧。

（2）附加环扎钢丝：如果移位不很严重，再粉碎的骨折也能被张力带技术复位和固定，因为有许多小骨块，所以在张力带钢丝固定的同时，必须在髌骨周围另外加用环扎钢丝。环扎钢丝可以初步稳定骨折，在行张力带固定时不会发生进一步的移位。

（3）张力带结合拉力螺钉或克氏针：对于横形骨折病例，两个主要的骨块中可能仍有骨折。可先用螺钉固定，再加张力带钢丝固定。用点状复位钳复位和临时固定后，拉力螺钉应尽量接近髌骨表面植入，这样可以留有克氏针的空间，若骨块太小不能用螺钉，可以用 1.6 mm 的克氏针，然后再用环形钢丝行骨块间的加压。

（4）拉力螺钉加前方张力带钢丝：髌骨远端的骨折最好用拉力螺钉固定，前方的张力带必须通过前面的张力带钢丝来对抗，否则内植物有被拉出或固定失败的可能。髌骨上极的骨折是稳定的，若有必要可将股四头肌肌腱另外经骨缝合到髌骨上。

经骨缝合修补韧带，很小的骨块应清除，通过经骨穿孔缝合修补韧带。先用较牢固的不可吸收材料进行缝合，再用可吸收材料进行加强缝合。

···（王 磊）

第十三节　胫骨平台骨折

胫骨平台骨折（tibial plateau fractures）是骨科领域的一个难题，随着新的内固定技术的发展，骨科医生已经能较好地治疗胫骨平台骨折，特别是合并有严重软组织损伤的复杂胫骨平台骨折。按 Hohl 统计，胫骨近端骨折占骨折总数的 1%，老年人骨折的 8%。胫骨平台骨折中外髁骨折占 55% ～ 70%，单纯内髁骨折占 10% ～ 23%，双髁骨折占 10% ～ 30%。

一、解剖概要

胫骨平台关节面有 10° 的向后成角，在内外深之间有髁间棘，为前、后叉韧带附着。胫骨结节位于胫骨前嵴关节线以下 2.5 ～ 3cm，为髌腱附着。Gerdy 结节位于胫骨上端前外侧面，为髂胫束附着。腓骨对胫骨近端起支撑作用，为外侧副韧带和股二头肌止点。

内侧髁比外侧髁骨质更加坚硬。胫骨平台内髁覆盖 3mm 厚的软骨，外髁覆盖 4mm 厚的软骨。外侧髁面积小而高，内侧髁低而平。内外髁的边缘部分被半月板覆盖，内侧半月板有胫骨韧带将其附着于胫骨。

二、损伤机制

内外翻暴力加垂直暴力。完整的内侧副韧带在外翻暴力中像一个绞链，使股骨外侧髁顶压胫骨外侧平台，造成胫骨平台骨折。在内翻暴力中，外侧副韧带起着相同的作用，引起内髁骨折，常合并侧副韧带、叉韧带和半月板损伤。

三、分型

Schatzker 分型是当前应用最为广泛的分型，将胫骨平台骨折分为 6 型。Ⅰ、Ⅱ、Ⅲ型是低能量暴力骨折，Ⅳ、Ⅴ、Ⅵ型是高能量暴力骨折。

Ⅰ型：外侧平台劈裂骨折无关节面塌陷。多发生于年轻人。骨折移位时常有外侧半月板撕裂，或向四周移位或半月板嵌入骨折间隙。

Ⅱ型：外侧平台劈裂关节面压缩骨折，多发生于 40 岁或以上的患者。

Ⅲ型：外侧平台单纯压缩骨折。压缩部分常位于关节中心部位，由于压缩部位大小和压缩程度的不同及外侧半月板损伤情况的不同，这种损伤可以是稳定或不稳定骨折。外侧和后侧的关节面压缩比中央压缩更加不稳定。

Ⅳ型：高能量暴力骨折类型。胫骨内侧平台骨折，这种损伤由中等至高能量暴力致伤，Ⅳ型骨折常合并膝关节脱位、血管损伤，因此需仔细检查。

Ⅴ型：高能量暴力损伤双侧平台骨折。合并血管神经损伤。

Ⅵ型：高能量暴力损伤双侧平台骨折加胫骨干与干骺端分离，在 X 线片上常显示为粉碎爆裂骨折，常合并膝部软组织严重损伤、筋膜间室综合征和严重神经血管损伤。

Bennett 和 Browner 认为，在此 6 型骨折中Ⅱ型骨折有较高的内侧副韧带撕裂发生率，Ⅳ型骨折有较高的半月板损伤发生率。

四、诊断

（一）临床表现

1. 症状

胫骨平台骨折患者都有疼痛、膝关节肿胀和下肢不能负重的症状。病史可以帮助医生判断是低能量还是高能量损伤。常合并张力性水泡、筋膜间室综合征、韧带断裂、神经血管损伤，这些都由高能量暴力所致胫骨平台骨折引起。

2. 体征

膝关节主动、被动活动受限，胫骨近端和膝关节局部肿胀和压痛，内外翻畸形，注意检查骨折部位软组织情况和神经、血管情况。

（二）X 线检查

正侧位 X 线片可显示绝大部分胫骨平台骨折。高能量暴力所致骨折 X 线片往往显示骨折块相互重叠。牵引下拍片可以得到清晰骨折形态，并可以同时检查膝关节韧带完整与否和利用韧带整复骨折移位。

（三）CT

CT 可以更清晰地显示骨折情况资料，26% 患者经 CT 检查后改变了治疗计划。通过矢状面、额状面和水平面重建可以更进一步了解骨折移位和关节面塌陷、移位的形态。最好行牵引下 CT 扫描，这样可以得到更多的信息。

（四）MRI

MRI 检查胫骨平台骨折的准确性和精确度等同于 CT，对于软组织损伤，包括侧副韧带、半月板损伤的诊断比 CT 好。

（五）血管造影

怀疑血管损伤时应行血管造影。高能量暴力造成的骨折、骨折—脱位，不能解释的筋膜间室综合征和 Schatzker Ⅳ、Ⅴ、Ⅵ型骨折要警惕有血管损伤。血管造影可直观地观察到血管损伤部位。

五、治疗

Ⅰ型：此型骨折多伴有半月板损伤，术前应行 MRI 检查，也可用关节镜检查骨折和外侧半月板。半月板周缘损伤或半月板嵌于骨折间隙在切开复位内固定同时行半月板修补。如果无半月板损伤，常可行闭合复位经皮螺纹钉固定。复位的一个重要技术是复位钳偏心夹持，利用扭曲和旋转使骨折块复位。通常用 2 枚直径 6.5mm 或直径 7.0mm 松质骨螺钉固定。如果外侧髁基底部粉碎，则需行加压钢板固定加植骨。如果经皮不能得到满意的复位（满意复位指骨折移位＜ 1mm），就应切开复位固定。

Ⅱ型：术前准确估计关节面塌陷的部位和程度，大多数情况下是前侧或中央关节面塌陷，最好的手术入路是行膝外侧直切口剥离外侧肌肉，在半月板下横行切开关节囊暴露关节。掀起外侧半月板将使胫骨外髁更好地暴露。也可通过像翻书一样翻开前侧劈裂的骨片暴露塌陷的关节面。首先复位塌陷的关节面，关节面下填塞植骨，然后复位劈裂的骨折片，最后应用松质骨螺钉固定。多枚克氏针置于关节下骨可明显提高内固定对关节的支撑强度，因此提倡采用多枚松质骨螺钉固定。如骨质疏松或劈裂骨块粉碎则行支撑钢板固定。

Ⅲ型：多发生于老年人，如果关节塌陷范围小，膝关节稳定，可行保守治疗。相反膝关节不稳定，患者年龄较轻就有内固定指征。CT 或 MRI 可以测量塌陷范围和程度。传统的手术治疗方法是膝关节外侧入路，开一骨窗，将关节面抬起，植骨填塞，然后拉力螺钉固定，现今使用关节镜观察关节面复位情况，仅作一小切口，植骨填塞关节面抬起后的骨缺损。

Ⅳ型：常合并胫骨髁间棘骨折，膝关节脱位和神经血管损伤，有时骨折反而并不是很严重。但这些严重的软组织损伤使膝关节非常不稳定。非手术治疗只适用于无移位骨折。即使是很小的移位采用石膏固定都会留下显著的膝内翻畸形。若骨质良好，为低等至中等暴力损伤，外翻膝关节复位，经皮螺钉固定。

高能量暴力引起的内髁骨折常有骨折显著移位、外侧副韧带撕裂或腓骨小头骨折。需切开复位内固定，行支撑钢板固定。髁间棘撕脱骨折则行钢丝或长拉力螺钉固定。

Ⅴ型和Ⅵ型：都是涉及两髁的骨折。常见于轴向暴力作用于伸直的膝关节。由高能暴力引起，合并严重的软组织损伤。同时应高度警惕神经血管损伤和筋膜间室综合征。这2型骨折不适宜非手术治疗。传统上行大切口、双钢板固定。但是这将招致许多严重的并发症包括伤口裂开和感染。

为了减少并发症，提高疗效，现在多应用以下方法：①应用股骨复位器间接复位，然后有限切口复位塌陷的关节面，植骨填塞关节面抬起后遗留的空腔。最后用2～3枚松质骨螺纹钉固定。如果内髁骨片基底不是粉碎的，利用韧带整复内髁骨折片往往会复位。此时通过置于外侧钢板的长拉力螺钉将内髁骨折片固定。当内髁骨折片基底粉碎，利用间接韧带整复技术不能使其复位时，切开复位内髁用1个小支撑钢板固定。②随着骨折粉碎程度的严重，放置内侧小支撑钢板的并发症发生率就越高，对这些患者，可在内侧应用半针外固定架替代内髁小支撑钢板。1～2枚外固定架针平行于关节置于内侧。外固定架维持6～10周，直至出现明显骨折愈合征象。随着软组织损伤程度的加重，外侧放置钢板后并发症的可能性也大大增加，这时在内侧行单边外固定架固定，拉力螺钉固定外髁骨折。③环形外固定架也是处理这种严重损伤的一个很好办法。虽然外固定架技术很大程度上依赖韧带复位技术，使骨折有一定程度复位，但它不能复位嵌插的关节面。复位塌陷的关节面必须行有限切开，透视或关节镜监控下复位塌陷的关节面。

六、合并证

（一）胫骨平台骨折合并韧带损伤

韧带损伤包括内侧副韧带损伤、半月板撕裂、前又韧带撕裂。Bennett 和 Browner 发现56%的胫骨平台骨折中有软组织损伤。内侧副韧带损伤占20%，外侧副韧带损伤占3%，半月板损伤占20%，腘神经损伤占3%，前叉韧带损伤占10%。

韧带损伤将引起膝关节术后不稳定，导致膝关节功能很差。诊断韧带损伤应拍平片、应力位片、物诊和手术探查。膝关节内、外翻≥10°说明韧带断裂。但不要将由于骨折移位而引起的膝关节面倾斜所产生的角度误诊为韧带损伤。合并有腓骨头和胫骨髁间棘撕脱骨折、股骨髁或胫骨髁撕脱骨折常提示韧带损伤。

（二）血管损伤

低能量暴力一般不引起血管损伤，而高能量暴力所致骨折 Schataker Ⅳ、Ⅴ和Ⅵ易引起血管损伤。由于腘动脉在腘部被其分支束缚，移动范围很小，因此骨折移位容易引起血管损伤。血管造影可进一步明确诊断，行血管造影的指征是动脉搏动减弱或消失、大血肿、淤斑、进行性肿胀、持续性动脉出血损伤以远的皮肤发凉、青紫和有相邻的神经损害。

处理：足背动脉搏动可触及，先固定骨折。足背动脉不能触及且距受伤时≥6h，首先重建血运，应用外固定架恢复患肢长度和稳定。在修复动脉的同时要修复合并的腘静脉损伤，局部缺血时间超过6h要考虑4个筋膜间室切开术减压。

七、术后处理

胫骨平台骨折术后处理的特点是早期活动，延迟负重。内固定稳定者用 CPM 锻炼。然后行步态训练和主动功能锻炼。Schatzker I、II、III型骨折，4～8周内不负重，直到有早期骨愈合的 X 线影像。在 4～8 周后可部分负重，3 个月后完全负重。

IV、V、VI型胫骨平台骨折由于软组织损伤重，如果内固定牢固，术后尽量应用 CPM 锻炼，一般在术后 8～12 周，X 线显示有骨折愈合才逐渐下地活动。韧带整复外固定架固定后骨折愈合较慢，适当晚负重。胫骨平台骨折术后，如果无局部不适，内固定物可长期保留，I、II、III型骨折愈合快，伤后 1 年可去除内固定物。IV、V、VI型，尤其是 V、VI 型由于骨折线沿至骨干，骨折愈合较慢，一般 18～24 个月方可去除内固定物，然后挂拐 4～6 周才能参加剧烈活动。

八、术后并发症

胫骨平台骨折难以处理，即使有周密的术前准备、手术设计和精细的操作，也难免发生严重的并发症。胫骨平台骨折术后并发症分为 2 类：早期并发症如复位失败、深静脉血栓、感染；晚期并发症如骨不连、内固定物断裂、创伤性关节炎。

（一）感染

膝部周围皮肤受伤情况是感染的最重要原因。不适当的切口和放置大型内固定物是造成感染的另一个原因，延迟手术时间，保护骨片上的软组织，采用小的内固定物可减少感染的发生。感染发生后，冲洗、清创，去除失去生机的骨和软组织。深部感染和脓肿需要切开引流，5～7d 闭合伤口，或转移皮瓣覆盖伤口。小的无脓窦道，行冲洗、清创后放置引流管，闭合伤口。

（二）骨不连

低能量暴力致伤，骨不连少见，Schatacker VI型骨折骨不连多见。由于下肢制动和骨折粉碎造成骨质疏松使骨不连的治疗更困难。萎缩性和非感染性骨不连可直接行植骨术，感染性骨不连应用抗生素链珠、转移皮瓣、外固定等治疗。

（三）创伤性关节炎

胫骨平台骨折后关节面不平和膝关节不稳定是导致创伤性关节炎的主要因素。另外下肢轴线改变也是导致创伤性关节炎的重要因素。患者对内翻畸形的承受力远差于外翻畸形，但是大多数患者均为内翻畸形。如果关节炎局限在内髁或外髁或由于下肢负重轴线改变引起，可行截骨术，如果有严重的创伤性关节炎则行膝关节置换术。

（四）膝关节僵硬

伸膝装置的瘢痕、膝关节和髌股关节的纤维渗出粘连都导致膝关节僵硬，作术后制动使粘连加重。3～4 周的制动会导致一部分膝关节的永久僵硬。

·· （王 磊）

第十四节　髋关节脱位

髋关节为人体最大的关节，是躯干与下肢重要连接部分，它由股骨上端的股骨头和髋臼构成，因其臼窝最深，故也是最完善的球窝关节。髋关节位于身体的中部，其主要功能是负重，将躯干及上肢的重量传达到下肢。同时髋关节又有相当大范围的运动度，如前屈、后伸、内收、外展及旋转运动等，故髋关节的功能特点是稳固而又灵活。这就要求在治疗时，应注意恢复其负重的稳固性，同时，应考虑其运动的灵活性。

因髋关节臼窝深，其周围肌肉丰厚，故比较稳固而有力。一般情况下，不易遭受损伤，只有在强大暴力作用下，才能造成髋关节的脱位。髋关节脱位，一般多发于青壮年男性。髋关节脱位根据发病时间长短，可分为新鲜性脱位和陈旧性脱位；根据股骨头在外力作用下脱出于髋臼的位置，又可分为前脱位、后脱位、中心脱位三大类。

一、髋关节后脱位

（一）病因与发病机制

当髋关节屈曲时，外力作用于股骨远端前外侧，迫使大腿急剧内收、内旋。由此形成强烈扭转力和经股骨干向后传达的冲击力、股骨颈前缘和髋臼前缘相抵触而形成的杠杆力。三种力量共同作用，使股骨头离开髋臼冲破关节囊向后上方移位。

当髋关节处于屈曲中立位或轻度外展、外旋位时，暴力作用于膝前方；或暴力由后作用于骨盆面而髋关节处于以上体位时，由于前后的冲击力，迫使股骨头冲破髋臼后缘及关节囊的阻挡发生后脱位。此时多伴有髋臼后缘骨折，或股骨头骨折，或两者并存，部分患者可合并坐骨神经牵拉伤。

（二）临床表现与诊断

有明确及相当严重的外伤史，患髋疼痛、肿胀及功能障碍。其肢体改变有以下特点。

（1）髋关节呈屈曲、内收、内旋短缩畸形。

（2）患肢活动受限，呈弹性固定位。

（3）腹股沟部触诊有空虚感，患侧臀部膨隆，可触及脱位的股骨头。

（4）股骨大转子上移，其上缘位于髂前上棘与坐骨结节连线以上。

（5）黏膝试验阳性。

（6）X 线片示关节间隙基本正常，股骨头仍在髋臼内，小转子变小或消失，股骨颈变短，其余征象不显。如后上方脱位者，股骨头脱出位于髋臼的后上方，股骨颈内侧缘与闭孔上缘所连的弧线中断。

（三）治疗

1. 整复标准

（1）复位后，双下肢等长，侧卧屈膝时双膝高度相等。

（2）臀部隆起畸形消失。

（3）股骨大转子顶点位于髂前上棘与坐骨结节连线上。

（4）疼痛减轻，髋关节活动障碍消失，脱位畸形消失。

（5）X 线片正位片股骨头回纳臼中，小转子清晰可见，股骨颈内缘与闭孔上缘连线的弧度恢复正常。

2. 手法整复

可在腰麻或全麻下，肌肉充分松弛后进行。若患者肌肉不发达，耐受性强，不紧张，亦可不麻醉。

（1）提牵复位法：患者仰卧位，助手固定骨盆，医者一手持小腿下段，另一手置于腘窝下，先使髋、膝关节屈曲 90°，将患肢向前上提拉。同时作徐徐移晃，内外旋、屈伸髋关节，当出现骨骼间突然滑动感即为复位，然后逐渐伸直患肢。

（2）回旋复位法：患者仰卧位，一助手按压两髂前上棘固定骨盆，医者一手持患肢踝关节上部，另一手持膝部，在牵引下徐徐屈髋屈膝并内收内旋髋关节，使膝部接近至腹部，然后在继续牵引下逐渐外展外旋伸直患肢，当伸直达 100° 左右时，即可听到复位弹响声，逐渐伸直患肢。因此法的屈曲、外展、外旋、伸直是一连续动作，形状恰似一个问号 "?"（左）或 "?"（右），故亦称划问号复位法。

（3）俯卧下垂法：患者俯卧于检查台上，髋关节及下肢悬空，健肢由助手保持于伸直位，另一助手固定骨盆。医者立于患侧，以一手握患肢小腿下部，使之屈膝 90° 位，另一手靠近腘窝部向下按压小腿。也可利用牵引重量，增加向下的牵引力量，使股骨头复位。

3. 切开复位

凡手法复位失败者，应早期施行手术切开复位，以后切口较适宜。合并髋臼或股骨头骨折，骨折片复位不良者，应开放复位，前者采用后切口，将骨折复位后用松质骨螺丝钉固定，小骨碎片予切除；后者则用前切口，因骨折常位于股骨头的前内下方，骨折片大者用螺丝钉固定，切除部分软骨，使螺钉帽略低于关节软骨面。合并股骨头粉碎性骨折，如患者年纪大者，可考虑行股骨头置换或全髋置换术。合并同侧股骨干骨折可先闭合手法复位脱位，再行切开复位内固定股骨干骨折或行骨牵引加手法整复，小夹板外固定。陈旧性脱位合并股骨干骨折则均应手术治疗脱位和骨折。合并有坐骨神经症状者，多因坐骨神经受牵拉或挫伤引起暂时性功能障碍，在骨折脱位整复后大多数患者可逐渐恢复。因此，如骨折脱位本身不需手术者，对神经损伤可暂行观察。经 2 ～ 3 个月仍无恢复迹象者，再考虑手术探查。

4. 陈旧性脱位的处理

脱位超过 3 个星期者为陈旧性脱位，整复方法如下。

（1）脱位在 2 个月以内，股骨头尚有一定活动度，X 线片见脱位关节及其附近组织中没有骨折、肌肉骨化，股骨头、颈部骨质无疏松者，可行手法整复，先行胫骨结节或股骨髁上牵引 1 星期左右，待股骨头逐渐拉到髋臼平面后，在良好麻醉下先作髋关节各方向的摇转、扳拉等，手法由轻到重，活动范围由小到大，反复操作，以松解股骨头与周围软组织形成的瘢痕与粘连，然后按新鲜髋关节脱位的整复方法予以复位，复位后处理亦与新鲜脱位相同。

（2）脱位在 2 ～ 6 个月者和脱位在 2 个月以内闭合整复失败或不宜手法整复者，应开放复位。术前牵引 2 ～ 3 星期，使股骨头下至髋臼水平，手术取 Smith-peterson 切口。

（3）脱位 6 个月以上以及上述不适于再复位的患者，如有疼痛及行走困难，应做转子截骨术。

5. 固定方法

患肢伸直外展 30° ～ 40° 位，以皮肤牵引维持，重量为 4 ～ 5kg，牵引固定 2 ～ 3 星期。在此时间内应避免患髋屈曲、内收等动作。

6. 功能锻炼

新鲜脱位复位后，患者应在外固定的体位下，屈伸活动踝关节，行股四头肌收缩锻炼，防止肌肉萎缩及下肢静脉炎的发生。固定 3 星期后，患者在床上开始髋关节屈伸活动。早期应避免过度内收、内旋患肢；解除固定后可举步锻炼，如扶拐行走、虚实换步等。后期练习下蹲、分腿等，3个月后负重锻炼。

（五）转归与预后

（1）髋关节脱位要采用多种方法综合治疗。早期治疗要充分彻底，防止股骨头缺血性坏死、创伤性关节炎、髋关节周围骨化性肌炎、粘连、僵直等后遗症的发生。

（2）要适时、适度、正确地选用物理治疗及体疗方法，防止发生不良作用及损伤。

二、髋关节前脱位

（一）病因与发病机制

髋关节前脱位远较后脱位少见，多由强大的间接暴力所致。当髋关节因暴力急骤外展、外旋时，股骨大转子与髋臼上缘顶撞，并以此为支点，形成杠杆作用，迫使股骨头穿破关节囊由髂股韧带与耻股韧带之间的薄弱区脱出。或当髋关节外展、外旋时，外力由后外侧向前内下方作用于大转子部也可发生前脱出。严重前脱位者可压迫股动脉、股静脉和股神经，导致下肢血循障碍和神经症状。

（二）临床表现与诊断

有明显的较严重的外伤史，患髋肿胀、疼痛及功能障碍。其肢体改变有以下特点。

（1）患肢呈外展、外旋和轻度屈曲畸形，较健侧长。

（2）于腹股沟或闭孔处可触及脱位的股骨头。

（3）患髋功能障碍，呈弹性固定位。

（4）X线正侧位见股骨呈极度外旋，股骨头位于闭孔或耻骨上支部位，股骨颈内侧缘与闭孔上缘所连的弧线中断。

（三）治疗

1. 整复标准

参见"髋关节后脱位"整复标准。

2. 手法整复

对新鲜髋关节前脱位，应尽早在麻醉或不麻醉下行整复手法，一般均可获得成功。

（1）屈髋拔伸法：患者仰卧于床上，一助手按住双侧髂嵴固定骨盆，另一助手屈曲其膝关节并掘患肢小腿，沿原畸形位顺势渐渐向上拔伸牵引至屈髋90°位，与此同时，医者双手环抱大腿根部，将大腿根部向后外方按压，股骨头即可纳入髋臼；或变成后脱位，再用拔伸复位法。

（2）反回旋复位法：其操作步骤与后脱位相反，先顺势将髋关节外展、外旋牵引，然后屈髋屈膝，再内收、内旋，最后伸直下肢。

（3）拔伸足蹬法：患者仰卧位，医者两手掘患肢踝部，用一足外缘蹬于坐骨结节及腹股沟内侧，左髋脱位用左足，右髋脱位用右足，足底抵住股骨头，手拉足蹬，渐渐用力。拉松后，用两手将患肢内收，同时足向外支顶股骨头，即回复位。

3. 切开复位

对极少数闭合复位失败者，不宜多次重复，应立即切开复位，手术宜用前切口。合并股神经及股动静脉损伤者罕见，当关节复位后，多可自行恢复，极少需手术治疗。如果复位后观察2h，患肢血运无改善，应立即行手术探查，单纯股神经损伤可观察3个月以上，如无恢复再考虑探查术。

4. 陈旧性前脱位的处理处理

方法参考"髋关节后脱位"。

5. 固定方法

宜将患肢置于内收、内旋、伸直或髋关节屈曲 30° ～ 45° 位皮牵引，重量约 4kg，牵引固定 2 ～ 3 星期。在此期间应避免患肢外展，外旋及过伸的活动。

三、髋关节中心性脱位

（一）病因与发病机制

多由传达暴力所致。当暴力作用于股骨大转子外侧或髋关节轻度屈曲外层位时，暴力沿股骨纵轴使股骨头冲击髋臼底部，可引起臼底骨折而发生髋关节中心性脱位。中心性脱位必然合并髋臼底骨折，其骨折多为星状或粉碎，股骨头可向中线轻度移位，或股骨头连同髋臼骨折片完全穿破髋臼突入盆腔，有时髋臼的骨折片夹住股骨颈，可阻碍股骨头复位。极少数患者可并发臼顶部骨折或股骨头压缩性骨折。

（二）临床表现与诊断

（1）伤后患髋疼痛显著，有时肿胀不明显，髋关节屈伸功能丧失。

（2）股骨大转子较健侧平坦或轻度内陷。

（3）移位严重的脱位则肢体短缩、内旋或外旋畸形。

（4）有骨盆骨折时，骨盆挤压与分离试验阳性，同时可出现下腹胀痛、二便不利等症。

（5）X 线正位片见髋臼底骨折，股骨头随骨折片向盆腔内突入。严重的可示股骨头从髋臼底骨折的断端中突进盆内，且被断处卡住。必要时可折髂翼斜位，闭孔斜位片或 CT 检查，可进一步明确骨折情况。

（三）鉴别诊断

股骨颈骨折、骨盆骨折、髋关节后脱位髋关节中心性脱位若移位不多者，往往只有局部疼痛、功能障碍，典型体征不明显。若严重移位者，则往往有明显的骨盆骨折体征。因此，临床上常需通过 X 线片与股骨颈骨折、骨盆骨折、髋关节后脱位等相鉴别。

（四）治疗

1. 整复标准

参见"髋关节后脱位"整复标准。

2. 手法整复

（1）拔伸扳拉法：适用于轻度脱位者。患者仰卧位，一助手上提腋下，另一助手握住小腿下段，纵向牵引。闰者一手按压髋关节，另一手用布带绕股骨上端向外扳拉，使内陷的股骨头拉出而复位。

（2）骨牵引复位法：适用于严重脱位者。患者仰卧位，先作股骨髁上牵引，维持重量为 8 ～ 12 此，然后再于大转子处，自前向后穿 1 枚钢针，顺股骨颈方向牵引，重量为 3 ～ 4ks。以上两个方向的骨牵引同时进行，2 ～ 3d 拍片复查复位后，适当减轻重量，维持牵拉 8 ～ 10 星期。

3. 切开复位

对于比较严重的中心性脱位，股骨头脱入盆腔，股骨颈嵌入在髋臼骨折缝间，影响股骨头的复位。或者是颈骨牵引脱位复位后，髋臼底之骨折复位不满意者。应及时考虑切开复位。作髋关节前外侧切口，使脱位整复，骨折复位后可用钢针或螺钉内固定，术后继续维持牵引 8 ～ 10 星期。如术中发现髋臼及股骨头破坏严重，宜行髋关节融合术或置换术。

4. 固定方法

对于轻度脱位者，经手法复位后用皮肤牵引或胫骨结节牵引，牵引重量为 4 ～ 6kg，维持 6 ～ 8 星期。对于严重脱位者，经骨牵引复位后则维持牵引 8 ～ 10 星期。

5. 功能锻炼

髋关节中心性脱位整复位应在牵引过程中尽早进行股四头肌收缩及髋关节主动屈伸功能锻炼，以期用股骨头塑造适宜的臼窝。解除牵引后，负重锻炼则应相对推迟，以减少创伤性关节炎及股骨头无菌性坏死的发生。

....（王 磊）

第十五节　膝关节脱位

一、病理与临床表现

膝关节脱位是少见的损伤，由于许多膝关节脱位可能在受伤现场即已复位。根据胫骨相对于股骨的移位情况，膝关节脱位被分为前侧、后侧、内侧、外侧及旋转脱位。旋转脱位进一步分为：前内侧、前外侧、后内侧或后外侧脱位。膝关节脱位是真正的矫形外科急诊。一系列的报道强调了此类损伤常伴有广泛的韧带损伤和存在血管损伤并发症出现的可能性。普遍认为应及时诊断，并早期修复受伤肢体的所有血管损伤。

当怀疑有腘动脉损伤时，必须进行包括动脉造影和早期手术探查在内的全面检查，持续观察以期情况好转，以免导致灾难性后果。当血栓正在形成时，患者足部的皮温仍是好的。足背动脉搏动消失，压痛、肿胀和腘窝淤斑，以及患足皮温低、颜色青紫等，是众所周知的危险征象，出现这些征象时马上行动脉探查手术。动脉修复和膝关节重建如能在伤后 6 ～ 8 h 内进行，预后最好。膝关节脱位常伴有神经损伤，最常见的是腓总神经损伤。

二、治疗

关节脱位通常可通过闭合复位方法而获得满意的复位。在无并发症发生的情况下，复位后在无菌状态下吸除关节内积血并将膝关节制动于伸直位是令人满意的临时治疗方法。伤后 5 ～ 7 d 内经常查看神经和血液循环情况。对于夹板外固定后或血管修复后再脱位的膝关节，可通过股骨髁间窝和胫骨髁间窝穿入一枚大的经关节固定针，膝关节可立即获得稳定。但关节穿针可并发针道感染和钢针断裂，因此应用时应小心。当后侧关节囊完全撕裂后，为防止在完全伸直状态下同心性复位，关节穿针十分有效。术后 4 ～ 6 周可拔出关节穿针并开始关节活动锻炼。然而有时闭合复位是不可能的，特别是在膝关节后外侧脱位时，由于关节囊的嵌入而阻碍复位，股骨髁向内侧呈"纽孔样"穿过关节囊的撕裂处，撕裂的胫侧副韧带和鹅足腱也可阻碍复位。当脱位无法复位时，一般需要经内侧入路行切开复位。但入路的选择通常取决于脱位的类型。对嵌顿及撕裂的结构应进行松解和修复。

韧带完全脱位时，前后交叉韧带通常均被撕裂，此外胫侧或腓侧韧带也通常被完全撕裂。是否手术修复韧带将根据是否有其他的骨骼损伤、血管损伤或开放性伤口而定。但是如果可能，应及早修复或重建韧带，相对于单纯的石膏托固定，早期韧带修复可获得更满意的远期效果。但是当韧带不能修复时，如在损伤中需要进行血管修复或合并大的开放伤口时，非手术治疗可取得满意的效果。在长腿夹板固定两周后，带支具开始进行关节活动度的功能锻炼。因为年龄、活动量及其他同时存在的病理原因而未行手术治疗的患者，晚期出现的问题是关节强直而非关节不稳定。

后外侧角的损伤应特别令人注意，需及早治疗（2～3周），以避免以后不得不进行但效果较差的重建手术。

患者病情稳定并对其进行了仔细的神经、血管检查后，建议根据损伤所累及的韧带，在受伤后3周内实施手术。没有后外侧角损伤的膝关节，可以在活动范围为0°～90°时再治疗。

（王　磊）

第十六节　踝关节脱位

一、概述

因距骨体处于踝穴中，周围有坚强的韧带包绕，牢固稳定，故单纯踝关节脱位极为罕见，多合并有骨折。本节讨论的是以脱位为主，合并有较轻微骨折的踝部损伤，简称为踝关节脱位（dislocation of ankle），此种损伤以后脱位最多见，前脱位次之，向上脱位最为少见。

二、损伤机制及分类

（一）踝关节后脱位

由于踝穴前宽后窄，踝关节跖屈位时，小腿突然遭受强有力的向前冲击力，踝关节前方韧带较软弱，又无像跟腱一样的肌腱保护，使距骨脱至踝穴的后方。这种后脱位，可合并有一侧或两侧踝骨折，或胫骨后唇骨折（后踝骨折）。极少数的无骨折，只有韧带撕裂伤。可见内外踝由于距骨被强力脱出，而出现分离现象。

（二）踝关节前脱位

足在强力背伸位时，如自高处坠落、足跟着地，致胫骨下端前唇骨折，距骨向前滑出，形成前脱位。由于这种背伸位受伤的姿式在日常生活中不多见，故此种脱位罕见。

（三）踝关节向上脱位

在压缩性损伤下胫腓关节分离，距骨向上突入胫腓骨间。此类脱位罕见，多伴有胫骨下端粉碎骨折及腓骨骨折。

三、临床表现

受伤后踝部即出现疼痛、肿胀、畸形和触痛。后脱位者胫腓骨下端在皮下突出明显，并可触及，胫骨前缘至足跟的距离增大，前足变短；前脱位者距骨体位于前踝皮下，踝关节背屈受限；向上脱位者外观可见伤肢局部短缩，肿胀剧烈。

四、影像学检查

踝关节脱位诊断并不困难，常规X线摄片很容易证实上述诊断。

五、特殊检查

CT 扫描容易检出合并存在的微小骨折。

六、治疗

（一）踝关节后脱位的治疗

应立即在腰麻或硬脊膜外麻醉下复位。复位方法是先屈曲膝关节，再行足跖屈牵引，当距骨进入踝穴后，即背伸踝关节，并用长腿石膏固定 5 周。合并有严重骨折按踝关节骨折处理。

（二）踝关节前脱位的治疗

伤后立即在麻醉下复位，屈膝关节、足背伸，进行牵引，当距骨与胫骨前下唇解脱，即推距骨向下向后复位。复位后，用长腿石膏固定足在跖屈位 3 周，后更换足踝背伸位石膏再固定 2 ～ 3 周。若有严重骨折，固定时间共需 8 ～ 12 周。

（三）踝关节向上脱位的治疗

要在良好麻醉下牵引复位。复位时膝屈曲，自大腿向上反牵引，握持足向下牵引，当距骨向下至踝穴时，胫腓骨便可复位对合。此时跖屈，背伸踝关节，以矫正踝关节前、后方移位。上短腿石膏，足在微背伸位，内、外踝要用力挤压使之对位。石膏在 2 周时更换，避免肿胀消失后石膏的相对松弛。若伤处软组织肿胀剧烈，复位失败或甚感困难者，可予手术开放复位。手术中对距骨体不需要作内固定，但周围韧带撕裂、断裂伤者必须修补；合并有踝部骨折者，骨折复位后须作相应可靠内固定。

（王 磊）

第二十章　急诊内科常用护理技术

第一节　心电监护

在危重患者监护过程中，当病情发生变化如心肌缺血或损害加重、心脏压塞、低排综合征、低血压、电解质紊乱、酸碱失衡、低氧血症以及药物反应等时，除可出现各种类型的心律失常外，尚可有 S-T 段和 Q-T 间期的改变，以及出现异常 Q 波及 U 波等情况。在某些情况下，如电解质紊乱、洋地黄过量时，其心电图的异常表现常较实验室检查的结果更为敏感。因此，心电图的连续监测是一项必不可少的重要监测内容。

一、心电监测仪

心电监测仪是重点监测系列中最主要的部分，可分为床边监护仪、遥测监护仪和中央信息处理中心。

1. 床边监护仪　床边监护仪置于患者床边，由主机和插入件组成，主机由电源、屏幕显示和操作指令系统组成。插件为各种不同监测项目模块放大器，可根据监测需要选用。有波形显示、冻结和若干时间的记忆储存功能，可同时监护多项生理参数，如心电、呼吸、创伤性或非创伤性血压，以及体温等指标的波形，并以数字标明其数值。设备较简单，使用方便，抗干扰性能较好、生理参数可靠性较强，适用于卧床患者的监护。

2. 遥测监护仪　由中心台和床边台或发射机组成。无线遥测系统的优点是：①中心台与床边台或发射机之间不需电缆线连接，因此可减少故障发生机会，如接触不良、导线脱落等；②一般遥测范围其直径在 30 ～ 200m 内，监护仪可置于该范围的任何地方，如护士站、病床边、会议室、教室等；③患者戴上发射机可下床自由活动，因此可观察动态情况下的监测参数，同时使患者具有安全感，从而有助患者的康复；④由于发射机多采用干电池，患者与接收机完全处于绝缘状态，可避免电击危险，缺点是抗干扰性差，可靠性不如有线遥测。

3. 中央信息处理中心　通过中央信息处理中心可以进行心律失常分析。一台中央信息处理微机常与 6 ～ 8 台床边监护仪连接、1 ～ 4 台遥测仪连接，因此常可同时显示 8 ～ 12 道的监测数据和波形，能对 24 小时发生的心率数进行统计，并绘出趋势图。中央台和床边监护仪之间通过电缆连接，中央台与遥测仪之间采用数字通信方式相连接。

二、监测导联

危重患者在监护时往往需要监测心电图，作为判断病情的重要依据。监测导联需要选择能进行长期监护，而又不影响其他抢救措施进行和太多限制患者活动的导联体系，以胸导联较为适宜，因为胸导联信噪比高，引出信号大，肌电干扰小，不影响四肢活动,极化电位低,并且较稳定,电极可长时留置。胸壁综合监护导联有三个电极,既正电极"+"、负电极"-"和接地电极"G",电极颜色多已正规化:黄色-正极,红色-负极,黑色-接地电极。常用的胸导联有(图20-1):

1. 综合 I 导联正极置于左锁骨中点下缘,负极在右锁骨中点下缘,地线置于右侧胸大肌下方。其波形类似标准 I 导联,QRS 波的振幅较小。

2. 综合 II 导联正极置于左腋前线第 4～6 肋间,负极在右锁骨中点下缘,地线置于右侧胸大肌下方。心电图波形与 V5 导联相似,波幅较大。

3. 综合III导联正极置于左锁骨中线肋弓上缘,负极置于左锁骨中线中点下部。心电图波形类似于标准III导联。

4. MCL_1 导联正极置于胸骨右缘第 4 肋间,负极置于胸骨左缘第 2 肋间(改进的 CM_1 导联,负极置于左锁骨中线中点下部),地线放于右侧胸大肌下方。监测心律失常多选用 MCL_1 导联。

5. CM_5 导联正极放在左锁骨中线第 4 肋间或第 5 肋间,负极置于胸骨右缘第 2 肋间(改进的 CM_5 导联负极置于右锁骨中线中点下部),地线放于右侧胸大肌下方。监测急性心肌梗死、心绞痛多选用 CM_5 导联。

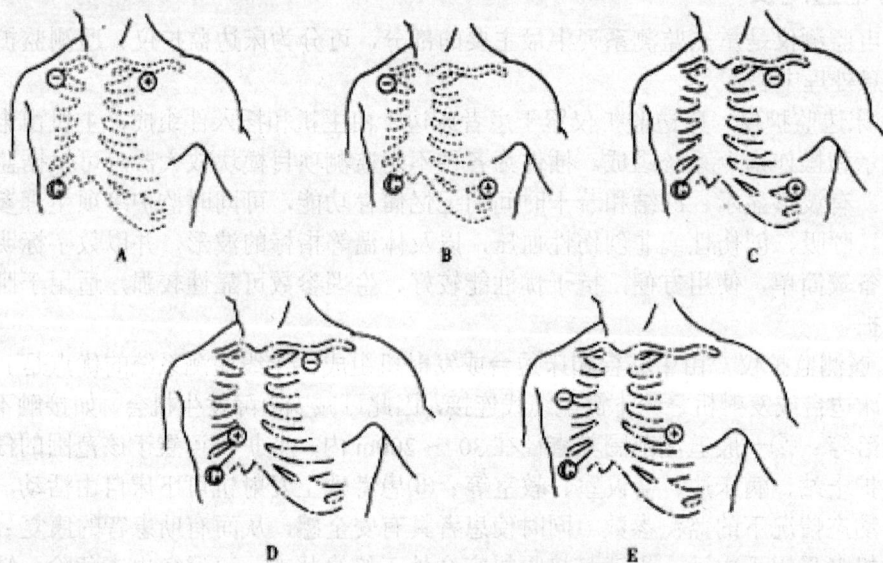

图 20-1　各导联电极放置方法
A. 综合 I 导联电极放置方法　B. 综合 II 导联电极放置方法　C. 综合III导联电极放置方法
D. MCL_1 导联电极放置方法　E. CM_5 导联电极放置方法

三、监测操作步骤

1. 物品准备床边监护仪 1 台,监测导线 3～4 根,电极板 3～4 个,乙醇棉球等。

2. 监测前向患者说明监测的意义,以便消除患者的顾虑,取得患者合作。

3. 患者取高枕或半卧位。

4. 床边监测仪要先接好地线,再接电源线,然后打开监护仪电源开关。

5. 选好电极安放位置,并用乙醇棉球清洁该处皮肤。

6. 固定电极于选定的导联位置上，选择导联，调好心电监测基线振幅后即可监测。

7. 停机时，先向患者说明，取得合作后关机，断开电源。

四、监护电极常见故障

1. 肌电干扰　患者因紧张、寒冷引起的肌肉颤抖可造成肌电干扰，尤其当电极安放在胸壁肌肉较多的部位时易出现。

2. 基线漂移　可能原因为电极固定不良、患者活动或受呼吸的干扰。

3. 严重的交流电干扰　常见原因为电极脱落、导线断裂、导电糊干涸及电毯等机器的干扰等。心电图特点为基线上出现有规律、每秒 50-60 次的纤细波形。

4. 心电波形振幅低　可能原因为正负电极间距离太近或两个电极之一正好放在心肌梗死部位的体表投影区。

五、注意事项

1. 放置电极前，应清洁局部皮肤，必要时刮去体毛。

2. 操作过程中要注意患者的保暖，定期观察患者粘贴电极片处的皮肤，监护时间超过 72 小时要更换电极位置，以防皮肤过久刺激而发生损伤。

3. 放置监护导联电极时，应避开电除颤及做常规心前区导联心电图的位置。

4. 应选择最佳的监护导联放置部位，QRS 波的振幅应足以触发心率计数。如有心房的电活动，要选择 P 波清晰的导联，通常是 II 导联。

5. 监测者要注意力集中，随时注意监测变化，填好监测记录，发现病情变化要及时给以处理。

6. 心电监护仪上设有报警电路，监测时应正确设置上限及下限，当心率超过预设的上限或下限时，及时启动报警系统。

7. 通过连续心电监测可及时发现并记录心律失常，但不能用于诊断，对冠心病及疑有心律失常的患者应每日 1 ～ 2 次进行常规心电图记录并分析。

8. 密切观察心电图波形，注意避免各种干扰所致的伪差。

9. 对躁动患者，应当固定好电极和导线，避免电极脱位以及导线打折缠绕。

10，每日定时回顾患者 24 小时心电监测情况，必要时记录。

··· （周　磊）

第二节　血流动力学监测

一、血压监测

血压是估计心血管功能的最常用方法，准确和及时监测血压，对于了解病情，指导心血管病的治疗，保障重危患者安全，降低死亡率具有重要意义，临床上将血压监测分为无创血压监测和有创血压监测。

（一）无创血压监测

1. 适应证　无创测血压是常规监测项目，对于低血压、休克患者应改为有创测压法。

常用测量方法：

（1）普通测压法：①指针显示法：用弹簧血压表测压，袖套充气使弹簧血压表指针上升，然后放气，指针逐渐下降，当出现第一次指针摆动时为收缩压（SBP），但舒张压（DBP）不易确定；②听诊法：袖套充气后放气，听到第一声搏动音即为 SBP，当搏动音突然变弱或消失时为 DBP。

（2）震荡测压法：用微型电动机使袖套自动充气，袖套内压高于 SBP，然后自动放气，当第 1 次动脉搏动的振荡信号通过袖套传到仪器内的传感器，经放大和微机处理，即可测得 SBP，振荡幅度达到峰值时为平均动脉压（MAP），袖套内压突然降低时为 DBP，本法可按需自动定时或手动测压，有脉率和血压显示（SBP、DBP、MAP）并可设定上下限报警。

2. 并发症　与袖带血压监测有关的并发症：①尺神经损伤，常见于袖套位置太低，压迫肘部尺神经；②肱二头肌间隙综合征、上臂水肿、局部淤斑、压伤或水疱等；③输液受阻。

3. 注意事项

（1）袖带宽度要适当，袖套过大，血压偏低；袖套过小，血压偏高。成人袖带宽度一般应为上臂中部周径的 1/2，小儿袖带宽度应覆盖上臂长度 2/3。

（2）袖带应平整地缠于上臂中部，松紧以能放入一指为宜，袖带下缘应距肘窝 2～3cm。

（3）测量血压前应保持患者安静，以确保测量的准确性。

（4）袖带放气速度不能太快，以免影响测量的准确性，一般以每秒 4mmHg 左右的速度放气。

（5）偏瘫、肢体外伤或手术的患者测血压，应选择健侧肢体。

（6）袖套与接管连接紧密，防止漏气。

（7）长时间监测无创血压，应更换手臂，防止相关并发症的发生。

（8）血压表应定期校对，误差不可超过 ±3mmHg。

（二）有创血压监测

1. 适应证　包括：①严重创伤和多器官功能衰竭；②各类休克；③体外循环心脏直视手术；④大量出血患者手术；⑤低温麻醉和控制性降压；⑥严重高血压危重患者；⑦急性呼吸衰竭需经常做血气分析者；⑧嗜铬细胞瘤手术；⑨心肌梗死和心力衰竭抢救时；⑩无法用无创法测量血压的患者。

2. 方法　见动脉穿刺与动脉插管术的操作要点。图 20-2 正常主动脉压力波形。

3. 常见有创血压波形及意义　正常动脉压力波形分为升支、降支和重搏波。升支表示心室快速射血进入主动脉，到顶峰为收缩压，正常值为 100～140mmHg；降支表示血液经大动脉流向外周，当心室内压力低于主动脉时，主动脉瓣关闭与大动脉弹性回缩同时形成重搏波。之后动脉内压力继续下降至最低点，形成舒张压，正常值为 60～90mmHg。主动脉压力波形见图 20-2。

病理状态下，血压出现变化，压力图形也出现很多特征性改变（图 20-3）。

4. 并发症　包括：①血栓形成与动脉栓塞；②动脉空气栓塞；③渗血、出血和血肿；④局部或全身感染。

5. 注意事项

（1）测压前先做零校正。将换能器接通大气，使压力基线定位于零点。

（2）将压力换能器置于第4肋间腋中线水平，即相当于心脏水平，低或高均可造成压力误差，应做好换能器和管道的固定。

（3）测压管道需保持通畅，不能有任何气泡或凝血块，用肝素盐水以2ml/h的速度均匀输入。

（4）发现血块应及时抽出，严禁注入。

（5）测压管道不宜长于100cm，直径应大于3cm，质地须较硬，以防压力衰减。

（6）测压肢体末梢循环不良时，应及时更换测压部位。

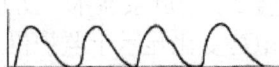

图20-2 正常主动脉压力波形

矮小低平波形：见于术后低心排、心衰、主动脉瓣狭窄

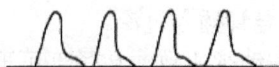

高大跳跃波形：术后功能亢进性；主动脉瓣返流

双重搏动波形：主动脉瓣关闭不全，主动脉瓣狭窄并关闭不全

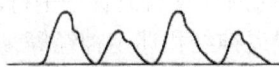

交替变化波形：左心衰竭

二联波形、不删波形：心律失常

图20-3 异常主动脉压力波形

二、中心静脉压监测

中心静脉压是指右心房与上下腔静脉交界处以远数厘米内大静脉的压力，反映右心房的充盈压力，表示右心能承受容量的能力，是心脏射血能力及静脉回心血量的综合反映。目前，中心静脉压监测在临床上广泛应用于评估血容量、前负荷及右心功能，已成为危重患者抢救治疗的方法之一。

（一）适应证

中心静脉穿刺插管不仅用于监测中心静脉压（CVP），还可以静脉输液、给药以及实施静脉高营养疗法，在紧急情况下还可插入肺动脉导管及经静脉放置起搏导管。临床监测中心静脉压适应证包括：①判断循环功能障碍是否因血容量不足引起；②鉴别心源性休克和低血容量性休克；③鉴别少尿或无尿的原因是血容量不足还是肾功能不全所致；④作为指导输液量和速度的参考指标；⑤体外循环心内直视手术等心脏大血管手术和其他重危患者常规监测。

（二）中心静脉压测定法

做中心静脉压测定前需先作中心静脉插管，然后将中心静脉导管与压力计相连接，方可测定中心静脉压。

简易的压力监测装置由一个简单的液体测压管及一个三通接头构成。患者血管内压力经过导管、三通接头连接到测压管上。打开三通，将测压管底部放置于患者右心房高度（腋中线），测压管刻度上读出的数字就是右心房压或中心静脉压。三通的另一端接输液装置，间歇输入每毫升含 2U 的肝素盐水，防止导管内血液凝固。现代电子压力监测装置可将液体压力转变为电势变化显示于监护仪上，连续监测中心静脉压。

（三）并发症

1. 感染　中心静脉导管感染发病率为 2%～10%，病原菌中以革兰阴性杆菌为主，主要是由于携带了穿刺部位皮肤的细菌所致，因此操作者必须严格掌握无菌操作技术原则。

2. 心律失常　导管插入过深时，其顶端进入右房或右室，对心肌造成机械性刺激可诱发心律失常，应避免钢丝或导管插入过深。

3. 出血和血肿　穿刺时误伤动脉所致，在颈部可形成血肿，凝血机制不好或肝素化后的患者更易发生，一旦发生血肿，应作局部压迫，不要急于再穿刺。

4. 气胸和血胸　气胸主要发生在锁骨下静脉穿刺时，发生率较低。血胸多出现在插管后 1～1 天，患者常表现为突然出现的呼吸困难，胸片出现新的胸腔积液。导管的硬度、导管顶端在血管腔内的位置及穿刺部位是影响血管损伤的重要因素。为减少血管损伤，穿刺时应保持血管腔内的导管与血管壁平行。

5. 可损伤臂丛、膈神经、喉返神经和迷走神经等。损伤胸导管可并发乳糜胸。

6. 气栓　穿刺过程中、更换输液器、导管没有连接好或导管撤除后造成空气进入是造成空气栓塞的主要原因。空气栓塞常不易确诊，但却可以引起生命危险。当患者活动后突然发生不明原因的低氧血症或心血管系统衰竭应怀疑空气栓塞的可能。一旦发生应立即让患者左侧卧位，用导管将气泡从右室吸出。

7. 血栓形成和栓塞　导管引起的血栓在临床上很常见，血栓形成发生率高达 30%～80%，多见于长期置管和静脉高营养的患者，血栓的发生率与导管置留的时间有关，与穿刺的部位无关。

8. 血管和心脏穿孔为少见的严重并发症，可发生血胸、纵隔血肿和心脏压塞，后者往往致死（死亡率高达 80%）。

（四）注意事项

1. 操作过程中应严格遵守无菌技术，预防感染。

2. 中心静脉置管操作过程中应持续 ECG 监测，发生心律失常时可将导管退出 1～2cm。

3. 在穿刺过程中应给予吸氧，如发生呼吸困难，必须停止操作，并检查原因。

4. 为防止气栓发生，穿刺时应取头低位，避免深呼吸和咳嗽，导管接头脱开应立即挂上或暂时堵住，穿刺置管时应尽可能不使中心静脉与空气相通。

5. 测压时，应先将测压管和导管中的空气排尽，以免气泡进入管道内影响测压的准确性。

6. 除非有局部感染症状，勿常规使用抗菌软膏于穿刺部位。

（五）护理要点

1. 严格遵守无菌操作，每 48 小时更换敷料 1 次，更换敷料时，使用 2～3 支浸透消毒剂的棉签，由内向外作圆周状消毒，保证足够的消毒时间。皮肤消毒后，勿触摸穿刺部位，以防污染。

2. 使用无菌纱布或透明敷料覆盖穿刺部位，固定留置针，防止留置针不必要的移动。注意导管在体外的刻度，以确定其在体内的深度。

3. 防止穿刺部位遭受外源性的血液或体液的污染，当敷料变湿、脱落或弄脏时，应及时更换。

4. 应注意液体持续滴注和定期用肝素生理盐水冲洗，抽血后应立即冲洗，防止堵塞，如发生栓塞要立即拔管。

5. 注意压力及波形变化，严密观察心率、心律变化，注意心律失常的出现，及时准确地记录生命体征。若发生异常，准确判断患者的病情变化，及时报告医生进行处理。

6. 确保连接管牢固可靠，注意预防空气栓塞。

7. 每天在完整敷料表面触诊穿刺部位，检查有否触痛，如穿刺部位有触痛，患者出现无明显原因的发烧，或有局部或血液感染的症状，应检查穿刺部位。

（六）中心静脉压监测的临床意义

1. 中心静脉压代表心脏前负荷，是评价重危患者血流动力学的重要指征之一。CVP 的正常值为 5～12cmH$_2$O，< 5cmH$_2$O 表示心脏充盈欠佳或血容量不足，> 15～20cmH$_2$O 提示右心功能不全，但 CVP 不能反应左心功能。连续动态监测 CVP 有助于判断血容量充足与否及指导补液。CVP 的价值体现在其动态的变化和观察中，一般常将中心静脉压与血压两个数值联系起来，作为估计病情的依据。

（1）CVP 低，BP 低表示血容量不足。

（2）CVP 高，BP 正常表示血容量过度负荷或右心衰竭。

（3）CVP 进行性升高，BP 降低，可能有心脏压塞或严重心功能不全。

（4）CVP 正常，BP 低时，可能为血容量不足或左心排出量低。

（5）CVP 高，BP 高表示周围血管阻力大，循环量增多。

2. 影响 CVP 的因素

（1）病理因素：CVP 升高见于右心衰竭、房颤、肺梗死、支气管痉挛、输血补液过量、纵隔压迫、张力性气胸及血胸、心脏压塞以及先天性和后天性心脏病等；CVP 降低的原因有失血和脱水引起的低血容量，以及周围血管扩张，如神经性和过敏性休克等。

（2）神经体液因素：交感神经兴奋，儿茶酚胺、抗利尿激素、肾素和醛固酮等分泌增加，血管张力增加，使 CVP 升高；某些扩血管活性物质使血管张力减小，血容量相对不足，CVP 降低。

（3）药物因素：快速输液，应用去甲肾上腺素等血管收缩药，CVP 可明显升高；用扩血管药或心功能不全患者用洋地黄等强心药后，CVP 下降。

（4）其他因素：缺氧和肺血管收缩、患者挣扎和躁动、机械通气时胸膜内压增加及各种原因导致腹压增加均使 CVP 升高；麻醉过深或应用镇静剂时血管扩张，CVP 下降。

三、肺动脉压监测

肺动脉压监测是利用漂浮导管经外周静脉插入心脏右心系统和肺动脉进行心脏及肺血管压力以及心排血量等参数测定的方法。1970 年 Swan 和 Ganz 首次报道了它在临床上的应用，从此对于危重患者的血流动力学监测取得了重大进展，多年来在全世界被广泛地应用于危重患者的床边监护，为抢救危重患者的生命提供了有力的保障。

（一）适应证

包括：①急性心肌梗死合并严重心力衰竭患者；②鉴别休克的原因；③心脏外科术后监护；④伴心血管疾患的其他各科危重患者；⑤观察药物对急、慢性心力衰竭治疗的血流动力学效应。

（二）漂浮导管的置入方法

1. 肺动脉导管（Swan-Ganz 漂浮导管）的选择　常用的是四腔导管（图 20-4），成人一般用 7.5F，小儿用 4F。从顶端开始每隔 10cm 有一个黑色标记，用来判断插管的深度。每个导管有三个腔和一根金属线，第一腔通导管顶端，用于测量肺动脉压和抽取血标本，第二腔近端孔距离顶端 30cm，用于测量右房压（RAP）或 CVP，并可在测量心排血量时供注射生理盐水用；第三腔开口于导管顶端的气囊，气囊的容积为 0.8 ～ 1.5ml；距离导管顶端 3.5 ～ 4.5cm 处有一小的热敏电阻，金属线一端与它相连，另一端接上测定心排血量的计算机，用于测量心排血量。

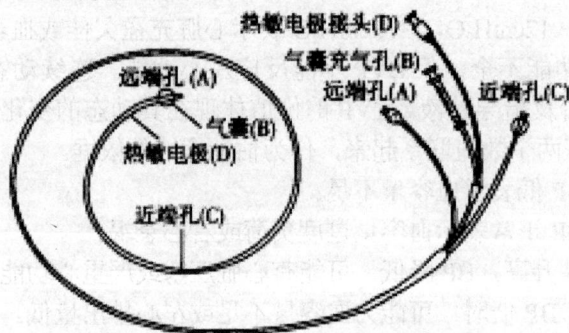

图 20-4　四腔漂浮导管

2. 物品准备　具有压力监测功能的床旁监护仪、压力换能器、装有肝素生理盐水的冲洗系统、压力连接管及三通开关等；穿刺物品包括穿刺针、钢丝、扩张管、鞘管和消毒器械包等，检查漂浮导管气囊是否漏气，备好急救设备。

3. 患者的准备　向患者及家属做好解释工作，得到患者的充分信任，减少其思想压力以取得配合。根据穿刺部位做好皮肤准备，剃去毛发及清洁局部皮肤。常用的穿刺部位包括颈内静脉（首选途径）、锁骨下静脉、股静脉。

4. 导管的置入　临床上最常用的穿刺方法为经皮穿刺法，具体操作步骤如下：穿刺针进入选定的静脉后，放入导引钢丝，撤除穿刺针，通过钢丝将静脉扩张器插入静脉，拔除导引钢丝，再将鞘管沿扩张器插入静脉，拔除扩张器，将准备好的漂浮导管沿鞘管插入，插入漂浮导管之前应将气囊完全排空。送管过程中要动作轻柔，当导管进入血管中时，给气囊充气 1.2 ～ 1.5ml，导管随着气囊的漂移前进，在监护仪上依次出现右房、右室、肺动脉及肺小动脉楔压的特征性波形。

（三）注意事项

1. 协助医生进行操作，严格执行无菌技术。

2. 为了获得准确的数据，应将压力管道中气体完全排除，保持换能器与人体腋中线第 4 肋间的位置处于同一水平。

3. 在导管置入过程中，密切监测心电图波形及心率、呼吸、血压等生命体征，一旦出现异常，应及时报告医生，给予处理。

4. 严密观察心脏与肺血管各部的压力变化，并准确记录。

5. 肺动脉压力波形需要连续监测以确保漂浮导管的正确位置。

6. 测量心排血量时应保持患者平卧位或头高足低位，在患者安静状态下进行测定。每一测定至少要连续 3 次，取其平均值。每次测量的时间间隔要在 1 分钟以上。

7. 注入的液体一般是常温盐水或冰盐水，应在 4 秒内将液体快速均匀地注入右心房。在呼吸周期的不同时间注入液体，会改变心排血量的输出结果，因此注入液体应统一在呼吸末期进行，以减少心排血量的变化。

（四）肺动脉和心腔内压力及临床意义

1. 肺动脉压（pulmonary arterial pressure，PAP）PAP 即在肺动脉主干所测得的压力，肺动脉收缩压在正常情况下与右室收缩压相等，而其舒张压要高于右室舒张压，但二者的差别较小。正常值为收缩压 15 ～ 25mmHg，舒张压 8 ～ 14mmHg，平均肺动脉压为 25mmHg。肺动脉压的急剧升高常见于肺栓塞、肺不张、低氧血症；慢性升高常见于肺血管疾病、先天性房室间隔缺损及原发性肺动脉高压等。肺动脉压的降低常见于低血容量性休克。

2. 肺小动脉楔压（pulmonary capillary wedge pressure，PCWP）漂浮导管在肺小动脉楔入部位所测得的压力为 PCWP，是反映左心前负荷和右心后负荷的指标。在正常情况下，PCWP 可代表左室舒张末压，对判断心功能、血容量是否充足有重要意义，正常值为 6 ～ 12mmHg。PCWP 升高见于血容量增加、心功能不全、胸腔及腹腔压力增加、使用升压药物及输液治疗时 PCWP 降低见于心功能改善后、低血容量状态、血液和体液的迅速丢失以及应用扩张血管的药物等。

3. 右房压（right atrium pressure，RAP）可代替中心静脉压，与右室舒张末期压力相似，对评估右室功能有价值，正常值为 2 ～ 8mmHg。

4. 右室压（right ventricular pressure，RVP）常用的四腔导管不能持续监测右室压，只能在导管进出右室时获得其数据。正常收缩压为 15 ～ 25mmHg，舒张压为 0 ～ 8mmHg，舒张末期压力与右房压相等。

5. 心排血量（cardiac output，CO）及心排血指数（CI）CO 指每分钟由心脏泵出的血液量，是衡量心室功能的重要指标，正常值 3.0 ～ 7.0 L/min，CI 正常值为 2.5 ～ 4.5L/（min·m²），受心肌收缩性、前后负荷及心率等因素的影响，因此心排血量的监测对于临床上危重患者的抢救有着重要的指导作用。心排血量增加常见于以下情况：①生理性：运动、情绪激动、妊娠、发热等；②病理性：贫血、甲状腺功能亢进症、体循环动静脉瘘、原发性高动力循环等。心排血量降低常见于各种原因引起的心功能不全、低血容量以及休克等。

（五）并发症

1. 静脉损伤　多见于腋静脉或锁骨下静脉与腔静脉交界处，局部可发生血肿或静脉血栓。

2. 心律失常　由于肺动脉导管对心内膜的刺激，在血流动力学的监测过程中很容易发生心律失常。它主要发生在导管通过右室流出道或肺动脉瓣时，常见为室性期前收缩和短阵室速。一旦发生，应立即退出导管或预备临时心脏起搏器备用。持续性室性期前收缩或室性心动过速常预示导管在体内打结或扭曲。

3. 导管打结、扭曲　血流缓慢或心室腔扩大的患者是发生导管打结或扭曲的高危人群，当气囊充气小于 1.5ml 时也易发生。导管缠绕心内结构可造成组织损伤。若已打结，则需在 X 线透视下操作使导管松解。

4. 肺动脉破裂、肺出血　肺动脉破裂是肺动脉导管所致的最严重的并发症，引发肺动脉破裂最常见的原因是气囊充气过少，使导管进入了远端肺小血管。高龄、肺动脉高压和接受抗凝治疗的患者肺动脉破裂的危险性较高。临床表现为患者突然出现咯鲜血而导致严重的大出血，其死亡率高达 50%。为了避免此并发症的发生，应减少气囊充气的频率，充气时应在监护仪上压力波形的指导下缓慢充气，如出现了楔压波形则应停止充气。

5. 气囊破裂　导管放置时间过久造成气囊老化，注入过量气体使气囊过度膨胀易造成气囊破裂。术前应仔细检查气囊，勿过量充气。

6. 血栓形成和栓塞　肺动脉导管在体内置留 1～2 小时就会在其表面产生血栓。在低心排血量、充血性心力衰竭及 DIC 患者，血栓的发生率较高。血栓形成后会阻塞静脉血回流到右心，还可引起肺栓塞。为了减少血栓的发生应使用肝素包裹的导管，定时用肝素生理盐水冲洗导管。

7. 感染　继发于肺动脉导管的感染可发生在局部穿刺组织，严重者导致败血症、细菌性心内膜炎，是目前导致患者死亡的主要原因。导管使用 72 小时以上感染发生的危险性会增加。为了预防感染要严格遵守各项无菌操作规程，加强护理，提高医生的技术水平。

（六）护理要点

1. 密切观察穿刺局部皮肤血液循环，伤口敷料视具体情况随时更换，预防静脉炎的发生。

2. 保持各管道通畅，肝素生理盐水每 2 小时冲洗导管端孔一次，若管腔已经堵塞，切不可用力推注，以免发生栓子脱落造成栓塞。如发生栓塞要立即拔管。

3. 注意导管在体外的刻度，以确定其在体内的深度，气囊充气时向前嵌入，放气后可退回原处。

4. 换能器由于受温度变化的影响会导致零点的漂移，监护仪本身也会发生零点改变，因此在每次测压前要再次调定零点。如果数据之间存在偏差，无论传感器的位置及周围环境温度是否发生变化，都要再次调定零点。

5. 注意各波形变化，若肺动脉压或右房压波形发生异常，应检查管腔是否堵塞。严密观察心率、心律变化，注意有无心律失常的出现，及时准确地记录生命体征，发现异常情况及时报告医生进行处理，减少各类并发症的发生。

四、周围循环监测

1. 观察毛细血管充盈时间　压迫指端甲床后立即放松，颜色由白转红的正常时间为 2 ～ 3 秒。若充盈时间延长，同时有口唇和甲床青紫，肢体发冷和苍白，表示周围血管收缩、微循环供血不足和血流淤滞，常见于休克和心力衰竭患者。

2. 监测皮肤和中心温度的温差　连续监测皮肤温度和中心温度（如肛温），可间接反映外周血管有无收缩及周围组织灌流情况。正常时足趾温度与中心温度的差值应小于 2℃，若大于 3℃ 表示微循环衰竭。

3. 经皮氧监测　经皮氧监测（transcutaneous tension of oxygen，$PtcO_2$）是指通过加热电极经患者完整皮肤表面监测动脉氧分压，用以反映动脉血氧的变化。一般加热的温度控制在 44 ～ 45℃，既可使 $PtcO_2$ 与动脉血氧接近，又可以减少皮肤的烫伤。当血流动力学稳定时，成人 $PtcO_2$ 大约是动脉氧分压（PaO_2）的 80%。当动脉氧分压正常时，$PtcO_2$ 及 $PtcO_2/PaO_2$ 的比值可反映周围组织的灌注情况。$PtcO_2$65mmHg，表示周围循环灌注良好；$PtcO_2$40 ～ 65mmHg 表示周围循环灌注不良；$PtcO_2 < 25$mmHg 时，表示机体处于严重的休克状态。$PtcO_2/PaO_2$ 的正常值大于 0.7，老年人大于 0.65，低于此值常表示周围循环灌注不良。

·· （周　磊）

第三节　脉搏 - 血氧饱和度监测

脉搏 - 血氧饱和度测定仪系利用氧合血红蛋白与还原血红蛋白对特定光谱的吸收量不同，而测定氧合血红蛋白在总血红蛋白中所占的比例，即血红蛋白饱和度。同时也测量患者的脉搏。临床上常用脉搏 - 血氧饱和度测定仪监测血氧饱和度，具有无创、连续、准确和方便等特点，主要用于麻醉、重症监护及使用呼吸机治疗时，血氧饱和度是监测氧合功能的重要指标。

一、测定方法

1. 根据不同的测定部位选择相应类型的探头。

2. 测定时把探头放在手指、足趾、耳垂及鼻等处，小儿探头可放在手掌与手背或足背与足底。

3. 使用前根据成人、小儿分别调定动脉血氧饱和度（SpO_2）和脉率上下限报警。

二、正常值

吸空气时成人 SpO_2 95% ～ 97%，新生儿 91% ～ 94%。

三、影响因素

1. 外周动脉搏动性血流　放置换能器部位必须有搏动性血流通过，当寒冷刺激，交感神经兴奋或药物引起外周血管强烈收缩时，手指、耳垂等周围组织的搏动性血流减少，容积脉搏波幅降低，影响检测结果；体外循环停跳期和心搏骤停患者无法检测 SpO_2；糖尿病及动脉硬化患者其搏动性血流明显减少，也影响 SpO_2。

2. 血红蛋白　脉搏 - 血氧饱和度测定仪是利用血液中血红蛋白对光的吸收来测定 SpO_2 的，如血红蛋白的量和性质发生变化后，对 SpO_2 的测定有明显影响。影响因素包括：①低血红蛋白时，红光和红外光容积记录的波幅同时按比例降低，但两者的比值不受影响，故贫血或过度血液稀释患者动脉搏动性信号减弱；②碳氧血红蛋白异常增多，如一氧化碳中毒患者，血氧饱和度仪读数偏高；③正铁血红蛋白异常增多，血氧饱和度仪读数偏低。

3. 血中其他色素成分　存在于搏动性血液中的某些色素成分可吸收红光和红外光造成血氧饱和度仪读数偏低，引起错误判断，如术中静注亚甲蓝、靛胭脂、吲哚花青绿及荧光素均使 SpO_2 下降，其中亚甲蓝和吲哚花青绿使 SpO_2 下降幅度最大。

4. 探头位置　探头位置放置不合适，肢体颤抖及人为摆动均会引起误差，影响检测结果。

四、注意事项

1. 根据年龄、体重选择合适探头，不同探头应放在患者相应的部位。手指探头常放在示指上，指甲紧贴光源一侧。

2. 探头应固定良好，防止因接触不良影响检测结果。

3. 保持探头放置部位清洁干燥。

4. 如因患者末梢循环不良，外周血管收缩导致 SpO_2 不能显示，则应用热水袋温暖手指，必要时用 1% 普鲁卡因 2ml 作指根部封闭，往往能满意地测得 SpO_2，也可将换能器移至鼻部，因为鼻中隔由颈内动脉供血，在外周血管收缩时仍能够提供足够的搏动性血流。

5. 手指长时间围绕套囊可因局部压迫造成毛细血管血 PaO_2 降低，应定期更换监测部位。

6. 如遇 SpO_2 检测结果与患者临床症状不符，应进一步检验动脉血氧饱和度作为对照。

五、临床意义

1. 术前呼吸功能估价　可根据 SpO_2 决定是否进行肺通气功能检查及血气分析，以便估计患者能否耐受麻醉和手术。

2. 监测气管插管时无通气期的氧合程度　气管插管时，暂停供氧和通气，监测 SpO_2 可随时了解缺氧情况，特别是在使用纤维喉镜或气管插管困难时，一旦出现 SpO_2 下降，可立即加压给氧，保证安全性。

3. 及时发现麻醉失误　全麻期间监测 SpO_2，当气管插管不慎滑出，呼吸道梗死，连接管道脱落，气管导管漏气及一氧化氮吸入浓度过高，SpO_2 降至预定标准以下，监测仪自动报警，以便及时纠正。

4. 监测术中氧合功能　硬膜外麻醉及肺部、气管手术时易发生低氧血症，应加强 SpO_2 的连续监测，以便及时调整吸氧浓度，保证机体供氧。

5. 为气管导管拔除提供参考　手术结束时连续监测 SpO_2 可作为能否拔除气管导管指征之一，临床符合拔管条件的患者，在自主呼吸空气的情况下，SpO_2 大于 95%，可以拔除气管导管。

6. 术后早期监测　患者自手术室转送至术后恢复室监测 SpO_2 可增加患者安全性。转送过程中，患者有 SpO_2 下降的危险，因此术后患者运转时应根据 SpO_2 变化给予足够的氧气吸入。

7. 呼吸功能监测　硬膜外阻滞及全麻患者术后数小时内均存在不同程度的低氧血症，监测 SpO_2 能精确调节 FiO_2，防止发生低氧血症；对不同类型的睡眠时发生的呼吸暂停和呼吸功能不全提供诊断依据和治疗效果观察，指导临床选用适当的给氧方法，如鼻导管或面罩给氧等。

8. 机械通气调节　机械通气时首先测定 SpO_2 与血气分析对照，以后连续监测为选择通气方式、调节 FiO_2 及呼吸机撤离等提供参考，避免多次抽取动脉血。

9. 在特殊治疗中的监测　如血液透析、胸部物理治疗、雾化吸入、支气管镜检查及患者体位改变等，均可发生低氧血症，连续监测 SpO_2 可显著提高其安全性。

10. 新生儿氧合功能监测　SpO_2 可作为新生儿组织氧合功能监测有效指标，正确评价新生儿气道处理及呼吸复苏效果。新生儿娩出后屏气导致 SpO_2 下降，面罩给氧或气管插管正压通气使 SpO_2 迅速上升。

··（周　磊）

第四节　动脉穿刺与动脉插管术

动脉插管常用于抽血化验进行血气分析，避免了反复穿刺给患者造成的痛苦；同时用于有创血压监测，为临床血压监测提供了更高的准确性。

一、适应证

1. 用于休克、危重患者紧急抢救时，也可经动脉输血或给药。

2. 外科大手术尤其是体外循环手术术中及术后，静脉给予血管活性药物需进行有创血压监测者。

3. 需重复采集动脉血标本进行动脉血气分析。

4. 危重患者静脉采血困难者。

5. 施行某些特殊检查及治疗，如选择性动脉造影、经动脉注射抗癌药物等。

二、操作要点

1. 动脉选择动脉置管最常用部位为桡动脉、肱动脉、股动脉、足背动脉等。

2. 物品准备 2.5ml 空针一副，合适型号的套管针一个，肝素 1 支，橡皮塞，消毒物品（碘酒、乙醇、棉签等），局麻药。

3. 固定并垫高穿刺部位。

4. 用注射器抽取 0.2ml 肝素液，湿润其内壁，从针尖处将余液尽量排出，备用。

5. 按常规方法消毒、铺巾、戴手套。

6. 触摸动脉搏动最明显处定位，用 2% 利多卡因局部注射一皮丘，以不影响动脉搏动为宜，儿童及做一次性穿刺时一般不用麻醉。

7. 术者左手食、中指消毒后触摸到动脉搏动处，右手持针、针头斜面向上。在动脉搏动最明显处的远端 0.5cm 左右进针，针头与皮肤略成 $30°$ 角。

8. 将穿刺针缓慢向前推进，当见到鲜红色回血时即证明导管在血管内，如未见回血，可将针头缓慢退出、直至见到鲜红色回血为止。

9. 在退出金属针芯的同时将导管缓慢向前推进 3 ～ 5cm。

10. 用透明敷贴固定并注明穿刺时间。

11. 将与输液装置相通的压力传感器的另一端接至动脉导管上，保留导管并进行有创血压监测。

三、注意事项

1. 严格无菌操作。

2. 避免在一处动脉反复穿刺，一般不超过 3 次，以免造成血管壁损伤形成血栓或发生血肿。

3. 避免针头在管腔内移动，以免损伤血管壁导致血栓形成。

4. 导管留置时间原则上不超过一周，以防导管源性感染。

5. 用空针采取动脉血标本时，拔出针头应立即刺入橡皮塞与空气隔绝。

四、护理要点

1. 注意穿刺处有无渗血，及时更换敷料。长期留置导管者，每 48 小时更换敷料。

2. 配制每毫升含 2U 肝素的肝素盐水溶液用微量注射泵以 3ml/h 速度输入动脉内，以防止导管内血液凝固。

3. 疑有导管堵塞时，立即用空针回抽查看，不得加压推注，以防血栓脱落。

4. 反复抽取血标本时注意无菌操作，预防感染。

5. 注意观察穿刺处肢体远端动脉搏动情况。

6. 拔除导管后局部压迫止血 5 分钟，确定无出血后加压包扎。

五、血气分析

血气分析是应用现代气体分析技术，对血液中所含气体成分或气体分压、氢离子浓度进行直接的定量测定，并由此推算出有关参数，如 HCO_3^- 浓度、剩余碱、血氧饱和度等，借以估计血液运输气体和肺部气体交换能力，并可间接评估心脏功能。在危重患者的抢救和监护工作中是不可缺少的工具。

（一）血气分析仪组成

1. 气体混合器，产生特定分压的 O_2、CO_2 标准气体。

2. 测量设备，包括阀、管杲及加热装置，以保证在控制条件下传递样本。

3. 冲洗设备包括传输管与维护液，以便每次测量后设备能冲洗干净。

4. 电极与监测的其他部分，如进行校正、诊断试验、打印结果等。

（二）血气标本的采集

1. 动脉选择　一次性采取动脉血可选用表浅、易于穿刺的动脉，最常用部位为桡动脉、肱动脉、股动脉、足背动脉等。

2. 物品准备　2.5ml 空针一副，肝素 1 支，橡皮塞，消毒物品(碘酒、乙醇、棉签等)。

3. 固定并垫高穿刺部位。

4. 用注射器抽取 0.2ml 肝素液，湿润其内壁，从针尖处将余液尽量排出。

5. 术者左手食、中指消毒后触摸到动脉搏动处，右手持针、针头斜面向上，逆血流方向以血管略成 60° 角刺入。

6. 如确入动脉，血液可自行进入计内，待血量够 0.5ml 时拔针。

7. 将拔出针头刺入橡皮塞，与空气隔绝，动脉穿刺部位压迫 5 分钟。

（三）注意事项

1. 采血应在患者安静状态下进行，对使用机械通气的患者应在变动呼吸参数或吸痰后 20 分钟进行。

2. 采血应在停止吸氧 5 分钟后进行，若病情不允许停止吸氧，应注明采血时吸氧浓度。

3. 采集血气标本时需用肝素进行抗凝，在采血前应尽可能将空针内壁上黏附的肝素反复推净，以防影响监测结果，过多肝素可导致 PH、$PaCO_2$ 检测结果偏低。

4. 采血后的标本要立即用橡皮塞封闭，防止针尖处的气体交换，在采血中也要尽量避免气泡进入注射器，因空气氧分压为 21.2kPa（159mmHg），二氧化碳分压为 0.03kPa（0.25mmHg），血标本与空气或混在血中气泡接触，会使 PaO_2 升高而 $PaCO_2$ 明显降低。

5. 血标本在 30 分钟内尽快送检，否则因葡萄糖无氧酵解产生的乳酸，会使 pH 降低，细胞呼吸也将引起 PaO_2 下降和 $PaCO_2$ 增高。

6. 若不能及时送检标本，须将其保存在 4℃ 低温或冰盒中，在室温环境中由于白细胞的代谢作用，可使 PaO_2 降低、$PaCO_2$ 升高，低温可抑制白细胞代谢率。但如血标本发生冻结，可引起溶血而影响测定结果。

7. 血标本采集后，应记录采血时间、患者体温、吸氧浓度、潮气量、呼吸频率、呼吸形式等作为参照指标，以便于正确的临床分析。

（四）血气分析常用参数及临床意义

通过血气检测，可快速完成血液气体和酸碱平衡分析，动态观察机体内环境变化，在围术期和危重病处理中具有重要的临床意义。由血气分析仪直接测定的参数是 pH、PaO_2、$PaCO_2$，其他参数由分析计算产生。

1. 酸碱度（pH） pH 是血中氢离子浓度的负对数，用以表示体液的酸碱度。在细胞外液的正常值为 7.35 ～ 7.45，平均 7.4，静脉血比动脉血低 0.03 ～ 0.05。pH ＜ 7.35 为酸中毒，pH ＞ 7.45 为碱中毒。

2. 动脉血二氧化碳分压（$PaCO_2$） 指血浆中物理溶解的二氧化碳分子所产生的二氧化碳分压。它是判断酸碱平衡的一个主要指标，同时也是反映患者通气状态的重要参数。正常值 35 ～ 45mmHg，平均值 40mmHg，静脉血较动脉血高 5 ～ 7mmHg。$PaCO_2$ ＜ 35mmHg 表示通气过度，CO_2 排出过多，为呼吸性碱中毒；$PaCO_2$ ＞ 45mmHg 表示通气不足，CO_2 潴留，为呼吸性酸中毒。

3. 动脉血氧分压（PaO_2） 指动脉血中物理溶解的氧分子所产生的压力。PaO_2 是反映机体氧合情况的重要指标，可判断缺氧及其程度。正常值 80 ～ 100mmHg。

4. 实际碳酸氢（HCO_3^-） 指血浆中 HCO_3^- 的实际含量，正常值 22 ～ 26mmol/L，平均值 24mmol/L。呼吸性酸中毒或代谢性碱中毒时，HCO_3^- 增高；而呼吸性碱中毒或代谢性酸中毒时，HCO_3^- 降低。因此，在评价 HCO_3^- 时，应综合考虑代谢和呼吸两方面因素。

5. 标准碳酸氢盐（SB）指动脉血在 38T，二氧化碳分压 40mmHg，血红蛋白

100% 饱和条件下所测得的血浆碳酸氢根（HCO_3^-）的含量。正常值为 22 ～ 27mmol/L，平均值 24mmol/L。SB 在代谢性酸中毒时下降，代谢性碱中毒时增高，由于呼吸因素所致的酸碱失衡，SB 也可增高或降低。

6. 剩余碱（BE） $PaCO_2$ 为 40mmHg 的气体平衡后，将 PH 纠正到 7.4 所需酸或碱的量，表示血液中碱储备的情况。正常值 ±3mmol/L，均值 0mmol/L。BE ＜ -3mmol/L 表示代谢性酸中毒或呼吸性碱中毒的代偿表现；BE ＞ +3mmol/L 表示代谢性碱中毒或呼吸性酸中毒的代偿表现，BE 是判断代谢性酸碱平衡失调的指标之一。

7. 缓冲碱（BB） 指血液中具有缓冲能力的碱量总和（包括碳酸氢根、血红蛋白、血浆蛋白和磷酸盐）。正常值 45 ～ 55mmol/L，平均值 50mmol/L。代谢性酸中毒时 BB 减少，代谢性碱中毒时 BB 增加。

8. 动脉血氧含量（CaO_2） 指血液中所含氧量的总和，正常值为 20.3vol%。血氧含量减少，与缺氧、血红蛋白减少有关。

9. 动脉血氧饱和度（SaO_2） 指单位血红蛋白含氧的百分数，正常值为 92% ～ 98%。血红蛋白减少，血氧饱和度虽正常，血氧含量极低；但在红细胞代偿性增多时，血氧饱和度虽然降低，但血氧含量却正常。

....（周 磊）

第五节　机械通气技术

机械通气是用呼吸机进行人工呼吸的一种方法，用于自主呼吸和（或）氧合功能出现障碍的患者，是支持呼吸和循环功能及治疗呼吸衰竭的重要手段，近年来在急救、ICU、麻醉和呼吸治疗领域的应用越来越广泛。

一、适应证

1. 通气不足因严重创伤、感染、中毒、溺水等造成通气障碍，当吸入 50% 氧而 PaO_2 仍低于 50mmHg 或 $PaCO_2$ 高于 70mmHg 为使用机械通气的指征。

2. 换气功能障碍如 ARDS、肺水肿、肺栓塞等。

3. 严重胸廓损伤引起的呼吸功能不全。

4. 体外循环心内直视手术、开胸手术、胸腺手术后呼吸功能支持。

5. 呼吸机械活动障碍如神经肌肉疾病、中枢神经功能障碍、骨骼肌疾病等。

6. 颅内高压需进行过度通气治疗时。

7. 麻醉和术中应用。

二、操作方法

（一）呼吸机与患者的连接

可通过鼻 / 面罩、气管插管、气管切开三种方式。短期使用机械通气，可选用气管插管，需要长期治疗者可选用气管切开。

（二）通气模式的选择

1. 控制通气（controlled mechanical ventilation，CMV） 指呼吸机完全代替患者的

自主呼吸，是减少呼吸功的最好方式，包括容积控制通气和压力控制通气，主要用于自主呼吸微弱、无自主呼吸或呼吸肌麻痹的患者。

2. 辅助通气（assisted entilation，AV）在患者吸气用力时触发呼吸机送气，与CMV 相比优点为机器能与患者呼吸同步。AV 依靠患者的触发来工作，如果患者自主呼吸停止，机器也不再送气，可造成危险。目前已不单独使用此模式。

3. 辅助 - 控制通气（assist-controlled，A/C）是将 AV 和 CMV 相结合而成的一种通气模式，机器可随患者自主呼吸变化进行两种模式转换，患者既能通过自主吸气触发呼吸机送气，又可消除因自主呼吸骤停造成的危险，保证了机械通气的安全性，A/C模式是目前临床上最常用的通气模式之一。

4. 间歇指令通气（intermittent mandatory ventilation，IMV）及同步间歇指令通气（synchronized intermittent mandatory ventilation，SIMV）IMV 是指按预置频率给予CMV，两次送气之间患者可以任意自主呼吸，但自主呼吸与指令通气不同步时可出现人机对抗。SIMV 是在 IMV 基础上的改进，自主呼吸产生的负压触发机器送气，保证机械呼吸与患者自主呼吸相同步。主要用于呼吸机撤离。

5. 压力支持通气（pressure support ventilation，PSV）患者自主呼吸触发呼吸机提供预设气道正压，帮助患者克服吸气阻力和扩张肺脏，但呼吸频率、吸气、呼气时间由患者自己调节。主要用于患者呼吸肌功能减弱、长期机械通气支持及呼吸机撤离。

6. 分钟指令通气（minute mandatory ventilation，MMV）呼吸机自动监测患者的每分通气量，若自主通气低于预设每分通气量，不足部分由呼吸机提供；若患者的自主通气大于或等于预设每分通气量，呼吸机停止送气。临床应用 MMV 主要是为了保证患者从控制通气到自主呼吸的平稳过渡，避免发生通气不足。

7. 压力调节容量控制通气（pressure regulated volume controlled ventilation，PRVCV）在确保预设潮气量等参数的基础上，通气压力随着气道阻力和胸肺顺应性而改变，使气道压力尽可能降低，以减少容积伤。与 CMV 相比具有明显降低气压伤的作用，临床上可用于气道阻力增高、肺部各部分时间常数明显不同的患者。

8. 持续气道正压（continuous positive airway pressure，CPAP）呼吸机向气道提供持续气流而无主动送气，患者可自由呼吸，气道压维持在 CPAP 水平。其目的在于增加肺泡功能残气量，减少肺内液体渗出，防止肺泡萎陷，提高氧合能力，纠正低氧血症。CPAP 在临床上常用于治疗各种原因导致的低氧血症、肺不张、重症哮喘等。

（三）通气参数调节

1. 潮气量（VT）正常人的生理潮气量为 6 ～ 8ml/kg，在使用呼吸机时，考虑呼吸机管道的无效腔量及管道有一定顺应性，一般情况下呼吸机预设潮气量为 10 ～ 12ml/kg。以往认为较大潮气量和较慢呼吸频率有利于肺泡扩张，减少呼吸功，但近来的观点更趋向于小潮气量，预设潮气量为 6 ～ 8ml/kg，以降低呼吸机相关性肺损伤的发生率。最终要通过观察胸廓的起伏，听双肺呼吸音及血气分析结果来确定潮气量是否合适。

2. 呼吸频率（R）呼吸频率应与潮气量相配合，以保证一定的每分通气量。其设置应根据原发病、患者自主呼吸强弱、治疗目的而定，一般为 12 ～ 20 次 / 分，如采用SIMV 方式，可随着自主呼吸的不断增强逐渐下调辅助频率。

3. 吸 / 呼比值（I：E）正常人 I：E 为 1：1.5 ～ 1：2，增加 I：E 使吸气时间延

长，平均气道压升高，有利肺泡内气体均匀分布，改善气体交换。在 ARDS 可使用较大 I∶E，甚至采用反比通气（I∶E ＞ 1）；对于有阻塞性肺部疾病的患者，如哮喘、肺气肿可采用较小的 I∶E 如 1∶2 ～ 1∶3，延长呼气时间。

4. 氧浓度（FiO_2）　使用呼吸机时应根据疾病种类、严重程度、PaO_2 调试氧浓度，长期机械通气的患者 FiO_2 ＜ 50%，FiO_2 ＞ 70% 超过 24 小时易致氧中毒。临床上在心肺复苏及吸痰前后可短期使用纯氧，必要使用时也以不超过 6 小时为宜。如 FiO_2 调至 60% 低氧血症仍不改善，可加用 PEEP。原则是在保证氧饱和度的情况下，尽可能使用较低的 FiO_2。

5. 通气压力　通气压力的高低取决于胸肺顺应性、气道通畅程度及潮气量等因素。在使用压力切换型呼吸机时，应预设吸入峰压（peak inspiratory pressure，PIP）。对无呼吸道疾病患者，其预设 KP 为 10 ～ $20cmH_2O$；轻度顺应性改变为 20 ～ $25cmH_2O$；中度为 25 ～ $30cmH_2O$；重度为 $30cmH_2O$ 以上。原则是以最低通气压力获得最佳潮气量。

6. 呼气末正压（positive end-expiratory ventilation，PEEP）　呼气末正压是指呼吸机在呼气相结束之前、气道压下降到预设值而提前关闭呼气阀，使整个呼吸周期维持气道正压水平，可预防肺泡塌陷，减少肺内分流，有助于纠正低氧血症。根据病情从低水平开始逐渐上调，待病情好转再逐渐下调。一般用 PEEP 为 3 ～ $5cmH_2O$，最大不超过 $15cmH_2O$。

7. 同步触发灵敏度（trigger sensitivity）　主要有压力和流速触发两种机制。调节原则是在避免呼吸机发生自触发的前提下尽可能减小，一般置于 PEEP 之下 1 ～ $3cmH_2O$ 或 1 ～ 3L/min。

8. 叹息（sigh）　机械通气中间给予 1.5 ～ 2 倍的潮气量以防止肺泡萎陷、减少肺不张、改善氧合。临床常用于长期卧床、咳嗽反射减弱、分泌物引流不畅的患者。

9. 报警参数的设置报警参数的设置是安全使用呼吸机的重要保障，临床应给予足够的重视。一旦机器出现报警应进行积极观察与处理。最常用的报警参数有通气压力上下限及分钟通气量上下限报警。通气压力上下限通常设置在当时吸气峰压力和呼气相压力水平的 ±（5 ～ 10）cmH_2O，通气量上下限设置在当时分钟通气量的 ±20% ～ 30%。

三、并发症

1. 与气管插管、套管有关的并发症　　包括：①导管进入一侧支气管；②导管阻塞；③气管黏膜坏死、出血；④导管脱出。

2. 与机器故障有关的并发症　　包括：①漏气；②接管脱落；③管道接错；④报警装置失灵。

3. 与机械通气有关的并发症　　包括：①通气不足；②通气过度；③肺气压伤；④呼吸道感染；⑤氧中毒；⑥低血压。

四、注意事项

1. 应定期检查呼吸机各部件，以确保呼吸机处于良好工作状态以备用。

2. 备用时的呼吸机应放置在干燥通风处并盖好防尘罩。

3. 在使用期间，空气压缩机通风口的滤过器应每日清洗一次。

4. 严格规范操作，严禁违章开机或带故障工作，确保使用安全。

5. 在患者机械通气的过程中，应 24 小时专人监护，医护人员需熟练掌握呼吸机的使用及常见问题的处理。

6. 呼吸机使用后，对管道系统和主机应进行彻底的消毒，以防病原微生物的繁殖和生长。

五、护理要点

（一）一般护理

1. 口腔护理　每日两次口腔护理，可减少口腔溃疡及口腔定植菌进入呼吸道。

2. 定时翻身　每 2～4 小时一次，翻身时用手掌叩拍患者背部促进排痰，病情允许时，给予半卧位。

3. 预防压疮　经常改变体位，避免局部长期受压，保持床单位整洁，皮肤清洁干燥。

4. 预防泌尿系感染　保持导尿管通畅，每日两次会阴护理，定期检查尿常规及尿培养。

5. 加强饮食护理　给予高热量、高蛋白、高维生素易消化饮食。

6. 加强心理护理　患者在机械通气时不能进行交流，会产生焦虑恐惧情绪，因此在实施护理工作前应给以充分解释，用书写等形式让患者表达自己的需要。

（二）人工气道管理

详见相关章节。

（三）呼吸机应用治疗中的护理

1. 建立治疗记录单，详细记录用机时间、机型、主要参数、患者状况和重要监护指标，每次调整参数均要记录。

2. 保持呼吸机与患者连接的密闭性，保持通气量的稳定。

3. 熟悉所用呼吸机的性能，随时检查机器运转情况，床边配备简易呼吸器及供氧装置，一旦机器出现故障可及时代替。

4. 保持气道通畅，掌握正确的吸痰方法。

（1）选择合适的吸痰管，吸痰管的外径不应超过气管导管内径的 1/2。

（2）检查吸痰装置是否完好，吸引负压应不超过 50mmHg。

（3）进行纯氧膨肺，气道灌洗。

（4）阻断吸痰管负压，将吸痰管插入气管导管，达到气管导管末端时上提 0.5cm 开放负压，旋转上提。

（5）吸痰动作轻柔、迅速，每次吸痰时间不超过 15 秒。

（6）严格无菌操作。

（7）吸痰后吸净口咽部分泌物。

（8）密切观察患者的病情变化。

5. 加强人工气道的湿化。呼吸机通过电热恒温蒸汽发生器对吸入的气体进行加温湿化，一般调节温度显示 35～38℃为宜。加温时应注意以下问题：

（1）在吸气管路上连接好测温探头，保证温度监测准确。

（2）调节呼吸机管道使接水瓶处于垂直状态。

（3）随时排除管路内积水，以避免增加气道阻力和影响潮气量。

（4）注意随时添加、调节湿化罐内蒸馏水，使其处于适宜水位。

（5）湿化罐内蒸馏水应每日更换，以防止院内感染的发生。

（四）加强气道和呼吸机管路的无菌管理，预防呼吸机相关性肺炎的发生

1. 避免污染管路的操作，定时更换湿化罐内无菌水，及时倾倒接水瓶中的积水。

2. 注意吸痰的无菌操作。

3. 注意手指、器具的接触感染。

4. 定期更换呼吸机管道。不同患者之间或同一患者使用超过 24 小时，要进行灭菌或高水平消毒处理。

5. 简易呼吸器，在不同患者间使用时，要进行灭菌或高水平消毒处理。

6. 接触有气管插管或气管切开患者前后要洗手。

7. 处理任何患者呼吸道分泌物或其污染的物品时，应戴手套。

···（周　磊）

第六节　电复律和电除颤

心脏电复律（亦称心脏电除颤）是指用较强的脉冲电流，在极短的时间内经胸壁或直接经过心脏，使大部分或全部心肌纤维同时除极，并中断各种折返途径和消除异位兴奋灶，使自律性最高的窦房结重新控制心脏搏动，从而达到恢复窦性心律的一种方法，是治疗心律失常的一种重要手段，尤其在抢救某些重危患者时，其作用是药物难以替代的。

一、电复律术

（一）工作原理

电复律治疗快速异位心律失常的机制，目前比较公认的是：①低能量或恰为足量的电流通过心脏，能使折返环中的一部分心肌除极，而不再接受从折返环传递过来的激动，从而中断这一折返途径而终止心动过速；②高能量较强的电流通过心脏时，不论心肌处于应激或不应激期，都能使绝大部分心肌同时除极，暂时使各处异位兴奋灶失去自律性能，然后由窦房结重新发放冲动，从而恢复窦房结控制的正常心律。

（二）电复律类型

1. 依据发放电流的形式不同，分为交流电复律和直流电复律。由于直流电复律放电量易于控制，且较为安全又利于同步，目前已较广泛地应用于临床，交流电复律已很少使用。

2. 按电复律时发放的电脉冲是否与心电图 R 波同步，分为同步和非同步两种。同步是使电除颤脉冲正好落在 R 波的下降支，这不仅能避免电脉冲落在心室易损期（相当于 T 波顶峰前 20～30 毫秒），而且可防止心室颤动的发生。同步直流电复律主要用于室上性心动过速、室性心动过速、心房颤动和心房扑动的治疗。

3. 根据电极板接触的部位不同，分为胸内和胸外两种电复律。胸内电复律是指电极板直接接触心脏进行电复律，多用于开胸手术时或心脏停搏开胸心脏按压时；后者指电极板直接放于胸壁而进行的电复律，胸外电复律所需电能较大，但操作简便，易于掌握，最为常用。

（三）适应证

1. 心房扑动。

2. 心房颤动。

3. 内科治疗无效的阵发性室上性心动过速。

4. 室性心动过速。

（四）禁忌证

1. 房颤并高度或完全性房室传导阻滞。

2. 房颤并明显心脏扩大、心功能不全者。

3. 洋地黄中毒引起的心律失常。

4. 病态窦房结综合征。

5. 近期内发生栓塞者。

6. 对奎尼丁过敏者。

7. 重症低钾血症、低镁血症所致的心律失常，在电流电击前应予以矫正。

8. 年龄较大（> 60 岁）而心室率不快的房颤。

（五）同步电复律术操作步骤

1. 做好患者心理指导，消除对电复律的恐惧心理。

2. 患者置于硬板床上，不与周围金属接触。

3. 术前建立静脉通道，准备复苏设备。

4. 描记 12 导联心电图以供对照。

5. 将患者心电图导联与电复律器相连接，从示波器上选择具有高 R 波的心电图导联。

6. 打开同步装置，测试同步性能，观察试击时放电点是否落在 R 波降支的 1/3 处。

7. 两块电极板用盐水纱布包好或涂以导电膏，分别放于心尖部和胸部右缘第 2 肋间胸骨旁。

8. 缓慢静脉注射地西泮 15 ～ 30mg，直至患者嗜睡，睫毛反射消失为止。

9. 根据不同心律失常类型选用不同的能量充量。

10. 术者两拇指分别同时按压电极板上的放电按钮，或由助手按压除颤器上的放电按钮，此时患者躯体抽动一下说明已放电。

（六）并发症

包括：①低血压；②心律失常；③肺水肿；④栓塞；⑤心肌损害；⑥皮肤灼伤。

（七）注意事项

1. 同步电击复律必须选择 QRS 波直立，R 波幅最大的导联，QRS 波过小或倒置可导致电击 T 波，诱发室颤。

2. 首次紧急电击复律所使用的能量应小于 1J/kg。

3. 除颤仪必须放在同步位置上。

4. 如第一次复律不成功，第二次复律可用 1 ～ 2J/kg。

5. 如果在准备同步电击复律时出现心室纤颤，应立即按室颤处理。

二、电除颤

当患者出现心搏骤停，并且心电显示心室纤颤时，应立即采取基本生命支持措施，如口对口人工呼吸及胸外心脏按压，同时立即准备电击除颤。

（一）电极板放置位置

1. 标准位置　一电极放在左乳头外侧左腋前线，另一电极放在胸骨上端右缘第2肋间。目前临床上多选用标准位置。

2. 后前位置　一电极放在左肩胛与脊柱间，另一电极放在胸骨第3肋间心前区。

（二）除颤能量选择

1. 胸外除颤　成人选择能量为200～400J，儿童为50～200丸一次电击除颤无效，可酌情加大电功率再次除颤。

2. 胸外除颤　选择能量为20～60J，不超过70J。

（三）操作步骤

1. 打开除颤仪的电源。

2. 将除颤电极用盐水纱布包好或涂以导电膏放在标准位置上，电极板必须紧贴皮肤。

3. 确定除颤仪在非同步位置。

4. 设置除颤仪能量，充电。

5. 再次核对心电图以证实是否确有室颤。

6. 检查核实无任何人与患者有直接或间接接触后，适当加压于两电极（约10kg压力），同时用两手拇指同时压下放电开关，此时可见患者有全身骨骼肌收缩，证明放电成功。如无骨骼肌收缩，则应检查仪器安装是否正确。

7. 重复检查心电图，如心室纤颤仍然存在，则应立即重复电击一次。

8. 如果第二次除颤不成功，应立即继续心肺复苏、给氧、肾上腺素、碳酸氢钠等，然后进行第三次除颤。

（四）注意事项

1. 放电前，在场人员都必须离开患者，周围不能放置易爆物品，患者不能接触导电物质，一切准备就绪方可放电。

2. 电极板要平放，全部均匀接触皮肤，设专人把住绝缘柄，保证接触良好。如电极板不贴紧皮肤，局部皮肤可有灼痛、红斑或发生局部灼伤。

3. 成人与儿童应选择不同规格的电极板，除颤时两电极应相距10cm，避免两极间因盐水或导电膏而短路。

4. 当心室纤颤的波幅小、频率慢时，宜先给予心肌兴奋剂如肾上腺素，使室颤波幅增高、频率变快，再给予除颤。

....（周　磊）

第二十一章　儿科常见疾病

第一节　小儿肺炎

　　肺炎系由不同病原体或其他因素所致的肺部炎症，以发热、咳嗽、气促、呼吸困难和肺部固定湿啰音为其主要临床特点。本病是儿科重要常见病，也是我国城乡婴儿及5岁以内儿童死亡的第一位原因。本病发病率和死亡率尤以婴幼儿居多，与此期小儿免疫功能低下及呼吸道解剖生理特点有关。故加强小儿肺炎的防治十分重要。

　　对肺炎的分类尚未统一，目前主要包括以下分类。

　　1. 病理分类：支气管肺炎、大叶性肺炎、间质性肺炎等。

　　2. 病因分类：病毒性肺炎、细菌性肺炎、肺炎支原体肺炎、衣原体肺炎、真菌性肺炎、原虫性肺炎、吸入性肺炎等。

　　3. 病程分类：急性肺炎（1个月以内）、迁延性肺炎（1～3个月）、慢性肺炎（3个月以上）。

　　4. 病情分类：轻症肺炎和重症肺炎。

　　5. 临床表现典型与否分类：典型肺炎和非典型肺炎。

　　6. 发生肺炎的地区分类：社区获得性肺炎和院内获得性肺炎。

　　临床上若病原体明确则以病原体命名，以便指导治疗，否则按病理分类命名。本节着重讲解支气管肺炎。

一、病因

　　常见的病原体为病毒和细菌，发达国家中小儿肺炎病原体以病毒为主，发展中国家则以细菌为主。病毒主要为呼吸道合胞病毒、副流感病毒、流感病毒、疱疹病毒、肠道病毒等。细菌主要为肺炎链球菌、流感嗜血杆菌、葡萄球菌、链球菌、肺炎杆菌、大肠埃希菌、绿脓假单胞菌等。部分患儿在病毒感染基础上继发细菌感染，称之为混合性感染。真菌性肺炎的病原体主要为白色念珠菌、新型隐球菌、曲真菌等，多见于体质虚弱、滥用抗生素或激素的病例。近年来肺炎支原体肺炎、衣原体肺炎也逐渐增多。病原体常由呼吸道入侵，少数经血行入肺。

二、发病机制

　　当病原体侵犯支气管、细支气管及肺泡时，支气管因黏膜炎症水肿，造成管腔变窄，导致通气功能障碍；肺泡壁因充血水肿而增厚，肺泡腔内充满炎性渗出物而导致换气功能障碍。严重的通气和换气功能障碍使各器官系统发生一系列变化。

（一）呼吸功能障碍

　　主要表现为低氧血症，重症可出现高碳酸血症。由于通气和换气功能障碍，氧进入肺泡及氧自肺泡弥散至血流减少，动脉血氧分压（PaO_2）及动脉血氧饱和度（SaO_2）降低，发生低氧血症。为代偿低氧，患儿呼吸和心率增快，以增强每分钟通气量；为增加呼吸深度，呼吸辅助肌也参与活动，因而出现鼻翼扇动和三凹征。若二氧化碳排出严重受阻，引起二氧化碳潴留，动脉血二氧化碳分压（$PaCO_2$）可增高。严重低氧和二氧化碳潴留可致呼吸衰竭。

（二）心血管系统功能障碍

肺炎由于下列因素使心脏负担增加并引起心力衰竭。

1. 肺内炎症充血、水肿以及低氧血症和二氧化碳潴留可引起肺小动脉收缩，使肺动脉压升高，右心负担加重。

2. 低氧血症使心肌能量代谢障碍和 Na^+、K^+、Ca^{2+}、Q^- 等分布及转运异常，降低心肌收缩力。

3. 内皮素合成、释放增加，一氧化氮（NO）合成减少。

4. 病原体毒素作用于心肌引起中毒性心肌炎。重症肺炎患儿还可有微循环障碍，严重者有弥散性血管内凝血（DIC）。

（三）神经系统损害

缺氧和二氧化碳潴留以及病原体毒素可以引起脑毛细血管扩张，通透性增加，引起脑细胞水肿、颅内压升高以及中毒性脑病，严重脑水肿可使呼吸中枢受到抑制而发生中枢性呼吸衰竭。

（四）胃肠道功能改变

低氧血症和病原体毒素作用，使胃肠道功能发生紊乱，出现厌食、呕吐及腹泻等症状，甚至产生中毒性肠麻痹，并使胃肠道毛细血管通透性增加，引起消化道出血。

（五）酸碱平衡紊乱，

肺炎患儿因低氧发生代谢障碍，酸性代谢产物增加，加之感染发热、进食少，常有代谢性酸中毒。由于通气和换气障碍引起二氧化碳潴留，导致呼吸性酸中毒。因此严重肺炎患儿可同时存在不同程度的呼吸性和代谢性酸中毒。

三、临床表现

（一）一般症状

起病多数较急，发病前数日多先有上呼吸道感染症状。发热较高，可达 39～40℃，热型多数不规则，亦有表现为弛张热或稽留热者，新生儿及体弱儿可不发热，甚至体温低下。重症除呼吸系统以外，还可累及循环、神经和消化等系统，出现相应的临床表现。

（二）循环系统

常见者为心肌炎及心力衰竭。前者表现为面色苍白、心动过速、心音低钝、心律不齐，心电图示 ST 段下移和 T 波低平、倒置。出现下列表现应考虑并发心力衰竭。

1. 心率突然增快，婴幼儿＞180 次 /min，学龄前儿童＞160 次 /min，学龄儿童＞140 次 /min。

2. 呼吸突然加快，婴幼儿＞60 次 /min，学龄前儿童＞50 次 /min，学龄儿童＞40 次 /min。

3. 突然极度烦躁不安，经镇静治疗后症状无缓解。

4. 面色明显发绀，皮肤苍白、发灰、发花、发凉。

5. 心音低钝，有奔马律，颈静脉怒张，X 射线检查示心脏扩大。

6. 肝脏在短期内增大超过 2cm 及颜面、眼睑或下肢浮肿，伴有少尿或无尿。具有其中 3 项者即可诊断为心力衰竭。

（三）神经系统

轻度低氧表现为烦躁或嗜睡。合并中毒性脑病时常出现不同程度的意识障碍，惊厥、昏迷、呼吸不规则，双眼凝视，前囟膨隆，或有脑膜刺激征。脑脊液检查除压力增高外，均在正常范围内。

（四）消化系统

常有纳差、吐泻、腹胀等。若发生中毒性肠麻痹，则腹胀明显，肠鸣音减弱或消失，腹胀严重时呼吸困难加重。重者呕吐咖啡样物，便血或粪便隐血阳性。

（五）几种特殊类型肺炎的临床表现

1. 呼吸道合胞病毒肺炎

呼吸道合胞病毒是引起小儿病毒性肺炎最常见的病原，可引起间质性肺炎及毛细支气管炎。常呈流行性，多见于 2 岁以内，尤以 2～6 个月婴儿多见。主要病变在毛细支气管，支气管及肺泡亦可累及。喘憋为临床突出表现。

临床上一般以上呼吸道感染症状开始，2～3d 后出现持续性干咳和发作性呼吸困难，呼吸困难远较中毒症状严重，迅速出现发作性喘憋，低争中度发热。查体可见呼吸困难，明显的呼气性喘鸣及吸气三凹征，多数有发绀，双肺叩诊呈鼓音，可闻及广泛性喘鸣音，正常呼吸音减弱。喘憋缓解时可闻及细湿啰音。严重者可出现心力衰竭。胸部 X 射线以肺间质病变为主，常有不同程度的梗阻性肺气肿和支气管周围炎，有时可见小点片状阴影或肺不张。经随访观察，本病引起继发性喘息的患病率较高，应引起重视。

2. 腺病毒肺炎

3 两型腺病毒是引起腺病毒肺炎的主要病原体，11、21 型次之。多见于 6 个月～2 岁小儿，骤起稽留高热，发热高达 39℃ 以上，多为弛张热或不规则发热。轻症一般在起病后 1～14d 体温骤降，重症可持续 2～3 周。咳嗽较剧，多为频咳和阵咳，可出现喘憋、呼吸困难、发绀等现象。肺部体征出现较晚，发热 4～5d 后开始出现湿性啰音，以后因肺部病变融合而出现肺实变体征。早期易发生肝脾肿大，严重病例常并发心力衰竭、心肌炎或中毒性脑病。白细胞总数正常或偏低，分类以淋巴细胞为主，常有异形淋巴细胞出现。X 射线肺部改变常较肺部体征出现为早，显示大小不等的片状阴影或融合成大病灶，肺气肿多见，有时出现胸膜反应或积液。

3. 金黄色葡萄球菌肺炎

多见于新生儿及婴幼儿。起病急骤，病情严重，发展迅速。多呈弛张热，婴儿可呈稽留热。中毒症状明显，面色苍白，咳嗽，呻吟，呼吸困难明显。肺部体征出现早，双肺可闻及中、细湿啰音或有实变体征。可合并循环系统、神经系统及胃肠道功能障碍。皮肤常见猩红热样或荨麻疹样皮疹。易并发肺脓肿、肺大疱、脓胸或脓气胸等，并出现相应体征。白细胞总数及中性粒细胞增高，核左移或有中毒颗粒，胸部 X 线片示肺内有大小不等斑片状阴影，可出现多发性肺脓肿、肺大疱、脓胸或脓气胸等。

4. 革兰阴性杆菌肺炎

多见于新生儿及免疫功能低下者。病情较重，治疗困难，预后较差。大多有发热、咳嗽、呼吸困难，全身中毒症状明显，面色苍白，唇周发绀，病情严重者有意识障碍，甚至发生休克，肺部有湿性啰音或实变体征。肺部 X 射线表现具有多样性，但基本改变为支气管肺炎征象，呈一叶或多叶节段性或大叶性炎性阴影，易见胸腔积液征。

5. 肺炎支原体肺炎

病原体为肺炎支原体，是一种介于细菌与病毒之间的微生物。主要通过呼吸道传染，占小儿肺炎的 20% 左右，常年均可发生，起病多数缓慢。全身中毒症状不明显，发热 38～39℃，热型下规律，热程短者 1～2 周，长者可达 1 个月左右。咳嗽较重，呈刺激性咳嗽，重者呈百日咳样咳嗽。痰液黏稠，偶带血丝。呼吸困难不明显，可合并多系统肺外并发症，如溶血性贫血、心肌炎、脑膜炎、格林巴利综合征、肝炎、各型皮疹、肾炎等。肺部体征常不明显，部分可听到干湿性啰音，病灶融合时有实变体征。

白细胞正常或偏高，中性粒细胞偏高，血沉增快，血冷凝集试验阳性，大于 1∶32 以上有诊断意义，一般 1～2 周升高，3～4 周达高峰，注意动态复查。肺部 X 射线改变有 4 种：（1）以肺门阴影增大增浓为突出表现；（2）支气管肺炎改变；（3）间质性肺炎改变；（4）云雾状阴影或大片密度增高阴影。

6. 嗜酸粒细胞性肺炎

是一种肺部过敏性表现，又称过敏性肺炎。常见过敏原有寄生虫、药物、食物、过敏物质等。其中以蛔蝴引起肺部浸润最多见。起病多缓慢，轻症无热或仅有低热、疲乏、轻咳，重症可有高热、阵咳、咯血、气急等症状。体征多不明显，肺部可有干湿性啰音。婴幼儿常有肝脏肿大。

肺部 X 线片可见大小不等絮状斑片影，且多变，阴影可很快消失，不久又可在其他部位复现，表现为游走性浸润的特征。周围血嗜酸粒细胞增多，可达 20%～70%。

四、辅助检查

细菌性肺炎白细胞总数大多增高，一般可达（15～30）*10^9 个 /L 以上，中性粒细胞增加。但婴幼儿、体弱儿及重症肺炎者，白细胞总数可正常或反而降低。病毒性肺炎白细胞总数正常或降低，分类以淋巴细胞为主。一般应于起病 7d 内取鼻咽拭子或下呼吸道分泌物（限气管插管者）作细菌培养和病毒分离，可明确病原学诊断。目前病毒病原学快速诊断技术已普遍开展，一类是直接测定标本中的病毒抗原或病毒颗粒，另一类是直接测定感染急性期出现的特异性 IgM、IgG 抗体以判定抗原。

胸部 X 射线改变早期为肺纹理增粗，以后可见两肺中下野有大小不等点片状或斑片状浸润，或融合成片状阴影，常并发肺气肿、肺不张等。

五、并发症

以脓胸、脓气胸、心包炎及败血症多见，常由金黄色葡萄球菌引起。肺炎链球菌、大肠埃希菌肺炎亦可引起化脓性并发症。若患儿体温持续不降，呼吸急促且伴中毒症状，提示发生并发症的可能，应及时摄胸片及其他相应检查明确诊断。

六、诊断和鉴别诊断

典型的支气管肺炎有发热、咳嗽、气促、呼吸困难，肺部有较固定的细湿啰音，据此可作出诊断。确诊后根据条件作相应的病原学检查，辨别病情轻重，有无并发症等。临床上常须与下列疾病鉴别。

（一）急性支气管炎

患儿症状较轻，一般无发热或仅有低热，以咳嗽为主要症状，肺部呼吸音粗糙或有不固定的干性啰音，少数患儿可闻及湿性啰音。喘息性支气管炎可伴有闷喘。如症状较重不易与肺炎区分者，则按肺炎处理。

（二）肺结核

患儿常有结核接触史及结核中毒症状，肺部啰音不明显，结核菌素试验及 X 射线胸片检查可供鉴别。

（三）支气管异物

多有异物吸入史，发病突然，呛咳剧烈，常有吸气性喉鸣或呼气性喘鸣，必要时可行支气管纤维镜检查术。

七、治疗

采取综合措施，积极控制炎症，改善肺通气功能，防治并发症。

（一）一般治疗

保持室内空气流通，室温 18 ～ 20℃，湿度以 60% 为宜。饮食宜清淡，富含维生素和蛋白质，少量多餐，重症不能进食者可给予静脉营养。及时清除上呼吸道分泌物，定期拍背或改变体位以利痰液排出，保持呼吸道通畅。对营养不良或免疫力低下患儿可酌情输新鲜血液或血浆，每次 5 ～ 10ml/kg。重症患儿有条件者可静脉给了免疫球蛋白输注，以增强免疫功能。

（二）病原治疗

对细菌性肺炎和病毒性肺炎继发细菌感染或不易鉴别者宜用抗生素治疗。用药原则为选用敏感抗生素，及时足量，联合应用，静脉给药。

WHO 推荐 4 种第一线抗生素，即复方新诺明、青霉素、氨苄青霉素和羟氨苄青霉素，其中青霉素为治疗肺炎的首选药物。肺炎链球菌肺炎一般首选青霉素。金黄色葡萄球菌肺炎，应选用氯唑西林、苯唑西林、万古霉素或头孢菌素类等。革兰阴性杆菌肺炎可选用氨苄西林、林可霉素、庆大霉素、阿米卡星等。真菌性或真菌性肺炎可用制真菌素、克霉唑等。支原体肺炎可选用红霉素或阿奇霉素等。用药时间一般应持续至体温正常后 5 ～ 7d，临床症状体征基本消失后 3d。支原体肺炎疗程至少 2 ～ 3 周；葡萄球菌肺炎体温正常 2 ～ 3 周可停药，总疗程 6 周。

病毒性肺炎可选用利巴韦林（病毒唑），每日 5 ～ 10mg/kg，肌内注射或静脉滴注。人工 α- 干扰素对病毒性肺炎有效，雾化吸入局部治疗比肌内注射更好。其他尚有聚肌胞、丽科伟等。

（三）对症治疗

1. 退热

高热时用物理降温或用退热药。

2. 镇静

对烦躁不安或有惊厥者，可给镇静剂，常用苯巴比妥钠、异丙嗪、氯丙嗪或地西泮。

3. 清理呼吸道

及时清除口、鼻腔分泌物和吸痰，注意翻身、拍背和体位引流，可酌情选用祛痰剂氯化铵、溴已新（必嗽平）、沐舒坦等口服，或沐舒坦、高渗盐水等雾化吸入，不宜选用镇咳剂。

4. 止喘

喘憋严重者可用复方氯丙嗪每次 1mg/kg，每 6h 一次肌内注射；也可用氨茶碱每次 2～4mg/kg，稀释于 10% 葡萄糖 20～40ml，缓慢静脉滴注。还可选用异丙基肾上腺素 lmg，地塞米松 2.5～5mg，庆大霉素 2 万 U，糜蛋白酶 5mg，超声雾化吸入每 6～8h 一次。亦可选用 β2 受体激动剂沙丁胺醇、特布他林等。抗胆碱类药物与 β2 受体激动剂有协同作用。

5. 氧疗法

对病情较重、呼吸困难明显者给予吸氧。一般用鼻前庭导管给氧，氧流量为 0.5～1L/min，氧浓度不超过 40%v 若有三凹征及明显发绀者宜用面罩给氧，氧流量为 2～4L/min，氧浓度为 50%～60%。若出现呼吸衰竭，则应使用机械通气正压给氧。

6. 心力衰竭的治疗

除给氧、镇静、休息外，常使用强心剂，必要时可加用利尿剂和血管扩张剂。

（1）强心剂：常用毛花苷丙（西地兰），<2 岁饱和量为 0.03～0.04mg/kg，>2 岁为 0.02～0.03mg/kg。首次用饱和量的 1/2，余量分 2 次，每间隔 4～6h 给药 1 次，依病情轻重肌内注射或加入 10% 葡萄糖 10～20ml 缓慢静脉注射。一般经洋地黄制剂治疗 1～2d 后心力衰竭即可改善，故不需要维持量。伴有先天性心脏病或心力衰竭严重者须维持用药，剂量为饱和量的 1/4，每日 1 次。也可用毒毛花苷 K 或地高辛治疗。

（2）利尿剂：呋塞米每次 1～2mg/kg 肌内注射或静脉注射。

（3）血管扩张剂：常用酚妥拉明每次 0.3～0.5mg/kg，最大剂量不超过 10mg，加入 10% 葡萄糖 20ml 静脉滴注。根据病情可 2～6h 给药 1 次，病情缓解后减量或停用。

7. 中毒性脑病的处理

主要是纠正低氧，减轻脑水肿，可静脉注射 20% 甘露醇每次 0.5～1g/kg，每 4～8h 可重复，一般不超过 3d。必要时可使用地塞米松，每日 2～5mg。其他亦可用利尿剂、冬眠药物和能量合剂等。

8. 腹胀的治疗

伴低钾血症者，及时补钾。中毒性肠麻痹，禁食、胃肠减压或肛管排气；皮下注射新斯的明每次 0.04mg/kg；或联用酚妥拉明（0.5mg/kg）及间经胺（0.25mg/kg）溶于 10% 葡萄糖 20～30ml 静脉滴注，2h 后可重复使用，一般 2～4 次可缓解。

（四）肾上腺皮质激素的应用

一般肺炎无须用肾上腺皮质激素。对中毒症状明显，严重喘憋，并发脑水肿、中毒性脑病、感染性休克、呼吸衰竭等的重症肺炎患儿，在足量使用抗生素的前提下可短期使用肾上腺皮质激素。常用地塞米松，每次 0.2～0.3mg/kg 静脉滴注，疗程 3～5d。

（五）并发症的治疗

对并发脓胸、脓气胸者，及时抽脓、抽气，每日或隔日 1 次。遇下列情况则考虑胸腔闭式引流：①年龄小，中毒症状重。②脓液黏稠，经反复穿刺排脓不畅者。③张力性气胸。对并存佝偻病、营养不良者，应予相应治疗。

（六）物理疗法

对病程迁延者应用超短波等物理治疗有促进肺内炎症消散吸收作用，每日 1 次，5

次为一个疗程。也可使用松节油（稀释 1∶8）敷胸或拔火罐等。

（孙大宏）

第二节　支气管哮喘

支气管哮喘简称哮喘，是儿童时期最常见的呼吸道慢性疾病之一，是由嗜酸性粒细胞、肥大细胞和 T 淋巴细胞等多种炎性细胞参与的气道慢性炎症。这种炎症使易感者对各种激发因子具有气道高反应性，并可引起气道缩窄。近 10 年来儿童哮喘的发病率有增加的趋势，且趋向于婴幼儿期起病。

一、诊断

（一）病史

发病诱因本病是一种多基因遗传病，其中过敏体质与本病关系密切，应询问患儿既往有无婴儿湿疹、过敏性鼻炎、食物或药物过敏史及家族史。有无接触或吸入过敏原，近十几年调查表明，过敏原排在前六位的是螨、室内尘土、棉絮、真菌、烟和花粉。呼吸道感染、气候变化也是哮喘的诱发因素。

（二）临床表现

1. 先兆期表现

常有胸闷、咳嗽、喷嚏、鼻塞、流涕、鼻痒、咽痒、眼痒和流泪等。

2. 发作期表现

婴幼儿起病常较缓慢，年长儿多呈急性过程。发病时往往先有刺激性干咳，接着可咳大量白黏痰，伴有呼气性呼吸困难和哮吼声，出现烦躁不安或被迫坐位，咳喘剧烈时还可出现腹痛。哮喘发作以夜间更为严重，可自行或经治疗缓解。若哮喘急剧严重发作，经合理应用拟交感神经药物仍不能在 24h 内缓解，称为哮喘持续状态。随病情变化，患儿由呼吸困难的挣扎状态转为软弱、咳嗽无力、血压下降、出现发绀，甚至死于急性呼吸衰竭。

（三）体格检查

胸廓饱满，呈吸气状，叩诊呈过清音，听诊全肺布满哮鸣音。重症患儿呼吸困难加重时，呼吸音可明显减弱，哮鸣音随之消失。病程长而反复发作者可出现桶状胸，伴营养障碍和生长发育落后。

（四）辅助检查

1. 过敏原检查

目的在于发现和明确诱发哮喘的原因，以便在日常生活中避免与之接触，以防哮喘发作。

2. 激发试验

对于症状与哮喘一致，但肺功能检查正常的患者，乙酰胆碱和组胺的气道反应性测定或运动激发试验有助于确定哮喘诊断。

3. 肺功能测定

哮喘患儿用力肺活量（FVC）和第一秒用力呼气容积（FEVD 降低，FEV7FVC 减低，

PEFR 减低，肺功能残气量（FRC）增加。

4. 测定气道炎症的无创性标志物

可以通过检查自发生成痰液中或高渗盐水诱发痰液中的嗜酸细胞和异染细胞来评估与哮喘相关的气道炎症。

5. 其他检查

X 线胸片显示肺过度充气；血嗜酸性粒细胞增多（0.05 ~ 0.15）或绝对值增多（>300×10^6/L）；T 淋巴细胞亚群包括 Th1/Th2 测定；嗜碱性粒细胞脱颗粒试验；嗜碱性粒细胞计数等。有些检查虽可符合哮喘诊断，但无特异性。

二、诊断标准

（一）婴幼儿哮喘诊断标准

1. 年龄＜3 岁，喘息发作≥3 次。

2. 发作时双肺闻及呼气相哮鸣音，呼气相延长。

3. 具有特应性体质，如过敏性湿疹、过敏性鼻炎等。

4. 父母有哮喘病等过敏史。

5. 排除其他引起喘息的疾病。

凡具有以上（1）（2）（3）条即可诊断哮喘。如喘息发作 2 次，并具有第（2）（5）条，诊断为可疑哮喘或喘息性支气管炎。如同时具有第（3）和（或）第（5）条时，可考虑给予哮喘治疗性诊断。

（二）3 岁以上儿童哮喘诊断标准

1. 年龄多 3 岁，喘息呈反复发作者或可追溯与某种变应原或刺激因素有关。

2. 发作时双肺闻及以呼气相为主的哮鸣音，呼气相延长。

3. 支气管舒张药有明显的疗效。

4. 排除其他引起喘息、胸闷和咳嗽的疾病。

对各年龄组疑似哮喘同时肺部有哮鸣音者，可做以下任何一项支气管舒张试验：（1）用 p2 受体激动药的气雾剂或溶液雾化吸入；（2）0.1% 肾上腺素 0.01ml/kg 皮下注射，每次最大量不超过 0.3ml。在做以上任何一项试验后 15min，如果喘息明显缓解及肺部哮鸣音明显减少，或一秒钟用力呼气容积（FEV,）上升率≥15%，支管舒张试验阳性，可作哮喘诊断。

（三）咳嗽变异性哮喘诊断标准（年龄不分大小）

1. 咳嗽持续或反复发作＞1 个月，常在夜间或清晨发作、痰少、运动后加重，临床无感染征象，或经较长期抗生素治疗无效。

2. 用支气管扩张药可使咳嗽发作缓解（基本诊断条件）。

3. 有个人过敏史或家族过敏史，变应原试验阳性可作辅助诊断。

4. 气道呈高反应性特征，支气管激发试验阳性可作辅助诊断。

5. 排除其他原因引起的慢性咳嗽。

三、在婴幼儿诊断中注意事项

1. 一些婴幼儿发病的最初症状是反复或持续性咳嗽，或在呼吸道感染时伴有喘息，经常被误诊为支气管炎、喘息性支气管炎或肺炎，因此，应用抗生素或镇咳药物治疗无效，此时给予抗哮喘药物治疗是有效的，具有以上特点的婴幼儿可以考虑沿用"婴幼儿哮喘"的诊断名称。

2. 如果患儿的"感冒"反复地发展到下呼吸道，持续 10d 以上使用抗哮喘药物治疗后才好转，则应考虑哮喘。

3. 目前婴幼儿喘息常分为两种类型：有特应性体质（如湿疹），其喘息症状常持续整个儿童期直至成人。无特应性体质及特应性家族史，反复喘息发作与急性呼吸道病毒感染有关，喘息症状通常在学龄前期消失。不论以上哪一类型的喘息均可增加支气管反应性，部分出现特应性炎症。至今尚无一种确切方法可以预测哪些患儿会有持续性喘息。由于 80% 以上哮喘开始于 3 岁前，早期干预是有必要的。尽管一部分患儿存有过度应用抗哮喘药物的可能，但有效使用抗变应性炎症药物及支气管舒张药比应用抗生素能更好地缩短或减轻喘息的发作，亦符合儿童哮喘早期诊断和防治的原则。

四、鉴别诊断

（一）毛细支气管炎

主要是由呼吸道合胞病毒及副流感病毒感染所致，好发于 2～6 个月婴儿，常于冬春季流行。喘息是急性呼吸道感染最常见的症状，尤其以病毒感染为著。第 1 次婴幼儿喘息可能是毛细支气管炎，而 1 岁时出现多次喘息就可能是哮喘，如根据哮喘治疗有效，则有助于诊断。

（二）喘息性支气管炎

发生在 3 岁以内，临床表现为支气管炎伴喘息，常有发热、喘息，随炎症控制而消失，一般无呼吸困难，病程约 1 周。大部分到 4～5 岁时发作停止。现一般倾向如有典型呼气相喘息，发作 3 次，并排除其他引起喘息疾病，即可诊断为哮喘；如喘息发作 2 次，有特应性体质、家族哮喘病史、血清 IgE 升高，应及早进行抗哮喘治疗。许多国家已经取消此名称，我国的儿童哮喘常规将其纳入可疑哮喘。

（三）先天性喉喘鸣

先天性喉喘鸣是因喉部发育较差引起喉软骨软化，在吸气时喉部组织陷入声门而发生喘鸣及呼吸困难。于出生时或生后数天出现持续吸气性喘鸣，重者吸气困难，并有胸骨上窝及肋间凹陷。在俯卧位或被抱起时喘鸣有时可消失。喘鸣一般在 6 个月到 2 岁消失。

（四）异物吸入

好发于幼儿及学龄前期，有吸入异物史，呛咳可有可无，有时胸部 X 线摄片检查无异常，应作吸气及呼气相透视或摄片，可有纵隔摆动，或由于一侧气体滞留而两肺透光度不一致。如 X 线检查阴性，仍不能排除异物，可作支气管镜检查。

（五）支气管淋巴结核

支气管淋巴结核可由肿大淋巴结压迫支气管或因结核病变腐蚀和侵入支气管壁导致部分或完全阻塞，出现阵发性痉挛性咳嗽伴喘息，常伴有疲乏、低热、盗汗、体重减轻。可做 PPD 及 X 线检查、痰结核菌检查、测定血清抗体，疑有支气管内膜结核引起的气道阻塞应做支气管镜检。

（六）环状血管压迫

为先天性畸形，多发生于主动脉弓处，有双主动脉弓或有环状血管畸形。由一前一后血管围绕气管和食管，随后两者又合并成降主动脉，某些病例右侧主动脉弓和左侧主动脉韧带形成一个环，前者压迫气管及食管。

（七）胃食管反流

多数婴儿进食后发生反流，食管黏膜有炎症改变，反流可引起反射性气管痉挛而出现咳嗽、喘息，可行吞钡 X 线检查，近年来用食管 24hpH 监测以助诊断。

（八）先天性气管畸形

如喉蹼、血管瘤、息肉等，先天性气道发育异常造成喉部狭窄，若喉部完全阻塞者生后可因窒息而死亡。如喉部部分阻塞、哭声减弱、声音嘶哑或失声，有吸气及呼气时呼吸困难及发绀。体检局部无炎症表现，喉镜检查可见喉蹼；对息肉及血管瘤，X 线检查及支气管镜检查有助诊断。

五、治疗

（一）治疗原则

坚持长期、持续、规范、个体化的治疗原则。①发作期：快速缓解症状、抗炎、平喘；②缓解期：长期控制症状、抗炎、降低气道高反应性、避免触发因素、自我保健。

（二）治疗方法

1. 去除病因

避免接触过敏原，积极治疗和清除感染病灶，去除各种诱发因素。

2. 控制发作

主要是解痉和抗感染治疗，药物缓解支气管平滑肌痉挛，减轻气道黏膜水肿和炎症，减少黏痰分泌。

（1）拟肾上腺素类药物：β2 受体激动药是目前临床应用最广的支气管舒张药。短效 β2 受体激动药：常用的有沙丁胺醇和特布他林。长效 β2 受体激动药：沙美特罗、福莫特罗、盐酸丙卡特罗、班布特罗。

目前推荐联合吸入糖皮质激素和长效叫受体激动药治疗哮喘，联合应用具有协同抗炎和平喘作用，可获得相当于（或优于）吸入加倍剂量的糖皮质激素时的疗效，并可以增加患儿的依从性、减少较大剂量糖皮质激素的不良反应，尤其适用于中重度哮喘患儿的长期治疗。

（2）茶碱类药物：不是舒张支气管的首选药物。重症患者、24h 内未用过茶碱，首剂负荷量为 4～6mg/kg，加入葡萄糖注射液中 20～30min 静脉滴完，然后以 0.75～1mg/（kg·h）维持。＜2 岁及 6h 内用过茶碱或病史问不清是否用过茶碱制剂者，不给负荷剂量，而直接以 1mg/（kg·h）静脉滴注。长时间使用者，最好监测茶碱的血药浓度。

（3）抗胆碱能药物：临床应用以气雾剂及雾化吸入为主。爱喘乐气雾剂剂量为每次 20|ig，每次 1～2 次，3～4 次/d。

（4）糖皮质激素：儿童吸入丙酸倍氯松或丁地去炎松每日 200～400μg 是很大的安全剂量，重度年长儿亦可达 600～800μg/d，一旦病情控制、稳定则应降至常规吸入剂量。对于年幼儿哮喘及吸入定量气雾剂有困难或重症患儿可用丁地去炎松（普米克）悬液，0.5～1mg/次，1～2 次/d，可合用 β2 激动药及（或）抗胆碱类药物（爱喘乐）溶液一起雾化吸入。如病情能较快控制，则可停用平喘药，普米克悬液吸入可达数周至数月或更长时间，或酌情改用气雾剂吸入。吸入激素疗程偏长，达 1 年以上，现亦有主张轻、中患者疗程可达 3 ～ 5 年。

（5）硫酸镁：每次 0.1ml/kg 加 10% 葡萄糖注射液 20ml 在 20min 内静脉滴注，1 ～ 3d，可连续使用 2 ～ 3d，能取得支气管解痉及镇静作用。

3. 哮喘持续状态的处理

可选用吸氧及药物等治疗。

（1）吸氧：所有危重哮喘患儿均存在低氧血症，需用密闭面罩或双鼻导管提供高浓度湿化氧气，以维持氧饱和度 ≥ 0.95，初始吸氧浓度以 40% 为宜，流量 4 ～ 5L/min。在无慢性肺部疾患者，高浓度吸氧并不会导致呼吸抑制。

（2）β2 受体激动药：是儿童危重哮喘的首要治疗药物。首选吸入治疗，使用射流式雾化装置，如缺氧严重，应使用氧气作为驱动气流，以保证雾化治疗时的供氧，氧气流量 6 ～ 8L/min。第 1 小时可每 20min 吸入 1 次，以后每 2 ～ 4h 可重复吸入。药物量：每次沙丁胺醇 2.5 ～ 5mg 或特布他林 5 ～ 10mg，亦可作连续雾化吸入。部分危重症或无法使用吸入治疗者，可静脉应用化受体激动药，药物剂量：沙丁胺醇 15Mg/kg 静脉注射 10min 以上；病情严重需静脉维持滴注时剂量为 1 ～ 2μg/（kg·min），最大不超过 5μg/（kg·min）。静脉应用 β2 受体激动药时容易出现心律失常和低钾血症等严重不良反应，使用时要严格掌握指征及剂量，并作必要的心电图、血气及电解质等监护。

（3）肾上腺能受体激动药：没有条件使用吸入型 β2 受体激动药时，可考虑使用肾上腺素皮下注射，但应加强临床密切观察，预防心血管等不良反应的发生。药物剂量：每次皮下注射 0.1% 肾上腺素 0.01ml/kg，儿童最大量不超过 0.3ml。必要时可每 20min 使用 1 次，不能超过 3 次。

（4）糖皮质激素：全身应用糖皮质激素作为儿童危重哮喘治疗的一线药物，应尽早使用。常用玻拍酸氯化可的松 4 ～ 8mg/kg 或甲泼尼龙 0.5 ～ 2mg/kg，静脉注射，每 4 ～ 6h 使用 1 次，好转后可口服泼尼松 1 ～ 2mg/（kg·d），每天最大量 60mg。治疗时间依病情而定，如连续用药超过 7d 应逐渐减量。儿童危重哮喘时大剂量吸入糖皮质激素可能有一定帮助，选用雾化吸入布地奈德悬液 0.5 ～ 1mg/ 次。但病情严重时不能以吸入治疗替代全身糖皮质激素治疗，以免延误病情。

（5）抗胆碱药：是儿童危重哮喘联合治疗的组成部分，其临床安全性和有效性已明确，对 β2 受体激动药治疗反应不佳的重症者应尽早联合使用。药物剂量：溴化异丙托品 250Mg，加入 β2 受体激动药溶液作雾化吸入，治疗时间同 β2 受体激动药。

（6）氨茶碱静脉滴注：氨茶碱可作为儿童危重哮喘一种附加治疗的选择，负荷量 4 ～ 6mg/kg，最大 250mg，静脉滴注 20 ～ 30min，继之持续滴注维持剂量 0.8 ～ 1.0mg/（kg·h）。如已用口服氨茶碱者，直接使用维持剂量持续静脉滴注。亦可采用间歇给药方法，每 6h 缓慢静脉滴注 4 ～ 6mg/kg，治疗时应注意不良反应的发生，有条件应作血药浓度监测。

（7）硫酸镁：硫酸镁是一种安全的危重哮喘治疗药物，有助于危重哮喘症状的缓解。剂量：25 ～ 40mg/（kg·d），最大剂量 ≥ 2g/d，分 1 ～ 2 次，加入 10% 葡萄糖注射液 20ml 缓慢静脉滴注（20min 以上），酌情使用 1 ～ 3d。不良反应包括一过性面色潮红、恶心等，通常在药物输注时发生。如过量可静脉注射 10% 葡萄糖酸钙注射液拮抗。

（8）辅助机械通气：儿童危重哮喘经氧疗、全身应用糖皮质激素、β2 受体激动药等治疗后病情继续恶化者，应及时给予辅助机械通气治疗。指征：持续严重的呼吸困难；呼吸音减低到几乎听不到哮鸣音及呼吸音；因过度通气和呼吸肌疲劳而使胸廓运动受限；意识障碍、烦躁或抑制，甚至昏迷；吸氧状态下发绀进行性加重；$PaCO_2 \geq 8.66kPa$（65mmHg）。通气模式以定容型为宜，呼吸频率略慢于正常值，潮气量 $8 \sim 12ml/kg$，吸气峰压一般不宜超过 $3.92kPa$（$40cmH_2O$），必要时酌情加用呼气末正压通气。

（9）其他治疗：注意维持水电解质平衡，纠正酸碱紊乱。由于液体摄入量减少、呕吐及呼吸道非显性液体丢失增多，大多数哮喘患儿在就诊时已有不同程度的脱水，应予以及时纠正。但由于危重哮喘患儿多存在抗利尿激素分泌异常，故继续治疗时应注意避免因液体过多而导致的肺水肿加重，一般用 2/3 的生理需要量维持。危重哮喘时左右心室的后负荷明显增加，合并心力衰竭时慎用正性肌力药物，如确需使用，应作适当剂量调整。儿童哮喘发作主要由病毒引发，抗生素不作为常规应用，如同时发生下呼吸道细菌感染则选用病原体敏感的抗菌药物。

4. 预防复发

可选用免疫治疗和抗过敏药物治疗。

（1）免疫治疗：目前通过正规应用各种药物及采取必要的预防措施基本上可以满意地控制哮喘，在无法避免接触过敏原或药物治疗无效时，可以考虑针对过敏原进行特异性免疫治疗，因反复呼吸道感染诱发喘息发作者可酌情加用免疫调节剂。

（2）色甘酸钠：为抗过敏药，能稳定肥大细胞膜，抑制肥大细胞释放组织胺及白三烯类过敏介质，抑制细胞外钙离子内流和抑细胞内储存的结合钙离子释放，阻止迟发反应和抑制非特异性支气管高反应性。在哮喘发作前给药，能防止 I 型变态反应和运动诱发哮喘。

（3）酮替芬：为碱性抗过敏药，对儿童哮喘疗效较成人稍好，其副作用为口干、困倦、头晕等。年幼儿口服 0.5mg，$1 \sim 2$ 次 /d；儿童 1mg，2 次 /d。若困倦明显者可 1mg 每晚 1 次，对经激素吸入疗法能使哮喘缓解的患儿，应继续吸入维持量糖皮质激素，至少 6 个月至 2 年或更长时间。

六、注意事项

哮喘为气道慢性炎症，常有急性发作，治疗的目的在于规范用药，控制或减少发作，也是哮喘治疗的根本。这不但需要医护人员的正确指导，更需要患者的积极配合。但临床上常见很多患者缓解后或一段时间不发作，家长即误认为已痊愈，或担心药物副作用，自行停药，以致哮喘反复发作。所以如何对哮喘患儿和家长进行积极的宣传教育，使其自我管理，坚持用药，正确用药对有效控制哮喘非常重要。

（一）加强宣传教育

通过多种方式对患儿及其家长进行哮喘知识的普及，使之对哮喘这个慢性疾病有较为全面正确的了解，消除患儿家长对哮喘的错误看法，消除对吸入性糖皮质激素副作用的担心，增强治疗的信心，提高其经常就诊的自觉性及坚持长期治疗的依从性，从而减少严重哮喘的发生，保证正常的生活，减少哮喘引起的死亡。

（二）制定个体化的治疗方案

（三）指导患儿正确掌握吸药技术

（四）指导患儿家长做好家庭管理和监测

（五）婴幼儿哮喘的护理

急性发作期的护理要注意，婴幼儿的气道窄，很小的变化，如轻微阻塞、痰栓和支气管痉挛都很容易引起气道阻力增加，因此要密切观察病情。婴幼儿喘息的发作常与病毒感染有关，因此，平时应注意与环境中呼吸道病毒感染患者的隔离，同时应加强户外活动增强体质，并注意营养及维生素补充。

（六）预防哮喘发作

应给小儿勤洗被罩褥单；采用湿式清扫，制作拉锁式卧具；改善居室环境，通风防潮；提倡无烟环境，减少被动吸烟；室内不养花鸟；发病高峰适当减少户外活动。一定要找出确切的过敏原，回避或控制哮喘的过敏原及其触发因素，是防治哮喘的重要手手段，也是自身科学管理的重要内容。

（孙大宏）

第三节　病毒性心肌炎

病毒性心肌炎是由多种病毒侵犯心肌所引起的、以心肌局灶性或弥漫性炎性病变为主要表现的疾病。现已知20余种病毒可引起心肌炎，包括柯萨奇病毒（B组和A组）、埃可病毒、脊髓灰质炎病毒、腺病毒、合胞病毒、传染性肝炎病毒、流感和副流感病毒、麻疹病毒、水痘病毒、单纯疱疹病毒及流行性腮腺炎病毒等。其中以柯萨奇病毒B组（1～6型）最常见（占43.6%），其次为腺病毒（21.2%）和埃可病毒（10.9%）。少数可伴有心包或心内膜的炎症改变。临床表现轻重不一，预后大多良好，极少数患者可并发心力衰竭、心源性休克或严重心律失常，甚至猝死。

一、病因与发病机制

（一）病因

多种病毒可致心肌炎，其中以柯萨奇病毒B组（1～6）型最常见，另外有柯萨奇病毒A组、埃可病毒、腺病毒、流感和副流感病毒、传染性肝炎病毒、单纯疱疹病毒和流行性腮腺炎病毒等。

（二）发病机制

本病的发病机制尚不完全清楚，一般认为有两种机制，一是病毒及其毒素经血液循环直接侵犯心肌细胞；另外，病毒感染所致的变态反应和自身免疫反应与心肌炎的发病有关。

2A 临床表现

多数前期有上呼吸道或肠道感染症状，如发热、咽痛、肌痛、周身不适、腹泻、皮疹等。心肌炎症状为乏力、面色苍白、胸闷、心悸、心前区痛或不适。重症发生心力衰竭时有呼吸困难、肝大、水肿。心源性休克时血压下降、末梢发绀。

三、诊断

（一）临床诊断依据

1. 主要指标：（1）急、慢性心功能不全或心脑综合征；（2）有心脏扩大（X线、超声心动图检查具有表现之一）；（3）心电图（包括 Holter 监测），以 R 波为主的 2 个或 2 个以上主要导联（Ⅰ、Ⅱ、aVF、V_5）的 ST-T 改变持续 4d 以上，有明显其他心律失常如窦房、房室、完全左或右及双、三束支传导阻滞，多形、多源、成对或并行性期前收缩，低电压及异常 Q 波；（4）发病 1 个月内血清肌酸磷酸激酶同工酶（CK-MB）增高；（5）心肌肌钙蛋白（cTnI）阳性。

2. 次要指标：（1）发病同时或前 1 个月有病毒感染史；（2）有明显乏力、苍白、多汗、心悸、气短、胸闷、头晕、手足凉、肌痛或腹痛等症状（至少 2 项），小婴儿可有拒食、发绀、四肢凉；（3）心尖区第一心音明显低钝或安静时心动过速；（4）心电图有轻度异常；（5）发病数月内血清 LDH-1、α-HBDH、AST 增高。

（二）病原学诊断依据

1. 自患儿心包穿刺液、心包、心肌或心内膜组织分离到病毒，或特异性抗体阳性。

2. 自患儿粪便、咽拭子或血液分离到病毒，且恢复期血清同型抗体滴度较第一份血清升高或下降 4 倍以上。

3. 病程早期患儿血清特异性 IgM 抗体滴度在 1∶128 以上。

4. 聚合酶链反应或病毒核酸探针原位杂交法，自患儿心肌或血中查到病毒核酸。

（三）确诊条件

1. 凡具有主要指标两项，或主要指标一项及次要指标两项者（含心电图指标一项）可临床诊断为心肌炎。

2. 同时具备病原学指标一项者，可诊断为病毒性心肌炎。在发病同时伴有其他系统病毒感染者（如腮腺炎）而无条件进行病毒学检查时，结合病史可考虑心肌炎系病毒引起。

3. 凡不完全具有确诊条件，但临床怀疑为心肌炎时，可作为"疑似心肌炎"给予必要的治疗并长期随访，在随访过程中，根据病情变化确诊或除外心肌炎。

4. 在考虑上述条件时，应除外其他器质性心脏病，如先天性房室传导阻滞、Q-T 间期延长综合征、川崎病、β 受体功能亢进和迷走神经亢进以及电解质紊乱或药物引起的心电图改变。

（四）鉴别诊断

本病注意与风湿性心肌炎、先天性心脏病及心内膜弹力纤维增多症相鉴别。

四、治疗

病毒性心肌炎目前尚无有效治疗方法。一般多采用休息、营养心肌、免疫调节和抗心源性休克、心力衰竭等综合性治疗措施。

（一）一般治疗

1. 卧床休息　对病毒性心肌炎的患儿，卧床休息可减轻心脏负担及减少耗氧量，对疾病的治疗有至关重要的作用。急性期至少应卧床休息至热退后 3～4 周，有心功能不全、心脏扩大或并发心力衰竭者更应注意休息，卧床休息的时间可延长至 3～6 个月，待病情好转或心脏缩小后方可逐步开始活动，但恢复期的活动仍应受到限制，随病情的好转活动量逐渐增加，时间至少 3 个月。

2. 防治诱因　应严防各种诱因，尤其是细菌感染，一旦发生，必须及时治疗。一般情况下，常规应用青霉素 1～2 周，若耐药可选用氨苄西林或头孢菌素类抗生素，以防治链球菌感染。如青霉素过敏，可用红霉素或阿奇霉素等代替。

（二）药物治疗

1. 抗病毒治疗　在疾病的早期可应用抗病毒药物。

利巴韦林（病毒唑），剂量为 10 ～ 15mg/（kg·d），静脉滴注，也可口服、滴鼻或经雾化吸入，5 ～ 7d 为 1 个疗程。

α- 干扰素具有广谱的抗病毒能力，可抑制病毒繁殖。用法为每天 1 支，肌内注射，5 ～ 10d 为 1 个疗程，若病情需要可再重复应用 1 ～ 2 个疗程。

双嘧达莫（潘生丁），剂量为 3 ～ 5mg/（kg-d），分 2 ～ 3 次口服，3d 为 1 个疗程。

2. 抗氧化剂治疗维生素 C 大剂量快速静脉滴注，可有效消除氧自由基，具体用法为维生素 C，每次 100 ～ 200mg/kg 快速静脉滴入，每天 1 次；重症患者，还可将同等药量的维生素 C 加入 20 ～ 50ml 葡萄糖液中缓慢静脉注射，3 ～ 4 周为 1 个疗程。病情好转后，可改维生素 C 口服，并加用维生素 E 同服，每次 50mg，每天 1 ～ 3 次。

维生素 E 可与细胞内的线粒体、内质网等处的酶结合，保护膜的结构，防止脂质的过氧化，有明显的抗自由基氧化的作用。剂量为每天 200 ～ 300mg/kg，口服。

辅酶 Q_{10} 对感染的心肌细胞有保护作用，常用剂量 5 ～ 10mg/d，肌内注射，每天 1 次，连用 10 ～ 14d；之后口服每次 12.5mg，每天 3 次，持用 2 ～ 3 个月。

有研究发现，丹参能降低氧自由基的产生，具有抗氧化作用。常用丹参注射液，每天 2 ～ 4ml 加入 10% 葡萄糖液 50 ～ 100ml 中静脉滴注，每天 1 次，连用 15d，休息 3d，此为 1 个疗程。若病情未恢复者，可继续再重复用药 2 ～ 3 个疗程。

新近发现，卡托普利也具有直接清除氧自由基作用，可试用。小儿 0.5 ～ 1mg/（kg·d），分 3 次服用，极量 6mg/kg。

3. 营养心肌治疗　1，6- 二磷酸果糖可改善心肌代谢，有保护心肌、减轻组织损伤程度的作用。剂量为每天 100 ～ 250mg/kg，每分钟 10ml 速度静脉快速滴入，每天 1 次，连用 2 周。轻者可口服瑞安吉，剂量每次 5 ～ 10ml，每天 2 ～ 3 次。

能量合剂可为提供心肌细胞代谢的能量，常用的为三磷酸腺苷 20mg、辅酶 A 50 ～ 100U，静脉滴注，也可同时加用 10% 氯化钾 6 ～ 8ml，胰岛素 4 ～ 6U 联合静脉滴入，每天 1 次。

注射用环磷腺苷，2.0 ～ 3.0mg/（kg·d），加入 10% 葡萄糖液 50 ～ 100ml 中静脉滴注，每天 1 次，1 个疗程 10 ～ 14d。

中药黄芪有抗病毒和保护心肌的作用，可较长期口服或肌内注射。另外，还用麦冬、五味子、党参等中药对心肌也有营养作用，并且可抑制病毒、调节免疫，也可作为临床辅助用药。

4. 免疫制剂治疗　免疫球蛋白是一种免疫调节剂，近些年来开始应用于急性重症病毒性心肌炎的治疗中。常用剂量为重症患儿每次 2g/kg，单剂在 24h 内缓慢静脉注射；或 400mg/（kg·d），静脉滴注，连用 3 ～ 5d。因静脉输入大剂量免疫球蛋白可增加心室前负荷，故输入速度宜慢，且有心力衰竭患儿应慎用，必要应用时应密切观察心力衰竭症状是否恶化，并注意有无过敏反应。

免疫抑制剂糖皮质激素对于轻症患儿多不主张应用。对重型患者合并心源性休克、致死性心律紊乱（III 度房室传导阻滞、室性心动过速）、心力衰竭经洋地黄等治疗未能缓解者、或心肌活检证实慢性自身免疫性心肌炎症反应者应早期足量应用。常用药物有泼尼松，开始用量每天 1.5～2mg/kg，分 3 次口服，持续 2～3 周后逐渐减量，至 8 周左右减至每天 0.3mg/kg，维持用药至 16～20 周，后再逐渐减量至 24 周停药。对反复发作或病情迁延者，可考虑泼尼松长期应用，用药时间在 6 个月以上。对急性严重患儿在抢救时，可先应用地塞米松静脉滴注，每天 0.2～0.4mg/kg；或氢化可的松，每天 5～10mg/kg，病情好转后逐渐减量，一般应在 1 周内停药。危重病例甚至可以采用甲基强地松龙冲击疗法，剂量为每天 10mg/kg，2h 静脉输入，连用 3d，然后逐渐按上法减量或改为口服。

其他免疫抑制剂，常用的还有硫唑嘌呤，用法每天 2mg/kg，分 2 次口服，疗程同糖皮质激素。应用过程中应注意监测白细胞，维持在 $4 \times 10^9/L$ 以上，并密切观察不良反应，注意预防和治疗继发感染。

精制胸腺素具有增强细胞免疫功能和抗病毒的双重作用，剂量为每天 2～4ml 肌内注射或静脉滴注，7～10（1 为 1 个疗程。细胞免疫功能低下者，也可每次 2ml，隔日肌内注射 1 次，连用 2～3 个月，以增强细胞免疫功能。

5. 对症治疗　部分病毒性心肌炎患儿可出现烦躁不安、心前区痛、腹痛及肌痛等不适，应选用解痛镇静剂及时处理，常用药物有苯巴比妥、阿司匹林、索米痛、可待因等，必要时可注射吗啡。

在常规镇静、吸氧及扩容治疗的同时，积极给予抗心源性休克治疗，及时应用血管活性药物和升压药，多巴胺和间羟胺各 20mg，加入维持液 200～300ml 中静脉滴注，应用输液系，速度初控制在 1～5μg/（kg·min），之后根据血压调整滴速，待病情稳定后逐渐减量停药。激素的用法同上，可选用地塞米松或氢化可的松。此处需特别提出的是维生素 C，在此时大剂量维生素 C，还具有维持血压的作用，多采用静脉注射，每次 100～200mg/kg。如应用后血压仍低，可在 0.5～1h 重复 1 次；待血压稳定后，以同剂量每 6～8h 继续应用 1 次，即在头 24h 内应用 4～6 次，后改为每天 1 次，可连用 1 个月。

对期前收缩次数多，有自觉症状或心电图上呈多源性改变的心律失常，应积极予以抗心律失常治疗。室上性期前收缩及心动过速，可应用普萘洛尔、洋地黄或普罗帕酮；室性期前收缩及部分室上性期前收缩，可应用胺碘酮、普罗帕酮、利多卡因、美西律等，少数可 2 种药物联用；严重房室传导阻滞，除应用肾上腺皮质激素外，尚可应用异丙肾上腺素 0.5～1.0mg 加入葡萄糖溶液 250ml 中静脉滴注；有阿斯综合征发作者，可安置心脏起搏器。

心肌炎患者对洋地黄耐受性差，易出现中毒而发生心律失常，必要时给予抗心力衰竭治疗。一般心力衰竭不重、病情进展不快者用地高辛口服，用饱和量的 2/3 量即可，可用地高辛每天口服维持。重症者先用毛花苷丙，用饱和量的 1/2～2/3 量即可，根据病情用地高辛口服维持，可加用利尿剂，烦躁不安者给予苯巴比妥、地西泮等镇静剂。

五、注意事项

（一）病情观察

治疗中观察自觉症状、心音、心率、血压、呼吸等变化，注意心律失常、心力衰竭、心源性休克表现的改善情况。治疗有效者自觉症状减轻或消失，病情稳定，心功能恢复正常，血清酶、CTnI 逐渐恢复正常，心电图改变逐渐消失，其中窦性心动过速、

S-T 段及 T 波改变恢复最快。扩大的心脏亦逐渐恢复正常。观察过程中轻症者随访 1 年仍正常者为基本治愈，重症者病情可迁延数年。少数心肌炎可发展演变为扩张性心肌病。

（二）医患沟通

向家长介绍有关病毒性心肌炎的知识，如注意休息、预防感冒等。并根据患儿病情告知有关预后。如需使用糖皮质激素治疗时应向家长交代有关药物治疗作用及可能出现的药物不良反应。对于心源性休克、严重心律失常及心力衰竭者，及时向家长交代病情、预后、抢救措施，以取得家长配合。对出院的患儿，嘱家长定期门诊随访，复查心电图等。

（三）经验指导

1. 在无病毒学或组织学依据诊断病毒性心肌炎时，必须排除其他心脏疾病。婴儿期需与毛细支气管炎鉴别；出现频发早搏和心动过速时，则分别应与功能性早搏鉴别和除外 β 受体功能亢进；尤其心源性休克时须与感染性休克或外科性休克鉴别。

2. 本病一般不需使用抗心律失常药物。

··（孙大宏）

第四节　急性心包炎

急性心包炎是指各种原因引起的心包脏层和壁层急性炎症。可单独存在或是全身性疾病的一个组成部分，亦可由邻近组织蔓延而来。病因可分为感染性和非感染性两类。临床上以金黄色葡萄球菌等细菌引起的化脓性心包炎，结核杆菌引起的结核性心包炎以及风湿热和其他结缔组织病引起的渗出性心包炎为常见。病理分型又可分为纤维蛋白性及渗出性两种。炎性渗出物可导致心脏压塞，亦可发展为缩窄性心包炎。

一、诊断

（一）临床表现

1. 症状

（1）心前区疼痛：是急性纤维蛋白性心包炎的首要症状。疼痛部位通常局限于心前区、胸骨或剑突下，并可向左肩、背部或上腹部放射。在深吸气、咳嗽及左侧卧位时加剧；婴儿无法诉说疼痛，可表现为烦躁不安。同时可伴有发热、气急及干咳等。

（2）心包积液的临床表现：主要是心脏及邻近脏器受积液挤压的结果。常有乏力、恶心、咳嗽、呼吸困难及上腹胀痛。

2. 体征

（1）心包摩擦音：在心前区均可听到，尤以胸骨左缘下部及剑突附近明显，酷似手指捻发音，在收缩期和舒张期均可闻及。听诊器紧压胸壁听诊时可增强。摩擦音可持续数小时至数日，少数可延长数周或更久。当渗液较多而将两层心包完全分隔时，摩擦音即可消失。摩擦音多见于结核性、病毒性及风湿性心包炎。

（2）心脏心塞征：心界向两侧扩大，相对浊音界消失，心音遥远且减弱。大量积液压迫肺及支气管时，可在左肩胛下出现浊音及支气管呼吸音。同时有动脉收缩压降低，脉压差减少，并出现奇脉 5 可有肝脏明显肿大伴触痛、颈静脉怒张，腹水及肝 - 颈反流征阳性。迅速大量的心包积液时，可发生心包填塞现象，此时由于心搏出量不足，表现为代偿性心动过速和血压下降，严重者出现休克状态。

（二）特殊检查

1. X 线检查：心影呈梨形或烧瓶状，心缘各弓消失。卧位时心底部增宽，透视下心搏减弱或消失。

2. 心电图：发病初期多数导联示 ST 抬高；约持续数小时至数日，ST 段回到等电线，继之出现 T 波低平、双向或倒置。可持续数周或更久。大量心包积液时常现低电压和 T 波变化。

3. 超声心动图：为确定心包积液最安全、可靠的方法。小量积液即可在左心室后壁心包脏、壁层间出现液性暗区，积液增多则右心室前壁前方亦出现液性暗区。二维超声对估测积液量和心包穿刺定位极有帮助。

二、治疗

1. 化脓性心包炎：治疗要点为有效的抗生素治疗和心包引流。应选择对病原菌敏感的抗生素，以静脉给药为宜。临床以金黄色葡萄球菌感染最常见。疗程视病情而异，一般 4～6 周。配合每 1～2 日心包穿刺排脓。目前多主张尽早施行开放或闭合引流手术，以减少心包缩窄发生。

2. 非特异性心包炎：以一般治疗及对症处理为主。肾上腺皮质激素对渗出液的吸收有较好效果。积液多者可选用泼尼松 1～2mg/（kg·d），分 3 次口服，2～3 周后，每周减 5～10mg/d，疗程 6～8 周。

3. 结核性心包炎：主要为抗结核治疗及解除心脏压塞。渗出液多时可加用泼尼松 1～2mg/（kg·d），疗程 6～8 周，可加速积液吸收及减少粘连。本症易出现心脏压塞，应及时做心包穿刺引流，如心脏压塞反复出现则考虑心包切除术。

4. 风湿性心包炎：主要行抗风湿治疗，不需进行心包穿刺。

5. 用非手术方法不能解除心脏压塞，应及时做心包切开术或部分心包切除术。如已有心包增厚或已形成缩窄，则应急时做心包切除术。

（孙大宏）

第五节　注意力缺陷多动障碍

注意力缺陷多动障碍（ADHD），又称儿童多动综合征，突出症状是注意力不集中、活动过度和冲动行为，男性发病率高。本病可能与遗传、轻微脑损伤、社会心理因素有关。影像技术显示前运动神经元和上额叶前部皮质葡萄糖代谢减低。国外报道，在学龄儿童中的患病率为 3%～14%，我国的调查结果为 1.3%～13.4%。按照目前 DSM-IV 的诊断标准，比较公认的患病率为 3%～7%，男孩比女孩多，约为（4:1）至（9:1）。

一、诊断步骤

（一）病史采集要点

1. 起病情况

ADHD 起病于 7 岁前，多数甚至在 2～3 岁时就已经表现出过分活跃、爱发脾气和注意力易分散的症状。

2. 主要临床表现

（1）动作过多：开始于幼儿期，在课堂中多动更为突出，坐不稳，干扰他人，随年龄的增长多动现象可逐渐减少。

（2）注意力不集中：主动注意功能明显减弱，而被动注意亢进；常被环境中的无关刺激所吸引，在选择注意方向和维持注意上都有缺陷。

（3）冲动行为：缺乏自制力，不经思考即开始行动，任性冒失，不顾后果。

这 3 大症状常引起一系列继发性后果，如学习成绩落后，行为问题，认知障碍等。

3. 既往病史

早产、HIE、母亲妊娠时不良物质接触史对 ADHD 的发病有一定的影响；家庭和社会提供教育方式不足、养育方式不当和严重的家庭变故增加了患 ADHD 的风险；ADHD 的遗传度平均约 0.8，部分家族史中可询问到有相关的病史。

（二）体格检查要点

1. 一般体检

ADHD 儿童多数身高、体重比同龄儿童落后，还需注意检查听力、视力情况和精神状态以提供必要的鉴别诊断依据。

2. 神经系统检查

约 50% 患儿有协调功能不良、临摹图形困难、轮替运动笨拙、双侧反射不对称及其他"软体征"如联带运动、舞蹈样运动、共济失调等。

（三）门诊资料分析

1. 脑电图

正常或有非特异性改变如慢波增多等。

2. 注意力测试

国产 NJ-22 注意力测试多显示阳性结果。

3. 智商

总智商在正常范围，但言语智商和操作智商可不平衡，偏差大于 15。

（四）进一步检查项目

1. ADHD 量表

以 DSM-IV、ICI > 10 或 CCMD-3 诊断标准为核心，常用 Conners 父母问卷、教师用量表，Achenbach 儿童行为量表，还有国内一些医院自制的量表。

2. 智力测验

常用韦氏儿童智力量表，ADHD 儿童言语智商高于操作智商，短时记忆及注意集中方面的测试分数低，但总智商一般在正常范围。

二、诊断

（一）诊断要点

ADHD 主要依据临床诊断，根据注意力缺陷、多动和冲动 3 大核心症状，综合病史、医生的观察、躯体和神经系统检查，结合 ADHD 量表评定和 IQ 测试结果，再参考儿童年龄、性别因素，得出准确的诊断不难。

美国精神病诊断统计手册（DSM-IV）诊断标准将 ADHD 分为 3 型：多动为主型，注意分散为主型及混合型。完整的 DSM-IV 中 ADHD 诊断标准如下：

1. 注意分散

以下症状多 6 条，持续 6 个月以上且达到与发育水平不相适应和不一致的程度：（1）常常不注意细节问题或经常在作业、工作或其他活动中犯一些粗心大意的错误；（2）在工作或游戏中难以保持注意集中；（3）别人和他说话时常似听非听；（4）常不能按别人的指示完成作业、家务或工作（不是由于违抗行为或未能理解所致）；（5）常难以组织工作和游戏；（6）常逃避、讨厌或不愿做要求保持注意集中的工作（如学校作业或家庭作业）；（7）常常丢失学习和活动要用的物品（如玩具、学校指定的作业、铅笔、书本或工具）；（8）常容易受外界刺激而分散注意力；（9）日常活动中容易忘事。

2. 多动或冲动

以下症状 ≥ 6 条，持续 6 个月以上且达到与发育水平不相适应和不一致的程度：（1）常常手或脚动个不停或在座位上不停扭动；（2）在教室或其他要求保持坐位的环境中常离开座位；（3）常在不恰当的情况下乱跑或乱爬，成人或青少年仅限于主观感觉坐立不安）；（4）常难以安静地玩耍或从事闲暇活动；（5）经常忙个不停或仿似"被马达驱动着"活动；（6）经常话多；（7）常常别人问话未完就抢着回答；（8）经常难以按顺序排队等待；（9）常打断或干扰别人的活动（如插话或干扰别人的游戏）。

7 岁前就有一些造成损害的多动 / 冲动或注意分散症状。症状出现在两种或两种以上的环境中（如在学校、工作单位和家里）。必须有明确的社会功能、学习功能或职业功能损害的临床证据。这些症状（如情感障碍、焦虑症、分裂症或人格障碍）在患有全面发育障碍、精神分裂症或其他心理疾病的病程中不单独出现，且别的精神疾病亦不能很好地解释这些症状。

若患者在前 6 个月中的症状都符合 A（1）和 A（2）则为 ADHD 混合型；若符合 A（1）但不符合 A（2）则为 ADHD 注意分散为主型；若仅符合 A（2）但不符合 A（1）则为 ADHD 多动为主型。对于有些人（尤其是青少年和成人）现时尚有一些症状而不完全符合标准者应注明"部分缓解"。

（二）鉴别诊断要点

1. 正常儿童的多动

一般发生在 3 ~ 6 岁儿童，男孩多见，也表现为好动和注意集中时间短暂。但是这些儿童的多动与其年龄发育水平一致，也称"生理性多动"。常由于调皮、贪玩、好奇心、无明确学习目的、平时未养成有规律的生活习惯有关。而且这些儿童没有社会功能受损，学习成绩和与小朋友交往均正常。他们的多动常常在环境允许的场合，在不允许的场合常常能够有效的控制自己，而且他们的多动多是有目的性的。

2. 情景性多动

按照小儿多动好发的场合不同，将在学校、家庭、医院、诊室和其他场合都表现出的活动过度称广泛性多动。而仅在学校或家庭环境有活动过度症状称情景性多动。情景性多动常常有家庭不和、父母离婚、亲人亡故、学习负担过重、教室拥挤和教育方法不当等社会心理致病因素的作用。发病时间较广泛性多动晚，伴有品行问题较多。

中枢兴奋剂的治疗效果不如广泛性多动好，需重视病因的去除，预后较广泛性多动差。

3．品行障碍

这类儿童表现出明显的违反与年龄相应的社会规范或道德标准的行为，损害个人或公共利益，有较强的攻击性行为特征，单纯的品行障碍儿童没有注意缺陷、多动不宁等表现，智力正常。但约 21%～45% 的 ADHD 可与品行障碍共存。

4．精神发育迟缓

精神发育迟滞患儿经常伴有多动、注意力不集中，但详细了解生长发育史，会发现患儿有语言、运动发育迟缓，智力测验有助于鉴别。精神发育迟缓者 IQ 常在 70 以下，多有目光呆滞、反应迟钝、鲁莽，社会适应能力也普遍低下。而 ADHD 儿童的 IQ 大多正常，极少数在临界水平，而且可有明显的智力发育不平衡，个别智力因子低下。

5．儿童孤独症、Asperger 综合征

多数孤独症和 Asperger 综合征患儿存在多动、注意力不集中，容易误诊为 AMD，尤其是 As-perger 综合征。但孤独症、Asperger 综合征常以社交障碍、语言障碍和刻板行为为主要特征。通过详细询问病史和与患儿交谈不难鉴别。

6．抽动障碍

主要表现为不自主、间歇性、快速、多次重复的抽动，包括发音器官、不同部位肌肉的抽动，症状奇特，容易鉴别。约 11%ADHD 伴有抽动障碍。

（三）临床类型

分为注意分散为主型、多动为主型和混合型 3 种临床类型。

三、治疗对策

（一）治疗原则

ADHD 的治疗必须是多方面的，需要老师、家长和医生共同采用心理支持、行为矫正、社区和药物治疗的综合措施，才能收到良好效果。

（二）治疗计划

1．心理行为治疗

取得家长与教师的配合，对患儿的不良行为要正面地给以纪律教育，多予启发和鼓励，有成绩时给予奖励，不应在精神上施加压力更不能责骂或体罚。训练协调动作和注意力集中。

2．药物治疗

（1）哌甲酯（利他林）：每次剂量为 5～10mg，每日 2 次，于早、午服用。傍晚不用，避免引起失眠。每日剂量 20mg 以内。0.3mg/kg 的剂量可帮助改善注意力，而改善行为问题的剂量需要 0.7mg/kg。由于中枢兴奋剂可影响身体发育，故主张患儿在学习期间服用，周末及假日停服。6 岁以下患儿一般不用药物治疗。

（2）专注达：为哌甲酯控释片，每片 18mg 相当于哌甲酯每次 5mg，每日 3 次的剂量。由于药效维持 12h，推荐晨起顿服。疗效优于普通哌甲酯，副作用发生率稍低于后者。

（3）匹莫林：起始量为 18.75mg/d，晨服 1 次，显效需在服药后数天，如无效可每周增加半片（37.5mg/片），最大量不超过 100mg/d。

（4）丙咪嗪：自 10mg/d 开始，分 1～2 次服，每 3～4d 增加剂量 1 次，可达每

日 2 ～ 3mg/kg，最大量 50mg/d。此药适用于对兴奋药无效的患儿，12 岁以下小儿不宜应用。疗程无固定标准，一般到症状消失后逐渐停药。中枢兴奋剂可抑制身高的增长，高剂量时明显。但这种生长减速在青春晚期会自动纠正，一般不影响成年最终身高。

（5）托莫西汀（Atomoxetine）：商品名 Strattera：这是一种阻断突触前去甲肾上腺素转运的药物，是治疗 ADHD 的非兴奋性药物。儿童每天 0.4 ～ 1.9mg/kg，分 2 次口服。成人为每天 40 ～ 80mg，分 2 次口服。

（孙大宏）

第六节　病毒性脑炎和脑膜炎

病毒性脑炎和病毒性脑膜炎均是指多种病毒引起的颅内急性炎症。急性病毒性脑炎曾有多种名称，如散发性脑炎，非特异性脑炎、急性播散性脑脊髓炎等。目前多称为急性病毒性脑炎。此病包括原发性病毒性脑炎和脱髓鞘脑炎。前者由病毒直接引起，后者因免疫机制改变而发病。若炎症过程主要在脑膜，临床重点表现为病毒性脑膜炎。主要累及大脑实质时，则以病毒性脑炎为临床特征。大多患者具有病程自限性。

一、病因

目前仅能在 1/4 ～ 1/3 的中枢神经病毒感染病例中能确定其致病病毒，其中，80% 为肠道病毒，其次为虫媒病毒、腺病毒、单纯疱疹病毒、腮腺炎病毒和其他病毒等。虽然当前在多数患者尚难确定其病原体，但从其临床和实验室资料，均能支持急性颅内病毒感染的可能性。

二、发病机制

病毒各自经肠道（如肠道病毒）或呼吸道（如腺病毒和出疹性疾病）进入淋巴系统繁殖，然后经血流（虫媒病毒直接进入血流）感染颅外某些脏器，此时患者可有发热等全身症状。若病毒在定居脏器内进一步繁殖，即可能入侵脑或脑膜组织，出现中枢神经症状，因此，颅内急性病毒感染的病理改变主要是大量病毒对脑组织的直接入侵和破坏。然而，若宿主对病毒抗原发生强烈免疫反应，将进一步导致脱髓鞘、血管与血管周围脑组织损害。

三、病理

脑膜和（或）脑实质广泛性充血、水肿，伴淋巴细胞和浆细胞浸润。可见炎症细胞在小血管周围呈袖套样分布，血管周围组织神经细胞变性、坏死和髓鞘崩解。神经细胞呈现不同程度的变性、肿胀和坏死，可见嗜神经细胞现象。神经细胞核内可形成包涵体，神经髓鞘变性、断裂。大多脑炎的病理改变弥漫分布。单纯疱疹病毒常引起颞叶为主的脑部病变，虫媒病毒性脑炎往往累及全脑，但以大脑皮质、间脑和中脑最为严重。在有的脑炎患者，见到明显脱髓鞘病理表现，但相关神经元和轴突却相对完好。此种病理特征，代表病毒感染激发的机体免疫应答，提示"感染后"或"过敏性"脑炎的病理学特点。

四、临床表现

由于病毒性脑炎的病变部位和病情轻重不同，临床表现多种多样，且轻重不一。轻者1～2周恢复；重者可持续数周～数月，甚至致死或致残。一般说来，病毒性脑炎的临床经过较脑膜炎严重。

（一）病毒性脑膜炎

急性起病，或先有上感或前驱传染性疾病。主要表现为发热、恶心、呕吐、乏力、嗜睡。年长儿会诉头痛，婴儿则烦躁不安，易激惹。一般很少有严重意识障碍和惊厥，可有颈项强直等脑膜刺激征，但无局限性神经系统体征。病程大多在1～2周内。

（二）病毒性脑炎

起病急，临床表现因主要病理改变在脑实质的部位、范围和严重程度而有不同。

1. 大多数患儿在弥漫性大脑病变基础上主要表现为发热、反复惊厥发作、不同程度意识障碍和颅压增高症状。惊厥大多呈全部性，但也可有局灶性发作，严重者呈惊厥持续状态。患儿可有嗜睡、昏睡、浅昏迷、深度昏迷甚至去皮质状态等不同程度意识改变。若出现呼吸节律不规则或瞳孔不等大，要考虑颅内高压并发脑疝可能。

2. 有的患儿病变主要累及额叶皮层运动区，临床则以反复惊厥发作为主要表现，伴或不伴发热。多数为全部性或局灶性强直阵挛或阵挛性发作，少数表现为肌阵挛或强直性发作。皆可出现痫性发作持续状态。

3. 若脑部病变主要累及额叶底部、颞叶边缘系统，患者则主要表现为精神情绪异常，如躁狂、幻觉、失语以及定向力、计算力与记忆力障碍等。伴发热或无热。多种病毒可引起此类表现，但由单纯疱疹病毒引起者最严重，该病毒感染的脑细胞内易见含病毒抗原颗粒的包含体，有时被称为急性包含体脑炎，常合并惊厥与昏迷，病死率高。

其他还有以偏瘫、单瘫、四肢瘫或各种不自主运动为主要表现者。不少患者可能同时兼有上述多种类型表现。当病变累及锥体束时出现阳性病理征。

病毒性脑炎病程大多为2～3周。多数完全恢复，仅少数遗留癫痫、肢体瘫痪、智能发育迟缓等后遗症。

五、辅助检查

（一）影像学检查

在CT上可见散在斑片状低密度或更广泛大片状低密度。MRI比CT更敏感，显示病变更具特征性。由于炎症、水肿及脱髓鞘病变在T_2W_1，上表现为散在片状长T_2高信号，白质内有指套状大片高信号，多发生于灰、白质交界处。如果治疗及时，3～6个月病变可完全吸收。如病变进一步发展，灰质出现水肿，则在T_2W_1，上呈脑回状高信号。病变较重者，常伴有脑出血，此时则不易完全恢复，往往演变成脑软化及胶质增生。早期若平扫未见明显病变，而临床症状较典型时，可采用GD-DTPA增强扫描，由于病变区血脑屏障破坏则可见强化效应。早期也可采用弥散成像，病变区呈高信号。

急性单纯疱疹性脑炎是常见的病毒性脑炎，MRI是首选的影像学检查方法，能清楚地显示病灶部位、形态及范围，对于诊断、病情程度及预后判断具有重要价值。MRI的TM显示病灶更佳，CT的价值相对较小，但影像学诊断均为参考，病情的最终诊断要根据临床表现、脑脊液检查、血清学试验、影像学检查、脑电图及脑组织活检的资料综合分析。影像学征象：①CT表现，双侧颞叶前端低密度区，不对称，向额顶叶分散，中线结构向一侧偏移。② MRI 表现，平扫病变在 TM 上呈略低信号区，周围环绕线状略高信号形；在 T_2W_1，上呈高信号 T_2W_1，上的高信号逐渐向岛叶扩散；病变常位于双侧颞叶底面、内侧及岛叶，但一般不累及基底核区。额叶底部也常可见 T_2 高信号；多数患者发展成为双侧性不对称的病灶，偶尔病变可累及脑干。③皮层出血，在 T_1W_2、T_2W_1，均呈斑点状高信号。可持续数月。④部分可见占位效应或脑萎缩、囊性脑软化灶。⑤增强扫描，疾病早期海马即可出现异常强化，病变区实质区强化，但强化程度低于软脑膜强化，病变区弥漫或脑回状强化。

（二）脑电图

以弥漫性或局限性异常慢波背景活动为特征，少数伴有棘波、棘慢综合波。慢波背景活动只能提示异常脑功能，不能证实病毒感染性质。某些患者脑电图也可正常。

（三）脑脊液检查

外观清亮，压力正常或增加，白细胞数正常或轻度增多，分类计数以淋巴细胞为主，蛋白质大多正常或轻度增高，糖含量正常。涂片和培养无细菌发现。

（四）病毒学检查

部分患儿脑脊液病毒培养及特异性抗体测试阳性。恢复期血清特异性抗体滴度高于急性期 4 倍以上有诊断价值。

六、诊断和鉴别诊断

大多数病毒性脑膜炎或脑炎的诊断有赖于排除颅内其他非病毒性感染、Reye 综合征等常见急性脑部疾病后确立。少数患者若明确地并发于某种病毒性传染病或脑脊液检查证实特异性病毒抗体阳性者，可直接支持颅内病毒性感染的诊断。

（一）颅内其他病原感染

主要根据脑脊液外观、常规、生化和病原学检查，与化脓性、结核性、隐球菌脑膜炎鉴别。此外，合并硬膜下积液者支持婴儿化脓性脑膜炎。发现颅外结核病灶和皮肤 PPD 阳性有助结核性脑膜炎诊断。

（二）Reye 综合征

因急性脑病表现和脑脊液无明显异常使两病易相混淆，但依据 Reye 综合征无黄疸而肝功明显异常、起病后 3 ～ 5d 病情不再进展、有的患者血糖降低等特点，可与病毒性脑膜炎或脑炎鉴别。

七、治疗

本病缺乏特异性治疗。但由于病程自限性，急性期正确的支持治疗与对症治疗，是保证病情顺利恢复、降低病死率和致残率的关键。主要治疗原则包括以下几条：

1. 维持水、电解质平衡与合理营养供给，对营养状况不良者给予静脉营养剂或白蛋白。

2. 控制脑水肿和颅内高压。

3. 控制惊厥发作及严重精神行为异常。

4. 抗病毒药物：对于疱疹病毒感染者，可用阿昔洛韦，每次 10mg/kg，于 1h 时内静脉注射，每 8h1 次，疗程 1 ～ 2 周。对水痘一带状疱疹病毒、巨细胞病毒、EB 病毒也有抑制作用。对其他病毒感染可酌情选用干扰素、更昔洛韦、病毒唑、静脉注射免疫球蛋白、中药等。

5. 肾上腺皮质激素的应用：急性期应用可控制炎症反应，减轻脑水肿、降低颅内压，有一定疗效。

6. 抗生素的应用：对于重症婴幼儿或继发细菌感染者，应适当给予抗生素。

7. 康复治疗：对于重症恢复期患儿或留有后遗症者，应进行康复治疗。可给予功能训练、针灸、按摩、高压氧等康复治疗，以促进各种功能的恢复。

（孙大宏）

第七节　小儿癫痫

癫痫是由多种原因引起的发作性脑功能障碍综合征，其特征是脑内神经元群反复发作性异常放电引起的突发性、暂时性脑功能失常，临床出现意识、运动、感觉、精神或自主神经功能障碍。癫痫发作的表现与放电的部位、范围及强度有关，因而表现十分复杂。在我国癫痫的患病率为 3% ~ 6%，大多数在 10 岁以内发病。

一、病因

根据病因，可粗略地将癫痫分为三大类，包括：①特发性癫痫又称原发性癫痫，是指由遗传因素决定的癫痫发作。②症状性癫痫又称继发性癫痫，痫性发作与脑内器质性病变密切关联。③隐原性癫痫：虽疑症状性癫痫但尚未找到病因者。

引起癫痫的病因很多，大体可归为以下几类。

（一）脑内结构异常

先天或后天性脑损伤可产生异常放电的致痫灶，或降低了痫性发作阈值，如各种脑发育畸形、染色体病和先天性代谢病引起的脑发育障碍、脑变性、宫内感染、肿瘤，以及颅内感染、产伤或脑外伤后遗症等。

（二）遗传因素

包括单基因遗传、多基因遗传、染色体异常伴癫痫发作、线粒体脑病等。过去主要依赖连锁分析和家族史来认定其遗传学病因。近年依靠分子生物学技术，至少有 10 种特发性癫痫或癫痫综合征的致病基因得到克隆确定，其中大多数为单基因遗传，系病理基因致神经细胞膜的离子通道功能异常，降低了痫性发作阈值而患病。

（三）诱发因素

许多体内外因素可促发癫痫的临床发作，如遗传性癫痫常好发于某一特定年龄阶段；有的癫痫则主要发生在睡眠或初醒时；女性患儿青春期来临时节易有癫痫发作的加重等。此外，发热、饥饿、疲劳、睡眠不足、过度换气、声光刺激、预防接种等均可能成为某些癫痫的诱发因素。

二、癫痫的主要临床类型及其临床表现

（一）分类

对痫性发作进行正确分类有十分重要的临床意义。因为针对不同的发作类型，通常应选用不同的抗癫痫药物。正确进行发作类型分类不仅对正确选药，而且对分析病

因、估计患儿病情与预后，均有重要价值。结合发作中的临床表现和相伴随的脑电图特征，国际抗癫痫联盟（ILAE）于 1981 年提出对发作类型的国际分类，迄今仍是临床工作的重要指南。1983 年我国小儿神经学术会议将其简化，见表 21-1。2001 年 ILAE 又提出了新的发作分类，见表 21-2。但由于新的分类方法比较复杂，且不为大家熟悉，故仍沿用原有的分类方法。

（二）癫痫发作的临床表现

1. 局灶性（部分性、局限性）发作

发作期中脑电图（EEG）可见某一脑区的局灶性痫性放电，或从某一脑区起源而后波及其他区域或全脑。

（1）单纯局灶性发作：发作中无意识丧失，也无发作后不适现象。持续时间平均 10～20s。其中以局灶性运动性发作最常见，表现为面、颈或四肢某部分的强直或阵挛性抽动特别易见头、眼持续性同向偏斜的旋转性发作。年长儿可能会诉说发作初期有头痛、胸部不适等先兆。有的患儿于局限性运动发作后出现抽搐后肢体短暂麻痹，持续数分钟至数小时后消失称为 Todd 麻痹。

局灶性感觉发作（躯体或特殊感觉异常）、自主神经性发作和局灶性精神症状发作在小儿时期少见，部分与其年幼无法表达有关。

（2）复杂局灶性发作：见于颞叶和部分额叶癫痫发作。可从单纯局灶性发作发展而来，或一开始即有意识部分丧失伴精神行为异常。50%～75% 的儿科病例表现为意识混沌情况下自动症，如吞咽、咀嚼、解衣扣、摸索行为或自言自语等。少数患者表现为发作性视物过大或过小、听觉异常、冲动行为等。

（3）局灶性发作演变为全部性发作：由单纯局灶性或复杂局灶性发作扩展为全部性发作。

表 21-1　小儿癫痫发作分类

Ⅰ 局灶性发作
（1）单纯局灶性（不伴总识障碍）发作
1）运动性发作
2）感觉性发作
3）自主神经性发作
4）精神症状性发作
（2）复杂局灶性发作
（3）局灶性发作继发全身性发作
Ⅱ.全部件发作
（1）强直-阵挛发作
（2）强直性发作
（3）阵挛性发作
（4）失冲发作
1）典型发作
2）不典型发作
（5）肌阵挛发作
（6）失张力发作
（7）婴儿痉挛
Ⅲ.不能分类的发作

2. 全部性发作

指发作一开始就有两侧半球同步放电，均伴有程度不等的意识障碍。

（1）强直—阵挛发作：又称大发作，是临床最常见的发作类型，主要表现是意识障碍和全身抽搐。发作主要分为 2 期：一开始为全身骨骼肌伸肌或屈肌强直性收缩伴意识丧失、呼吸暂停与发绀，即强直期。紧接着全身反复、短促的猛烈屈曲性抽动，即阵挛期。常有头痛、嗜睡、疲乏等发作后现象。脑电图在强直期表现为每秒 10 次或 10 次以上的快活动，频率渐慢，波幅渐高；阵挛期除高幅棘波外，间断出现慢波。发作间期可有棘慢波、多棘慢波或尖慢波。

（2）失神发作：典型失神发作时突然停止正在进行的活动，意识丧失但不摔倒，手中物品不落地，两眼呆滞，持续数秒钟后意识恢复，对刚才的发作不能回忆，过度换气往往可以诱发其发作。EEG 有典型的全脑同步 3Hz 棘慢复合波。非典型失神发作与典型失神发作表现类似，但开始及恢复速度均较典型失神发作慢，EEG 为 15 ～ 25Hz 的全脑—棘慢复合波，且背景活动异常。非典型失神多见于伴有广泛性脑损害的患儿。

（3）肌阵挛发作：为突发的全身或部分骨骼肌触电样短暂（< 0.35s）收缩，常表现为突然点头、前倾或后仰，而两臂快速抬起。重者致跌倒，轻者感到患儿"抖"了一下。发作中通常伴有全脑棘—慢或多棘慢波爆发。大多见于有广泛性脑损伤的患儿。

（4）阵挛性发作：仅有肢体、躯干或面部肌肉节律性抽动而无强直发作成分。

（5）强直性发作：突发的全身肌肉强直收缩伴意识丧失，使患儿固定于某种姿势但持续时间较肌阵挛长，5 ～ 60s。常见到角弓反张、伸颈、头仰起、头躯体旋转或强制性张嘴、睁眼等姿势。通常有跌倒和发作后症状。发作间期 EEG 背景活动异常，伴多灶性棘—慢或多棘慢波爆发。

（6）失张力发作：全身或躯体某部分的肌肉张力突然短暂性丧失伴意识障碍。前者致患儿突然跌倒。部分性失张力发作者表现为点头样或肢体突然下垂动作。EEG 见节律性或不规则、多灶性棘慢复合波。

（7）痉挛：这种发作最常见于婴儿痉挛，表现为同时出现点头、伸臂（或屈肘）、弯腰、屈腿（或踢腿）或躯干和肢体过伸样等动作其肌肉收缩的整个过程 1 ～ 3s，肌收缩速度比肌阵挛发作慢，持续时间较长但比强直性发作短。

表 21-2　2011 年 ILVE 提出的癫痫发作类型

一、自限性发作类型
（一）全面性发作
1. 强直阵挛发作（包括开始为阵挛或肌阵挛的变异型）
2. 阵挛性发作（包括无强直成分和有强直成分两类）
3. 典型失神发作
4. 非典型失神发作
5. 肌阵挛失神件发作
6. 强直性发作
7. 痉挛
8. 肌阵挛
9. 眼睑肌阵挛（包括伴有失神和不伴杏失神两类）

续表

10. 肌阵挛失张力发作
11. 负性肌阵挛
12. 先张力发作
13. 全面性痫痫综合征中的反射性发作
（二）局灶性发作
1. 局灶性感觉性发作
（1）具有原始感觉症状（如枕叶和顶叶癫痫）
（2）具有经验性感觉症状（如颞顶枕交界处癫痫）
2. 局灶性运动性发作
（1）表现为原始阵挛性运动症状
（2）表现为不对称强直性运动发作（如附加运动区发作）
（3）表现为典型（颞叶）自动症
（4）表现为多动性自动症
（5）表现为局灶性负性肌阵挛
（6）表现为抑制性运动发作
3. 痴笑发作
4. 半侧阵挛发作
5. 继发为全面发作

二、持续性发作类型

（一）全面性癫痫持续状态

1. 全面件强直—阵挛性癫痫持续状态
2. 阵挛性癫痫持续状态
3. 失神性癫痫持续状态
4. 强直性癫痫持续状态
5. 肌阵挛性癫痫持续状态

（二）局灶性癫痫持续状态

1. Kojevnikow 部分性持续癫痫
2. 持续性先兆
3. 边缘性癔痫状态（精神运动性癫痫持续状态）
4. 半侧抽搐伴偏瘫持续状态

（三）小儿时期常见的几种癫痫和癫痫综合征

1. 伴中央颞区棘波的小儿良性癫病

这是儿童最常见的一种癫痫综合征，占小儿时期癫痫的 15% ～ 20%。该病与遗传有关，常有类似家族史。多数认为属常染色体显性遗传，但外显率低且有年龄依赖性。通常 2 ～ 14 岁间发病，9 ～ 10 岁为高峰，男略多于女。3/4 的发作在入睡后不久及睡醒前。发作大多起始于口面部，呈局灶性发作，如唾液增多、喉头发声、不能主动发声或言语，以及面部抽搐等，但很快继发全身性强直 - 阵挛发作伴意识丧失，此时才被家人发现，因此经常被描述为全身性抽搐。体检无异常。发作间期 EEG 背景正常，在中央区和颞中区可见棘、尖波或棘一慢复合波，一侧、两侧或交替出现，30% 的患儿仅在睡眠记录中出现异常。本病预后良好，药物易于控制，生长发育不受影响，大多在 15 ～ 19 岁前停止发作，但不到 2% 的病例可能继续癫痫发作。

2. 儿童失神癫痫（CAE）

大多于 3 ～ 13 岁间发病，6 ～ 7 岁为高峰，近 2/3 为女孩，有明显遗传倾向。表现为频繁的失神发作，日数次甚至上百次。每次发作数秒钟，不超过 30s，因而不跌倒，也无明显体位改变。患儿对发作中情况不能回忆，无头痛、嗜睡等发作后症状，体格检查无异常。失神发作可有 6 种亚型：（1）单纯失神；（2）失神伴失张力；（3）失神伴轻微阵挛；（4）失神伴强直；（5）失神伴自动症；（6）失神伴自主神经症状。EEG 在发作时表现为两侧对称同步的 3Hz 棘慢复合波爆发过度换气常可诱发特征 EEG 爆发图形和临床发作。药物易于控制预后大多良好。

3. 婴儿痉挛（又称 Wed 综合征）

主要特点为婴儿期起病、频繁的痉挛发作、特异性高幅失律 EEG 以及病后精神运动发育倒退。生后 4 ～ 8 个月为发作高峰，痉挛发作主要表现为屈曲性、伸展性和混合性 3 种形式，但以混合性和屈曲性居多。典型屈曲性痉挛发作时，婴儿呈点头哈腰屈（或伸）腿状，伸展性发作时婴儿呈角弓反张样；痉挛多成串地发作，每串数次或数十次，动作急速，可伴有婴儿哭叫。常于思睡和刚醒时容易连续发作。EEG 显示不同步、不对称并伴有爆发抑制交替倾向的高波幅慢波，混有不规则的多灶性棘、尖与多棘慢波，即高幅失律 EEG 图形。睡眠记录更易获得典型高幅失律图形。其病因复杂，大致可分为隐原性和症状性 2 大类。后者是指发病前已有宫内、围生期或生后脑损伤证据，如精神运动发育迟缓、异常神经系统体征或头颅影像学改变等治疗效果差，80% 以上存在遗留智力低下危险。约 20% 的婴儿痉挛病例属隐原性病前无脑损伤证据可寻，早期治疗，40% 患儿可望基本正常的智能和运动发育。

4. Lennox-Castaut 综合征（简称 LGS）

主要特点为频繁的、形式多样的癫痫发作；脑电图呈慢棘慢波；智力发育大多落后。起病年龄以 3 ～ 5 岁最多见，但在 1 ～ 14 岁之间均可发病。25% 以上有婴儿痉挛病史。患儿每天同时有多种形式发作，其中以强直性最多见，其次为肌阵挛或失张力发作，还可有强直一阵挛、不典型失神等。非快速眼动（NREM）睡眠期较清醒时有更频繁发作。多数患儿的智力和运动发育倒退。EEG 显示在异常慢波背景活动上重叠 15 ～ 25Hz 慢一棘慢复合波。治疗困难，1/3 以上患儿对多种抗癫痫药物无效是儿童期一种主要难治性癫痫。

（四）癫痫持续状态

凡一次癫痫发作持续 30min 以上，或反复发作而间歇期意识无恢复超过 30min 者，均称为癫痫或惊厥持续状态。各种癫痫发作均可发生持续状态，但临床以强直一阵挛持续状态最常见。局灶型阵挛发作持续状态也很常见。癫痫患儿出现持续状态多由于突然停药、更换药物不当、感染、高热、药物中毒等诱因导致。在原无癫痫的病儿则多与急性脑损伤有关，如颅内感染、中毒、外伤、脑血管意外等。热性惊厥也可出现持续状态。癫痫持续状态是小儿急症，须及时处理。

三、诊断

确立癫痫诊断，应包括 3 个方面：①是否是癫痫；②若系癫痫发作，进一步弄清是什么发作类型，抑或属于某一特殊的癫痫综合征；③尽可能明确或推测癫痫发作的病因。一般按以下步骤搜集诊断依据。

（一）详细的病史

癫痫患儿可无明显异常体征，详细而准确的发作史对诊断特别重要。癫痫发作应具有发作性和重复性这一基本特征。问清从先兆、发作起始到发作全过程，有无意识障碍，是局限性或是全面性发作，发作次数及持续时间，有无任何诱因，以及与睡眠关系等；提示与脑损伤相关的个人与过去史：如围生期异常、运动及智力发育落后、颅脑疾病与外伤史等；癫痫、精神病及遗传代谢病家族史。

（二）实验室检查

临床疑是继发性癫痫者应常规进行血、尿、粪检查和代谢病筛查试验，血糖、电解质及肝肾功能检查；疑是颅内感染者应作脑脊液检查；疑是心脏或自主神经异常时应作心电图检查等；必要时应进行染色体核型分析。

（三）脑电图检查

脑电图是诊断癫痫最重要的客观指标，不仅对癫痫的确认，而且对临床发作分型和转归分析均有重要价值。在进行小儿脑电图诊断时应注意：①尽量避免使用镇静药，原已服用的抗痫药物无须停用以免诱发癫痫发作；②发作间脑电图应包括睡眠及清醒记录，睡眠 EEG 可在记录前一天行睡眠剥夺以保证 EEG 记录时为自然睡眠状态；③记录时间应不少于 20min，力争观察到发作时的异常放电；④有条件时对诊断不明确者应作动态脑电图（AEEG）或录像脑电图（VEEG），连续 24h 或更长时程监测，可对其发作行为进行同步观察并可更确切了解癫痫的起源脑区；⑤在判定 EEG 时，必须在 EEG 有棘波、尖波、棘 - 慢复合波、高幅阵发性慢波等癫痫波形时，方可诊断癫痫，背景波的描述也应按照小儿发育中 EEG 特点判定正常与否。不能只依据一次 EEG 而除外癫痫。

（四）影像学检查

CT 及 MRI 可发现脑内结构异常。对颅内钙化、畸形、占位病变、血管异常、灰质异位、脑回异常等可肯定诊断。故提倡常规进行 CT 或 MRI 检查甚至功能影像学检查以明确癫痫的病因。

四、鉴别诊断

小儿时期存在多种形式的非癫痫发作性疾病应注意与癫痫鉴别。总的说来，除晕厥和屏气发作外，非痫性发作均无意识丧失和发作后症状，同时发作中 EEG 均无癫痫波出现。

（一）习惯性阴部摩擦

女孩较多，发作时婴儿双腿用劲内收，或相互摩擦，神情贯注，目不转睛，面色潮红，有时两上肢同时用劲，伴出汗。但本病发作中神志始终清楚，可随时被人为中断，发作期和发作间期 EEG 正常，可与癫痫区别。

（二）婴幼儿屏气发作

多发生于 6 ～ 18 个月婴儿，分为两型：①青紫型：均先有剧烈的愤怒或恐惧诱因，大声哭喊后即屏气于呼气相，出现青紫，重者意识丧失及全身强直或抽动，约数分钟后缓解；②苍白型：可因愤怒或惊吓诱发后，随之出现苍白，失张力，少数有肌肉抽动，此时心率可减慢，持续 1 ～ 3min 缓解。与癫痫的区别在于，本病明显以啼哭为诱因，意识丧失前先有呼吸暂停及青紫，EEG 无异，随年龄增大发作逐渐减少，5 岁后不再发作。

（三）睡眠障碍

儿童期常见的睡眠障碍如夜惊、梦魇和梦游等。

夜惊常见于 4 ～ 7 岁儿童，属 NREM 期睡眠障碍。深睡中患儿突然坐起哭叫，表情惊恐，伴有瞳孔散大、出汗、呼吸急促等交感神经兴奋表现，不易唤醒。数分钟后即再度安静入睡。次日对发作无记忆。根据其发作的自限性，EEG 正常，可与癫痫区别。

梦魇以学龄前或学龄期儿童居多。常发生在后半夜和眼动（REM）睡眠期，患儿因噩梦引起惊恐状发作。与夜惊不同，梦魇中患儿易被唤醒，醒后对刚才梦境能清楚回忆，并因此心情惶恐无法立即再睡。根据其 EEG 正常，和对发作中梦境的清楚回忆可与癫病鉴别。梦游症也是 NREM 深睡期障碍。患儿从睡中突然起身，从事一些无目的活动，如穿衣、搜寻、进食甚至开门窗等。发作中表情呆滞，自言自语地说一些听不懂的言词。醒后对发作无记忆。与精神运动性癫痫发作的区别在于各次发作中梦游症的异常行为缺少一致性，发作中 EEG 正常，患儿很易被劝导回床上，也无发作后意识恍惚或乏力等表现。

（四）癔病性发作

可与多种癫痫发作类型混淆。但癔病发作并无真正意识丧失，发作中慢慢倒下不会有躯体受伤，无大小便失禁或舌咬伤。抽搐动作杂乱无规律，瞳孔无散大，深、浅反射存在，发作中面色正常，无神经系统阳性体征，无发作后嗜睡，常有夸张色彩，易受暗示，随病程进展发作表现易泛化或变化。发作期与发作间期 EEG 正常，暗示治疗有效，与癫痫鉴别不难。

（五）血管迷走性晕厥

是由于迷走神经张力增加引起的全身血管扩张，大量血液分布在肌肉组织，导致血压降低，心输出量减少及脑供血不足，引起突然发生的短暂的意识丧失状态。年长儿多见，尤其青春期。常发生在患儿由卧位、坐位或蹲位突然变为直立位时，其他引起血管迷走性晕厥的原因为疲劳、闷热、情绪激动、恐惧等。晕厥发生前，患儿常先有眼前发黑、头晕、苍白、出汗、无力等，继而短暂意识丧失，偶有肢体强直或抽动，清醒后对意识障碍不能回忆，并有疲乏感。与癫痫不同，晕厥患者意识丧失和倒地均逐渐发生，发作中少有躯体损伤，EEG 正常，头竖直 - 平卧倾斜试验呈阳性反应。

其他如偏头痛、多发性抽动、小儿精神病等均须与癫痫鉴别。

五、治疗

癫痫治疗的目的是完全控制发作、消除病因、减少脑损伤和维持精神神经功能的正常，尽量保证患儿的正常生活、学习和精神愉快，使患儿在身体、心理和社会适应方面都达到良好状态。早期合理的治疗，能使 90% 左右患儿的癫痫发作得到完全或大部控制。多数患儿可望癫痫不再复发。家长、学校及社会应树立信心，批驳"癫痫是不治之症"这一错误观念。

（一）原则

1. 指导家长、学校及患儿对癫痫有正确认识，明确长期规律治疗的重要性，应坚持到医疗单位定期随访，安排正常合理的学习及规律的生活，避免各种可能诱发癫痫发作的因素，慎防意外。

2. 病因治疗。

3. 抗癫痫药物或手术治疗。

（二）药物治疗

合理使用抗癫痫药物是当前治疗癫痫的主要手段。

1. 抗癫痫药物使用原则

遵从以下原则是实现合理用药的基础

（1）早治：一旦明确诊断，即应在病因治疗同时，尽早给予抗痫药物。但对首次发作轻微且无其他脑损伤伴随表现者，也可待第二次发作后再用药。

（2）根据发作类型选药：见表20-4、表20-5。常用药物中，丙戊酸（VPA）与氯硝基安定（CZP）是对大多数发作类型均有效的广谱抗癫痫药，而抗癫痫新药中，主要是妥奉（托吡酯，TPM）和拉莫三嗪（LTG）有较广抗癫痫谱。

（3）单药或联合用药的选择：近3/4的病例仅用一种抗癫痫药物即能控制其发作。但临床上遇到难治性癫痫患儿，尤其是多种发作类型患儿，应考虑2～3种作用机制互补的药物联合治疗。

（4）用药剂量个体化：从小剂量开始依据疗效、患者依从性和药物血难度逐渐增加并调整剂量，达最大疗效或最大血浓度时为止。

（5）定期监测血药浓度：注意随体重增加适当增加药物剂量。

（6）服药要规律、疗程要长：每日给药次数应视药物的半衰期而定，要保证患儿规律服药在服药5个半衰期后才能达稳态血药浓度。一般应在服药后完全不发作2～4年，又经6～12个月逐渐减量过程才能停药。不同发作类型的疗程也不同，失神发作在停止发作2年，复杂性局灶性发作、LGS等则要停止发作后4年考虑停药。要幼儿期发病、不规则服药、EEG持续异常，以及同时合并大脑功能障碍者，停药后复发率高。青春期来临易致癫痫复发加重故要避免在这个年龄期减量与停药。

（7）停药过程要慢：患儿停药要有缓慢减量的过程如突然停药易引起癫痫持续状态。

（8）定期复查：密切观察疗效与药物副作用。除争取持续无临床发作外，至少每年应复查一次常规脑电图。针对所用药物主要副作用，定期监测血常规、血小板计数或肝肾功能。

2. 传统抗癫痫药物与抗癫痫新药见表21-3。

表21-3　不同癫痫发作类型药物选择

发作类型	常用抗癫痫药物	抗癫痫新药
强直—阵挛性发作	VPA、CBZ、PB、PHT、CZP	TPM、LTG
肌阵挛、失张力、强直性或不典型失神发作	VPA、CZP、NZP	TPM、LTG
失神发作	ESX、VPA、CZP	LTG
局灶性发作，继发性强直－阵挛发作	CBZ、VPA、PHT、PB、CZP	TPM
婴儿痉挛	ACTH、CZP、VPA、NZP	VGB、TPM、LTG

注：表中各种抗癫痫药物的英文缩写参见表20-5。

（三）手术治疗

主要适用于规范的药物治疗无效或效果不佳、频繁发作影响患儿的日常生活，且有明确局灶性癫痫发作起源者。手术方式有癫痫灶切除术、病变半球切除术，以及不切除癫痫灶的替代手术（如胼胝体切断术、软脑膜下皮层横切术）等。

手术禁忌证包括伴有进行性大脑疾病、严重精神智能障碍（IQ < 70，或活动性精神病），或术后会导致更严重脑功能障碍的难治性癫痫患者。

（四）癫痫持续状态的治疗

主要包括

1. 尽快控制发作。立即静脉注射有效而足量的抗癫痫药物，通常首选地西泮，又名安定，大多在 1 ～ 2min 内止惊。每次剂量 0.3 ～ 0.5mg/kg，一次总量不超过 10mg。原液可不稀释直接静脉推注，速度不超过 1 ～ 2mg/min（新生儿 0.2mg/min），推注过程中如发作停止则弃去所剩药物。必要时 1/2 ～ 1h 后可重复一次，24h 内可用 2 ～ 4 次。静脉注射困难时同样剂量经直肠注入比肌肉注射见效快，5 ～ 10min 可望止惊。静脉推注中要密切观察有无呼吸抑制。与地西泮同类的有效药物还有劳拉西泮或氯硝西泮。此外，苯妥英钠、苯巴比妥都属于抢救癫痫持续状态的第一线药物，其作用各有特色，单独或联合应用。

2. 保持呼吸道通畅吸氧，必要时人工机械通气。

3. 防治颅压增高，保护脑和其他重要脏器功能，预防并发症。

4. 病因治疗。

5. 发作停止后，给予抗癫痫药物以防再发。

表 21-4　传统抗癫痫药物与抗癫痫新药

	药　物	剂量（mg/kg）	有效浓度（μmol/L）	半衰期（h）	主要不良反应
传统抗癫痫药物	丙戊酸（VPA） 卡马西平（CBZ） 苯妥英钠（PHT） 苯巴比妥（PB） 乙琥胺（ESX） 氯硝基安定（CZP） 硝基安定（NZP） 促肾上腺皮质（ACTH）	15 ～ 40 15 ～ 30 3 ～ 8 3 ～ 5 20 0.01 ～ 0.2 0.2 ～ 1 25 ～ 40 单位 （4 ～ 6 周）	50 ～ 110 4 ～ 12 10 ～ 20 20 ～ 40 40 ～ 120 20 ～ 80	6 ～ 16 8 ～ 20 22 96 55 20 ～ 40 8 ～ 36	食欲增加，肝功能损害，血小板减少等 头晕，皮疹，白细胞减少，肝功能损害等 齿龈增生、共济失调、皮疹、白细胞减少 多动、注意力不集中、皮疹 胃肠道反应、头痛、内细胞减少 嗜睡、共济失调、流涎、全身松软同 CZP 肾上腺皮质功能亢进
抗癫痫新药	托吡酯（TMP） 拉莫三嗪（LTG） 氨乙烯酸（VGB） 左乙拉西坦（LEV）	4 ～ 8 5 ～ 15 40 ～ 80 20 ～ 60	1.5 ～ 3.0	15 20 ～ 30 5 ～ 6	嗜睡、认知障碍、词语困难、食欲减退、体重减低、少汗等 皮疹、嗜睡、头痛、共济失调、胃肠反应 嗜睡、精神压抑、视野缺失 嗜睡、头晕和虚弱无力

....（孙大宏）

第八节　鹅口疮

鹅口疮为白色念珠菌所致的口腔黏膜感染，多见于新生儿以及营养不良、腹泻、长期使用广谱抗生素、应用皮质激素或免疫抑制剂的患儿。

一、诊断

口腔黏膜出现白色乳凝块样物，常见于颊黏膜、舌、齿龈、上腭等处，不易拭去。取白膜少许放置玻片上，加 10% 氢氧化钠一滴，镜检可见真菌的菌丝和孢子。

二、治疗

2% 碳酸氢钠溶液于哺乳前后清洗口腔。局部涂 0.5%～1% 甲紫溶液，每日 1～2 次。病变广泛者，用 1：100000 制霉菌素甘油涂患处，每日 3～4 次。

（孙大宏）

第九节　疱疹性口炎

疱疹性口炎由单纯痕疮病毒 I 型所致的口腔黏膜感染，多见于 1～3 岁小儿，常在集体托幼机构中流行。

一、诊断

急性起病，发热，体温达天后，在口腔黏膜上出现直径约 2～3mm 的圆形疱疹，破溃后形成浅溃疡，其表面覆盖黄白色渗出物，周围绕以红晕。溃疡多发生于齿龈、舌、唇内、颊黏膜，亦可侵及上腭及咽部。患儿哭闹不安、流涎、拒食、颌下淋巴结肿大。

二、治疗

保持口腔清洁，多饮水。可全身或局部应用抗病毒药物。疼痛严重者，局部涂用 2% 利多卡因。若拒食则静脉输液。

（孙大宏）

第十节　溃疡性口炎

溃疡性口炎主要致病菌有链球菌、金黄色葡萄球菌、肺炎链球菌、绿铜假单胞菌或大肠杆菌等。婴幼儿多见，常发生于急、慢性感染、长期腹泻机体抵抗力降低时，口腔不洁致细菌繁殖而导致发病。

一、诊断

局部剧痛、流涎、拒食、烦躁、伴高热，口腔黏膜特别是舌、唇内及颊黏膜等处可见大小不等的糜烂或溃疡，上有较厚的纤维素性炎症渗出物形成的假膜，剥离后呈现出血性创面，局部淋巴结肿大，白细胞总数和中性粒细胞增多。

二、治疗

1. 口腔分泌物细菌培养后，针对细菌感染选用抗生素治疗。

2. 局部处理：用 1% ～ 3% 过氧化氢清洗溃疡面后涂 0.5% ～ 1% 甲紫溶液，或 5%金霉素鱼肝油。局部疼痛可涂用2%利多卡因。高热时则物理降温，补充水与电解质。

………………………………………………………………（孙大宏）

第十一节　生长激素缺乏症

生长激素缺乏症（GHD）是指儿童期因下丘脑或垂体的原因，引起体内生长激素缺乏而导致的生长发育障碍，主要表现为身高落后（在正常平均值减 2 个标准差以下）。有 60% 以上的病儿是因为下丘脑分泌的生长激素释放激素不足引起的。

一、病因

（一）先天性
属常染色体隐性或显性遗传病。

（二）获得性
继发于下丘脑、垂体或其他颅内肿瘤、感染、细胞浸润、放射性损伤和头颅创伤等。其中产伤是国内生长激素缺乏症患儿的最主要原因。

（三）暂时性
体质性青春期延迟、社会心理性生长抑制、原发性甲状腺功能低下等。

二、临床表现

以男性多见。出生时身长可正常，多有难产、新生儿窒息史。自幼食欲低下，约1/3 病例伴有多饮多尿，呈部分性尿崩症。生长缓慢多于 2 ～ 3 岁后引起注意，学龄期年增长不足 5cm 严重者仅 2 ～ 3cm，身高低于同年龄、同性别、同地区正常健康儿童平均身高的 2 个标准差（-2SD）水平以下。肢体匀称，面容幼稚和腹部脂肪堆积为本病特征。男孩伴有外生殖器发育不良，睾丸阴茎均小。发生低血糖者提示有多垂体激素缺乏。患儿智力正常，骨龄延迟（低于实际年龄 2 岁以上）。青春期发育大多延迟（与骨龄成熟程度有关）。器质性 GHD 可发生与任何年龄，并伴有原发疾病的相应症状。典型 GHD 病儿常有较多面痣。

三、辅助检查

（一）骨龄检查
选择头颅 CT 或 MRI、X 线检查。本病骨龄明显落后于实足年龄，如骨龄与实足年龄相仿，可排除本病。如骨骺生长线已闭合，则已失去替代治疗的机会。

（二）生长激素测定
应作生长激素激发试验检查，常用的有四种：胰岛素、精氨酸、左旋多巴和可乐定试验。如有 2 种激发试验血生长激素的峰值均小于正常值（正常值＞ 10µg/L），可确诊，其中血生长激素峰值 5 ～ 10µg/L 者，称不完全缺乏，低于 5µg/L 者称完全缺乏。

本病应与家族性矮小症、体质性生长延迟、宫内发育迟缓、染色体异常、骨骼发育异常、其他（如长期营养不良、心、肝、肾等慢性疾病、遗传代谢病）等相鉴别。

四、治疗

（一）生长激素（GH）替代治疗

基因重组人生长激素（rhGH）0.1U/（kg·d），每日临睡前 1h 皮下注射，每周 3 次。注射部位多选择大腿前侧和脐周腹壁，宜双侧轮换注射。疗效与始治年龄相关，年龄越小，疗效越佳。

（二）生长激素释放肽（GHRPs）

剂量为 2.0µg/kg，静注。治疗儿童 GHD 亦可使生长激素水平升高，促进生长。

（三）性激素及其他激素

庚酸睾酮 50 ～ 100mg，肌注，每 2 ～ 4 周 1 次。也可用试用蛋白合成激素苯丙酸诺龙 0.5mg/kg，每 2 周注射 1 次，促其青春发育，适用于 14 岁男孩。炔雌醇 1 ～ 2µg/d，应避免用大剂量性激素，以防骨龄过快成熟而有损身高，用于 13 岁女孩。短期试用性激素，3 ～ 4 个月为宜。

五、预防

及早诊断，及早应用生长激素替代治疗是关键。开始治疗的年龄越小效果越好，甚至身高可达到正常人水平。如果骨骺已闭合才治疗，就很难见效。故此提醒家长，关心儿童生长发育是至关重要的。如发生本病，该治疗为替代治疗，一旦停药，生长速度即会减慢。并指导家长定期随访，掌握检测身高和体重的有关知识。

····································（孙大宏）

第十二节　儿童糖尿病

糖尿病（DM）是由于胰岛素绝对或相对缺乏所造成的糖、脂肪、蛋白质代谢紊乱，致使血糖增高、尿糖增加的一种疾病。糖尿病可分为 1 型、2 型和其他类型糖尿病，儿童糖尿病大多为 1 型。

一、病因及发病机制

（一）病因

1 型糖尿病的发病机制目前尚未完全阐明，认为与遗传、自身免疫反应及环境因素等有关。其中，环境因素可能有病毒感染（风疹、腮腺炎、柯萨奇病毒）、化学毒素（如亚硝铵）、饮食（如牛奶）、胰腺遭到缺血损伤等因素的触发。机体在遗传易感性的基础上，病毒感染或其他因子触发易感者产生由细胞和体液免疫都参与的自身免疫过程，最终破坏了胰岛 G 细胞，使胰岛分泌胰岛素的功能降低以致衰竭。

（二）发病机制

人体中有 6 种涉及能量代谢的激素：胰岛素、胰高糖素、肾上腺素、去甲肾上腺素、皮质醇和生长激素。胰岛素是其中唯一降低血糖的激素（促进能量储存），其他 5 种激素在饥饿状态时均可升高血糖，为反调节激素。1 型糖尿病患儿 β 细胞被破坏，致使胰岛素分泌不足或完全丧失，是造成代谢紊乱的主要原因。

胰岛素能够促进糖的利用，促进蛋白质、脂肪合成，抑制肝糖原和脂肪分解等。当胰岛素分泌不足时，葡萄糖的利用量减少，而增高的胰高糖素、生长激素和氢化可的松等又促进肝糖原分解和糖异生作用，脂肪和蛋白质分解加速，使血液中的葡萄糖增高，当血糖浓度超过肾糖阈值时（10mmol/L 或 180mg/dl）导致渗透性利尿，引起多尿，可造成电解质紊乱和慢性脱水；作为代偿，患儿渴感增加，导致多饮；同时由于组织不能利用葡萄糖，食糧不足而使机体乏力、软弱，易产生饥饿感，弓饱多食；同时由于蛋白质合成减少，体重下降，生长发育延迟和抵抗力降低，易继发感染。胰岛素不足和反调节激素增高促进了脂肪分解，使血中脂肪酸增高，机体通过脂肪酸供能来弥补不能有效利用葡萄糖产生能量，而过多的游离脂肪酸在体内代谢，导致乙酰乙酸、β- 羟丁酸和丙酮酸等在体内堆积，形成酮症酸中毒。

二、临床表现

（一）儿童糖尿病特点

起病较急剧，部分患儿起病缓慢，表现为精神不振、疲乏无力、体重逐渐减轻等。多数患儿表现为多尿、多饮、多食和体重下降等三多一少的典型症状。学龄儿可因遗尿或夜尿增多而就诊。

约有 40% 患儿首次就诊即表现为糖尿病酮症酸中毒，常由于急性感染、过食、诊断延误或突然中断胰岛素治疗等而诱发，且年龄越小者发生率越高。表现为恶心、呕吐、腹痛、食欲不振等胃肠道症状及脱水和酸中毒症状：皮肤黏膜干燥，呼吸深长，呼吸中有酮味（烂苹果味），脉搏细速，血压下降，随即可出现嗜睡、昏迷甚至死亡。

（二）婴幼儿糖尿病特点

遗尿或夜尿增多，多饮多尿不易被察觉，很快发生脱水和酮症酸中毒。

三、辅助检查

（一）尿液检查

尿糖阳性，通过尿糖试纸的呈色强度或尿常规检查可粗略估计血糖水平；尿酮体阳性提示有酮症酸中毒；尿蛋白阳性提示可能有肾脏的继发损害。

（二）血糖

空腹全血或血浆血糖分别 ≥ 6.7mmol/L（120mg/dl）、≥ 7.8mmol/L（140mg/dl）。Id 内任意时刻（非空腹）血糖 ≥ 11.1mmol/L（200mg/dl）。

（三）糖耐量试验

本试验适用于空腹血糖正常或正常高限，餐后血糖高于正常而尿糖偶尔阳性的患儿。试验方法：试验前避免剧烈运动、精神紧张，停服氢氯噻嗪、水杨酸等影响糖代谢的药物，试验当日自 0 时起禁食；清晨按 1.75g/kg 口服葡萄糖，最大量不超过 75g，每克加温水 2.5ml，于 3 ～ 5min 内服完；喝糖水时的速度不宜过快，以免引起恶心、呕吐等胃肠道症状；在口服前（0min）和服后 60、120、180min 各采血测定血糖和胰岛素含量。结果判定见表 21-5。

表 21-5 糖耐量试验结果判定

	Omin	60min	120min
正常人	＜ 6.2mmol/L（110mg/dl）	＜ 10mmol/L（180mg/dl）	＜ 7.8mmol/L（140mg/dl）
糖尿病患儿	＞ 6.2mmol/L（110mg/dl）		＞ 1lmmol/L（200mg/dl）

（四）糖化血红蛋白（HbAlc）检测

该指标反应患儿抽血前 2 ～ 3 个月血糖的总体水平。糖尿病患儿此指标明显高于正常（正常人＜ 7%）。

（五）血气分析

pH 值＜ 7.30，HCO_3 ＜ 15mmol/L 时证实患儿存在代谢性酸中毒。

（六）其他

胆固醇、甘油三酯及游离脂肪酸均增高，胰岛细胞抗体可呈阳性。

四、诊断

典型病例根据"三多一少"症状，结合尿糖阳性，空腹血糖≥ 7.0mmol/L（126mg/dl）即可诊断。糖化血红蛋白等测定有助于诊断。

五、鉴别诊断

（一）婴儿暂时性糖尿病

病因不明。多数在出生后 6 周左右发病。表现为发热、呕吐、体重不增、脱水等症状。血糖升高，尿糖和酮体阳性。经补液等一般处理后即可恢复。

（二）非糖尿病性葡萄糖尿症

Fanconi 综合征、肾小管酸中毒等患儿都可发生糖尿，鉴别主要靠空腹血糖测定、肾功能检查，必要时行糖耐量试验。

（三）与酮症酸中毒昏迷相鉴别的疾病

如重度脱水、低血糖、某些毒物的中毒等。可根据原发病及病史鉴别。

六、治疗

（一）治疗原则与目标

1. 消除糖尿病症状；

2. 防止酮症酸中毒、避免低血糖；

3. 保证患儿正常生长发育和青春期发育，防止肥胖；

4. 早期诊断与预防急性并发症，避免和延缓慢性并发症的发生和发展；

5. 长期、系统管理和教育，包括胰岛素的应用、计划饮食、身体锻炼和心理治疗，并使患儿和家属学会自我管理，保持健康心理，保证合理的学习生活能力。

（二）胰岛素的应用

1 型糖尿病患儿必须终身使用胰岛素治疗。

1. 常用制剂及用法

有短效的正规胰岛素（RI），中效的珠蛋白胰岛素（NPH）和长效的鱼精蛋白锌胰岛素（PZI）三类制剂。PZI 在儿童中很少单独使用。

应用方法：初始用法：（1）短效胰岛素（RI）初剂量 0.5 ～ 1.0U/（kg·d），年龄

＜ 3 岁用 0.25U/（kg·d），分 3 ～ 4 次，于早、中、晚餐前 30min 及睡前皮下注射（睡前最好用 NPH）。（2）NPH 与 RI 混合（NPH 占 60%，RI 占 40%）在早餐前 30min 分 2 次注射，早餐前注射总量的 2/3，晚餐前用 1/3。根据尿糖定性，每 2 ～ 3d 调整剂量一次，直至尿糖定性不超过 ++。每次调整 2 ～ 4 个单位为宜。也有人主张年幼儿使用每日 2 次的方法，年长儿每日注射 3 ～ 4 次。

2. 胰岛素笔

为普通注射器的改良，用喷嘴压力和极细的针头将胰岛素推入皮下，操作简便，注射剂量准确。

3. 胰岛素泵

即人工胰岛，通过模拟正常人胰岛 β 细胞，按照不同的速度向体内持续释放胰岛素，适用于血糖波动较大、分次胰岛素注射不易控制者。

4. 胰岛素治疗中易发生的问题

（1）注射部位萎缩：由于反复在同一部位注射所致，影响胰岛素的治疗效果。应选用双上臂前外侧、双下肢大腿前外侧、脐两侧和臀部轮换注射，每针间距 2cm，1 个月内不应在同一部位重复注射。

（2）低一高血糖反应（Somogyi 现象）：由于慢性胰岛素过量，夜间低血糖后引发的高血糖现象。此时应逐步减少胰岛素用量使血糖稳定。

（3）黎明现象：是一种在早晨 5 ～ 9 点空腹血糖升高，而无夜间低血糖发生的情况，为晚间胰岛素用量不足所致。可加大晚间胰岛素剂量或将 NPH 注射时间稍往后移即可。

（4）低血糖：胰岛素用量过大，或使用胰岛素后未按时进食，或巨烈运动后，均易发生低血糖。久病者肾上腺素分泌反应延迟，也是易发生低血糖的因素。严重的低血糖很危险，可造成永久性脑组织损伤，如不及时抢救，可危及生命。一旦发生，立即给予葡萄糖口服或静注。

（三）饮食管理

合理的饮食是治疗糖尿病的重要环节之一，在制定饮食计划时，既要使血糖控制在正常范围，又要满足小儿生长发育的需要。每日所需热量（kcal）为 1000+ 年龄 ×（80 ～ 100）。饮食供热量按蛋白质占 15% ～ 20%，碳水化合物占 50% ～ 55%，脂肪占 30%。蛋白质宜选用动物蛋白，脂肪应以植物油为主，碳水化合物最好以米饭为主。全日热量分 3 餐供应，分别占 1/5、2/5、2/5，并由每餐中留少量食物作为餐间点心。

（四）运动疗法

胰岛素注射、计划饮食和运动锻炼被称为糖尿病治疗的三要素。运动可使热量平稳并控制体重，减少冠心病的发生。但糖尿病患儿必须在血糖得到控制后才能参加运动，运动应安排在胰岛素注射及进餐后 2h 之间，防止发生低血糖。若发生视网膜病变时应避免头部剧烈运动，以防发生视网膜出血。

（五）糖尿病的长期管理和监控

由于本病需要终生饮食控制和注射胰岛素，给患儿带来各种压力和心理负担，因此医务人员应介绍有关知识，定期讲座，帮助患儿树立信心，使其坚持有规律的治疗和生活。国内有举办糖尿病夏令营的经验，证实这种活动有助于患儿身心的康复。

对患儿的监控内容主要包括以下几项：

1. 建立病历

定期复诊，做好家庭治疗记录。

2. 监控内容和时间

血糖或尿糖和尿酮体：尿糖应每天查 4 次（三餐前和睡前，至少 2 次），每周 1 次凌晨 2～3 点钟的血糖。无血糖仪者测尿糖同时测酮体。定期测 24h 尿糖，至少每年 1 次。糖化血红蛋白：每 2～3 个月 1 次，1 年至少 4～6 次。尿微量清蛋白：病情稳定后 2～3 个月或每年 1～2 次。血脂：最好每半年一次，包括总胆固醇、甘油三酯、HDL、LDL、VLDL。体格检查：每次复诊均应测量血压、身高、体重和青春期发育状况。眼底：病程 5 年以上或青春期患者每年一次。

3. 控制监测

主要目的是使患儿维持尿糖定性在（+）～（-）之间；尿酮体（-），24h 尿糖 ≤5g；保证小儿正常生长发育，并早期发现合并证。予以及时处理：关于血糖的监测见表 21-6。

表 21-6　糖尿病患儿血糖控制监测表

项 目	理 想	良 好	差	需调整治疗
空腹血糖（mmol/L）	3.6～6.1	4.0～7.0	＞8	＞9
餐后 2h 血糖（mmol/L）	4.0～7.0	5.0～11.0	11.1～14.0	＞14
凌晨 2～4 时血糖（mmol/L）	3.6～6.0	≥3.6	＜3.0 或＞9	＞9
糖化血红蛋白（%）	＜6.05	＜7.6	7.9～9.0	＞9.0

（六）移植治疗

1. 胰腺移植

多采用节段移植或全胰腺移植，文献报道 1 年成活率可达 80%，肾、胰腺联合移植成活率更高。

2. 胰岛移植

采用人或猪胚胎胰岛细胞，可通过门静脉或肾被膜下移植于 IDDM 患者，移植后的胰岛细胞可以生存数月，可停止或减少胰岛素用量。

（七）酮症酸中毒的治疗

原则为纠正脱水，控制高血糖，纠正电解质紊乱和酸碱失衡；消除诱因，防治并发症。

酮症酸中毒是引起儿童糖尿病急症死亡的主要原因。主要治疗措施是补充液体和电解质、胰岛素治疗和重要并发症的处理。

1. 液体和电解质的补充

治疗酮症酸中毒最重要的是扩充血容量以恢复心血管功能和排尿。纠正丢失的液体按（100ml/kg）计算，输液开始的第一小时，按 20ml/kg 输入 0.9% 氯化钠溶液，在第 2～3h，输入 0.45% 氯化钠溶液，按 10ml/kg 静滴。当血糖＜17mmol/L 时用含有 0.2% 氯化钠的 5% 葡萄糖液静滴，治疗最初 12h 内补充丢失液体总量的 50%～60%，以后的 24h 内补充继续丢失量和生理需要量。

钾的补充：在患儿开始排尿后应立即在输入液体中加入氯化钾作静脉滴注，其浓度为 0.1%～0.3%。一般按每日 2～3nmol/kg（150～225mg/kg）补给。

纠正酸中毒：碳酸氢钠不宜常规使用，仅在血 pH 值＜7.1、HCO_3^-＜12mmol/L 时，按 2mmol/kg 给予 1.4% 碳酸氢钠溶液静滴，当 pH 值≥7.2 时即停用。

2. 胰岛素治疗

现多数采用小剂量胰岛素静脉滴注，正规胰岛素（RI）最初剂量 0.1U/kg 静脉注射，继之持续滴注 0.1U/（kg·h），即将正规胰岛素 25U 加入等渗盐水 250ml 输入。当血糖 < 17mmol/L 时，改输含 0.2% 氯化钠的 5% 葡萄糖液，RI 改为皮下注射，每次 0.25 ～ 0.5U/kg，每 4 ～ 6h 1 次，根据血糖浓度调整胰岛素用量。

···（孙大宏）

参 考 文 献

[1] 程友琴，刘宏伟 . 心内科重症监护临床手册 [M]. 北京：人民军医出版社，2010.

[2] 崔正礼 . 现代骨伤科学新进展 [M]. 上海：第二军医大学出版社，2010.

[3] 贾建平 . 神经病学 [M]. 北京：人民卫生出版社，2008.

[4] 李春盛 . 急诊临床路径 [M]. 北京：人民卫生出版社，2014

[5] 李树仁，党懿，荀丽颖 . 心内科急危重症 [M]. 北京：军事医学科学出版社，2011.

[6] 廖二元 . 内分泌代谢病学 . 第 3 版 .[M]. 北京：人民卫生出版社，2012

[7] 卢根娣，岳立萍，席淑华 . 危重症急救护理技术操作指南 [M]. 上海：第二军医大学出版社，2014.

[8] 孟祥茹，王海，沈莉 . 现代急危重症诊疗 [M]. 长春：吉林大学出版社，2011.

[9] 杨锡强，易著文 . 儿科学 . 第 6 版 [M], 北京：人民卫生出版社，2003.

[10] 张杰 . 新编临床骨伤科学 [M]. 上海：第二军医大学出版社，2010.

[11] 张秀莲 . 实用内科危重症学 [M]. 广州：世界图书出版社，2012.